国家卫生健康委员会"十三五"规划教材

全国高等学历继续教育（专科起点升本科）规划教材

供护理学类专业用

急危重症护理学

第3版

主　编　成守珍

副 主 编　桑文凤　甘秀妮　郝春艳

人民卫生出版社

图书在版编目（CIP）数据

急危重症护理学／成守珍主编.—3版.—北京：
人民卫生出版社,2018

全国高等学历继续教育"十三五"（护理专升本）规
划教材

ISBN 978-7-117-26977-3

Ⅰ.①急… Ⅱ.①成… Ⅲ.①急性病－护理学－成人
高等教育－教材②险症－护理学－成人高等教育－教材
Ⅳ.①R472.2

中国版本图书馆CIP数据核字（2018）第249136号

| 人卫智网 | www.ipmph.com | 医学教育、学术、考试、健康, 购书智慧智能综合服务平台 |
| 人卫官网 | www.pmph.com | 人卫官方资讯发布平台 |

急危重症护理学
第 3 版

主   编：成守珍

出版发行：人民卫生出版社 （中继线 010- 59780011）

地   址：北京市朝阳区潘家园南里 19 号

邮   编：100021

E - mail：pmph @ pmph. com

购书热线：010- 59787592   010- 59787584   010- 65264830

印   刷：北京盛通商印快线网络科技有限公司

经   销：新华书店

开   本：850×1168 1/16   印张：29

字   数：856 千字

版   次：2003 年 8 月第 1 版   2018 年 12 月第 3 版
          2023 年 6 月第 3 版第 3 次印刷 （总第18次印刷）

标准书号：ISBN 978-7-117-26977-3

定   价：63.00 元

纸质版编者名单

数字负责人　高明榕

编　　者（以姓氏笔画为序）

甘秀妮 / 重庆医科大学附属第二医院		**陈晓燕** / 内蒙古医科大学附属医院	
成守珍 / 中山大学附属第一医院		**郝春艳** / 锦州医科大学护理学院	
朱艳萍 / 东南大学附属中大医院		**胡蓉芳** / 福建医科大学护理学院	
关　红 / 大连医科大学附属第二医院		**高明榕** / 中山大学附属第一医院	
牟灵英 / 山东潍坊医学院附属医院		**桑文凤** / 新乡医学院护理学院	
李黎明 / 河南省人民医院		**黄双丽** / 牡丹江医学院护理学院	
吴淑华 / 吉林大学第二医院		**温韬雪** / 哈尔滨医科大学附属第二医院	
陈玉红 / 江苏省南京市第一医院		**谢小华** / 深圳市第二人民医院	

编写秘书　高明榕 / 中山大学附属第一医院

数字秘书　高明榕 / 中山大学附属第一医院

在线课程编者名单

在线课程负责人　成守珍

编　　者（以姓氏笔画为序）

卫晓静 / 河南省人民医院		**吴淑华** / 吉林大学第二医院	
卫政登 / 中山大学附属第一医院		**张　田** / 内蒙古医科大学附属医院	
马新利 / 吉林大学第二医院		**张　凯** / 牡丹江医学院护理学院	
王　楠 / 内蒙古医科大学附属医院		**陆　双** / 锦州医科大学附属第一医院	
王丽娜 / 大连医科大学附属第二医院		**陈少珍** / 中山大学附属第一医院	
甘秀妮 / 重庆医科大学附属第二医院		**陈玉红** / 江苏省南京市第一医院	
白利平 / 中山大学附属第一医院		**陈晓燕** / 内蒙古医科大学附属医院	
成守珍 / 中山大学附属第一医院		**郑秋兰** / 重庆医科大学附属第二医院	
朱艳萍 / 东南大学附属中大医院		**郝春艳** / 锦州医科大学护理学院	
朱　颖 / 中山大学附属第一医院		**胡　晓** / 重庆医科大学附属第二医院	
刘继红 / 重庆医科大学附属第二医院		**胡蓉芳** / 福建医科大学护理学院	
关　红 / 大连医科大学附属第二医院		**贾冠华** / 新乡医学院护理学院	
牟灵英 / 山东潍坊医学院附属医院		**高明榕** / 中山大学附属第一医院	
严凌燕 / 中山大学附属第一医院		**桑文凤** / 新乡医学院护理学院	
李　娜 / 大连医科大学附属第二医院		**黄艺仪** / 中山大学附属第一医院	
李向芝 / 中山大学附属第一医院		**黄双丽** / 牡丹江医学院护理学院	
李丽琼 / 中山大学附属第一医院		**黄燕梅** / 中山大学附属第一医院	
李锦霞 / 中山大学附属第一医院		**温韬雪** / 哈尔滨医科大学附属第二医院	
李黎明 / 河南省人民医院		**谢小华** / 深圳市第二人民医院	
杨敏玲 / 中山大学附属第一医院		**薛卫华** / 中山大学附属第一医院	

在线课程秘书　高明榕 / 中山大学附属第一医院

第四轮修订说明

随着我国医疗卫生体制改革和医学教育改革的深入推进,我国高等学历继续教育迎来了前所未有的发展和机遇。为了全面贯彻党的十九大报告中提到的"健康中国战略""人才强国战略"和中共中央、国务院发布的《"健康中国2030"规划纲要》,深入实施《国家中长期教育改革和发展规划纲要(2010-2020年)》《中共中央国务院关于深化医药卫生体制改革的意见》,落实教育部等六部门联合印发《关于医教协同深化临床医学人才培养改革的意见》等相关文件精神,推进高等学历继续教育的专业课程体系及教材体系的改革和创新,探索高等学历继续教育教材建设新模式,经全国高等学历继续教育规划教材评审委员会、人民卫生出版社共同决定,于2017年3月正式启动本套教材护理学专业(专科起点升本科)第四轮修订工作,确定修订原则和要求。

为了深入解读《国家教育事业发展"十三五"规划》中"大力发展继续教育"的精神,创新教学课程、教材编写方法,并贯彻教育部印发《高等学历继续教育专业设置管理办法》文件,经评审委员会讨论决定,将"成人学历教育"的名称更替为"高等学历继续教育",并且就相关联盟的更新和定位、多渠道教学模式、融合教材的具体制作和实施等重要问题进行了探讨并达成共识。

本次修订和编写的特点如下:

1. 坚持国家级规划教材顶层设计、全程规划、全程质控和"三基、五性、三特定"的编写原则。

2. 教材体现了高等学历继续教育的专业培养目标和专业特点。坚持了高等学历继续教育的非零起点性、学历需求性、职业需求性、模式多样性的特点,教材的编写贴近了高等学历继续教育的教学实际,适应了高等学历继续教育的社会需要,满足了高等学历继续教育的岗位胜任力需求,达到了教师好教、学生好学、实践好用的"三好"教材目标。

3. 本轮教材从内容和形式上进行了创新。内容上增加案例及解析,突出临床思维及技能的培养。形式上采用纸数一体的融合编写模式,在传统纸质版教材的基础上配数字化内容,以一书一码的形式展现,包括在线课程、PPT、同步练习、图片等。

4. 整体优化,本轮修订增加 3 个品种,包含我国新兴学科以及护理临床操作技能,以满足新形势下的教学培养目标与需求。

本次修订全国高等学历继续教育"十三五"规划教材护理学专业专科起点升本科教材 19 种,于 2018 年出版。

第四轮教材目录

序号	教材品种	主编	副主编
1	护理研究(第3版)	陈代娣	肖惠敏 邹海欧
2	护理管理学(第3版)	张振香	刘彦慧 陈翠萍
3	护理心理学(第3版)	史宝欣	唐峥华 孙慧敏
4	护理教育学(第3版)	李小寒 罗艳华	周 芸 马小琴
5	健康评估(第3版)	张彩虹	赵 莉 李雪萍 李雪莉 余丽君
6	内科护理学(第3版)	胡 荣 史铁英	李健芝 游兆媛 朱小平
7	外科护理学(第3版)	张美芬 孙田杰	王爱敏 尹 兵 牟绍玉
8	妇产科护理学(第3版)	张秀平	王爱华 陈 洁 周小兰
9	儿科护理学(第3版)	范 玲 沙丽艳	杨秀玲 李智英
10	急危重症护理学(第3版)	成守珍	桑文凤 甘秀妮 郝春艳
11	老年护理学(第3版)	王艳梅	尹安春 童 莉 石 蕾
12	精神科护理学(第3版)	吕春明	刘麦仙 王秀清 魏钦令
13	临床营养学(第3版)	让蔚清 于 康	施万英 焦凌梅
14	护理伦理学(第3版)	崔香淑 翟晓梅	张 旋 范宇莹
15	护理人际沟通	刘均娥 孟庆慧	付菊芳 王 涛
16	助产学	蔡文智	丁艳萍
17*	基础护理学(第2版)	杨立群 高国贞	崔慧霞 龙 霖
18*	社区护理学(第3版)	涂 英 沈翠珍	张小燕 刘国莲
19*	临床护理技能实训	李 丹	李保刚 朱雪梅 谢培豪

注:1. * 为护理学专业专科、专科起点升本科共用教材

2. 本套书部分配有在线课程,激活教材增值服务,通过内附的人卫慕课平台课程链接或二维码免费观看学习

评审委员会名单

前　言

　　急危重症护理学是研究各类急性病、急性创伤和慢性病急性发作等危重症患者抢救护理的一门临床护理学课程。随着急救医学、重症医学的发展和各种仪器设备的不断更新,急危重症护理学的范畴也日趋扩大。本课程的任务在于帮助护理专业人员学习急救护理和危重症护理的基本知识和基本技能,并将其运用于急救护理和危重症护理的实践中,为培养与之相适应的符合社会需要的临床急救和重症护理人才打下良好基础。为了适应学科的发展和社会需求的提高,对全国高等医学院校护理学专业"专升本"教材之一《急危重症护理学》进行修订。

　　本教材以专科知识为起点,达到本科教育水平,在注重知识系统性的同时,兼顾知识的衔接。根据专升本学生对常用急救技术和监护技术有所了解,但某些相关知识仍欠缺的特点,更加注重培养学生的综合救护能力。篇幅简约精悍且注重实用性,以实用急症、危重症知识和技术作为全书的主线。较于第 2 版教材,全书在结构编排上,大部分章节增加了问题与思考,引导学生了解各章节需掌握的重点、难点内容,还适当增加了案例、理论与实践,以帮助学生对所学知识进行复习和总结,更好地理论联系实践。同时还提供了配套同步练习题、PPT 课件、在线课程和案例解析等,扫描二维码即可查看。内容上,较第 2 版有所增加,如在 ICU 的建设与管理知识基础上增加了 ICU 患者的护理评估、危重症患者的信息管理内容;神经系统危重症的护理也增加了 ICU 获得性衰弱、ICU 谵妄的相关知识;另外,鉴于重症患者营养的重要性,重症监护章节增加了重症患者营养的监测与护理的相关内容。为了帮助学生把握学科发展的最新动态,获取最新信息,本书介绍了急症、危重症护理学发展的最新进展,在常用救护技术与配合章节的编写中增加了高流量氧疗、俯卧位通气的内容。同时单独安排一个新的章节介绍急危重症护理人文与伦理,这是急症和危重症抢救时需要关注而学生意识较为薄弱的部分。

　　本教材不仅适用于高等学历继续教育专升本层次的学生使用,也可作为从事急救护理和危重症护理专业人员继续教育的专业参考书。

　　在本教材编写、审定和出版过程中,得到各参编院校及众多专家的热情指导和帮助,在此深表谢意!限于水平,疏漏和不当之处难免,敬请广大读者指正。

成守珍

2018 年 9 月

目　录

第一章　绪　论

1

01章

学习目标	
掌握	院前急救的原则；急诊的工作模式；ICU 的模式和人员配备。
熟悉	急危重症护理学的范畴；急诊和 ICU 的常见技术。
了解	急危重症护理学的概念；国内外急危重症护理的发展史。

第一节 急危重症护理的现状与发展

问题与思考

结合急危重症护理的发展,阐述该学科的研究内容和目的。

一、急危重症护理学的概念

急危重症护理学(emergency and intensive nursing)是以挽救患者生命、提高抢救成功率、促进患者康复、减少伤残率、提高生命质量为目的,以现代医学科学、护理学专业理论为基础,研究急危重症患者抢救、护理和科学管理的一门综合性应用学科,是一门研究急危重症患者急救实施和特别监护的学科。它既是护理学的重要组成部分,又是急诊医学和危重病医学的组成部分。

二、国际急危重症护理的现状与发展

急危重症护理学是近二三十年发展起来的新兴学科,但其起源可追溯到 19 世纪,早期的急危重症监护理念源自现代护理学的创始人南丁格尔。1854—1856 年,英、俄、土耳其在克里米亚交战时期,前线战伤的英国士兵死亡率高达 42% 以上,南丁格尔率领 38 名护士前往前线医院参与救护,设置危重患者救治专用区域,使病死率下降到 2% 左右。在第二次世界大战中,欧洲各地纷纷建立创伤治疗中心,救治战伤和失血性休克患者,并促进了创伤与休克的基础和临床研究,从而形成急危重症监护的原始模式。到了 20 世纪 50 年代初期,北欧脊髓灰质炎大流行,许多患者伴有呼吸肌麻痹不能自主呼吸,当时组建了呼吸治疗单位,把抢救器械和危重患者集中在一处,这便是最早的急危重症监护病房。通过气管切开和肺部人工通气,患者病死率明显下降,这进一步促进了急危重症监护在欧美地区的发展。到 20 世纪 60 年代,随着电子仪器设备的发展,床旁心电监护仪、除颤仪、呼吸机、血透机等各种监护仪器相继投入临床使用,急危重症护理技术也进入了有抢救设备配合的新阶段。1958 年,美国巴尔的摩市医院创立了第一个全天候危重症监护病房,并正式命名为 ICU(intensive care unit)。到 20 世纪 60 年代末,美国许多大中型医院相继成立了较为规范的综合性重症监护病房。同一时期,欧洲的急危重症医学也得到了迅速发展。在 20 世纪 50 年代末,英国成立了创伤及呼吸道重症监护病房。1969 年,德国成立了首个心脏病加强治疗病房,并成立了内科危重症学会。

1968 年,美国麻省理工学院倡导建立了紧急医疗救护服务系统(emergency medical service system, EMSS),使院前急救、医院急诊室救护和 ICU 成为一个完整的医疗服务系统。EMSS 的出现,得到了世界各国的认同。它安全、畅通、规范、高效的特点,将院前急救、医院急诊、ICU 三位一体地有机结合,为急危重症患者提供了一条崭新的生命救治绿色通道。1969 年,美国创立重症加强护理学会。1971 年,正式命名为美国危重症护理学会(American association of critical care nurses, ACCN),并出版美国危重症护理杂志。20 世纪 70 年代中期,在国际红十字会参与下,美国危重症护理学会在德国召开了医疗会议,提出了急救事业国际化、国际互助和标准化的方针,要求急救车装备必要的仪器,国际统一紧急呼救电话号码及交流急救经验等。1975 年,美国重症监护护士委员会成立了 AACN 资格认证有限公司,开始进行急危重症监护护士资格(critical care registered nurse, CCRN)的认证。目前,美国持有 CCRN 资格证的护士已超过 40 000 人。继美国之后,加拿大、英国等欧美国家在20世纪60年代也开始实施急危重症专科护士培养制度。在亚洲,日本、菲律宾、马来西亚等国也相继在七八十年代成立了ICU。1993年,日本护理协会成立了专科护士认定制度委员会,并在相关领域培养专科护士。

进入21世纪,全球性灾害进入高发期,SARS、禽流感、海啸、地震等一系列大范围的灾难灾害,使得全球范围内对急危重症医学的发展高度关注,急危重症医学也得到了迅猛发展。每年一度的美国危重症医学会(SCCM)年会、欧洲危重症医学会(ESICM)年会,都是各国专家探讨急危重症医学的重要平台。

三、我国急危重症护理的现状与发展

我国急危重症医学起步较晚。20世纪70年代末,心脏手术的发展推动了监护病房建立。1982年,北京协和医院设立了全国第一张ICU病床,并于1984年成立综合ICU独立专科。中国香港特别行政区、中国台湾地区分别于1983年、1985年相继成立了ICU。与此同时,北京、上海、广州等地也正式成立了急救中心。

我国的急危重症护理事业也经历了从简单到逐步完善,并形成新学科的发展过程。在急危重症护理的早期,只是将危重患者集中在靠近护士站的病房或急救室,以便于护士密切观察与护理;或将外科手术后患者,先送到术后复苏室,清醒后再转入病房。20世纪80年代,随着急救中心和ICU的建立,急危重症护理学的发展也进入了一个新阶段。此后,国家教育部将《急危重症护理学》确定为护理学科的必修课程,中华护理学会也成立了危重症护理学专业委员会,每年举办急危重症护理学习班,为开展急危重症护理工作培训人才。进入到20世纪90年代中期,ICU作为三级甲等医院检查的必备条件,促使ICU建设进入到一个快速发展阶段。

进入21世纪,我国危重症医学进了另一个快速发展期。2002年,北京举办了第一届全国性危重症护理学培训班,率先在全国启动ICU专科护士的资格认证工作。在2003年全国抗击"非典"的战斗中,急危重症医学在挽救患者生命方面发挥了不可替代的作用,医疗管理者和专家深切认识到发展急危重症医学的迫切性。2004年,广东省卫生与计划生育委员会颁布了我国第一个ICU建设和管理的政策性文件《广东省重症监护病房建设指导意见》。随后,2005年中华医学会重症医学分会成立。2008年,在汶川地震的抢险救灾中,急危重症医学再次成为社会关注的焦点。之后,国家原卫生部正式确定"重症医学科"为一级诊疗科目,并出台了《重症医学科建设与管理指南》。2011年底,急危重症专科护理进入国家卫生部临床重点专科。2012年,急危重症专科护士培训基地正式落户北京、广州等地,为我国急危重症人才的培养提供了一个广阔的平台。

经过100多年的发展,急危重症护理学已经逐渐发展为一门跨学科的新兴学科,在救护急危重症患者方面发挥了重要作用。我国危重症护理学目前正处于由单纯身体疾病向"身体-心理-社会"模式转变的关键时期,目前还存在发展水平不平衡、管理模式不健全、专科培训体制不完善等不足,亟待进一步改进和提升。在"十二五"期间,国家对护理质量、护理安全提出了新的更高的要求,在"创建优质护理服务"的宗旨下,如何提升急危重症护理的专业化水平,做好急危重患者护理安全工作,确保患者身心健康和安全,是衡量护理质量好坏的关键,也是我国急危重症护理发展的新思路。

第二节　急危重症护理的范畴

问题与思考

从急危重症护理学的目的着手,简述院前急救的原则。

急危重症护理学是一门综合性的应用学科,其范畴主要包括院前急救、危重病救护、灾难救护、战地救护、中毒急救、急危重症护理人才的培养和科学研究工作、急危重症护理学的健康教育与宣传教育和急救医疗服务体系的完善。

急救医疗服务体系 EMSS 是集院前急救、院内急诊科诊治、重症监护病房(ICU)救治和各专科的生命绿色通道为一体的急救网络。

一、急诊、急救

急诊科是医院急、重症患者最集中、病种最多、抢救和管理任务最重的科室,是所有急诊患者入院治疗的必经之路。急诊的主要任务是承担院前急救、急症入院的各种患者分诊和治疗、对急危重症患者紧急监护救治;承担灾害事故的急救工作和开展急救护理的科研和培训。

(一)工作模式

1. 院前急救 院前急救是 EMSS 的首要环节,是指在医院之外的环境中对各种危及生命的急症、创伤、中毒、灾害/灾难事故等伤病者进行现场救护、转运及途中救护的统称,即在患者发病或受伤开始到医院就医之前这一阶段的救护。院外急救的任务是采取及时有效的急救措施和技术,最大限度地减少伤病员的痛苦,降低致残率,减少病死率,为医院抢救打好基础。急救讲究时效性,"黄金 1 小时"指伤后开始至伤后 1 小时以内的时间,"白金 10 分钟"指紧急事件发生后,无论经过怎样的程序以送到医院急诊科或相关科室抢救时间为起点,到医师进行紧急救治的最初 10 分钟为止。

院前急救的原则是:经过院外急救能存活的伤病员应优先救治。具体为:

(1)先排险后施救:是指在实施现场救护前应先进行环境评估,必要时排险后再实施救护。如因触电导致的意外事故现场,应先切断电源排险后再进行救护;如有害气体造成的中毒现场,应先将患者脱离险区再进行救护,以保证救护者与伤病员的安全。

(2)先重伤后轻伤:是指优先抢救危重者,后抢救较轻者。但当大批伤员出现时,在有限的时间、人力、物力情况下,应在遵循"先重后轻"原则的同时,重点抢救有可能存活的伤病员。

(3)先施救后运送:是指对垂危重伤病员,先进行现场初步的紧急处理后,才可以在医疗严密监护下转运至医院。

(4)急救与呼救并重:是指有多人在现场的情况下,救护与呼救同时进行,以尽快得到外援。只有一人的情况下应先施救,后在短时间内进行电话呼救。

(5)转送与监护急救相结合:是指在转运途中要密切观察监护伤病员的病情,必要时进行相应的急救处理,如除颤、气管插管、面罩-球囊加压通气、心肺复苏术等,以使伤病员安全到达目的地。

(6)紧密衔接、前后一致:是指防止前后重复、遗漏和其他差错,确保现场急救措施完善,并正规填写医疗文本,使前后医疗急救有文字依据,并妥善保管,做好交接工作。

2. 院内救治 院内救治应做好重症患者的救治和普通患者的分诊和诊治,急诊科具有其特有的特点,如:急诊科患者人多,伤重、病急者多,患者流动性大,秩序乱,紧急、危急情况随时出现;医生少、住院难、地方小;患者患者及家属要求和期望值高,怨气也高;同时急诊科还要担任院前救治的任务等,因此护理管理、护理服务和护理安全就非常重要。对于抢救仪器、物品和药品必须做到定点、定位、定人管理,每日检查、记录并交接,使用后物归原处,仪器充电备用,定期检查,及时维修并记录,使各仪器处于备用状态。急诊工作必须建立合理的流程,包括:院前急救、分诊、接诊、检查、处理、抢救、会诊、转诊等环节。急诊室严格执行 24 小时应诊,要求建立急救"绿色生命通道",做到通讯、人员、器械、设备、车辆五落实,急诊出诊 10 分钟内出车,急诊患者 5 分钟内得到处置,检验、药房、影像等辅助科室应提供 24 小时服务,并及时出具相关报告,保证急诊医疗工作及时、安全、便捷、有效。

(二)急诊和急救常见的技术

1. 现场评估与呼救 现场评估需注意以下环节:环境情况,病情危重程度(意识、气道、呼吸、循环)与原因,呼救人及患者的姓名、电话及地点,灾害事故的严重程度、受伤人数等。

2. 现场救护 包括:①心肺复苏:开放气道、人工呼吸、心肺复苏、除颤;②初步急救技术:通气、止血、包扎、固定、转运;③基本的急救操作:口咽通气管放置、气管插管、吸氧、吸痰、开放输液通道等。现场救护要点是维持呼吸、循环和中枢神经功能,实施对症救护措施,对于猝死、创伤、烧伤及骨折患者,要掌握松解或去除患者衣、裤、鞋、头盔的护理技巧,对疑有脊椎损伤者应立即予以制动。

3. 安全转运 对危重患者,应先初步处理病情,稍趋稳定再转运,根据不同的运输工具和伤情摆好伤病员体位,担架行进途中,病员头在后,下肢在前。脊椎受伤者,应保持脊椎轴线稳定。救护车在拐弯、上下坡、停车调头中要防颠簸,途中要加强生命支持性措施,用先进的监测、治疗手段加强生命维护。做好抢救、监护等记录和伤病员的交接工作。

二、重症监护

重症监护护理是一独特的专业,是指受过专门培训的医护人员在备有先进监护设备和救治设备的重症监护病房,接收由急诊科和院内有关其他科室转来的危重患者,对因严重疾病、创伤或继发于各种严重疾病、创伤的急性、危重患者进行全面监护、治疗及护理,使其度过器官功能障碍或衰竭期,以减少并发症的发生,降低死亡率。

(一)ICU 的模式

ICU 病床数量应符合医院功能任务和实际收治重症患者的需求,综合性医院应设综合 ICU,ICU 床位占总床位的 2%～8%,发达国家达 5%～10%,每天至少保留一张空床以备应急使用。ICU 模式主要根据医院的规模及条件决定。目前大致可分为以下几种模式。

1. 综合性 ICU(general ICU) 为医院内的综合性加强集中治疗重症患者的单位,全院内的重症患者都可在 ICU 内进行治疗和抢救,是救治重症患者的重要场所。

2. 部分综合 ICU 介于专科 ICU 与综合 ICU 之间,即由医院内较大的一级临床科室为基础组成的 ICU,如外科、内科、麻醉科 ICU 等。

3. 专科 ICU 一般是临床二级科室所设立的 ICU,如心内科 ICU(cardiac care unit,CCU)、呼吸内科 ICU(respiratory care unit,RCU)等,是专门为收治某个专科危重病员而设立的,多属某个专业科室管理。

(二)ICU 常见设备

1. 监测设备 中心监护台、多功能生命体征监测仪、呼吸功能监测仪、心脏血流动力学监测仪、脉搏血氧饱和度仪、血气分析仪、心电图机、X 线机、超声设备等。

2. 治疗设备 呼吸机、除颤器、输液泵、注射泵、起搏器、主动脉内球囊反搏器、血液净化仪、麻醉机、中心供氧、中心吸引装置、体外模式肺氧合(ECMO)装备、升温机、降温机、肺部治疗机等。

案例1-1

某大型化工厂突发爆炸,造成 23 人受伤,其中重度烧伤 3 人,轻度烧伤 20 人,救护人员给予院前急救后,立即将伤员转送至当地医院救治。

思考:1. 如果你是一名急诊科的护士,当接到 120 电话后,应多长时间内出车?

2. 到达现场后,优先救治哪一类伤员?

　　我国于 2009 年制定《重症医学科建设与管理指南》,用于评估患者是否能收治 ICU,其中明确规定了重症医学科患者收治标准:

　　1. 急性、可逆、已经危及生命的器官或者系统功能衰竭,经过严密监护和加强治疗短期内可能得到恢复的患者。

　　2. 存在各种高危因素,具有潜在生命危险,经过严密的监护和有效治疗可能减少死亡风险的患者。

　　3. 在慢性器官或者系统功能不全的基础上,出现急性加重且危及生命,经过严密监护和治疗可能恢复到原来或接近原来状态的患者。

　　4. 其他适合在重症医学科进行监护和治疗的患者。

　　慢性消耗性疾病及肿瘤的终末状态、不可逆性疾病和不能从加强监测治疗中获得益处的患者,一般不是重症医学科的收治范围。

(成守珍　高明榕)

学习小结

　　通过本章节的学习,学生首先应该熟知急诊和重症监护室护理的工作范畴和护士的工作要求,在思想上,具有急危重症患者护理的总概念,了解急危重症患者的急、重的病情特点,具备"时间就是生命,抢救患者就是与时间赛跑"的理念。 急危重症护理的管理要制度化,操作要准确化,培训要标准化,还要遵从循证护理的发展,加强急诊和 ICU 护士的核心能力培训,为培养急危重症的专科护士打下了坚实的基础。

复习参考题

1. 何谓急危重症护理学?

2. 何谓紧急医疗救护服务系统?

3. 紧急医疗救护服务体系成立是在什么时候?

4. 最早的重症监护病房出现在 20 世纪几十年代?

5. ICU 常见监测技术有哪些?

第二章　急诊科的建设与管理

2

第一节 急诊科的建立与发展

医院急诊科(hospital emergency department)是 EMSS 的重要组成部分,不仅承接院前急救任务,还是医院内急救的第一线,24 小时不间断地对来院的各类急危重症患者实施救治。其一切医疗护理过程均以"急"为中心,体现"时间就是生命",通过迅速的稳定患者的生命体征,为患者及时获得后续的专科诊疗服务提供支持和保障。

急诊科属于医院的一级临床科室,实行科主任负责制,配备固定的医师和护士、齐全的急救设备、布局合理的抢救环境、畅通无阻的绿色通道等。由于急诊科诊疗水平的高低直接关系到患者的生命安全,也集中反映出一家医院的科学管理水平、医护人员基本素质和救治水平等综合指标,因此急诊科应合理设置就诊区域、配备完善的急诊硬件设施、建立科学的管理制度、加强专业建设,不断提高急诊医护人员的急救能力,提高急诊工作效率和抢救成功率。国家卫生部于 2009 年颁布的《急诊科建设与管理指南(试行)》,对此提出了具体的要求。

第二节 急诊科的配置

一、急诊科布局

急诊科是医院抢救患者生命的重要场所,良好的急救环境和合理的布局是保证急救质量的重要条件之一。因此,急诊科的布局要从应急出发,以方便患者就诊和抢救为原则。急诊科应当设医疗区和支持区。医疗区包括预检分诊室(台)、抢救室、诊疗室、治疗室、处置室、观察室等,三级综合医院和有条件的二级综合医院应当设急诊手术室和急诊重症监护室;支持区包括挂号、各类辅助检查部门、药房、收费等部门。

(一)医疗区

1. 预检分诊室(台)

2. 抢救室

3. 诊疗室

4. 洗胃室

5. 急诊手术室

6. 治疗室和处置室

7. 急诊观察室

8. 急诊重症监护室(emergency intensive care unit,EICU)

9. 急诊输液室

10. 急诊病房

11. 隔离室

(二)支持区

包括急诊医技部门、辅助及支持部门等。

1. 急诊医技部门

2. 辅助及支持部门

二、急诊科的人员配备

急诊科应当根据每日就诊人次、病种和急诊科医疗和教学功能等配备足够数量,受过专门训练,掌握急诊医学的基本理论、基础知识和基本操作技能,具备独立工作能力的医护人员,特别是应具备高级心肺复苏基础理论、基本知识和操作技能。

1. **急诊科人员编制组成** 医生、护士的人员编制一般根据医院急诊科规模、就诊量、观察床位数、日平均抢救人数以及急诊科教学功能等,按一定比例配备。急诊科人员以急诊医生及急诊护士为主,对急诊患者较多的医院,还应安排妇产科、儿科、眼科、耳鼻喉科等医师承担本专业的急诊工作。配备固定的急诊医生,且不少于在岗医生的75%,以保证一定的医疗质量。急诊科的护士要有固定的、单独的编制,且不少于在岗护士的75%。

2. **急诊护士** 应具有3年以上临床护理工作经验,经规范化培训合格,掌握急诊、危重症患者的急救护理技能,常见急救操作技术的配合及急诊护理工作内涵与流程,并定期接受急救技能的再培训,再培训间隔时间原则上不超过2年。EICU护士应经过专科培训考核合格后上岗,床护比为1:2.5。急诊护理人员除具备常用的护理技能外,还应具有配合医生完成上述操作的能力。急诊科护士长负责急诊科的护理管理工作,是护理质量的第一责任人。三级综合医院急诊科护士长应当由具备主管护师及以上任职资格和5年以上急诊临床护理工作经验的护理人员担任。二级综合医院的急诊科护士长应当由具备护师以上任职资格和1年以上急诊临床护理工作经验的护士担任。

参照卫生部2012年颁布的医院护士人力配置规定,根据实际护理工作量、患者危重程度和疾病种类、护士能力等因素测算不同岗位护士数量。重症监护病房护士与患者配置比例≥2.5:1,急诊观察室护士与患者比≥0.4:1,急诊抢救室护士与抢救床比≥2:1。重症监护、急诊急救、手术室等对专科护理技能要求较高的临床护理岗位宜设专科护理岗位,专科护士主要负责本专科疑难危重患者护理、护理质量管理、培训和健康教育、护理研究等工作。专科护士应具备大专及以上学历、本专科5年及以上护理经验、主管护师及以上职称,经过省级及以上卫生行政部门或行业学会培训并考核合格。

3. **其他专科医生** 急诊科

4. **其他** 急诊科可根据实际需要配置行政管理和其他辅助人员。

三、急诊科的设置与运行

(一)设置

急诊科应当具备与医院级别、任务、功能相适应的场所、设备、设施、技术力量、药品、医护人员与管理制度等,以保障急诊工作有序开展。

(二)位置

急诊科应该位于医院主体建筑群的最前沿和最醒目的位置,并临近大型影像检查等急诊医疗依赖较强的部门,以便于患者迅速到达。急诊科可以是相对独立的单元,条件允许者可以完全独立的急救中心大楼。急诊科各部门的平面布局应以减少交叉穿行、减少院内感染和节省时间为原则。急诊科应有独立的进出口,入口道路宽畅,设有救护车专用通道和急救车专用停靠点,并设立无障碍通道,利于平车、担架、轮椅出入。有条件的可分设普通急诊患者、危重伤病患者和救护车出入通道。另外,急诊科还需配备合理布局、设施齐全、畅通无阻的绿色通道,良好的环境,适宜的温度、湿度。儿科急诊应当根据儿童的特点,提供适合患儿的就诊环境。急诊科医疗急救应当与院前急救有效衔接,并与紧急诊疗相关科室的服务保持连续与畅通,保障患者获得连贯医疗的可及性。

（三）标识

急诊科区域设置应以"急"为中心，标识应突出、醒目，以方便和引导患者就诊。白天有指路标志，夜间有指路灯光标明急诊科及急诊科各区域位置，最好采用灯箱，从远处就能看见，方便找寻。为了减少问询时间，可采用一定的方式指示，如在沿墙或地面贴上颜色路标、悬挂醒目指示牌等。在急诊大厅应有急诊科各个层面的平面图。与手术室、重症医学科等相连接的院内紧急救治绿色通道标识应当清楚明显。在医院挂号、化验、药房、收费等窗口应当有抢救患者优先的措施。要根据急诊患者病情分级与分区相结合，患者诊治区域可分为红、黄、绿三个区域，分流患者。

（四）通讯设备

急诊科应当设有急诊通讯装置（电话、传呼、对讲机）。有条件的医院可建立急诊临床信息系统，为医疗、护理、感染控制、医技、保障和保卫等部门及时提供信息，并逐步实现与卫生行政部门和院前急救信息系统的对接。

四、急救绿色通道

急救绿色通道（green passage for emergency service）即急救绿色生命安全通道，是指对急危重症患者实行优先抢救、优先检查和优先住院的原则，医疗相关手续酌情补办的诊疗方途径。在我国目前医疗人力资源相对不足的情况下，建立急诊急救绿色通道能有效地保障急危重症患者及时得到抢救和治疗，急诊绿色通道的建立是救治危重症患者有效的机制，它充分体现出急救工作的安全、通畅、规范、高效。

（一）适应证

包括但不限于以下急诊患者：

1. **各种急危重症患者**　休克、昏迷、循环呼吸骤停、严重心律失常、急性严重脏器功能衰竭的生命垂危患者；

2. 无家属陪同且需急诊处理的患者；

3. **批量患者**　如外伤、中毒等。

（二）急救绿色通道的管理

1. **标识统一，专用窗口**　急救绿色通道的各个环节，包括预检分诊处、抢救室、抢救通道、急诊手术室、急诊药房、急诊化验室等，均应有统一、醒目的标识，采用绿色、红色、黄色等不同的标识和箭头。设置急救绿色通道患者专用窗口。急诊大厅应设立简单明了的急救绿色通道流程图，方便患者及家属快速进入急救绿色通道的各个环节。

2. **规范培训，合理配备**　应符合《急诊科建设与管理指南（试行）》的基本要求，合理配置急诊人力资源和急救设备药品，对全体医师、护士进行急救技术操作规程的全员培训，实行定期培训、合格上岗制度。

3. **及时评估，预检分诊**　对患者意识情况、生命体征、病情等进行评估，及时救治急危重症患者。加强急诊预检分诊工作，有效分流非急危重症患者。

4. **落实制度，加强合作**　落实核心制度，尤其是首诊负责制。首诊负责制是指第一位接诊医生（首诊医生）对其接诊患者，特别是急危重患者的检查、诊断、治疗、会诊、转诊、转科等工作负责到底的制度。医护人员在转移急救绿色通道患者前必须电话通知相应科室人员，途中必须由急诊科首诊医护人员陪同，有能力进行途中抢救，以及在交接时明确交代注意事项和已发生或可能发生的各种情况。

5. **流程优化，分区救治**　实施急诊分区救治、建立住院和手术的"急救绿色通道"，建立与医院功能任务相适应的重点病种（急性创伤、急性心肌梗死、脑卒中、中毒等）急诊服务流程与规范，需紧急抢救的危重患者可先抢救后付费，保障患者获得连贯医疗服务。根据《医院急诊科规范化流程》指导，三级甲等医院逐步推行"三区四级"制度。急诊患者的病情分为"四级五类"，即：Ⅰ级是濒危患者，Ⅱ级是危重患者，Ⅲ级是急症患者,Ⅳ级是非急症患者。从功能结构上将急诊科分为三大区域:红区即抢救监护区,适用于Ⅰ级和Ⅱ级患者的处置;黄区即密切观察诊疗区,适用于Ⅲ级患者,原则上按照时间顺序处置患者,当出现病情变化或分诊护士认为有必要时可考虑提前应诊,病情恶化的患者应被立即送入红区;绿区即Ⅳ级患者诊疗区。实施轻重缓急优先就诊顺序,保障急诊患者医疗安全。

6. 规范流程,有效诊治   急救绿色通道的流程包括:①接诊医生根据患者的病情确定其符合急救绿色通道收治范围时,需立即启动急救绿色通道服务;②在其处方、检查申请单、治疗单、手术通知单、入院通知单等医学文件标识"急救绿色通道",先抢救再收费;③急救绿色通道体系中每一个责任部门(包括急诊科、各医技检查部门、药剂科,以及挂号与收费等)各司其职,确保患者能够获得连贯、及时、有效的救治。

7. 检查监督,持续改进   定期评价患者在"急救绿色通道"平均停留时间,以便于相关部门根据评价、监管结果进行持续改进。

五、急诊科仪器设备及药品配置基本标准

(一)仪器设备
包括心电图机、心脏起搏/除颤仪、心脏复苏机、简易呼吸器、呼吸机、心电监护仪、负压吸引器(有中心负压吸引可不配备)、给氧设备(中心供氧的急诊科可配备便携式氧气瓶)、洗胃机。三级综合医院还应配备便携式超声仪和床旁X光机。有需求的医院还可以配备血液净化设备和快速床旁检验设备。

(二)急救器械
包括一般急救搬动、转运器械,以及各种基本手术器械。

(三)抢救室急救药品
包括心脏复苏药物;呼吸兴奋药;血管活性药、利尿及脱水药;抗心律失常药;镇静药;止痛、解热药;止血药;常见药物如:解毒药、平喘药、纠正水电解质酸碱失衡类药、各种静脉补液液体、局部麻醉药、激素类药物等。

相关链接

急诊专业医疗质量控制指标(2015年版)

1. **急诊科医患比**   急诊科固定在岗(本院)医师总数占同期急诊科接诊患者总数(万人次)的比例。

2. **急诊科护患比**   急诊科固定在岗(本院)护士(师)总数占同期急诊科接诊患者总数(万人次)的比例。

3. **急诊各级患者比例**   急诊患者病情分级:Ⅰ级是濒危患者,Ⅱ级是危重患者,Ⅲ级是急症患者,Ⅳ级是非急症患者。

4. **抢救室滞留时间中位数**   抢救室滞留时间是指急诊抢救室患者从进入抢救室到离开抢救室(不包括死亡患者)的时间(以小时为单位)。

5. **急性心肌梗死(STEMI)患者平均门药时间及门药时间达标率**   平均门药时间是指行溶栓药物治疗的急性心肌梗死(STEMI)患者从进入急诊科到开始溶栓药物治疗的平均时间。门药时间达标是指在溶栓药物时间窗(发病12小时)内,就诊患者门药时间在30分钟内。

6. **急性心肌梗死(STEMI)患者平均门球时间及门球时间达标率**   门球时间是患者进入急诊科到开始经皮冠状动脉介入术(percutaneous coronary intervention PCI)的平均时间。门球时间达标是指在PCI时间窗(发病12小时)内,就诊患者门球时间在90分钟内。

7. **急诊抢救室患者死亡率**   死亡患者是指患者从进入急诊抢救室开始72小时内死亡(包括因不可逆疾病而自动出院的患者)。

8. **急诊手术患者死亡率** 急诊患者接受急诊手术,术后1周内死亡,除外与手术无关的原发疾病引起的死亡。

9. 心肺复苏术后自主呼吸循环恢复(ROSC)成功率(ROSC超过24小时)。

10. 72小时内非计划重返抢救室率(因相同或相关疾病)。

第三节　急诊科的护理管理要求

问题与思考

简述急诊科的工作特点。作为一名急诊护士,你如何为急诊患者提供优质护理服务?

急诊科不得以任何理由拒绝或推诿急诊患者,对危重急诊患者按照"先及时救治,后补交费用"的原则救治,确保急诊救治及时有效。合理安排急诊力量,配备经过专业培训、胜任急诊工作的护士,制定并严格执行分诊程序及分诊原则,按患者的疾病危险程度进行分诊,对可能危及生命安全的患者应当立即进入绿色急救通道实施抢救。急诊科与"120"建立联动协调制度,与社区卫生服务机构、乡镇卫生院建立急诊、急救转介服务制度。

一、急诊科护理的工作任务与特点

急诊科急救医疗是院前急救的有效衔接,是急诊患者入院治疗的枢纽,承担着急危重症患者的救治和监护任务,是抢救急、危、重患者与伤员,维护人民生命安全的第一线。

(一)急诊科护理的工作任务

1. **急诊护理** 负责急诊患者预检、分级分诊和快速急诊处理。
2. **重症护理** 参与急危重症患者的治疗,部分综合医院还承担急诊手术和急诊重症监护任务。
3. **抢救护理** 负责急危重症患者的抢救配合和护理。
4. **灾难护理** 承担突发事件、灾难事故的急救护理工作任务。
5. **护理培训** 开展急救知识和技能的普及宣传、培训工作,定期进行急诊护士岗位技能培训与考核。
6. **护理教学** 承担急救护理的教学任务,促进急诊专科护理人才的培养。
7. **护理科研** 开展急救护理质量和护理管理方面的研究,寻找规律,提高急救工作水平。

(二)急诊科护理的特点

1. **紧急** 急诊患者发病急、病情变化急骤、来势凶险,所以一切护理工作应突出一个"急"字,要分秒必争,迅速采取急救措施,树立"时间就是生命"的急救观念。
2. **繁忙** 急诊患者病情变化快,就诊时间、人数、病种及危重程度均难以预料,随机性大、可控性小。尤其在发生灾难、事故、中毒事件时,要承担批量患者的抢救任务,工作繁忙,要做到忙而不乱,忙而有序。
3. **多专科** 急诊患者病种复杂,涉及临床多科室,常需各专科人员协作诊疗,要有高效能的组织指挥系统和协作制度,保证患者的救治工作顺利进行,护士更要掌握多专科护理知识。
4. **易感染** 急诊患者因无选择性,常有传染病患者,易造成交叉感染。要特别注意无菌操作,尤其是侵入性操作时,严格执行消毒隔离制度,做好传染病的防护与隔离,防止院内交叉感染。
5. **高风险** 急诊科涉及暴力事件多,如服毒自杀、车祸、酗酒、打架斗殴等患者,护理风险高。要遵守医疗法规并有高度的自控力、应急能力和沟通技巧,防止发生护患冲突。

二、急诊科护士应掌握的技术和技能

1. 掌握急诊护理工作内涵及流程,能熟练的进行急诊分级分诊。
2. 掌握急诊科内的医院感染预防与控制原则。
3. 掌握常见急危重症的急救护理。
4. 掌握急性创伤、急性心肌梗死、急性心力衰竭、急性脑卒中、急性颅脑损伤、急性呼吸衰竭等重点病种的急诊服务流程和患者的急救护理。
5. 掌握急诊危重症患者的监护技术及急救护理操作技术 如输液泵、注射泵、监护仪、除颤仪、心电图机、吸引器等常用仪器和抢救设备的应用。
6. 掌握急诊各种抢救设备、物品及药品的应用和管理。
7. 掌握急诊患者心理护理要点及沟通技巧。
8. 掌握突发事件和群伤的急诊急救配合、协调和管理。

三、急诊科护理工作的流程

急诊科护理工作的流程分为预检→分诊→诊疗三部分(图2-1)。

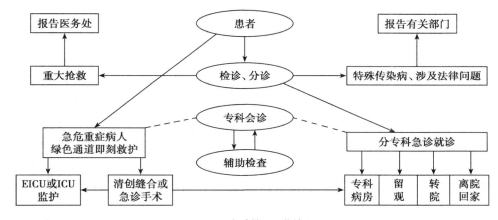

图 2-1 急诊护理工作流程

(一)预检

急诊科是医院的窗口,快速准确的检诊、分诊,及时救治急危重症患者,有效分流非急危症患者,是急诊护理工作的重要环节。预检护士对到达急诊科的患者要热情接待,使患者快速检诊、就诊,一般急症患者可按照排序进入各专科候诊,对急危重症患者应根据病情迅速安排进入绿色通道及时就诊;如果有"120"救护车等运输工具送来的急症患者,应主动到急诊科门口接应,引导并将患者搬运到合适的诊室抢救。

(二)分诊

1. 定义 分诊(triage)指根据患者主诉、主要症状和体征,对疾病的轻、重、缓、急及所属专科进行快速初步判断,安排救治及分配专科就诊的过程。分诊的重点是病情分诊和专科分诊,是抢救危重伤患者的重要环节。一般由具有丰富的临床经验与多专科护理知识的综合素质高的护士负责,分诊时间应在2~5分钟内完成。

2. 收集资料 分诊护士运用知识和经验通过问诊以及视、听、嗅、触等感觉器官及辅助工具获得急诊就诊患者的客观资料、潜在的危险因素,对主要体征及症状进行快速收集、评估、判断、重点分析,进行分类分科。

(1)问诊:可用适当的问题来判断患者的反应和意识,认真倾听患者及其家属的主诉,系统地了解患者现病史、既往史，通过询问患者、家属和知情人，了解发病经过及当前的病情。

（2）视诊：伴随着问诊的过程，分诊护士认真细致地观察患者，包括患者的神态、有无呼吸困难、面容、皮肤黏膜有无发绀或黄染、有无水肿及其特征、步态是否正常等。

（3）听诊：用耳或借助听诊器和仪器去听患者的呼吸、咳嗽声音，有无异常杂音或短促呼吸，判断有无气道痉挛、痰液堵塞或气道内异物等。

（4）嗅诊：通过嗅诊可对某些疾病进行诊断。如患者是否有异样的呼吸气味，如乙醇味、有机磷农药中毒时的大蒜味、酮症酸中毒时的烂苹果味等；以及是否有化脓性伤口的气味等其他特殊气味。

（5）生命体征测量：包括意识状态、体温、脉搏、血压、呼吸（必要时测量血氧饱和度）的测量。生命体征的测量对分诊来说十分重要，能通过这些客观的资料，对病情的危重程度做出较为准确的判断。有条件的医院可配备心电监测仪来测量有关的数据，这样有利于节省人力，加快分诊的速度。

（6）体格检查：除以上几个方面，还需做必要的体查。如：通过触诊了解心率、心律及周围血管充盈度；探知皮温、毛细血管充盈度；触疼痛部位，了解涉及范围及程度，有否压痛、反跳痛、腹肌紧张等情况；腰痛的患者有无肾区扣击痛等。通过相应的体查明确首诊专科，尽量减少转诊或会诊以免延误救治的时间。

3. 分诊常用的公式 常用 SOAPIE 公式或 OLDCART 公式。

4. 分诊患者的病情分类

（1）Ⅰ类：急危症，患者的生命体征极不平稳，不紧急救治会危及生命。如心脏呼吸骤停、急性复合创伤、急性左心衰竭、急性呼吸衰竭、急性大出血、休克、昏迷、反复抽搐、持续的危险心律失常、严重的呼吸困难、大面积脑梗死、急性重度中毒、大面积烧伤等，这些患者应安排急诊绿色通道立即就诊急救。

（2）Ⅱ类：急重症，有潜在的生命危险，病情随时发生变化，需要紧急处理和严密观察。如可疑心肌梗死、哮喘急性发作、酮症酸中毒、高血压危象、外科急腹症、突发剧烈头痛、大面积脑出血、创伤、严重的骨折、高热（体温>40℃）等，这类患者应在 10 分钟内就诊。

（3）Ⅲ类：亚急症，一般急诊患者，患者生命体征平稳，无严重并发症。如闭合性骨折、小面积烧伤、轻度体表创伤等，这类患者应在 30 分钟内就诊。在候诊过程中患者的病情可能会发生变化，应在 15 分钟内再评估一次，并按再评估结果安排就诊。

（4）Ⅳ类：非急症，病情轻，可等候也可到门诊救治。如感冒、轻或中度发热、咽喉痛及皮肤擦伤、荨麻疹、食物过敏、心动过速、心动过缓等，这类患者可在 120 分钟内就诊。在候诊过程中患者的病情可能会发生变化，应在 30 分钟内再评估一次，并按再评估结果安排就诊。

5. 分诊患者的病情分级

（1）Ⅰ级：病情濒危者，病情可能随时危急患者生命，需立即将患者送入复苏室或抢救室；

（2）Ⅱ级：病情危重者，病情有进展至生命危险和致残危险，需立即送至抢救室；

（3）Ⅲ级：急症患者，生命体征稳定，患者 30 分钟内至优先诊室或治疗室；

（4）Ⅳ级：非急诊者，4 小时内于一般诊室有序就诊。

6. 分诊要求

（1）急诊分诊护士必须由熟悉业务、有一定临床工作经验、责任心强、服务热情的综合素质高的护士来担任。

（2）急诊分诊护士必须坚守工作岗位，因故离开时必须由护士长安排能胜任的护士替代。

（3）急诊分诊护士对就诊的患者，安排分科就诊时，做好分诊录入或登记，包括姓名、性别、年龄、职业、接诊时间、初步判断、是否有传染病、过敏史等。

（4）若有分诊错误，应按首诊负责制处理，即首诊医师先看再转诊或会诊，护士应承担协调会诊或转科工作。

（5）急危重症患者就诊应立即安排绿色通道，要先实施抢救，同时或后补办就诊手续。

（6）对大批伤员，患者应进行快速检伤、分类，使用"腕带"识别标志，分流处理，并立即报告上级及有关部门组织抢救。

（7）患有或疑有传染病就诊的患者，应安排到隔离室就诊。

（8）对有特殊感染如铜绿假单胞菌感染、气性坏疽感染、多重耐药菌感染等患者的分诊，护士应将患者安排到特殊诊室进行救治，严格执行消毒隔离制度。

（9）对由他人陪送而无钱、无家属、不知道姓名的患者，先分诊处理，同时向保卫部门和医务部报告。神志不清患者，应由 2 名以上工作人员将其随身所带的钱物清点清楚并签名上交保卫部保存，等待亲属来后归还。

（10）对于多次来院尚未确诊的急症患者，严格执行首诊负责制，由首诊医师邀请他科医师会诊，或分诊护士通知急诊科主任邀请其他科医师参加会诊，特殊情况下医务部组织专家全院会诊。

相关链接

国内外常用急诊分诊、分级工具

自 20 世纪 90 年代开始，国外一些发达国家陆续建立急诊分诊预检系统并不断改进。目前，国际上比较公认的包括澳洲分诊量表（Australasian triage scale，ATS）、加拿大急诊预检标尺（Canadian triage and acuity scale，CTAS）、英国曼切斯特分诊系统（Manchester triage system，MTS）和美国急诊严重指数（emergency severity index，ESI）。上述预检分诊系统均采用 5 级分诊法。

中华人民共和国原卫生部于 2012 年 9 月发布施行的 WS/T390-2012《医院急诊科规范化流程》，是我国正式推行急诊分级的指导性文件，推行分级管理模式。

（三）诊疗

诊疗是将进入急诊科的患者，经评估分诊后，根据不同的病种和病情，给予及时、合理的处置。

1. **一般急诊者**　在专科急诊就诊处置，视病情分别将患者转入专科病房、急诊留院观察室或带药离院。

2. **危急重症患者**　病情危急的患者应开放急救绿色通道，立即进入抢救室紧急抢救，或在急诊手术室施行急诊手术之后进入急诊科重症监护室（EICU）进行监护。发现患者病情变化应立即通知医师，在紧急情况下，如果医生未到场，护士应先采取必要的紧急救护，如给氧、吸痰、建立静脉通路、气管插管、人工呼吸、胸外按压、除颤等，以及紧急给药（如镇静解痉药、降压药、降颅内压药等），以争取抢救时机。

3. **传染病患者**　疑患传染病患者应将其进行隔离，确诊后及时转入传染科、传染病区或转传染病医院进一步处理，同时做好传染病报告工作与消毒隔离措施。

4. **大批伤病患者**　遇有成批急诊患者，迅速启动应急预案，科学合理调配急诊医疗资源，保证伤患者得到有效、有序的救治。遇大批伤员或食物中毒患者就诊时，护士除积极参与抢救外，还应进行协调工作，尽快使患者得到及时处理和分流。

在急诊护理工作的全过程中，护士是抢救工作的纽带和骨干，对患者的生死存亡起着举足轻重的作用。要求在急诊科工作的护士首先要明确急诊科工作特点与工作流程，才能做到心中有数、工作有序，为急诊患者提供安全、及时、有效的护理服务。

四、急诊患者的护理

（一）急诊患者的护理

1. **一般患者**　应向就诊后离院的患者及家属讲解用药目的、作用、不良反应，以及换药时间和注意事项等健康知识。

2. 急危重患者 严密观察病情变化,积极配合医生妥善处置患者,护士沉着、冷静、熟练、准确完成各项急救和治疗措施,合理安排辅助检查,收集各类检查结果,邀请相关专科会诊,护送患者安全转运,并做好抢救记录和执行告知程序,安慰患者及家属消除其紧张恐惧情绪。

3. 传染病患者 对疑似非典、禽流感等传染性强的患者做好接触人群的隔离,同时协助医师做好传染病疫情报告,实施隔离及终末消毒措施。

4. 批量患者 遇到批量伤员、各类批量中毒患者,护士应进行迅速评估,准确分类,对手术、昏迷、神志不清、无自主能力的重症患者,在诊疗活动中应用"腕带"作为各项诊疗操作前辨识患者一种手段;关注没有呻吟、反应迟钝的患者,其病情往往较重而易于疏漏;积极协调尽快分流处理患者,维持急诊科正常工作秩序。及时向上级部门报告,按需启动相关应急预案,调配医护人员参加抢救。

5. 特殊患者 对涉及政治、经济、刑事案件、重大事件或因交通事故、吸毒、自杀、枪杀等涉及法律问题者,应注意在给予相应措施的同时通知医务部、总值班和保卫部;抢救经过和用药记录应属实可靠,完整清晰;无家属陪同的患者应先抢救治疗,同时协同保卫部设法找到其亲属或单位。

6. 转运患者 对急危重症患者需要辅助检查、急诊住院、转重症医学科及去急诊手术室或转院时,应在病情平稳时进行转运,杜绝一切不安全转运;凡病情危重转运途中可能加重病情或死亡危险者,应先留院观察急诊治疗或观察待病情稳定后,再行搬运或转院、转诊;转运途中必须有医护人员监护陪送,备常规急救药品和便捷式氧气筒、简易人工呼吸器等,保证患者途中生命安全,将患者病情及特殊处理经过向相关科室医护人员交待,做好交接登记手续并双方签字。

7. 急诊患者的记录 在急诊患者的处理中应注意法律问题保护患者和自己,及时做好各项记录。执行口头医嘱时,护士应向医师重复背述,经双重核对后方可用药,抢救时未开书面医嘱或未做记录者,抢救后应及时补开医嘱,准确记录并在 6 小时内完成。

8. 急危重症患者的交接班 对急危重症患者护士应进行书面及床头交接班。交班时应详细交接患者病情、抢救处置和治疗措施、用药护理、各类管道、皮肤护理和其他注意事项,还应交接有关抢救设备仪器(如呼吸机、心电监护仪、除颤仪等)运转是否正常、灵敏度和准确性是否良好。

案例2-1

　　李某某,男,62 岁,因"胸前区疼痛 30 分钟伴全身大汗。"由家人搀扶入急诊科就诊。患者患者既往有高血压、冠心病病史。半小时前与家人争吵后始觉心前区不适,口服硝酸甘油片 1 片无好转,遂来我院急诊科就诊,患者无过敏史,否认肝炎、结核等病史。

　　思考: 分诊护士如何根据患者的主诉和主要症状,进行分诊患者的病情分类?应该采取何急救措施?该患者最首要的护理问题是什么?

理论与实践

　　早期预警评分(early warning score,EWS)是英国医疗机构为能够及时识别潜在危重症患者并快速、高效、合理地进行干预,由 Morgan 等人于 1997 年首先提出。在 2001 年由 Subbe 等对 EWS 系统进行了改良,形成了改良早期预警评分(modified early warning score,MEWS)。目前,MEWS 系统已在发达国家的急诊科和重症监护室普遍应用并取得良好效果。

　　MEWS 评分应用 5 项生理指标(即意识、呼吸频率、心率、收缩压、体温)来评价患者病情的潜在危险性,评分时采用患者资料对照参数获取患者 MEWS 每个单项参数所得分值,各项参数所得分值之和为总分,每个参数 0~3 分,总分 15 分。得分越高提示患者病情越紧急危重,不同得分对应不同的处理策略。<4 分,病情稳定;4 分,病情可能恶化;5~7 分,病情重,潜在危险大;>8 分,病情危重。具体应用见表 2-1。

表 2-1　MEWS 评分（改良早期预警评分）

项目	3	2	1	0	1	2	3
神经系统				反应灵敏	对声音刺激有反应	对疼痛刺激有反应	无反应
呼吸频率（次/分）			<9	9~14	15~20	21~29	≥30
心率（次/分）		<40	40~50	51~100	101~110	111~130	>130
收缩压（mmHg）	<70	71~80	81~100	101~199		≥200	
体温（℃）		<35.0		35.0~38.4		≥38.5	

注:总分为以上 5 个项目得分之和。例如某患者神志清楚,R:26 次/分,P:110 次/分,BP:110mmHg,T:38.2℃,此时得分为 0+2+0+1+0=4

　　MEWS 最大的优点为简单、易行,急诊护理人员可以在分诊时或在急救室患者床旁快速获取相关参数,数分钟即可完成评分和对患者的病情评价。MEWS 评分应用于急诊分诊、转运和急危重患者抢救时,可减少危重患者的等候时间,提高患者潜在风险预测的准确性,降低患者候诊过程中意外发生率,提高危重患者的抢救成功率。

（甘秀妮　谢小华）

学习小结

　　安全、通畅、规范、高效是急诊科医疗与护理工作的目标。 急诊科分诊护士如何运用综合的护理知识快速评估,及时准确的进行分诊是急诊患者急救成功的良好开端;如何提高急诊患者抢救成功率是我们医护人员常常探索的问题。 急诊护士应根据急诊患者病情采取不同的急救措施和急救护理技术,配合医生及时抢救、安全用药。 ICU 患者应密切观察患者病情变化,及时发现监护的各种异常指标,给予有效的治疗;熟练的快速术前准备和术中配合,是急诊手术患者赢得生命延续的关键。提高急诊者生命质量是急诊医护人员必须思考的课题。

复习参考题

1. 简述急诊科的急救流程。

2. 急诊科护理人员应该掌握哪些技术和技能?

3. 简述急诊科用药安全管理。

第三章　院前急救

3

学习目标	
掌握	院前急救的原则与特点；灾难事故的特点及急救措施。
熟悉	院前急救的护理评估与判断、转运与途中监护；院前急救的止血、包扎、固定、搬运术。
了解	如何做好灾难事故的预警与应急预案。

第一节　院前急救原则与特点

问题与思考

请从院前急救的概念和模式为切入点,考虑院前急救的原则和特点有哪些?

院前急救(pre-hospital emergency medical care)是指急、危、重症、伤患者进入医院以前的医疗救护,也称院外急救。是急诊医疗服务体系的首要环节和重要基础,包括急危重症患者的现场急救、途中监护和安全转运。它是社会医疗保障体系的重要组成部分,在应对突发疾病、意外事故及灾难时,能够快速、及时地提供便捷有效的医疗服务,以降低各种急慢性疾病、意外事故及灾难的病死率和伤残率。院前急救是体现城市经济发展、精神文明建设和综合医疗服务能力,乃至国家的社会医疗安全保障与急救医学水平的重要标志。随着社会的发展和进步,人们健康意识和急救知识增强,在各种疾病和事故发生时,院前急救承载着越来越重要的任务和责任。院前急救是现代急救医学中不可替代的重要组成部分,为挽救生命与院内的后续救治赢得了时间、创造了条件。

院前急救可以是独立存在,即急救中心,或依托在一个条件较好的综合性医院内。目前国外主要有两类院前急救模式,即美英模式和欧陆模式(也称"法德模式")。美英模式的主要特征是将患者运往医院治疗,运用此模式的主要国家有美国、英国、澳大利亚、日本等;欧陆模式的主要特征是将医院带到患者身边,运用此模式的主要国家有法国、德国、俄罗斯、葡萄牙等。这两类急救模式存在急救理念的差异,对急救人才的要求也不尽相同。我国城市院前急救模式主要有 6 种类型,其任务和功能基本相同,但存在各自的优点和不足,详见表3-1。

表3-1　国内院前急救模式

急救模式	特点	优点	不足
单纯性院前指挥型 (广州急救模式)	急救中心是院前急救指挥的总调度,采用依托医院、分区域负责、统一指挥模式	急救网络覆盖面大,急救半径相对较小,减少到现场时间	急救中心无直接职权,院前急救质量难以保证
集中性院前指挥型 (上海急救模式)	急救中心为独立的医疗卫生机构,既有院前急救总指挥的调度权,又有患者资源调配权	统一指挥调配,尊重患者意愿,易于合理分流转运,急救质量易于保证	急救链易脱节,存在急救车到达医院时,各医院急诊科未做好急救的准备工作
结合性院前院内型 (北京急救模式)	北京急救中心实行"院前急救-急诊科急救-ICU救治"医疗一体化体系,急救中心拥有现代化的调度指挥系统,与北京各大医院直接进行通讯联系,院前急救由急救中心负责,患者经院前急救后转送回急救中心 ICU 或各大医院继续治疗	院前急救与院内急救无缝衔接,急救质量易于保证	急救半径扩大,延长到达现场的时间
附属性院前医院型 (重庆急救模式)	院前指挥调度相对独立,又附属于一所综合性医院,是医院的一个部门。既有院前指挥,又有院内急救,院前、院内急救工作同一医疗服务体系	院前与院内急救有机结合,可根据不同急救情况,派所需专科急救医务人员出诊,提高伤患者员抢救成功率	出车医务人员为非专职院前急救人员,他们既有院内急诊工作又有院前急救任务,容易顾此失彼
联动型 (苏州急救模式)	"119""120""122""110"建立统一的通讯网络	可以有力整合四警资源,可以快速高效处理公共卫生突发事件	各警种业务存在区别,在接警出诊的衔接上,易出现缝隙
附属性院前消防型 (香港急救模式)	香港特区的急救采取消防、司警统一的通讯网络,报警电话为"999",消防署接到急救电话后,从就近的救护站派出救护人员赶赴现场,把患者送往医管局所管辖的医院或患者指定医院	出警速度快	急救人员不专业

"120"急救电话是大陆院前急救唯一的特服呼叫号码,是院前急救机构受理医疗救援呼救、代表卫生行政部门协调与指挥医疗资源、应对灾难事故与突发公共卫生事件的重要工具。我国大陆院前急救标识、急救车辆标识、急救服装标识使用统一标识。院前急救整个标识以圆形为基底,圆形外配以橄榄枝组合,给人一种平和、安全的感觉;圆形中心采用国际急救标志——蛇杖"生命之星",生命之星交叉的六臂象征急救医疗服务"发现、报告、反应、现场救护、运输途中监护、转至院内救护"六大系统功能;采用蓝黄两种颜色,具有很重要的稳定性和醒目性;标识外形和内涵具有国际性。急救标识如图3-1。

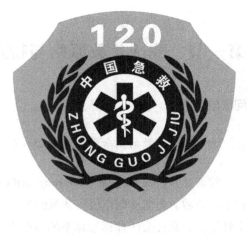

图3-1 急救标识

（一）院前急救原则

院前急救的目的是"以人为本,以生命为中心"。目标是缓解痛苦、预防进一步的病症和损伤,并促进恢复来减少发病和死亡,任何人在任何情况下都可以展开急救,包括自我救治;院前急救时应遵循"就近、安全、迅速、有效"的标准及以下原则。

1. **先脱险再救护** 首先应由经验丰富的高年资急救医生迅速组织人员评估整个现场环境、了解情况,必要时急救人员采取防护措施,确保自身安全,才能完成救援任务;如伤员患者有险情应先排除,再快速使其脱离险区,实施救护。如在地震、火灾、毒气泄漏等现场,应将伤病员安全脱离危险环境后再进行救护。

2. **先复苏再治疗** 如患者呼吸、心搏骤停,应先进行心肺复苏,再进行止血、包扎及固定等治疗措施;如果多发损伤,应先保持气道通畅。

3. **先止血再包扎** 如患者有伤口并有大出血时,首先应实施止血方法,再对伤口消毒包扎,注意观察活动性出血。

4. **先重者再轻者** 如遇生命垂危或生命体征不平稳的患者应先救治,再救护轻伤患者的原则;对不能确诊或受救治条件限制,应先对症处理,改善和稳定生命体征,帮助患者度过危险期。

5. **先救护再转运** 先实施救护保证患者生命,再实施转运措施。如急性心肌梗死合并危险心律失常或急性左心衰竭,应先救治危象再转运;在转运途中持续进行生命体征的监护和实施抢救措施,严密观察病情变化,平安送达医院。

6. **急救与呼救并重** 如遇多名人员受伤,有两人以上救护者,应合理分工,边急救边呼叫援助;一人在场应先处理危及生命的紧急情况,再呼救援助的原则。

7. **听从指挥** 遇有特大灾难性事故发生时,到现场应及时向有关上级报告,顾全大局,听从指挥,团结协作。

院前急救的主要任务包括:①对呼救患者进行现场救护和转运,如需现场进行复苏抢救的危重患者,或病情紧急的急性心肌梗死、急腹症等患者;②对各类灾难遇害者进行院前急救,如水灾、火灾、地震、战争现场的救护;③特殊任务的救护,如为国际及国内各种大型集会、会议、比赛等提供急救医疗保障;④对民众普及急救知识和急救技术。院前急救的工作既包括日常的急救工作,又包括对公共卫生突发事件或灾难性人身伤害事故的紧急医疗救援,既是医学问题,又是社会问题。

（二）院前急救特点

院前急救现场包括在家庭、工厂、街道、农村以及交通事故等场所,对伤员患者进行的初步救护,这是我国医疗救护中最薄弱的环节。广泛培训急救知识,提高广大群众初步急救技能和自救互救能力;提升医护人员应急能力,全面掌握急救知识和技能;为院前急救提供各种便捷的急救仪器设备、建立急救网络是提高院前急救医疗问题的关键。

1. **时间紧迫** 急性心肌梗死、猝死、某些急性中毒、大动脉损伤破裂出血、重要脏器损伤等挽救生命的时机就在数分钟之内,需要立刻抢救;缓解患者和家属心理上的恐惧和焦急,需要迅速到达;到达现场后立即心肺复苏、快速止血、建立给药静脉通路;抢救后根据病情立即转送医院或就地监护治疗,都充分体现了"时间就是生命"这一主题。

2. **随机性强** 院前急救的对象往往是预想不到的、突然发生的各种急症或危及生命的患者,病情随时发生变化,患者随时抢救;重大事故或灾难的发生随机性强。

3. **机动性大** 院前急救的地点不同,遇有特殊需要,可能会超越行政医疗区域分管范围,到邻近省、市、县帮助救援,前往的出事地点往返距离可达数百里;病情和病种不同,有的患者需要吸氧、有的需要止血、有的需要给药、有的需要心肺复苏,治疗和护理措施不同;机动性很大,需要医护人员根据病情实施不同的有效急救措施。

4. **病情复杂且病种多样** 院前急救的患者病种多样、病情复杂多变,疾病涉及临床多学科、跨专业、跨系统,要求急救人员在短时间内做出判断和急救处理。医护人员应具备综合的医学理论知识、全面的急救技能、高度的责任心、极强的耐性和良好的心理素质,来应对各种病情多变的急救患者,这是院前急救工作的重要特点,尤其在发生重大事故抢救过程中。

5. **对症急救** 院前急救时常没有足够的时间和条件让医护人员进行鉴别诊断,主要任务是对症急救,即针对危胁生命的问题尤其是心、肺、脑功能衰竭进行救护。对外伤大出血患者,先进行止血处理后再转送至医院,减少失血性休克的发生;骨折的患者先进行初步固定,正确搬运和护送减轻痛苦,预防骨折加重及并发症的发生。院前急救处置步骤是心肺复苏、止血包扎、躯干及肢体固定,搬运至救护车、途中监护到达救治医院。

6. **急救环境差** 急救现场的工作环境大多较差,有的地方狭窄难以救护;有的光线暗淡不易分辨;有的在马路、街道,围观人群拥挤、嘈杂;有的事故现场险情不断,可能造成再伤亡;转运途中,救护车的颠簸和马达声会给医疗护理操作如听诊、测量血压、吸痰、注射等带来困难。

7. **体力劳动强度大** 院前急救医护人员随车到达现场前要经过途中颠簸,急救车无法开进现场就得弃车步行,随身携带急救箱;若现场在高楼且无电梯时就需要爬楼梯;到达现场后必须立即对患者进行抢救,抢救后又要边指导边搬运患者;转送途中要密切观察患者的病情,每一环节都要消耗一定体力。

8. **医疗风险高** 院前急救的患者有的就是肇事者,如打架、斗殴、车祸、吸毒等,医护人员既要处理医疗护理问题,又要处理涉及法律的问题,需要医护人员提高自我保护意识,具备一定的社会经验,较强的人际沟通能力和应变能力,增强忧患意识,依法行医和施护。

9. **急救人员少但任务重** 有时只有一两名医护人员进行现场心肺复苏,既要进行胸外心脏按压、人工辅助呼吸,又要建立给药通路、进行心电监护等,要求医护人员有明确分工,更要密切配合,急救人员必须具备较好的独立工作能力,发扬积极主动、团结协作精神。

10. **社会性强** 工作范围往往超出医学护理领域,要与社会各界打交道,如患者家属、邻居、同事、事件目击者、围观者、警察、记者、犯罪嫌疑人、医院急诊科的医护人员等。要求急救人员具备一定的社会经验、良好的心理素质、应变沟通能力与敏锐的观察能力。

通讯、运输和急救技术是院前急救的三大要素。发达国家院前急救发展模式是以患者为核心,报警系统、移动医疗模型系统(包括急救 APP 智能手机、多媒体、网页服务器、GPS 技术)、测量并传输数据的无线设备、在线电子病历、HealthVault 健康管理平台、ghealth 个人电子病历,抢救的医护人员多要素构成的完整闭合体系,实施远程急救,现场人员和急救人员进行及时有效的交流,使现场急救、中风诊断和治疗、心脏突发性疾病、外伤与创伤等患者伤残与死亡率降低。我国于 2014 年实施了院前医疗急救管理办法,将院前急救网络纳入当地医疗设置规划,院前急救网络技术的广泛应用(现场救援的实时监控、数据库支持等)为心血管、脑血管、手术的急危重症患者的介入和急诊手术治疗开辟了现场"120 急救车"导管室或手术室的特殊绿色急救通道，为现场救护提供了科学指导；现代急救理念正向着急救社会化、急救现场化、急救信息化、急救网络化、急救普及化、急救全球一体化方向发展。

案例3-1

"120"急救中心接到车祸现场报警，急救医护人员赶到现场后，发现出租车司机呼之不应，呼吸、心搏停止，右腿骨折；副驾驶乘客神志淡漠，头部外伤，左侧肱动脉流血不止。

思考： 1. 根据急救原则医护人员应给予出租司机和乘客采取的急救措施有哪些？

2. 交警随后到达车祸现场，医护人员需要向其说明司机和乘客伤情吗？

第二节　院前急救护理

问题与思考

请从现场急救为切入点，考虑院前急救怎样进行护理评估与判断。

急救(first aid)是指当有任何意外或急病发生时，施救者在医护人员到达前，按照医学护理的原则，对伤患者员进行的首次帮助或治疗。现场急救(filed first aid)是指在医院外，第一目击者对危重急症患者、意外事故受伤者，提供及时有效的初步紧急救护，以挽救生命，减轻伤残和痛苦为目标。现场急救的目的是争分夺秒挽救生命，防止病情或伤势变化，促进康复。院前急救护理内容包括现场急救、护理评估与判断、实施现场急救措施、途中监护和转运。

一、现场急救

（一）现场急救的安全原则

1. **环境安全**　在现场急救过程中首先保证施救人员、伤员患者和现场（工作、围观）人员安全。依据现场环境的不同选择安全的急救方法和措施，如发生触电时，首先用安全的方法切断电源后方可接近触电者。

2. **诊疗安全**　诊疗安全包括诊疗技术安全和沟通安全。选择国际医学界公认的诊疗技术，避免引发争议；伤患者员因突发疾病或意外，常处于应激性心理障碍状态，急救人员需要与伤患者或家属进行有效的沟通，避免误解，保证诊疗工作的顺利进行。

3. **民事安全**　施救人员履行告知任务，任何诊疗行为都应征得患者及家属的同意，做好诊疗记录。

4. **刑事安全**　保留一切可能与刑事侦查、鉴定有关的证据。

5. **医疗物资安全**　合理使用医疗设备，杜绝医疗设备使用不当造成的安全意外；产生的垃圾用医疗专用袋收集，不能遗留在现场。

（二）现场急救的标识

常用的现场急救标识有警示线和警示标识两类。

1. **警示线**　是界定和分隔危险区域的标识线，分黄色、红色和绿色三种。红色警示线设在紧邻事件危害源的周边，将危害源与其以外的区域分隔开来，只限佩戴相应防护用具的专业人员可以进入该区域。黄色警示线设在危害区域的周边,其内外分别是危害区和洁净区,该区域内的人员应佩戴适当的防护用具,出入该区域的人员必须进行洗消处理。绿色警示线设在救援区域的周边,将救援人员与公众分隔开来,患者的抢救治疗、指挥机构均设在该区内。

2. 警示标识 分为图形标识和警示语句,既可分开使用,也可合并使用。主要包括禁止标识、警告标识、指令标识及提示标识四类。

(1)禁止标识:为禁止不安全行为的图形,如"禁止入内"标识。

(2)警告标识:为提醒人们对周围环境引起注意、以避免可能发生危险的图形,如"当心中毒"标识。

(3)指令标识:为强制作出某种动作或采用防范措施的图形,如"戴防毒面具"标识。

(4)提示标识:为提供相关安全信息的图形,如"救援电话"标识。

(三)现场急救措施

1. 航空事故的现场急救措施 重大航空事故多造成机械性损伤,如发生爆炸、起火可造成爆震伤、烧烫伤或因烟雾吸入而引起中毒、窒息等,航空事故造成的特殊损伤是减压伤、急性重度低氧血症及冻伤。

(1)航空事故的现场自救

1)乘坐飞机时着装应得体,首先应了解最近的紧急出口的位置,认真阅读飞行安全知识介绍,观看安全须知录像和演示。

2)紧急迫降时要立即戴好氧气面罩,穿好救生衣,系好安全带,调直座椅靠背、躬身、将脸贴在膝盖上,两臂紧抱大腿,两脚前伸紧贴地板。将眼镜、假牙等坚硬物放在前排座椅的口袋里,以免伤人。

3)若失火,用湿毛巾捂住口鼻,弯腰离开着火区。

4)飞机下坠时,保持镇静,进行自我心理调整,以免被震晕。

5)飞机撞地轰响瞬间,迅速解开安全带,全力向靠近机舱尾部的出口逃离。

6)幸存人员迅速发出求救信号。

(2)航空事故的现场急救

1)评估现场安全,做好施救者的安全防护,进行快速急救检伤分类,评估生存者伤情与人数。

2)按急救原则对呼吸、心搏骤停者立即进行心肺复苏;机械损伤如有大出血或活动性出血先进行止血,骨折给予固定、包扎。

3)爆震伤冲击波作用于机体可造成脑、胸、腹部严重内伤或闭合损伤,因神经、内分泌、心血管及免疫功能紊乱出现"急性挫伤震荡综合征",表现为呼吸、心率加快及中枢神经系统功能障碍,应及时对症处理。

4)航空事故起火造成的烧、烫伤,评估烧伤程度和面积,评估渗出量,给予对症处置和补液,保护创面,避免感染。

5)对于空中急剧减压损伤并出现严重头痛、恶心,尤其是呼吸困难或神经系统功能异常等减压伤早期表现者,即使未发现其他严重创伤,也应按危重伤员予以优先处理,并迅速转运到能进行高压氧治疗的医院进行急救。

6)航空事故幸存者紧急救护后,应迅速安全转运,送达到指定医院进行后续治疗。

2. 踩踏事件现场急救措施 踩踏事件通常发生于空间有限、人群相对集中的公共场所,如拱形桥、学校楼梯拐角、光线不良的狭窄通道、宗教朝圣仪式上、大型集会或演出场所等。人们一个叠一个跌倒引起挤压受伤,内伤比外伤多,很多人表面无伤口,内伤很重,往往造成大批人员伤亡。

(1)发生踩踏事件的现场自救

1)公共场所如果发现人群骚动,秩序混乱,应有志愿者立即组织疏散引导,组成"人墙"有序的迅速撤离。

2)慌乱人群向自己涌来,应快速躲到一旁,双脚站稳,抓住身边的牢固物体,但要远离店铺和柜台的玻璃窗,或躲在附近的墙角边,等人群过去后迅速离开。

3)已被裹挟在拥挤人群中前行时,不要试图超过别人,更不要逆行,用一只手紧握另一手腕,手肘撑开,平放于胸前,微微向前弯腰,形成一定空间,以保持呼吸道通畅;在人流中行走脚下要敏感,遇到楼梯或台阶尽量抓住扶手避免绊倒,成为踩踏事件的诱发因素。

4)当发现前面有人突然摔倒,要马上停下脚步,同时大声呼救,告诉后面的人不要向前靠近,由几人迅速组成保护区域"人墙",围住跌倒的人,使其立即站起或扶起;多人跌倒发生踩踏,立即拨打"120"呼救。

5)一旦被人群挤倒在地,双手十指相扣,置于后颈部,两肘向前,保护好头部,双膝尽量前屈,保护胸腔、腹腔重要脏器,设法使身体蜷缩成球状侧躺在地,发现周围形成"人墙"迅速站起前行。

6)听从指挥者疏导,尽快离开现场,到达安全地带。

(2)发生踩踏事件的现场急救

1)发生踩踏事件,"120"接到报警后立即赶赴现场,并向上级部门或政府报告。保证现场环境安全,维持好秩序开展急救。

2)踩踏事件现场,人群互相挤压在一起,不利于评估伤势和急救,首先要解除挤压,即把在上面的受伤人员移开,在移动伤员时注意防止加重伤势。搬移过程,对可疑颈椎损伤者,要使头、颈、躯干在同一轴线上。

3)踩踏伤最重要的是窒息和呼吸停止的急救,把受伤人员从危险中解救到安全地方后,立即评估有无意识、窒息、呼吸与心搏骤停,给予通畅气道、人工辅助呼吸、心肺复苏等。

4)对于有外伤出血、骨折者给予止血、包扎、固定对症处理。胸部外伤导致呼吸困难或异常呼吸的伤者,往往是多处肋骨骨折,对症处理后立即转运到医院进行进一步治疗。

5)对于表面没有外伤表情淡漠或意识不清,要关注是否有内脏损伤、内脏出血破裂等,要及时评估、处理,立即转运到就近医院及时治疗和救护,途中做好监护。

6)踩踏事件中老人、儿童伤势往往较重,应优先及时评估验伤、对症治疗,及时转运。

相关链接

牙 脱 臼

2015年美国红十字会最新急救指南提出,现场急救时由于缺乏保护性医用手套、培训和技能,或因为害怕造成疼痛、急救人员可能无法将脱位的牙齿再植回原位。当不能及时将脱位的牙齿再植回原位时,使用已经证明可以延长牙细胞存活时间的方法来暂时保存牙齿是有益的。已经证明可以有效延长牙细胞活性时间30~120分钟的溶液有汉克平衡盐溶液(含有钙质、氯化钾和磷酸钾、氯化镁和硫酸镁、氯化钠、碳酸氢钠、磷酸氢二钠和葡萄糖)、蜂胶、鸡蛋清、椰子水、Ricetral溶液或全脂牛奶。

3. 毒蛇咬伤现场急救方法　毒蛇咬伤是指有毒的蛇牙齿咬破人体皮肤,形成伤口,伴随局部或全身中毒的一类急症。毒蛇咬伤可在皮肤上留下一对较深的齿痕,毒液经伤口进入人体的血液系统或淋巴系统后,迅速扩散至全身,并按其毒性的不同而损害人的心血管系统或神经系统,或同时损害两个以上的系统组织,甚至引起多器官功能衰竭,如不及时治疗可危及生命。毒蛇咬伤的现场自救:

(1)绑扎伤肢:被毒蛇咬伤后不要惊慌,伤者应立即坐下或卧下,自行或呼唤别人来帮助。迅速用布条、绳子、鞋带,或弹力胶带在伤口的近心端5~10cm处扎紧,防止血液和淋巴液回流。每20分钟后放松3分钟,避免影响血液循环造成组织坏死。

(2)挤毒吸毒:用力挤压伤口四周,将毒液挤出来。同时用口(无溃疡和外伤者)或吸奶器、拔火罐等反复挤压吸出毒液,直至毒液吸尽。

（3）切开冲洗：立即用凉开水、泉水、肥皂水或1∶5000的高锰酸钾溶液冲洗伤口及周围皮肤。如伤口内有毒牙残留，应迅速挑出。用小刀或玻璃片等尖锐物（使用前最好用火烧一下消毒）以牙印为中心作十字切开，逐层到达肌层，取就近的水（矿泉水、河水）冲洗伤口，不可包扎。

（4）压迫制动：国外多主张借用木板、棍棒，用布带（夹板和绷带更佳）加压包扎固定，以限制伤肢的活动，减少毒液的吸收。

（5）迅速就医：伤口经以上处理同时应尽快拨打120，请求医院救助。在送往医院的途中，伤口可置冰块，或浸泡在冰水中，以减缓毒液的吸收，同时降低毒素中酶的活性，并告知医生绑扎的时间。

二、护理评估与判断

院前急救的医护人员到达现场后，迅速评估造成灾难、事故及疾病发病的原因，是否存在继续伤害患者的危险因素存在。进行病情、伤情的护理评估与判断时尽量不移动患者的身体，患者尤其是不能确定的创伤和心肌梗死患者。病情、伤情的评估与判断包括询问病史及诱因、症状与体征，以及对患者进行的辅助检查。

（一）病史及诱因

通过询问患者或伤者，目击者或家属可以了解事情发生经过。评估患者有无冠心病、高血压、脑血管等病史；有无呼吸道感染、劳累过度、情绪激动等诱发因素；车祸伤的患者评估有无疲劳驾驶、酗酒驾驶等诱因；高空坠落伤的患者询问有无高血压、眩晕症等病史；地震、触电、中毒应评估是否存在继续伤害患者的危险。注意与病情、伤情相关关键的细节，询问应简单明确。

（二）症状与体征

症状是指受伤人员的感觉与体会，包括疼痛、麻木、失去知觉、眩晕、恶心和呕吐、颤抖、抽搐等，疼痛是疾病和外伤患者最常见的症状。

1. **心血管疾病** 急性心肌梗死患者常表现心前区持续性疼痛，向左肩和左上肢放射，休息或含服硝酸甘油不缓解，伴有烦躁不安、大汗、恐惧或濒死感，疼痛剧烈时伴有恶心、呕吐、上腹疼痛。体征为心率增快、血压下降、休克等。

2. **脑血管疾病** 脑出血时患者常出现剧烈的疼痛、呕吐、偏瘫、失语、意识障碍、大小便失禁等，呼吸深沉带有鼾声，重者呈潮式呼吸或不规则呼吸。体征为明显血压增高，深昏迷时四肢呈弛缓状态，或有轻度脑膜刺激征及局灶性神经受损体征。

3. **急腹症** 急性胰腺炎时患者常表现剧烈的腹痛，呈钝痛、钻痛、绞痛或刀割样痛，可阵发性加剧，疼痛位于左上腹，向腰背部带状放射，取弯腰抱膝位疼痛可减轻；伴有恶心、呕吐、腹胀、发热和低血压休克。体征有上腹压痛，脉搏增快、呼吸急促，血压下降等。

4. **颅骨骨折** 患者造成脑挫裂伤常表现头疼伴有恶心呕吐，受伤时即刻出现意识障碍，可能有肢体抽搐、偏瘫、失语等体征。

5. **股骨干骨折** 患者常表现骨折部位疼痛、肿胀、畸形，皮下瘀血。体征有肢体活动障碍。

6. **肋骨骨折** 患者常出现局部疼痛，尤其在深呼吸、咳嗽或转动体位时加剧。体征有用手挤压前后胸部，局部疼痛加重甚至产生骨摩擦音，多处肋骨骨折时，伤侧胸壁可有反常呼吸运动。

7. **心搏、呼吸骤停** 患者突然意识丧失、大动脉搏动消失、呼吸及心搏停止。体征为血压测不到，听诊无心音，胸廓无起伏。

（三）辅助检查

院前急救辅助检查可通过便携式心电图机、除颤仪、监护仪检测患者有无发生急性心肌梗死、心肌缺血、危险的心律失常等，并监测生命体征的各种指标。更重要是通过护理体检来评估和判断患者的病情、伤情。

1. **护理体检** 应迅速按照头部、颈部、胸部、腹部、骨盆、四肢顺序进行全身系统检查，或有针对性地进行重点病情、伤情的检查。尤其侧重对生命体征变化的观察，检查患者的呼吸与脉搏，观察是否有严重的出血或体液丢失，躯体是否存在肿胀或畸形，语言表达能力以及患者对伤情或症状的耐受程度等，及时发现危及生命的主要问题。病情、伤情护理评估的过程中必须树立挽救生命为第一的观点，边评估边救治，边救治边做进一步评估。

2. **病情、伤情护理体检的程序** 急危重症患者情况多种多样，体检的目的是要迅速找出主要危及患者生命的问题。常采用 CABBS(circulation airway breathing bleeding senses,CABBS)快速评估体检程序，但这些评估体检往往是同时进行的。

(1)C(circulation,C)循环:检查患者脉搏的频率是否规律、有力，心音是否响亮，以及血压情况等;尤其应迅速判定有无心搏骤停;四肢皮肤湿冷提示患者休克、循环障碍或衰竭。

(2)A(airway,A)气道:检查患者的气道是否通畅，有无舌根后坠堵塞喉头，口腔内有无异物及血液分泌物等。

(3)B(breathing,B)呼吸:观察患者的呼吸，注意其频率、节律、幅度，如呼吸停止，应立即人工辅助呼吸，综合判断呼吸停止的原因。

(4)B(bleeding,B)出血:检查患者的头部、颈部、胸部、腹部、四肢有无大出血，内脏损伤、骨折等部位是否有活动性出血。

(5)S(senses,S)感知觉:检查患者的反应情况。

经过上述基本检查，如病情需要和许可，再做进一步检查。为了防止重要生命体征的漏诊和误诊，国内外普遍倡导采用"CRASH PLAN"的检查方法:

C(circulation,C)心脏及循环系统;

R(respiration,R)胸部及呼吸系统;

A(abdomen,A)腹部脏器;

S(spine,S)脊柱脊髓;

H(head,H)颅脑;

P(pelvis,P)骨盆;

L(limbs,L)四肢;

A(arteries,A)周围动脉;

N(nerves,N)周围神经。

评估时要迅速而轻柔，不同病因、伤情患者评估的侧重点不同，但绝不可因为评估而延误抢救时机。

三、主要护理措施

院前急救实施正确护理措施的目的是维持患者循环、呼吸、神经等重要系统功能。如患者取正确舒适体位、处理外伤、建立静脉通路、对症治疗和心理护理，遵循先救命后治伤，先复苏后固定，先止血后包扎，先救治后转运原则。

(一)心肺复苏术(见第四章第二节)

(二)外伤止血、包扎、固定、搬运术

意外创伤会造成患者身体各器官的严重损害，甚至危及生命。大出血、骨折等需要迅速进行现场急救，急救医护人员应熟练掌握止血、包扎、固定和搬运急救技术。现场急救技术的基本要求尽量徒手操作，要求操作简单有效，容易掌握，效果必须可靠，需要的救护人员最少。

1. **止血** 出血是创伤后主要并发症之一。当失血量≤10%总血量时,患者常无明显反应或仅出现轻度头晕的交感神经兴奋症状。失血量达20%总血量时,可出现失血性休克的症状,如口唇苍白或发绀、四肢湿冷、脉搏细速、表情淡漠等;失血量≥30%总血量时,患者将发生严重失血性休克,不及时抢救,短时间内可发生严重的并发症,甚至危及患者的生命。

(1)出血性质的分类:出血分为内出血和外出血。内出血时血液流向体腔或组织间隙,根据临床表现和体征来判断出血量;外出血时血液自创面流出,必须进行紧急现场止血。夜间或现场光线较差时,不易辨别出血的性质,应根据脉搏的强弱与快慢、呼吸的快慢、意识、皮肤温度及衣服被浸湿的情况来判断受伤人员出血的程度,并迅速止血。

1)动脉出血:血液颜色呈鲜红,沿着伤口近心端随脉搏搏动血液涌出,呈喷射状,出血速度快,出血量大,短时间内可危及生命,多发生在断裂血管的近心端,可找到出血点,经救治可以止血。

2)静脉出血:血液颜色呈暗红,血液从伤口缓慢向外流出,出血速度较缓慢,多发生在血管的远心端,出血量逐渐增多。

3)毛细血管出血:血液颜色呈鲜红,伤口呈点状或片状渗出,不易找到出血点,量小可自行凝固止血。若实质性脏器破裂出血如肝脏、脾脏或肾脏受伤时,可发生毛细血管大出血性休克。

(2)常用止血用物与方法:用物有消毒的敷料、止血钳、止血带、气压止血带,在紧急情况下可用干净毛巾、布料等进行止血,也可以用丝带、布带等代替,但不可用绳索、电线或铁丝等物代替。现场急救时止血的主要方法是用力直接按压,当直接按压对严重或危及生命的出血无效时,可以考虑使用止血敷料加直接按压,要求急救人员经过恰当的训练,了解如何正确使用和使用指征。

1)加压包扎止血法:是最常用的止血方法,当四肢、头颅、躯干等体表外伤出血时,用消毒纱布、敷料将伤口覆盖,再用纱布或绷带加压包扎,一般20分钟后可止血。适用于小动脉,中、小静脉和毛细血管出血。

2)指压止血法:在出血血管的近心端,用手指、手掌或拳头压迫出血动脉经过骨骼表面的部位,以阻断血液流通,达到止血目的。适用于头、面、颈部及四肢的动脉出血。

头顶部出血:将同侧耳屏前方颧弓根部的颞浅动脉压向颧骨(图3-2A)。

颜面部出血:用拇指将同侧下颌骨下缘、咬肌前缘的面动脉压向下颌骨,必要时按压住两侧(图3-2B)。

颈部出血:用拇指或其他四指压迫同侧气管外侧与胸锁乳突肌前缘中部,避免影响脑部供血(图3-2C)。

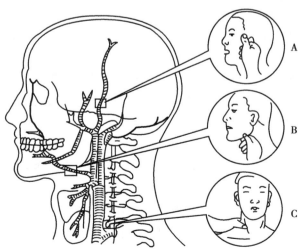

图3-2 头颈部出血常用指压部位
A:颞浅动脉指压部位;B:面动脉指压部位;C:颈总动脉指压部位

头后部出血：用拇指或食指将同侧耳后乳突下后方的枕动脉压向乳突（图 3-3）。

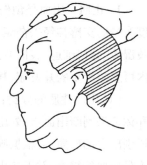

腋窝及肩部出血：将同侧锁骨上窝中部的锁骨下动脉压向第 1 肋骨(图 3-4A)。

上臂出血：上肢外展 90°，用拇指将同侧腋窝的腋动脉压向肱骨(图 3-4B)。

前臂出血：用拇指或其他四指指腹在同侧肱二头肌内侧沟中部将肱动脉压向肱骨(图 3-4C)。

手部出血：将手腕横纹稍上方的内、外侧的桡动脉和尺动脉压向肱骨干（图 3-4D)。

图 3-3　枕动脉指压部位

大腿出血：大腿稍屈曲使肌肉松弛，用拳头或双手拇指交叠压迫腹股沟中点稍下部的股动脉(图 3-5A、B)。

小腿出血：在腘窝中部将腘动脉压向股骨(图 3-5C)。

足部出血：压迫足背中部近脚踝处的足背动脉和跟骨与内踝之间的胫后动脉(图 3-5D)。

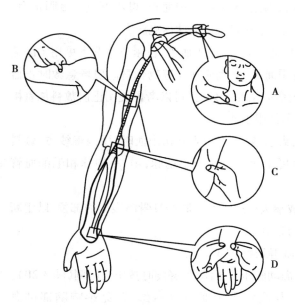

图 3-4　上肢出血常用指压部位
A:锁骨下动脉指压部位；B:腋动脉指压部位；
C:肱动脉指压部位；D:尺、桡动脉指压部位

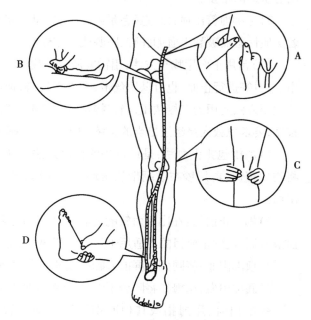

图 3-5　下肢出血常用指压部位
A、B:股动脉指压部位；C:腘动脉指压部位；
D:足背动脉、胫后动脉指压部位

3）填塞止血法：将无菌敷料或纱布，填塞在伤口内压紧破裂的血管，再用纱布绷带、三角巾或四头带做适当包扎。适用于腋窝、肩部、大腿根部等部位用指压法和加压包扎法难以止血时，也可用明胶海绵填入伤口，然后用无菌敷料加压包扎。

4）屈曲肢体加压止血法：在肢体关节弯曲处放置一绷带卷，然后把肢体弯曲起来，用绷带环形或三角巾包扎固定。适用于肘关节或膝关节远端受伤出血。但可能加重伤员痛苦，压迫到神经、血管，且不便于搬运伤员，不作首选。

5）止血带止血法：适用于四肢较大血管出血、加压包扎不能有效止血时。

①橡皮止血带止血法：左手在距止血带一端约 10cm 处用拇指、食指和中指捏紧止血带，右手将止血带绕伤肢 2 圈后把止血带塞入左手食指、中指之间，两指夹紧，向下牵拉，打成一个活结(图 3-6)。

②气压止血带止血法：适用于四肢外伤后伴有大血管出血。确定出血部位，用敷料置于伤口上加压包扎。上肢扎在上臂的上 1/3 处，下肢扎在大腿的中上部近腹股沟，放上防衬垫（棉垫或衣服），将止血带缠

在肢体上,松紧放入一指为宜,打开充气阀开关,至压力表指针超过所需压力,缓慢放气至所需压力值,关紧充气阀,观察患肢末梢皮肤、感觉、运动情况,记录使用时间和压力值,每30~60分钟放松一次,每次5~10分钟,放松止血带时,要用压迫止血法,减少伤口出血(图3-7)。

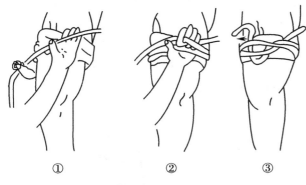

① ② ③

图3-6 橡皮止血带止血法

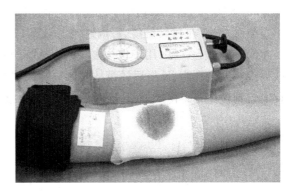

图3-7 气压止血带止血法

③勒紧止血法:在伤口上部用绷带或用三角巾折成带状,绕肢体一圈为衬垫,第二圈压在第一圈上面勒紧打结。

④绞紧止血法:将三角巾叠成带状,平整地绕伤肢一圈,两端向前拉紧打一活结,并在一头留出一小套,用小木棍做绞棒,插在带圈内绞紧,再将小木棍的一头插入活结小套内,拉紧固定。

6)结扎止血法:是直接夹闭出血血管断端阻断血流止血的方法,活动性出血在进行清创同时结扎止血,损伤组织辨认不清时不宜采用,以免造成重要的神经血管的损伤。

7)药物止血法:局部可采用明胶海绵、云南白药等止血。根据患者伤病情可应用各种止血药物和输入新鲜血液或各种凝血因子,增强凝血作用。

应用止血带止血的注意事项:①位置适宜,结扎止血带时上臂宜在上1/3处,以防损伤桡神经,大腿宜在上2/3处,在止血带下必须有平整的衬垫;②标记明显,注明扎上止血带的时间,每30~60分钟放松1次,每次2~3分钟,放松期间用指压止血法替代;③连续使用气压止血带最长不超过3小时,以防止肢体发生缺血性坏死;④松紧合适,使用止血带以出血停止、远端触不到动脉搏动为合适,气压止血带的标准压力为成人上肢0.02~0.04Mpa、下肢0.06~0.09Mpa;⑤停止使用止血带,要先补充有效血容量,备好止血器材,然后缓缓放松。

2. 包扎 包扎具有保护创面、压迫止血、固定骨折、防止再损伤、减轻局部水肿,以及局部用药、缓解疼痛等作用。

(1)包扎常用物品:绷带或弹力绷带、三角巾、四头带、多头带、医用弹力绷带帽、丁字带等。现场急救无上述用品可用毛巾、丝巾、衣物、被单等替代。

(2)绷带包扎法:包扎时用左手拿绷带的头端并将其展平,右手拿绷带卷,由肢体远端向近端包扎,用力均匀,关节处用弹力绷带。

1)环形包扎法:是最基础、最常用的包扎方法,适用于各种包扎的起始及粗细相等的部位,如额、颈、腕及腰部伤等处。将绷带作环形缠绕,第1圈稍呈斜状作环绕,至第2圈作环形缠绕,将第1圈斜出的一角压于环形圈内,这样固定最为牢靠,最后将尾端撕开两头打结或用胶布将尾端固定(图3-8A)。

2)蛇形包扎法:适用于简单固定、夹板固定、由一处迅速延伸至另一处的固定。先将绷带以环形法缠绕数圈,再以绷带宽度为间隔,斜行上缠,各周互不遮盖(图3-8B)。

3)螺旋形包扎法:适用于粗细相差不多的部位如上臂、手指、躯干、大腿等。先将绷带环形法缠绕数圈,再稍微倾斜螺旋向上缠绕,每周遮盖上一周的1/3~1/2成螺旋状(图3-8C)。

4)螺旋反折包扎法:适用于直径不等的部位,如前臂、小腿等。先作螺旋形缠绕,至渐粗的部位每圈把绷带向下反折,盖住上一周1/3~1/2,反折部位应位于相同部位,使之成为一直线,反折部位要避开伤口或骨隆突出(图3-8D)。

5)"8"字形包扎法:适用于屈曲的关节部位,如肩、髋、膝等。在关节的上下将绷带由下而上,再由上而下重复做"8"字形旋转缠绕,每周遮盖上一周1/3~1/2(图3-8E)。

6)回返式包扎法:用于包扎指端、头部或截肢残端等。先将绷带以环形法缠绕数周,再由助手在前部或后部将绷带固定,反折后绷带从肢体顶端或残肢断端向后或向前反复包扎,每一周均覆盖前一周1/3~1/2,直到包住整个伤处顶端,最后将绷带环绕数圈,固定反折处(图3-8F)。

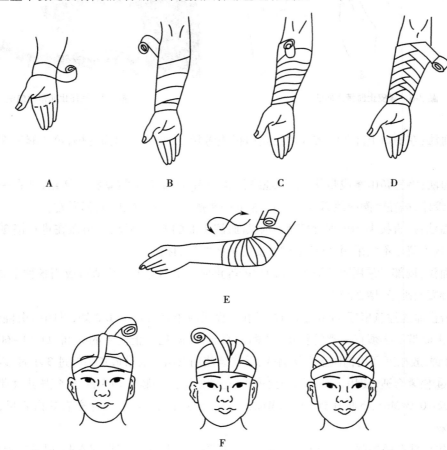

A:环形包扎法;B:蛇形包扎法;C:螺旋形包扎法;D:螺旋反折包扎法;E:"8"字形包扎法;F:回返式包扎法

图3-8　绷带包扎的基本方法
A:环形包扎法;B:蛇形包扎法;C:螺旋形包扎法;D:螺旋反折包扎法;E:"8"字形包扎法;F:回返式包扎法

7)弹力绷带与医用弹力绷带帽包扎法:适用于关节肿胀的固定、头部轻伤的固定。材质轻薄、柔软、舒适、弹力可顺应人体轮廓曲线改变(图3-9)。

(3)三角巾包扎法:适用于身体各部位较大伤口的包扎。将边长为130cm的正方巾,对角剪开即成三角巾,从三角巾顶角偏左或偏右的位置到底边中点,可将三角巾折叠成燕尾巾。

1)头顶部包扎法:将三角巾底边向上反折约3~5cm,正中部放在患者的前额与眉平齐,顶角拉向头后,三角巾的两底角经两耳上方绕至枕后交叉,交叉

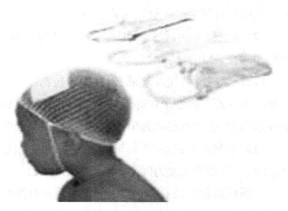

图3-9　医用弹力绷带帽

时将顶角压在下面,然后绕到前额打结固定(图3-10)。

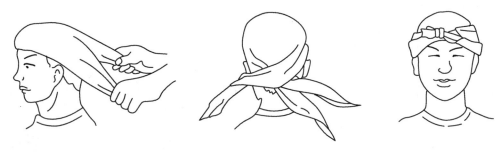

图3-10　头顶部包扎法

2)下颌部面部面具式包扎法:将三角巾顶角打一结,放于头顶正中,将三角巾罩于面部(鼻孔、眼睛、口腔处各剪一个小口),将左右两角拉到枕后交叉,再绕到前颈打结(图3-11)。

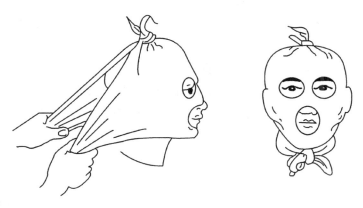

图3-11　面部面具式包扎法

3)单肩部燕尾巾包扎法:将燕尾巾夹角朝上,放在患者患侧肩上,向后的一角略大并压住向前的角,燕尾底边包绕上臂上部打结,然后两燕尾角分别经胸、背拉到对侧腋下打结(图3-12)。

4)双肩部燕尾巾包扎法:两燕尾角等大,夹角朝上对准颈部,燕尾披在双肩上,两燕尾角分别从左、右肩拉到腋下与燕尾底角打结(图3-13)。

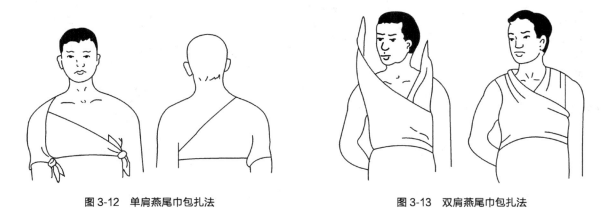

图3-12　单肩燕尾巾包扎法　　　　　　　　图3-13　双肩燕尾巾包扎法

5)胸部三角巾包扎法:将三角巾横放在胸部,约在肘弯上3cm处,顶角越过患侧肩部,垂向背部,三角巾的中部盖在胸部患处,两端拉向背部,顶角也在此处一起打结(图3-14)。

6)臀部包扎法:将两块三角巾连接成蝴蝶巾包扎,顶角连接处置于腰部正中,两三角巾的各一底角围腰打结,再另取两底角分别绕过大腿内侧,与相对的边打纽扣结(图3-15)。

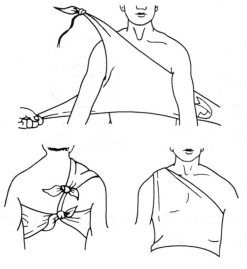

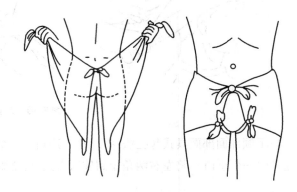

图 3-14 胸部三角巾包扎法　　　　　　　　　　图 3-15 臀部包扎法

7)上肢包扎法:将三角巾平铺于患者胸前,使顶角对着肘关节稍外侧,与肘部平行,屈曲患肢前臂并压住三角巾,底边两头绕住颈部并在颈后打结,肘部顶角反折用别针固定(图 3-16)。

8)手、足包扎法:将手或足放在三角巾中央,指(趾)尖对着顶角,底边位于腕部,顶角在前拉至手或足背,再将底边缠绕打结固定(图 3-17)。

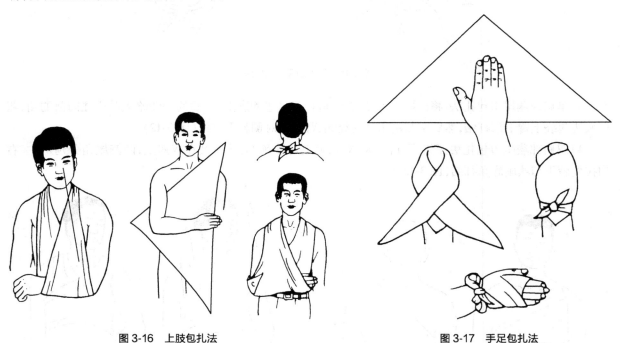

图 3-16　上肢包扎法　　　　　　　　　　图 3-17　手足包扎法

包扎的注意事项:①先简单清创伤口并盖上无菌纱布,然后再用绷带或三角巾包扎,清创应小心、谨慎,避免直接触及伤口;②选择大小规格合适、干燥、无污染的绷带、多头带或三角巾;③包扎可取坐位或卧位,抬高肢体时,应给适当的扶托物,包扎的肢体必须保持功能位置;④皮肤皱褶处如腋下、乳下、腹股沟等,用棉垫或纱布衬隔,骨隆突处也用棉垫保护,防止局部皮肤受压,甚至发生压疮;⑤绷带的环绕方向常由左向右,从远心端向近心端,以利于静脉血液的回流,指/趾端尽量外露,便于观察血液循环情况;⑥绷带或三角巾固定时的结应放在肢体的外侧面,切忌在伤口上、骨隆突处或易于受压的部位打结;⑦包扎动作的基本要求是包扎动作迅速敏捷,包扎部位要准确,包扎动作要轻,包扎牢靠,松紧适宜。

相关链接

胸部开放性伤口的治疗

2015年美国红十字会最新指南提出,急救人员救治有胸部开放性伤口的患者时,可以保持伤口敞开。如果需要用敷料或直接按压止血,要注意确保敷料被血浸透后不会无意间成为封闭性敷料。因为封闭性敷料或用于开放性伤口的装置的不当使用,可能导致开放性伤口发展为未能识别的威胁生命的张力性气胸。

3. 固定 骨折固定顺序为止血、包扎、固定。固定分为内固定和外固定,院前急救受条件限制只能做外固定。下肢或脊柱骨折,应就地固定,尽量不要移动受伤人员,对于骨折、关节严重损伤、肢体挤压伤和大面积的软组织损伤固定有保护作用。所有的四肢骨折均应做临时固定,目的是限制受伤部位的活动度,从而减轻疼痛,避免骨折断端等因摩擦而损伤血管、神经,乃至重要脏器。

(1)常用固定物品:最常用的是夹板,有铁丝夹板、木质夹板、塑料制品夹板和充气性夹板。现场抢救时若就地取材,可用竹板、木板、木棍等代替。紧急情况下,可直接借助患者的健侧肢体或躯干进行临时固定,另备纱布、棉垫、绷带、三角巾、前臂吊带等。

(2)常用固定方法:根据骨折的部位不同,采取不同的固定方法。

1)颈椎骨折固定法:颈椎骨折的患者取仰卧位,用双手牵引头部恢复颈椎轴线位,放置颈托内,头部用绷带固定于担架上,将双肩、骨盆、双下肢及足部用宽带固定在脊柱板上,避免搬运途中颠簸、晃动(图3-18)。

2)上肢骨折固定法:将夹板放于患臂的外侧,长度要超越骨折部位上、下两个关节,在骨折部位上下两端固定(图3-19A),将肘关节屈曲90°,使前臂呈中立位,用三角巾、前臂吊带将上肢悬吊,固定于胸前(图3-19B、图3-20)。

3)胸、腰椎骨折固定法:将患者俯卧于硬质担架或木板上,患部垫软垫,必要时用宽带固定于担架上(图3-21)。

4)下肢骨折固定法:包扎固定同上肢,注意在患肢的骨隆突处如足跟部、两踝部及腓骨头部加厚垫,防止摩擦和压疮(图3-22)。

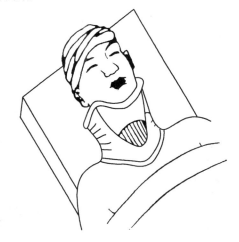

图3-18 颈椎骨折固定法

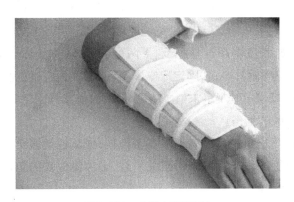

图3-19A 上肢夹板固定法

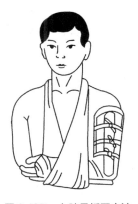

图3-19B 上肢骨折固定法

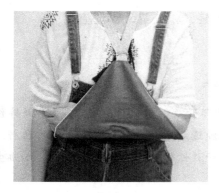

图 3-20　上肢骨折前臂吊带固定法

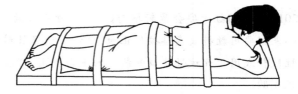

图 3-21　胸、腰椎骨折固定法

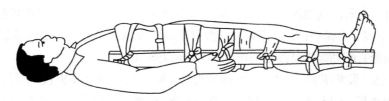

图 3-22　下肢骨折固定法

5)支具固定法:支具是用于支撑人体部分躯干或肢体的一种具有一定硬度和支撑作用的器具。常用于外伤原位骨折或骨裂的固定,有固定外伤部位,限制肢体和关节的异常活动作用,减轻疼痛,缓解肌肉痉挛,有利于消除软组织肿胀和炎症的功能(图 3-23、图 3-24)。

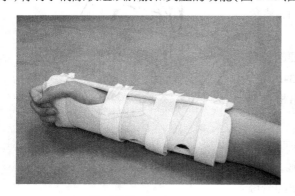

图 3-23　上肢支具固定法

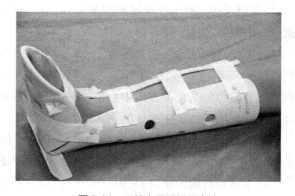

图 3-24　下肢支具骨折固定法

固定的注意事项:①对于骨折的患者,固定前应先处理危及生命的伤情,如心肺复苏、抢救休克、止血、包扎,再固定。开放性骨折的断端在未清创时不可直接回纳伤口内,以免造成感染;②固定夹板的长短、宽窄要与骨折的肢体相适应,夹板必须扶托整个伤肢,长度要超过骨折上、下两个关节,以免受伤部位的移动,夹板不可与皮肤直接接触,应用棉垫或其他软织物做衬垫;③固定应牢固可靠,松紧适宜,以免影响血液循环,肢体骨折固定时,一定要将指(趾)端露出,以便随时观察末梢血液循环情况;④支具固定时可用患者衬衣或衬裤或毛巾垫在支具和皮肤之间,防止皮肤的损伤。

4. 搬运术　是运用正确、稳妥、迅速的搬运技巧把患者从发病现场搬至担架,或从担架搬至救护车、船、飞机,再搬下的过程。正确的搬运方法对患者的抢救、治疗和预后至关重要,是康复成功的基础;如果搬运方法不当,可能造成伤员的终生残疾,甚至危及生命。

(1)常用的用物:最常用的器械为担架,现场急救也可用椅子、门、木板、毛毯等代替或徒手搬运。

(2)常用的搬运术:有徒手搬运术和担架搬运术。

1）单人徒手搬运术：①扶持法是救护者站在患者一侧，用外侧的手牵握患者揽着救护者颈肩部的手腕，并一手扶持患者腰背部，使其身体略靠救护者，扶着行走，适用于病情轻、能站立行走的患者；②抱持法是救护者站在患者一侧，一手托住患者背部，一手托住大腿，将其抱起，神志清楚的患者让其一手揽着救护者的颈肩部（图3-25）；③背负法是救护者站在患者前面，呈同一方向，微弯背部，将患者背起（图3-26）。

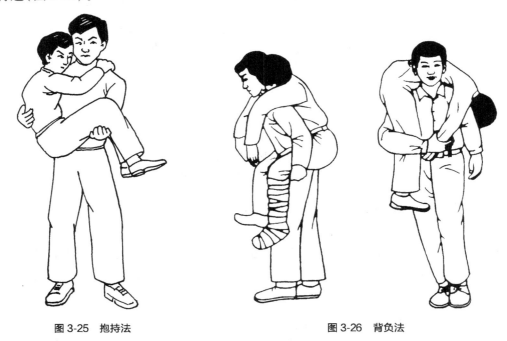

图3-25　抱持法　　　　　　　　　　　　　　　图3-26　背负法

2）双人徒手搬运术：①椅托式是甲乙两人相对，甲右膝、乙左膝跪地，伸出双手相互握紧，让患者坐在上面，双手揽住救护者（图3-27A）；②拉车式是两个救护者，一人站在患者头部，两手插在腋前，一人站在患者足部，跨在患者两腿中间，两人一致慢慢抬起（图3-27B）；③平抱式或平抬式是两人平排，将患者平抱，或一前一后、一左一右将患者平抬（图3-27C、D）。

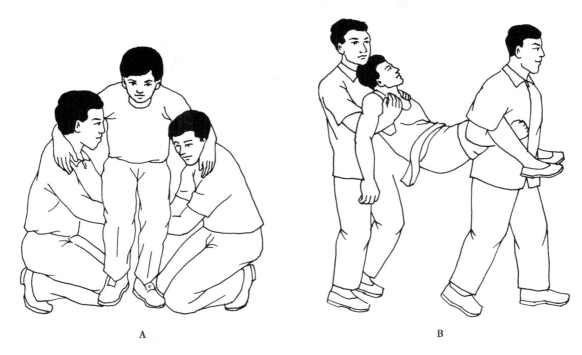

A　　　　　　　　　　　　　　　　　　　　　　B

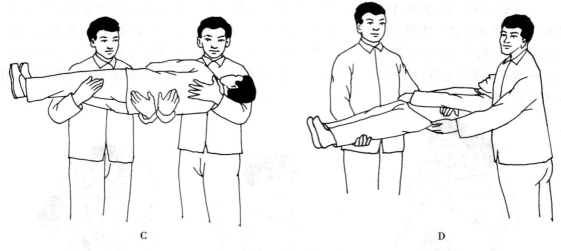

图 3-27　双人徒手搬运术

A:椅托式;B:拉车式;C:平抱式;D:平抬式

3)三人搬运或多人搬运术:三人平行排列,将患者抱起并一致齐步走;四人或以上,面对面将患者抱起。

4)担架搬运术:是最常用的搬运方法,适用于转运路途较长,病情较重的患者,常用的担架种类有铲式担架、板式、四轮担架和帆布担架。使用时先将担架展开,并放置在患者旁边,搬运人员互相配合将患者水平托起,轻轻放入担架上,并适当固定(图 3-28)。

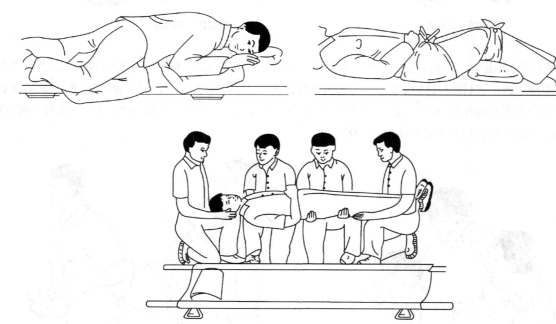

图 3-28　担架搬运术

(3)危重症患者的搬运术:危重患者搬运不能用常用搬运术。

1)颅脑损伤:患者取平卧位(头偏向一侧),头部抬高或侧卧位,保持呼吸道通畅,保护暴露的脑组织,固定头部,防止震动。

2)脊柱损伤:应先固定颈部,使头、颈部、躯干在同一直线,保持脊柱伸直,用硬板搬运,保持呼吸通畅。正确的搬运方法是防止脊髓损伤的关键环节。

3)胸部外伤:开放性血气胸者,包扎后取半坐位,以椅托式双人搬运法或单人抱扶搬运法为宜。

4）腹部外伤：患者取仰卧位，下肢屈曲，以减轻腹部压力，防止腹腔器官脱出，已脱出的脏器严禁回纳腹腔，先用无菌纱布兜住内脏或取绷带做成略大于脱出物的环，围住脱出的内脏，然后用三角巾包扎固定。注意腹部保暖，防止肠道过度胀气，可用担架或木板搬运。

5）骨盆损伤：应先将骨盆做环形包扎后，使患者仰卧于硬板或硬质担架上，膝下加垫微屈曲。

6）昏迷患者：搬运时应侧卧或俯卧于担架上，头偏向一侧，防止呼吸道阻塞。

7）休克患者：搬运时应取去枕平卧位，抬高双下肢。

8）四肢骨折、关节损伤：用夹板先固定方可搬运，以免途中造成继发性损伤，对现场不确定的骨折按骨折处理。

搬运术的注意事项：①搬运前再次评估生命体征，搬运时随时观察患者的伤情有无变化，观察神志、表情、面色和呼吸；②根据病情，协助患者采取安全、舒适的体位，担架搬运时患者头部向后以便随时观察患者；③搬运身体带有刺入物的患者，注意不能挤压、碰撞、震荡，刺入物外露较长应有专人保护刺入物。

（三）转运与途中监护

现代急救医学把医疗救护的转运作为院前急救重要组成部分，它是连接急救医疗服务体系的纽带，被称作抢救急危重症患者的"流动医院"或"活动急救站"，是医务人员院前抢救的场所，即"浓缩急诊科"。快速、安全及医疗监护下的转运，使患者得到进一步的治疗，是提高抢救成功率的重要保障。

转运的常用工具与体位：我国院前急救常用的转运工具有担架、平板车、救护车、卫生列车、卫生船或快艇，部分城市有急救专用的直升机。根据不同的运输工具和病情摆放患者体位，一般患者取平卧位或侧卧位，如有恶心、呕吐取侧卧位；昏迷患者头侧向一边，颅脑损伤垫高头部并偏向一侧；胸部创伤呼吸困难患者取半卧位；下肢损伤或出血适当抬高下肢 $15°\sim20°$，减轻肿胀及出血。

1. 普通担架转运与途中监护　担架具有舒适平稳，以及不受道路、地形等条件限制的特点。担架在行进途中，要保持患者身体在水平状态，患者头部在后，下肢在前，利于病情观察。上坡、下坡时，患者头部应在高处一端，减轻患者不适。多人担架员的步调力求协调一致、平稳，防止前后左右摆动、上下颠簸而增加患者的伤痛。必要时要在担架上捆系保险带，将患者胸部和下肢与担架固定在一起，以防患者摔伤；转运途中做好监护患者伤病情变化，如呼吸、面色、表情、伤口是否有渗血或出血，注意防雨、防暑、防寒防护措施。

2. 硬板担架转运与途中监护　若患者脊椎受伤，应保持脊柱轴线稳定，将患者身体固定在硬板担架上搬运，注意观察生命体征变化，预防并发症发生。对确定或疑有颈椎创伤要尽可能用颈托保护颈部，转运时尽可能避免颠簸，不摇动患者的身体，使头、颈、躯干在同一水平面上，监护患者呼吸变化。

3. 救护车转运与途中监护　救护车具有快速、机动、方便的特点。救护车转运途中患者易受行驶颠簸，特别是在拐弯、上下坡、停车或调头中易加重患者病情、发生坠落等。当患者晕车时，会出现恶心、呕吐，增加伤痛。转运中应注意保持稳定行驶，密切观察病情变化如面色、表情、呼吸的频率与节律，观察呕吐物、分泌物以及引流物的颜色、气味和量，伤口敷料浸润程度等，发现异常及时处理。对于生命体征不稳定、途中可能有生命危险的患者，应暂缓用救护车长途转送。

4. 列车转运与途中监护　列车转运具有运输量大、方便、平稳的特点。大批患者列车运输时，每节车厢应按病情轻重进行调配，急危重症患者必须重点监护，做好标识，随时观察病情变化，发现异常及时处理。列车运输途中，因人员拥挤、车厢内环境较差又要兼顾各类患者，护士既要按病情护理患者，还要注意对车厢内环境的保护，尽量减少异味，减少噪音。列车运输途中应细心护理重症患者，关心照顾一般患者，安抚引导轻症患者。

5. 飞机转运与途中监护　飞机运输具有速度快、效率高、平稳、不受道路、地形影响等特点。飞机运输途中，随着飞机高度的上升，空气中氧含量减少，氧分压下降，心功能不全患者会加重病情；飞机的上升或下降造成气压的升降变化，开放性气胸的患者会出现纵隔摆动，加重呼吸困难；腹部手术的患者可引起或加重腹部胀气、疼痛、伤口裂开。飞机的噪音、震动、颠簸等还会引起患者晕机、恶心、呕吐。飞机转运途中,应将患者横放于舱内,注意保暖和呼吸道湿化(因高空温度、湿度较地面低)。做好特殊患者的监护,如休克患者头朝向机尾,以免飞行中引起脑缺血;颅内高压患者应先行减压后再空运;脑脊液漏患者因空中气压低会增加漏出液,应用多层纱布加以保护,严防逆行感染;腹部外伤有腹胀患者应行胃肠减压术后再空运;气管插管的气囊内注气量要较地面少,以免高空低压使气囊膨胀造成气管黏膜缺血性坏死(因高空低压会使气囊膨胀,压迫气管黏膜)。

转运与途中监护的注意事项:①转运途中要正确实施院前急救护理技术如输液、吸氧、吸痰、气管插管、气管切开、心肺复苏、深静脉穿刺等措施,注意保持各种管道的固定、畅通,不受运输影响;②转运途中要保持患者生命体征的平稳,用先进的多功能监测、治疗方法,随时观察监测患者呼吸、体温、脉搏、血压等生命体征变化,注意神志、面色、出血等变化;应用心电监护仪对患者进行持续心电监测,当出现病情突变,应在途中进行紧急救护如心电除颤等;③及时记录患者病情及抢救情况,并做好与医院急诊科交接工作。安全转运和途中监护对降低患者的病死率和伤残率至关重要。

案例3-2

李先生,55岁,盖楼房时施工现场倒塌,被掩埋在废墟中,急救医护人员到达施工现场后,把李先生从废墟中救出,查体发现李先生神志清楚,颈椎骨折,左下肢骨折,右下肢腘动脉有活动性出血。

思考: 1. 对李先生首先应实施的急救措施是什么?

2. 怎样对李先生进行转运?

第三节　灾难事故的急救

问题与思考

请以灾难事故的特点为切入点,考虑灾难事故发生时应如何现场急救?

一、概述

(一)灾难的定义及特点

1. 灾难的定义　灾难(disaster)是指任何能引起设施破坏、经济严重受损、人员伤亡、生态破坏、人的健康状况及社会卫生服务条件恶化的规模超出社区承受能力,而不得不向社区外部寻求专门援助的事件。联合国"国际减灾十年"专家组对灾难的定义为:灾难是一种超出受影响社区现有资源承受能力的人类生态环境的破坏。这种恶性事件必须是一种自然或人为的破坏性事件,多数为突发性,异变的规模与强度超出了发生地区自救和承受的能力。

2. 灾难的特点

(1)对人类的生命与健康最具杀伤力;

(2)对人类心灵的创伤最具持久性;

(3)对社会的安定与发展最具破坏性;

(4)对国际政治、经济走向最具制约性。

（二）灾难的分类

1. 根据灾难发生的原因 将灾难分为自然灾难和人为灾难。由自然因素引起的灾难称为自然灾难，如地震、火山爆发、洪水、干旱、龙卷风、海啸、泥石流、雪崩等。而非自然因素或人为因素引起的灾难称为人为灾难，如战争、核事故、空难、道路交通事故、传染病暴发流行等。

2. 根据灾难的发生方式 将灾难分为突发性灾难和渐变性灾难（又称潜在性灾难）。突发性灾难发生突然，往往事先难以预测，因而造成的危害很大，如地震、火山爆发等。而渐变性灾难则发生缓慢，但往往影响时间长、面积大，且具有一定的隐蔽性，危害也很严重，如地面沉降、环境污染、沙漠化、生态平衡破坏等称为渐变性灾难。

3. 根据灾难发生先后关系 将灾难分为原生灾难、次生灾难和衍生灾难三类。原生灾难即始发或原发灾难，如火山爆发为一种原生灾难；次生灾难即原生灾难所诱发的灾难，如火山爆发后引起的火灾；衍生灾难则是指由原生和次生灾难所衍生出来的较为间接的灾难，如火山爆发后对天气趋势和气候的影响等。

4. 根据灾难的性质 将灾难分为气象灾难（如火灾、旱灾、水灾）、海象灾难（如海啸、次声、冰山）、地质灾难（如地震、滑坡、泥石流、地面沉降）、疫病灾难（如霍乱、非典、传染性肝炎、艾滋病）、环境灾难（如温室效应、臭氧层空洞、空气污染、水污染）、交通灾难（如空难、海难、陆路交通事故）、社会灾难（如战争、骚乱）等。

5. 根据灾难的发生地点 将灾难分为陆上灾难、水上灾难、空难、城市灾难和非城市灾难等。

6. 根据灾难的发生领域 将灾难分为生物灾难（生物工程的失败、异化、转基因）、科技灾难（航天事故、计算机病毒、核泄漏）等。

二、灾难事故的预警与应急预案

（一）WHO 灾难事件的定级标准与应急响应行动流程

（二）我国灾难事故的预警

预警（early warning）是指在灾难以及其他需要提防的危险发生之前，根据以往总结规律或观测得到的可能性前兆，向相关部门发出紧急信号，报告危险信息，报告危险情况，以避免危害在不知情或准备不足的情况下发生，从而最大限度地减低危害所造成的损失的行为。

1. 突发事件的预警级别 根据突发公共事件的性质、严重程度、可控性和影响范围，突发公共事件总体应急预案将突发公共事件分为四级：Ⅰ级（特别重大）、Ⅱ级（重大）、Ⅲ级（较大）和Ⅳ级（一般）。依据突发公共事件可能造成的危害程度、紧急程度和发展态势，把预警级别分为四级：Ⅰ级用红色表示（特别严重），Ⅱ级用橙色表示（严重），Ⅲ级用黄色表示（较重），Ⅳ级用蓝色表示（一般）。

2. 突发事件的预警 能灵敏、准确地昭示风险前兆，并能及时提示警示的机构、制度、网络、举措等构成的预警系统，其作用在于超前反馈、及时布置、防风险于未然。

3. 突发事件的预警信息 包括突发公共事件的类别、预警级别、起始事件、可能影响范围、警示事项、应采取的措施和发布机关等。

（三）灾难事故的应急预案

应急预案是为保证迅速、有序、有效地针对已发生或可能发生的突发事件开展控制与救援行动，尽量避免事件的发生或降低其造成的损害，依照相关的法律法规而预先制定的应急工作方案，分类如下。

1. 总体应急预案 是全国应急预案体系的总纲，是国务院应对特别重大突发公共事件的规范性文件。

2. 专项应急预案 主要是国务院及有关部门为应对某一类型或某几种类型突发公共事件而制定的应急预案。

3. 部门应急预案 是国务院有关部门根据总体应急预案、专项应急预案和部门职责为应对突发公共事件制定的预案。

4. 地方应急预案 具体包括省级人民政府的突发公共事件总体应急预案、专项应急预案;各市(地)、县(市)人民政府及其基层政权组织的突发公共事件应急预案。上述预案在省级人民政府的领导下,按照分类管理、分级负责的原则,由地方人民政府及其有关部门分别制定。

5. 企事业单位根据有关法律法规制定的应急预案。

6. 举办大型会展或文化体育等重大活动,主办单位制定的应急预案。

及时的医学快速反应能力和应急能力,可有效缓解和降低受灾人群的生命危险,各类应急预案将根据实际情况变化不断补充与完善。

三、灾难事故的应急响应

(一)应急响应的适用范围

1. 造成 30 人以上死亡(含失踪),或危及 30 人以上生命安全,或者 100 人以上中毒(重伤),或者需要紧急转移安置 10 万人以上,或者直接经济损失 1 亿元以上的特别重大安全生产事故灾难。

2. 超出省(区、市)人民政府应急处置能力,或者跨省级行政区、跨多个领域(行业和部门)的安全生产事故灾难。

3. 需要国务院安全生产委员会(以下简称国务院安委会)处置的安全生产事故灾难。

(二)应急响应具体内容

1. 分级响应 Ⅰ级应急响应行动,由国务院安委会办公室或国务院有关部门组织实施。当国务院安委会办公室或国务院有关部门进行Ⅰ级应急响应行动时,事发地各级人民政府应当按照相应的预案全力以赴组织救援,并及时向国务院及国务院安委会办公室、国务院有关部门报告救援工作进展情况。Ⅱ级及以下应急响应行动的组织实施由省级人民政府决定。地方各级人民政府根据事故灾难或险情的严重程度启动相应的应急预案,超出其应急救援处置能力时,及时报请上一级应急救援指挥机构启动上一级应急预案实施救援。

2. 指挥和协调 进入Ⅰ级响应后,国务院有关部门及其专业应急救援指挥机构立即按照预案组织相关应急救援力量,配合地方政府组织实施应急救援。

3. 紧急处置 现场处置主要依靠本行政区域内的应急处置力量。事故灾难发生后,发生事故的单位和当地人民政府按照应急预案迅速采取措施。根据事态发展变化情况,出现急剧恶化的特殊险情时,现场应急救援指挥部在充分考虑专家和有关方面意见的基础上,依法及时采取紧急处置措施。

4. 医疗卫生救助 事发地卫生行政主管部门负责组织开展紧急医疗救护和现场卫生处置工作。卫生部或国务院安委会办公室根据地方人民政府的请求,及时协调有关专业医疗救护机构和专科医院派出有关专家、提供特种药品和特种救治装备进行支援。事故灾难发生地疾病控制中心根据事故类型,按照专业规程进行现场防疫工作。

5. 应急人员的安全防护 现场应急救援人员应根据需要携带相应的专业防护装备,采取安全防护措施,严格执行应急救援人员进入和离开事故现场的相关规定。现场应急救援指挥部根据需要具体协调、调集相应的安全防护装备。

6. 群众的安全防护 ①企业应当与当地政府、社区建立应急互动机制,确定保护群众安全需要采取的防护措施;②决定应急状态下群众疏散、转移和安置的方式、范围、路线、程序,指定有关部门负责实施疏散、转移;③启用应急避难场所;④开展医疗防疫和疾病控制工作;⑤负责治安管理。

7. 社会力量的动员与参与 现场应急救援指挥部组织调动本行政区域社会力量参与应急救援工作。超出事发地省级人民政府处置能力时,省级人民政府向国务院申请本行政区域外的社会力量支援,国务院办公厅协调有关省级人民政府、国务院有关部门组织社会力量进行支援。

8. **现场检测与评估** 根据需要,现场应急救援指挥部成立事故现场检测、鉴定与评估小组,综合分析和评价检测数据,查找事故原因,评估事故发展趋势,预测事故后果,为制订现场抢救方案和事故调查提供参考。检测与评估报告要及时上报。

9. **信息发布** 国务院安委会办公室会同有关部门具体负责特别重大安全生产事故灾难信息的发布工作。

10. **应急结束** 当遇险人员全部得救,事故现场得以控制,环境符合有关标准,导致次生、衍生事故隐患消除后,经现场应急救援指挥部确认和批准,现场应急处置工作结束,应急救援队伍撤离现场。由事故发生地省级人民政府宣布应急结束。

四、常见灾难事故的现场急救

（一）地震

地震(earthquake)是指地球内部缓慢积累的能量突然释放而引起的地球表层的震动。地球内部介质局部发生急剧的破裂,产生地震波,从而在一定范围内引起地面震动的现象,即地球表层的快速振动,也称为地动,是一种严重突发性自然性灾难。地震灾区的医疗救护工作,需要交通运输、通讯联络、水电供应、工程技术等多部门的密切配合。

相关链接

地震发生时安全逃生方法

专家共识:地震时就近躲避在"生命三角"区,震后迅速撤离到安全地方,是应急避震较好的方法。①室内安全逃生方法:选择室内结实、能掩护身体的物体旁、易于形成"生命三角"空间的地方,如大床、桌子、沙发等旁边。蜷曲身体卧下,降低身体重心的姿势,低于物体;不要随便点灯火,因为空气中可能有因燃气管线破裂泄漏的易燃易爆气体;②户外安全逃生方法:就地选择开阔地逃生,蹲或卧下,以免摔倒;不要乱跑,避开人多的地方;避开高大建筑物或构筑物楼房(如过街桥、立交桥上下、高烟囱等),特别是有玻璃幕墙的建筑,躲在易形成"生命三角"地带;避开危险物、高耸或悬挂物如变压器、电线杆、路灯、广告牌、吊车等;避开其他危险场所,如狭窄的街道、危旧房屋、危墙、高门脸、雨篷下;③野外安全逃生方法:避开山边的危险环境,如山脚、陡崖,以防山崩、滚石、泥石流等;避开陡峭的山坡、山崖,以防地裂、滑坡等;遇到山崩、滑坡,要向垂直于滚石前进方向奔跑,切不可顺着滚石方向往山下跑;也可躲在结实的障碍物下,或蹲在地沟、坎下;在路上行驶时,立即停车,不要躲在车内,而是蜷曲身体靠近车旁坐下,注意保护好头部;④学校安全逃生方法:正在上课时,要在教师指挥下迅速蜷曲身体躺在课桌旁,而不是课桌下面,更不能选择楼梯逃生;在操场或室外时,可原地不动卧下,双手保护头部;避开高大建筑物或危险物,必要时应在室外上课,不要回到教室去,以免发生余震。

【护理评估与判断】

1. 评估受伤人员的意识状态、瞳孔、肢体活动情况。

2. 检查受伤人员的气道是否通畅,确定是否有自主呼吸,呼吸是否正常。

3. 检查受伤人员循环情况,有无大动脉搏动,有无大出血,有无循环障碍。

4. 检查受伤人员全身情况,对伤员进行分类,并根据伤情轻重组织转送。

5. 处理威胁生命的窒息、心搏骤停和大出血等;注意挤压伤可能导致的挤压综合征。

6. 作好转运标志的登记、佩戴工作,注明编号、姓名、性别、诊断、已处理情况。

【主要护理措施】

1. 尽快展开救护,组织群众自救互救,转送危重症受伤人员。

2. 尽快挖掘被埋压的受伤人员,将被埋者头部暴露,清除口、鼻异物,暴露全身后抬出来,不可强拉硬拽,避免继发性损伤。对于在黑暗、窒息、饥饿状态下过久的人员,应戴上眼罩,避免强光刺激;指导其缓慢吸入新鲜空气,缓慢进食进水;安慰获救人员,避免情绪激动。

3. 对于救出的受伤人员迅速处理,重点是维持受伤人员的生命。

(1)创伤性休克:被倒塌及其他各种重物直接砸击、挤压下的损伤多为机械性损伤,主要死亡原因是创伤性休克。根据致伤原因和现场环境,采取相应的急救措施。受伤人员采取平卧位,保持呼吸道通畅;有创伤、出血应立即止血、包扎。有条件立即建立静脉通道,快速补充血容量(明显失血者应立即输血)。如内脏出血要剖腹探查止血;颅脑损伤伴有脑疝致休克,要立即对脑部创伤进行处理,并尽快脱水降低颅内压。待血压平稳和全身状态好转时,优先转送。

(2)呼吸道梗阻和窒息:呼吸道梗阻和窒息是地震伤员最多见的急症。救护原则是先清除呼吸道异物、血块、黏痰和呕吐物,解开受伤人员衣领和腰带,保持呼吸道通畅。舌后坠造成的阻塞,立即用口咽管通气,或将舌牵扯出固定,采取半俯卧位,防止误吸;心搏、呼吸停止的受伤人员立即行心肺复苏;脑外伤昏迷或严重胸外伤造成呼吸困难及窒息的,要尽早气管插管及辅助呼吸;颌面伤有移位的组织阻塞呼吸道时,应立即进行复位包扎。经初步抢救后,将伤员转移到安全、通风、保暖、防雨的地方继续进行急救,待病情平稳由医务人员护送到就近医院。

(3)完全性饥饿:受伤人员被困断水断食时间长,造成精神紧张,体力消耗大、代谢紊乱、抵抗力下降,血压下降,濒临死亡。医护人员应针对病情给予静脉输入液体,给予保暖、吸氧和热饮料内服,注意全身衰竭,严密观察下进行转送。

(4)出血与伤口:对有明显出血者,应根据不同情况采取指压、加压、应用止血钳钳夹、填塞或用止血带等方法止血。应用止血带后要做明显标记,记录时间,并争取在1~2小时内送到医院手术止血。伤口的创面要尽早包扎,以免再污染;重伤肢体要加强固定,以防止继发损伤和减少疼痛,便于搬运。包扎中接触伤口应使用消毒敷料,包扎伤口和加压止血同时进行,包扎效果要可靠、动作要轻,防止继发损伤。

(5)骨折:凡是骨折、关节损伤、大面积软组织损伤者均应予以临时固定。固定器材可以是制式,也可以就地取材。四肢骨折时,固定范围应包括伤部附近的上下关节;固定中应将肢体末端外露,以便观察肢体血运。遇有受伤人员主诉剧痛、麻木或发现肢体末端苍白、发凉、青紫时,应及时检查,松开或检查固定器材及内层的绷带,重新固定。

(6)颅脑损伤:颅脑外伤者多出现意识障碍,应及时清除口腔、鼻腔分泌物,取侧卧位,必要时就地行气管内插管,保持呼吸道通畅;伤口用无菌敷料、急救包或干净布料加压包扎。如有脑组织膨出,在伤口周围垫以棉圈、纱布或圆碗盖上加以固定包扎,及时转送医院。

(7)颌面颈部损伤:将移位组织复位,再加压包扎。口中有凝血块、碎骨片、异物等及时取出。鼻、咽部伤后水肿者,可用咽导管、鼻咽腔插管挽救生命,窒息严重者行环甲筋膜穿刺术。颈部大血管出血时,在伤口内填上止血剂,然后包扎。伴有昏迷的颌面颈部损伤者转送时,取侧卧位,防止窒息。

(8)胸部损伤:如有开放性气胸,应立即用厚垫、纱布、洁净毛巾或衣服等严密封闭伤口,再用敷料加压包扎。有多发肋骨骨折或反常呼吸时,除用敷料包扎外,应加以厚棉垫或衣物等垫在伤处,再用三角巾或绷带包扎、固定。如有张力性气胸时,应立即在伤侧第二肋间锁骨中线处,用粗针头穿刺排气,并在针头末端套上一带孔的橡皮指套,作为排气活瓣,并尽快转运医院进一步处理。

(9)腹部损伤:及时包扎伤部,如有腹腔脏器脱出不要送回,用纱布将脏器围好或用圆碗盖上后再进行包扎。地震所致腹部伤,以闭合性为多,且常有脏器伤,应立即转送医院行剖腹探查术处理损伤脏器。

(10)骨盆部损伤:现场急救包扎伤口,对伴有休克现象者,进行抗休克处理。臀部创伤伴有大量出血时,对伤口施行压迫填塞,或者加压包扎。有尿潴留和膀胱过度充盈者,导尿失败后,可进行膀胱穿刺术。对有骨盆骨折者,采用三角巾、多头带或宽皮带做环形固定。担架上取仰卧位,膝部垫高,双下肢略外展后转送。

（11）四肢伤损:对伤口进行包扎、止血,骨折、脱位者要进行复位,并利用夹板或就便器材临时固定。对疑似或确诊急性筋膜间隙综合征者,应立即将患肢置心脏水平位,松开一切外固定或压迫因素,同时应用封闭、解痉等药物并密切观察。如果初步处理无效,情况继续恶化,应立即切开筋膜间隙,进行彻底减压,并尽快转送医院进一步处理。

（12）脊柱、脊髓伤:现场早期处理主要是止血、包扎,保持呼吸道通畅,尽量减少搬动受伤者,搬运时需多人协助,使用硬质担架转运。

（13）精神障碍:是指地震时强烈的精神刺激出现的应激反应。急救抬出的人员有疲惫、淡漠、失眠、迟钝、易怒、焦虑、不安等,医护人员随时给予心理抚慰和治疗。

（二）火灾

火灾(fire)是指在时间和空间上失去控制的燃烧所造成的灾难。在各种灾难中,火灾是威胁公众安全和社会发展的主要灾难之一。火灾带给人类最直接的伤害就是机体的烧伤或烫伤。随着社会的发展,火灾发生数量呈现上升趋势。

【护理评估与判断】

1. 评估受伤和烧伤程度;

2. 判断烧伤面积;

3. 注意重度烧伤者有无多发伤、合并伤,有无早期休克的表现;

4. 检查除烧伤外,有无危及生命的损伤,如有窒息、多发骨折或大出血时,应立即紧急处理。

【主要护理措施】

1. 首要任务 是使烧伤者尽早脱离危险区,其次是挽救生命,再处理伤情。

（1）一灭:脱离火区,扑灭烧伤人员着火的外衣;

（2）二查:查全身状况和有无合并伤,尽快判明烧伤程度和面积;

（3）三防:防休克、防窒息、防创面污染;

（4）四包:是包裹伤面,防止再次污染;

（5）五送:保证把重症烧伤人员尽快送往医院。

2. 建立静脉通道 为重度烧伤者快速建立多条静脉通道,一旦发生休克,立即给予快速输液。

3. 保持呼吸道通畅 严重面部烧伤或伴有吸入性损伤,注意有无气道阻塞,保持呼吸道通畅。

4. 不同类型烧伤的救治措施

（1）热力烧伤:①火焰烧伤时迅速撕脱燃烧衣裤,或就地卧倒滚压,或用衣被扑盖,或用水浇;②热液、蒸汽烫伤时立即脱去热液浸湿的衣裤,用清洁冷水冲洗烫伤部位。

（2）化学烧伤:迅速脱去被化学制剂浸渍的衣裤,立即用大量的清水冲洗至少30分钟以上,在大量清水冲洗之前无论何种化学烧伤不用中和剂,以免产热使损害加重。

1）强酸、强碱烧伤时:应首先脱去被浸渍的衣物,迅速用冷水冲洗,冲洗时间一般在30分钟以上。生石灰烧伤,用干布去除石灰颗粒后再用水冲洗,以免生石灰遇水后产热,加重创面损伤。

2）磷烧伤时:迅速脱去污染衣物,灭火、快速脱离现场,用大量清水冲洗或浸于清水池中。在缺少大量清水时,可用湿布包裹创面,以防磷继续燃烧,并保持创面潮湿,黄磷烧伤后尽可能除去残磷,然后以湿布覆盖以防磷自然复燃。亦可外用硫酸铜溶液,使之形成黑色颗粒,易于去除,但应注意使用面积不应超过20%,以免铜中毒。

（3）电烧伤:①迅速脱离电源,可用木棍或绝缘物体使人体与电源脱离,切不可用手直接接触受伤人员,以免引起触电;②心搏、呼吸停止者,立即进行心肺复苏,人工呼吸及胸外按压时间应稍长,如出现心室纤颤,应立即行电复律。

（4）复合伤:在抢救体表烧伤时应注意可能伴发的复合伤,急救中应注意询问和了解事故发生的现场条件。对开放伤应采取无菌包扎,有活动性出血者,予以压迫止血,骨折给予妥善固定,注意保持呼吸道通畅。

5. 保持创面清洁 有条件可对创面进行包扎,防止污染和再损伤。

6. 患者的转运 经过现场急救的烧伤人员,为争取及时救治,应迅速转移至就近医院,进行抗休克和创面处理。严重烧伤者,不可立即转至较远的大医院或专科医院,以免贻误抢救时机。

（1）转运前的处理:①严重烧伤或已发生休克者,应先就地行复苏、输液以及处理烧伤时的合并伤如气胸、骨折、颅脑损伤等,待休克及并发症处理后再转院;②转送者应做好各项转运前的准备工作,以保证转送途中烧伤人员的安全。建立静脉输液通道,保证途中按计划输液,中小面积烧伤者口渴时,可服少量的含盐饮料,忌大量饮水,以免引起呕吐导致误吸和严重时引起水中毒;对有吸入性损伤烧伤者应特别注意保持呼吸道通畅,为慎重起见,可行气管插管术;转运前对创面进行一次处理,给予妥善包扎,以防途中可能带来的污染和损伤。

（2）转运途中的处理:根据受伤人员的实际情况和当地的实际条件选择转运工具。①重症烧伤者转送时,应密切观察烧伤者的意识、脉搏、呼吸和尿量,若有变化,应进行相应的处理,并做好记录;②做好途中的护理工作,注意防寒、防暑、防尘,保持输液通道的通畅,避免在转送途中因输入液体不足而导致休克;③到达目的地后,护送的医护人员向接收医护人员详细交代病情及处理经过,并移交各项记录。

（三）水灾

水灾(flood)主要因连降暴雨,造成山洪暴发,形成特大洪水,使江河、湖泊水势陡涨,堤坝决裂,洪水漫溢来势凶猛。在短时间内使大片农田被淹、房屋倒塌、人民生命财产受到极大的威胁。水灾致死原因主要是人体被卷入深水中或落入江河、湖泊、水库的水中,水和杂物经口、鼻进入肺内,可造成呼吸道阻塞而窒息死亡;也可能在溺水后,人体受强烈刺激,如惊慌、骤然寒冷等反射性引起喉头痉挛,以致空气不能进入肺内,造成急性窒息,反射性引起心搏骤停而死亡(约占水灾死亡的10%)。落水前或落水后头部有可能撞到硬物或木桩、桥墩等引起颅脑外伤,在水中发生昏迷、死亡。

【护理评估与判断】

1. 解开落水者衣扣,评估有无呼吸道阻塞;

2. 评估落水者呼吸、大动脉脉搏情况;

3. 评估落水者的意识、瞳孔、外伤出血等。

【主要护理措施】

1. 尽快将落水者救到陆地上或船上,立刻清除口、鼻淤泥、杂草及呕吐物,保持呼吸道通畅。同时检查落水者呼吸、心搏情况。

2. 救起的落水者若尚有呼吸、心搏,但有明显呼吸道阻塞,可进行倒水,但倒水动作要敏捷,尽量缩短倒水时间,切勿延误其他抢救措施。

3. 心搏恢复后进行全面处理,包括纠正酸中毒,预防脑水肿、肺水肿,防止感染等综合急救措施。

4. 做好水源消毒、卫生防疫、食品饮水卫生工作。

5. 开辟新的安全水源,彻底消毒饮水、食物,防止食源性疾病和肠道传染病。

（四）泥石流

泥石流(debris flow)是地质灾害的一种,主要由暴雨、冰雪融化等激发而引起,是含有大量泥沙石块的特殊洪流。全过程可延续几分钟或几小时,常突然暴发。暴发过程中,洪流奔腾咆哮而下、来势凶猛、山谷雷鸣、地面震动、巨石翻滚,很短时间内将大量泥沙石块冲出陡峭的山涧峡谷之外,在山口宽阔地带漫流堆积,冲击范围大,破坏力强。暴发泥石流后,交通中断、水利水电设施被破坏,生态平衡也受到严重破坏,同时泥石流摧毁灾区范围内的建筑物、矿山等,常常给人类生命财产造成严重危害。泥石流灾难的特点规模大、危害严重,活动频繁、危及面广,且重复成灾。我国泥石流每年都造成数以亿计的经济损失和几百甚至上千人的伤亡,为世界上泥石流灾情最严重的国家之一。了解泥石流的特点,对于人们采取适当的防护、组织救护、减少人员伤亡和经济损失均有重要意义。

相关链接

泥石流来前的征兆与逃生方法

专家共识认为泥石流来前的征兆有:①河水异常,如果河(沟)床中正常流水突然断流或洪水突然增大,并夹有较多的柴草、树木时,说明河(沟)上游已形成泥石流;②山体异常,出现很多白色水流,山坡变形、鼓包、裂缝,甚至坡上物体出现倾斜;③异常声响,如果在山上听到沙沙声音,但是却找不到声音来源,这可能是沙石的松动、流动发出的声音,是泥石流即将发生的征兆,如果山沟或深谷发出轰鸣声音或有轻微的震动感,说明泥石流正在形成,必须迅速离开危险地段;④干旱很久的土地开始积水,道路出现龟裂,公共电话亭、树木、篱笆等突然倾斜,雨下个不停,或是雨刚停下来溪水水位却急速下降等。

遭遇泥石流时应立即丢弃重物,尽快逃生;迅速向垂直泥石流方向两侧跑,如果身处沟底,不能顺沟方向往上游或下游跑,更不要在凹处停留;来不及奔跑卷曲身体抱住树木,及时清除进入口、鼻、咽喉中的泥土和污水,寻求救护。

【护理评估与判断】

泥石流对人体伤害以挤压性外伤、骨折、掩埋造成呼吸道阻塞性窒息、死亡,以及精神上创伤为主要特征。

1. 选择平整的高地作为营地,尽可能避开有滚石和大量堆积物的山坡下面,不要把山谷和河沟底部作为营救地。

2. 对现场伤亡情况和事态发展做出快速、准确评估。

3. 视伤亡情况设置受伤人员分检处,依据伤病情况,按危、重、轻、死亡分类,并分别做好标识,置于受伤人员左胸部或明显位置。

4. 根据现场伤员情况设置手术室、急救处置室。

5. 遵循先救命后治伤、先治重伤后治轻伤的原则,将经治疗的受伤人员血型、伤情、急救处置、注意事项等逐一填写在伤者情况单上,并置于受伤人员口袋内。

【主要护理措施】

1. 迅速将受伤人员从泥石流倒塌的建筑物中或泥潭中解救出来,并转移到安全地带实施抢救。

2. 呼吸道阻塞性窒息的急救护理

(1)解开受伤人员颈部领扣,将其下颌上抬或压额抬后颈,使后颈伸直后仰,用手指或抽液器将口咽部吸入的泥浆、水、渣土等异物清除掉,确保呼吸道通畅,有条件迅速给予吸氧。

(2)对呼吸、心搏停止者,应立即进行人工辅助呼吸、胸外心脏按压术,要将昏迷受伤人员的舌拉出,防止因舌根后坠阻塞呼吸道而加重病情。

(3)严重胸部外伤造成呼吸困难、窒息,应迅速清创、止血,包扎胸部伤口。如有张力性气胸,应立即在伤侧胸壁锁骨中线第二肋间插入粗针头,行胸膜腔造口,促使肺扩张。

(4)呼吸阻塞和窒息情况好转的受伤人员,立即转送到附近医院,进行进一步抢救治疗。

3. 各种创伤的急救护理

(1)对不同部位的出血,采取指压、加压包扎、止血带法止血。对于暴露的伤口用急救包、三角巾、无菌敷料或干净衣物包扎,防止再污染。

(2)对胸部开放性伤口,应迅速用消毒纱布或干净衣物、布料严密覆盖,紧密包扎,阻断气体从伤口进出。

(3)对腹部开放性伤口,如有内脏脱出,不要回纳,可用纱布垫围一圈或用圆碗扣上进行包扎。

(4)外露的骨折端不要回纳,以免污染带入深层,可用消毒敷料或干净衣物作临时包扎。

(5)固定伤肢,包扎止血后,有骨折或严重软组织损伤的肢体,可用夹板或其他就便器材将肢体固定。固定要超过伤口上下方关节,以减轻疼痛,防止骨折端活动造成再损伤。

4. 迅速建立静脉通道,防止创伤性休克。

5. 由于伤口受泥石流污染严重,受伤人员到达医院后,必须进行彻底清创,尽快使用抗生素进行抗感染治疗;注射破伤风血清及破伤风类毒素,防止破伤风发生。

(五)雷击伤

雷击伤(lighting injuries)是指人体因被雷雨天产生的放电雷击后造成机体损伤或功能障碍,甚至死亡。雷击是由雷、雨、云产生的一种强烈放电现象,夏季冒雨行走或在破裂电线旁最易被雷击,特别是衣服被雨淋湿时。雷电对人体的危害比触电严重,死亡率约30%,而幸存者约70%遗留不同程度的肢体残疾。但对不同个体,雷电击伤的严重程度却大相径庭,部分患者仅有轻微症状,只需简单医学观察,而部分患者却出现致命的伤害。雷电击伤引起的首要原因为心搏骤停。雷电的作用就像短暂的高压直流电击,使整个心脏的心肌细胞迅速去极化,引起原发性心室颤动或心搏骤停。

【护理评估与判断】

1. 首先判断受伤人员意识,若意识清醒,有自主呼吸和心跳,让伤者就地平卧,严密观察,暂时不要站立或走动,防止引起休克或心力衰竭。

2. 遭受雷击被烧伤或严重休克者,身体并不带电,此时要保持镇静,首先应让其躺下,扑灭伤者身上的火,再对其实施抢救。

3. 准确判定伤情,遭受雷击伤后有呻吟、吵闹者多数伤情不重,但对于那些安静不语的受伤人员则需引起重视,密切注意病情变化。

【主要护理措施】

1. 迅速将受伤人员脱离险境,转移到能避开雷电的安全地方。

2. 若伤者呼吸停止而心搏存在者,就地平卧解开衣扣、腰带,通畅气道,立即行人工辅助呼吸,心搏停止呼吸存在者,应立即行胸外心脏按压。

3. 若伤者呼吸、心搏均停止,应立即进行人工辅助呼吸和胸外心脏按压等复苏措施,一般抢救时间不得少于60~90分钟,直到使电击者恢复呼吸、心搏或确诊已无生命迹象为止,现场抢救要争分夺秒,最好能两人分别施行人工辅助呼吸及胸外心脏按压。

4. 灼伤的伤口或创面不要用油膏或不干净的敷料包敷,而应用干净敷料包扎,或送医院等待医生处理。

5. 注意事项

(1)现场抢救中不要随意移动受伤人员,若确要移动,抢救中断时间不得超过30秒。

(2)胸外心脏按压部位、幅度、频率要正确。

(3)注意对伤口大而深者应检查有无血管破裂或在搬运过程中引起血管破裂,此时应立即用止血带进行结扎止血。排除雷击伤初期可出现不易与临床死亡相鉴别的"假死状态",故不论自主呼吸已停多久,都要立即作持久的心肺复苏直到对脑功能损伤程度能充分做出判断为止。

(4)心脏停搏者,心律失常已被纠正或心脏恢复跳动后,监护时间不少于24小时,以防再次发生心律失常和心脏停搏对症处理。根据击伤程度迅速作对症救治,同时向急救中心或医院等有关部门进行呼救。

（六）交通事故

重大交通事故(fatal traffic accident)造成伤亡已成为人类灾难的重要死因之一。在车祸事故中,现场处理不当而导致生命不必要的丧失或肢体、器官损害加重占有相当高的比例,如气道阻塞、出血过多或不恰当的搬运都可能加重伤员的损伤甚至死亡。现场急救对挽救伤者生命、减轻损伤具有重要意义。

【护理评估与判断】

1. 评估车祸现场环境安全,必要时医护人员作好防护措施。

2. 尽快将受伤人员从车祸现场救出,评估呼吸、心跳、出血、窒息、休克及伤情;在保护生命和减轻伤残的原则下尽快转运。

3. 立即对所有患者伤员进行检伤分类。按救治紧急程度分为四类如开放性气胸、实质脏器破裂大出血、内脏脱出、重度休克等立即救治;伤者2~4小时内不会有生命危险,如股骨干骨折、空腔脏器穿孔、20%以下的Ⅲ度烧伤等急救后再治疗;轻伤者如单纯关节脱位、20%以下的Ⅱ度烧伤等急救治疗后对症处理;对于治疗费时费力、效果有限、生存机会很少的极重度伤员,在伤员量较多时,归到此类者只采取对症和支持治疗,但不能放弃,应保持观察,视病情和医疗条件改变随时重新分类,如深度大面积烧伤等。

4. 根据院前急救现场评估判断,不同的伤情,分别在轻、中、重、濒死或死亡的伤员左侧胸前贴上绿、黄、红、黑颜色的标识,并填好检伤卡,便于现场急救处理和送回急诊室后,按不同伤情选择先后处理顺序。

【主要护理措施】

1. 准确、快速、有效地现场评估与判断。

2. 首先进行现场的非医疗性或称工程救险处理,包括尽快将受伤人员从车内救出。当车辆发生燃烧时,避免伤者继续受到烧伤或吸入有毒气体。

3. 如果伤者被困汽车内,要设法把受伤人员尽快转移出来,转移中首先要考虑伤者的生命安全,尽量减少继发性损伤。注意环境允许才可移动;现场有人帮助的时候,要互相配合来移动伤员,不要一个人完成移动伤员的操作。转移伤员时最好由受过专业训练的人员来指挥或执行。

4. 搬运次序与轻重等级也不完全一致。窒息和大出血的重伤员,不宜马上搬动,现场解除窒息和止血后再搬运,如现场难以用简单的方法止血,应立即送医院进行手术。

5. 现场急救后迅速将受伤人员转送到有条件作出后期处理的医院,转运途中医务人员必须注意观察伤者,一旦发生病情变化,立即处理。

6. 根据受伤人员病情状况,送往医院急诊科,但如果病情危重,需要立即进行手术的伤员,医务人员必须在现场或在转运途中通知手术室和手术医生做好手术准备,受伤人员可直接送入医院手术室。

7. 选择远离受伤部位的静脉血管,迅速建立两条以上的静脉通道。

8. 不论是在医院急诊科或手术室交接伤者时,必须告诉接诊医生伤员的伤病情、初步诊断、现场和途中的急救处理情况,以供接诊医生的后续处理参考。

案例3-3

2017年5月17日下午,小杨的养鸡场突然断电了,如果长时间没电会影响鸡苗生长。养鸡场用电来自附近一处配电箱,而配电箱架设在两根水泥电线杆之间,同时水泥电线杆上还有万伏高压线。小杨怀疑是配电柜开关断开,于是他爬上电线杆用手去推开关。突然被万伏高压电击中,身体"粘"在配电箱上,鸡场工人立即拨打120求救。

思考:1. 医护人员赶到鸡场后,应对小杨首先实施的急救措施是什么?

2. 如果小杨已呼吸、心搏停止,医护人员救护措施是什么?

表 3-4 遇到灾难的求救方式

序号	求救方式
1	电话、网络求救
2	声响求救
3	光线求救
4	抛物求救
5	烟火求救
6	地面标志求救
7	留下信息
8	摩尔斯电码求救

（关 红）

学习小结

本章从院前急救的国内外模式、院前急救原则和特点、现场急救的护理，描述了院前急救任务和方法，通过学习学生应熟悉现场急救的评估、分类、症状和体征、辅助检查，掌握通气、止血、包扎、固定、搬运的方法，能够进行现场抢救、护理、转运、途中监控病情；从灾难的分类、预警、应急响应、常见灾难的急救等方面的描述，学生能够阐述灾难的现场急救、自救、互救方法；了解国外的院前急救发展模式是以远程视频和数据共享为基础，已形成院前远程急救，我国成立了急救网络医院，院前急救的新理念即急救的社会化、现场化、信息化、网络化、普及化、全球一体化。

复习参考题

1. 简述院前急救的原则和特点。

2. 简述搬运术的注意事项。

3. 简述火灾的主要护理措施。

第四章　　生命支持技术

4

学习目标	
掌握	心搏骤停的临床表现和急救措施。
熟悉	心肺脑复苏的定义、流程。
了解	脑保护药物的应用。

第一节　心搏骤停

问题与思考

　　请以心搏骤停的定义和常见原因为切入点,思考心搏骤停的临床表现和心电图类型有哪些?

一、心搏骤停概述

　　心搏骤停(sudden cardiac arrest)是指心脏射血功能突然终止。导致心搏骤停的常见病理生理机制为快速性室性心律失常,如室颤、室速,其次为缓慢性心律失常或心脏停搏,无脉性电活动为较少见类型。心搏骤停和心脏病发作并非同义词,心搏骤停是异常节律导致的结果,使得心脏不能将血液泵送到大脑、肺和其他器官;而当流向部分心肌的血流被阻塞的时候会发生心脏病发作。

二、心搏骤停常见原因

　　1. **心源性猝死**　以冠心病最为常见,其次是心肌病、心肌炎、主动脉瓣病变、窦房结病变、预激综合征等疾病。

　　2. **非心源性猝死**　主要原因有呼吸停止;电解质紊乱、酸碱平衡失调;药物中毒或过敏反应;电击、雷击或溺水;麻醉意外等。

三、心搏骤停临床表现

　　心搏骤停后脑血流量急剧减少,可导致意识突然丧失,呼吸断续呈叹息样,随后呼吸停止,大动脉搏动消失,皮肤苍白或发绀,瞳孔散大,无对光反射,大小便失禁,心电图表现为心室颤动(扑动)、心室静止和电-机械分离三种类型。

　　1. **心室颤动**　占心搏骤停的80%。此时心室肌发生不协调、快速而紊乱的连续颤动。心电图表现为QRS-T波群消失,代之以连续而快慢不规则、振幅不一的心室颤动波,频率达200~400次/分。心室颤动多见于心肌严重缺血或畸形、心肌梗死的早期。心室颤动复苏成功率最高,尤其是室颤波粗大且快时(见图4-1)。

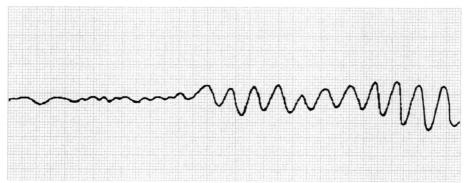

图 4-1　心室颤动

2. 心室静止　心脏完全丧失了收缩活动。心电图上完全无心室活动波,呈平线或仅见房性 P 波。常见于窦性、房性、结性冲动波不能到达心室,且心室内辅助节奏点也未能及时发出冲动时。多见于麻醉、外科手术及某些内科严重情况时,复苏成功率较室颤为低(见图 4-2)。

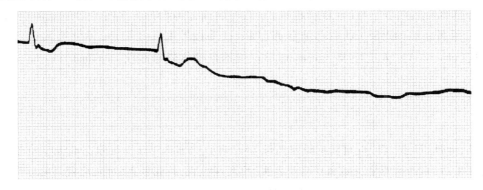

图 4-2　心室静止

3. 电-机械分离　心室肌呈断续慢而微弱的不完全性收缩,频率多在 20~30 次/分以下,虽然心电图上有间断出现的宽大畸形、振幅较低的 QRS 波群,但听不到心音,无心搏出量,多为心肌严重损伤的后果,即使采用心脏起搏,也常不能获得效果,为死亡率极高的一种心电图表现,易被误认为心脏仍在跳动。

临床上并非上述表现全部出现才能做出诊断,只要具备意识突然丧失及大动脉搏动消失,即可判定为心搏骤停,应立即实施高质量心肺复苏,可以大大提高患者生存的机会。

案例4-1

　　王某,男性,21 岁,因车祸导致多发伤,由 120 急救中心送入急诊科抢救室。在查体过程中,患者突然全身性抽搐,呼之不应,双侧瞳孔等大正圆,直径约为 6mm,对光反射消失,小便失禁。

　　思考: 患者发生了什么情况?

第二节　心肺脑复苏

问题与思考

请以心搏骤停的表现为切入点,思考如何对患者实施高质量的心肺复苏?

心肺脑复苏(cardiopulmonary-cerebral resuscitation,CPCR)是针对心搏骤停患者所采取的使其恢复自主循环和自主呼吸,并尽早加强脑保护措施,从而保存和促进脑有效功能恢复的急救技术。

心搏骤停后,血液循环终止,由于脑细胞对缺氧十分敏感,一般在 10 秒左右意识丧失,4~6 分钟大脑即可发生严重损害,因此,抢救成功的关键是尽早实施心肺复苏。心肺复苏可分为三阶段:①基本生命支持(basic life support,BLS):指在心肺脑复苏初期所采取的胸外心脏按压、开放气道、人工呼吸等措施;②高级生命支持(advanced life support,ACLS):指有一定的设备条件及专业医务人员行静脉输液,给予各种药物,行气管插管及机械通气、ECG 监测及除颤等措施;③延续生命支持(prolonged life support,PLS):包括呼吸系统、循环系统、泌尿系统、消化系统、中枢神经系统监护及相应的去病因和对症治疗。

一、基础生命支持

BLS 是心搏骤停后抢救的基础,开始越早,存活率越高。BLS 的基本内容包括立即识别心搏骤停、启动急救医疗服务系统(EMSS)早期心肺复苏(CPR),即按照 C-A-B 顺序,建立有效循环(circulation,C)、开放气道(airway,A)、人工呼吸(breathing,B)、使用自动体外除颤仪(automated external defibrillator,AED)除颤。

案例4-2

赵某,女性,71 岁,因"心前区不适伴气促 10 小时。"由家人陪送至急诊。就诊时神志清楚,自诉心前区不适,采血时患者突然出现意识丧失,喘息样呼吸,瞳孔散大,对光反射消失。

思考:该患者发生了什么情况?作为值班护士如何进行初步处理?

(一)基础生命支持程序

1. 识别心搏骤停 施救者到达现场后,在确保现场对患者和施救员均为安全前提下,迅速判断患者的反应,检查是否为无呼吸或仅是叹气样呼吸,同时判断有无脉搏(5~10 秒完成)。

2. 呼救和启动急救医疗服务系统 一旦判定患者意识丧失,无论能否判定有无循环,施救者都应立即实施心肺复苏,同时呼救,呼喊附近的人参与急救,或帮助拨打急救电话启动急救医疗服务系统。

3. 建立有效循环(circulation,C) 是指用人工的方法促使血液在血管内流动,将人工呼吸后带有新鲜氧气的血液从肺部血管流向心脏,再供给全身重要脏器。

(1)检查脉搏:施救者一只手按住患者的前额使其头后仰,另一只手的食指和中指找到气管,男性可先触到喉结,两指沿甲状软骨向侧下方滑动约 2~3cm 至胸锁乳突肌凹陷处,检查有无颈动脉搏动。

注意事项:①严禁同时触摸两侧颈动脉,以免造成头部供血中断;②触摸颈动脉时切忌用力过大,以免颈动脉受压,加重循环不畅;③不要压迫气管,避免加重呼吸道阻塞;④检查脉搏的时间 5~10 秒,以不延误胸外按压为宜;⑤同时检查患者脉搏和呼吸,以缩短检查心搏骤停时间,尽快开始心肺复苏。

(2)胸外心脏按压(图 4-3)和早期除颤:对于未受过培训的非专业施救者,鼓励其进行单纯胸外按压。

1)患者体位:将患者平卧在平地或硬板上,头部不得高于胸部平面。如果患者面朝下时,应将患者的头、肩和躯干作为一个整体同步翻转成仰卧位,避免躯干扭曲,双上肢置于躯干两侧,解开衣扣和腰带。

2)胸外按压部位:两侧乳头连线中点或双手放在胸骨下半部。

3)胸外按压姿势:成人双手平行重叠,保证手根部横轴与胸骨长轴方向一致。按压时肘关节伸

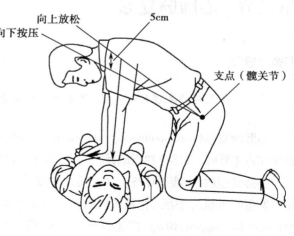

图4-3 成人胸外按压姿势

直,上肢呈一直线,以保证每次按压的方向与胸骨垂直。根据 2015 新指南,儿童按压可用单手按压胸骨中

下1/3；婴儿用2根手指或双拇指环抱法按压两乳头连线的正下方。

4）胸外按压速率：无论成人、儿童、婴儿，按压速率均为100~120次/分钟。每分钟胸外按压的次数是自主循环恢复和无神经功能障碍存活的重要决定因素。

5）胸外按压深度：成人按压深度至少达到5cm，而不超过6cm。婴儿和儿童的按压深度至少为胸部前后径的三分之一（婴儿大约为4cm，儿童大约为5cm）。

6）按压与通气比：对于成人，无论是单人施救还是双人施救，均采用30∶2按压-通气比。儿童和婴儿单人施救采用30∶2按压-通气比，双人施救时采用15∶2按压-通气比。

注意事项：①检查脉搏的时间5~10秒，如果10秒内没有明确触摸到脉搏，应开始心肺复苏，有条件时尽快使用AED；②按压过程应该是有节律的、连续的，尽量减少中断；按压和松弛时间应该相等，让胸廓完全回弹；③避免过度通气，心脏按压和人工通气按30∶2进行5个循环后再检查患者的颈动脉搏动和呼吸，如没有恢复则继续按压；④如果旁观者未经过心肺复苏培训，应进行单纯的胸外按压行心肺复苏，即仅进行胸外按压，或者按照急救调度员的指示操作；如果旁观者经过培训，有能力进行人工呼吸，应按照30∶2的比率进行按压和人工呼吸；⑤为保证按压质量，防止施救者因疲劳可能导致胸外按压过浅或过慢，建议在5个周期的心肺复苏后更换按压者，更换时间尽量在5秒内完成；⑥对于心脏原因导致的心搏骤停，单纯胸外按压心肺复苏与同时进行按压和人工呼吸的心肺复苏比较，存活率相近，因此，除非患者有可能发生窒息性骤停，例如溺水，否则更强调给予单纯胸外按压。

4. 开放气道（airway，A）　保持呼吸道通畅是进行有效人工呼吸的先决条件。开放气道后有助于患者自主呼吸，同时便于CPR时进行人工通气。在开放气道之前应先清除口腔内异物，如有义齿应取下，以防脱落阻塞气道。

开放气道的手法常见以下两种：

（1）仰头提颏法：适用于没有头或颈部创伤者。一只手以小鱼际侧下按患者前额，使头部后仰，另一只手的食指和中指置于下颏骨处，使颏上抬。注意勿用力压迫颏下软组织，否则可能堵塞气道。头部后仰的程度为下颌角、耳垂连线与地面垂直（图4-4）。

（2）推举下颌法：适用于怀疑有头或颈部创伤者。施救者位于患者头侧，将两只手分别置于患者的头两侧，肘部支撑在患者仰卧的平面上，手指置于下颌角下方，向上提起下颌。如紧闭双唇，可用拇指推开下唇，使嘴张开。如需要行口对口呼吸，则将下颌持续上托，用面颊贴紧患者的鼻孔，再进行口对口呼吸。此法效果肯定，但有一定技术难度（见图4-5）。

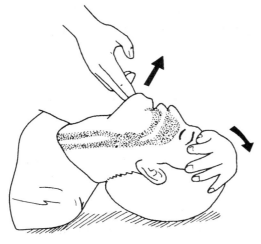
图4-4　仰头提颏法

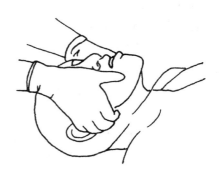
图4-5　推举下颌法

注意事项:①当没有证据表明患者头或颈部受伤时,专业救护者可使用仰头抬颏法开放气道;②对于怀疑有脊柱损伤的患者,因脊柱固定装置可能会影响气道通畅,因此应使用人工脊髓制动而不是使用制动装置,即施救者将手放在患者头部的一侧并保持不动即可。

5. 人工呼吸(breathing,B) 是指用人工方法借外力使气体进入肺脏并排出,保证机体氧的供给和二氧化碳的排出。现场急救主要采取口对口/口对鼻人工呼吸、口对面罩、简易球囊面罩通气等方法。

(1)口对口人工呼吸:开放气道,捏住患者鼻孔,施救者用口唇把患者的口全部罩住,然后正常吸一口气而非深吸气,缓慢吹气,每次吹气持续1秒,确保呼吸时胸廓起伏,并同样进行第二次人工呼吸。该方法是一种快捷有效的通气方法,但公众普遍不接受或不愿意做,故应用较少。

(2)口对鼻人工呼吸:若患者牙关紧闭不能打开、口唇创伤、口对口人工呼吸难以实施时,应推荐口对鼻通气。

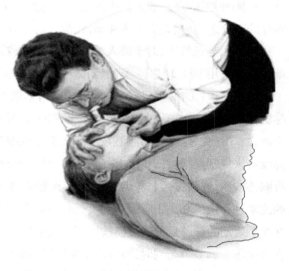

图4-6 口对面罩人工呼吸

(3)口对面罩通气:对训练有素的急救人员来说,一个适合的面罩可有效、简便地进行人工通气。单人施救者需位于在患者身体一侧,使用靠近患者头侧的手,将拇指和食指置于面罩的边缘,另一只手的拇指放在面罩的边缘,其余手指放在下颌骨缘,提起下颌,通过仰头提颏法开放其气道。用口对面罩通气,推荐采用单向阀装置,可阻止患者的呼出气体、血液或者体液进入施救者口腔。应用透明面罩便于观察到有无胃液反流(见图4-6)。

(4)简易球囊面罩通气:简易球囊面罩装置是紧急通气的主要工具,是提供正压通气的最快捷简单的方法。操作时患者仰卧位,施救者站于患者头部的正上方位置,以鼻梁作参照,把面罩用"EC"手法固定于患者口鼻处,即一只手的拇指和食指形成"C"形,将面罩边缘压到患者面部,其他3个手指形成"E"提起下颌角开放气道,另一只手挤压球囊给予人工呼吸(每次1秒),同时观察胸廓是否抬起。每次挤入500~600ml的气体,即球囊容量的1/3~1/2,使得胸廓扩张1秒,该通气量可使胃胀气的风险最小化。当松开球囊时,患者肺脏被动回缩而将肺内气体"呼"出。

注意事项:①人工通气有效的标志是吹气时可见胸廓抬高,呼气时复原;施救者吹气时可感到患者气道阻力规律性升高,听到及感觉到呼出气流;②注意过度通气可能会加重心搏骤停的后果,减少胸外按压过程中血液的流动,减少静脉血向心脏回流,因此,吹气速度和压力均不宜过大,对未建立人工气道的成年人,推荐500~600ml的潮气量,建立人工气道者则为400ml潮气量,吹气频率成人10次/分钟,婴儿、儿童为12~20次/分钟。

6. 早期除颤(defibrillation,D) 院外目击的心搏骤停最常见的初始心律是心室颤动,因此早期除颤对于心搏骤停的存活极其关键,在启动急救反应系统后,如条件允许可获得自动体外除颤仪(automated external defibrillator,AED)(图4-7),应先开始CPR,然后尽早使用AED;如为院内心搏骤停,从出现心室颤动到进行除颤,要在3min内完成。在准备除颤过程中,要持续进行CPR,直至进行除颤。

(1)自动体外电除颤:AED是一种便携式、易于操作、稍加培训即能熟练使用,且专为现场急救设计的急救设备。当患者的心律经AED内置电脑分析和确定可进行电击治疗时,按照AED的语音提示和屏幕显示操作即可。

1)操作步骤:①打开电源开关;②如果患者前胸部有水或汗应迅速擦拭,将两个电极片贴在患者裸露的胸部;③将 AED 的连接电缆接到 AED 盒上;④AED 内置电脑自动采集和分析心律失常,在分析过程中注意不可接触患者,操作者可获得机器提供的语音或屏幕信息;⑤一经明确为致命性心律失常(无脉性室性心动过速或心室颤动),语音即提示施救者按除颤键钮,如不经判断并按除颤键钮,机器不会自行除颤,以免误电击;⑥在除颤前施救者应确保无人接触患者后,按下"SHOCK"(电击)按钮;⑦电击后立即开始胸外按压,进行 2 分钟心肺复苏后,AED 将提示操作者离开患者,分析心律,重复步骤④~⑥。

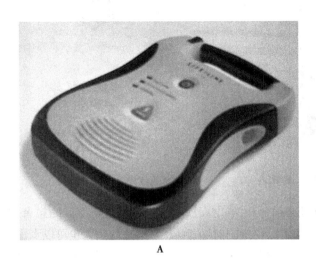
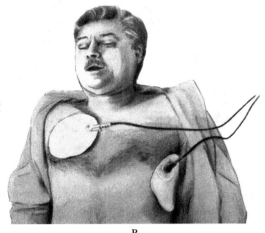

A   B

图 4-7   AED

2)注意事项:①在院外心搏骤停发生概率相对较高的公共区域,如机场、体育场馆等,建议推广 AED 项目,普及第一目击者心肺复苏并尽快使用 AED 技术,以提高院外心搏骤停存活率;②在医院内目击心搏骤停的医务人员应立即进行心肺复苏,并尽早使用可获得的 AED 或除颤器;③如果尝试使用 AED 为 1 至 8 岁儿童除颤,施救者应使用儿科型剂量衰减 AED,如没有也可使用普通 AED;④对于婴儿(1 岁以下),建议使用手动除颤器,如没有手动除颤器,需要儿科剂量衰减型 AED,如果二者均没有,可使用普通 AED,剂量是>4J/kg(不超过 10J/kg);⑤如果患者的胸毛浓密,AED 电极片将难以粘到皮肤上,AED 将不能分析患者的心律,此时,AED 将给出"检查电极"或"检查电极片"的信息,建议剃除该部位毛发,更换新电极片;⑥发生心搏骤停危险性高的患者可能已植入直接对心肌进行电击的除颤器/起搏器,作为医务人员,应马上识别这些装置(它们在上胸部或腹部的皮肤下形成硬块,表面有一道很小的瘢痕),将 AED 电极片放在植入式装置旁边至少 2.5cm 处,以免该装置妨碍对心脏进行电击。

(2)非同步电除颤:非同步电除颤已作为基本生命支持的一部分,能否成功除颤,使其存活,取决于从室颤发生到行首次除颤治疗的时间。而对于心室静止和电-机械分离患者,如果除颤时心肌活动正好处在心动周期的相对不应期,则可能形成室颤,因此必须避免除颤。值得注意的是,在室速时同步除颤非常困难,因为综合波的形态和心律失常的变化很大。因此,无脉性室速应立即行非同步电除颤,避免因试图用同步方式而延误救治时机。

1)操作方法:①患者平卧位,充分暴露胸部(必要时抹汗、剃毛);②选择非同步除颤模式,能量选择为双相波 200J,单相波 360J;③在电极板表面涂以导电凝胶;④将除颤电极放在患者心尖部和右锁骨下第二肋间,即正确放置电极板于患者胸壁,左手持 STERNUM 电极板置于患者胸骨右缘第 2 至第 3 肋间(心底部),右手持 APEX 电极板置于患者左腋前线内第 5 肋间(心尖部),再次观察心电监测,证实为室颤;⑤按下除颤电极上或控制版面上的充电按钮进行充电,等待除颤仪提示充电完成;⑥确认没有其他人员与患者有身体接触,高声提醒所有人员注意与患者保持一定的距离;⑦同时按下两个"放电"按钮。除颤仪见图 4-8。

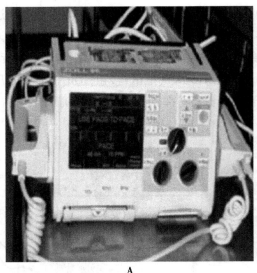 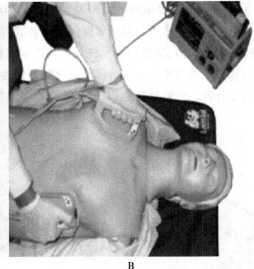

A B

图 4-8　除颤仪

2）注意事项：①除颤时两电极必须紧压于胸壁且必须分开，导电凝胶不能涂到两电极之间的患者胸壁上、施救者手上或除颤电极手柄上；②电击板的放置位置除传统的前-左侧位置外，其他位置也可以考虑，包括前-后、前-左肩胛骨下和前-右肩胛骨下；但要防止把电极板放置在植入物上（如永久性起搏器）；③放电之前确认患者身体与其他导体绝缘，提醒其他抢救人员与患者脱离接触；④如抢救现场有高浓度氧、吸入性麻醉药，须立即关闭并打开门窗通风，以防引起爆炸或火灾；⑤为心搏骤停患者除颤后无需判断是否恢复心律，应立即进行持续有效的胸外心脏按压；⑥除颤一次后立即做 5 个循环 30∶2 的心肺复苏，若仍是室颤，再除颤一次，若仍无效，则可考虑给予肾上腺素、胺碘酮等药物，必要时再除颤；⑦电击部位皮肤可有轻度红斑、疼痛，也可出现肌肉痛，约 3~5 天后可自行缓解。

（二）心肺复苏的有效指征

1. 可触摸到大动脉搏动；

2. 散大的瞳孔缩小；

3. 末梢循环改善，皮肤、口唇转红润；

4. 可测量到血压；

5. 吹气时可听到肺泡呼吸音或自主呼吸恢复；

6. 意识逐渐恢复，昏迷变浅，眼球开始活动，睫毛反射出现；

7. 导尿可见尿液不断滴出；

8. 心电图有改善。

二、高级生命支持

高级生命支持（advanced life support，ACLS）是在 BLS 的基础上应用辅助设备、特殊技术及急救药物，建立和维持有效循环和通气，并强调要找出导致心搏骤停可逆转的原因。应尽早开始，有条件者可与基础生命支持同时进行。ACLS 流程包括：①首先呼叫求助及通知急救中心；②开始施行 CAB 的急救，吸氧并连接 AED；③经 AED 检查心律后，按 AED 的语音指令进行除颤、CPR 或终止急救。在施行 ACLS 前，要确保能够提供高质量的 CPR，监测患者的脉搏、血压、呼气末二氧化碳（$ETCO_2$）≥40mmHg 及主动脉压波形。建议采用 $ETCO_2$ 监测，$ETCO_2$<10mmHg 提示心排血量不足。如条件允许，也可监测主动脉内血压，舒张期血压（DBP）<20mmHg 提示冠心灌注不足，提示要提高 CPR 的质量。

1. **畅通气道** 心肺复苏时急救人员可采用口咽通气管、鼻咽通气管、气管内导管等辅助气道,以保证气道通畅。

(1)口咽通气管:口咽通气管适用于有舌或上呼吸道肌肉松弛造成气道梗阻风险者。注意不应用于清醒或半清醒患者,因患者有咳嗽反射或呕吐反射,口咽通气管可能会诱发恶心和喉痉挛。正确的方法是应选择大小适宜的口咽通气管(长度相当于从门齿至耳垂或下颌角的距离),把口咽管的咽弯曲部分向腭部插入口腔,当其内口接近口咽后壁时(已通过悬雍垂),将其旋转180°,在患者吸气时顺势向下推送,弯曲部分下面压住舌根,弯曲部分上面抵住口咽后壁。

(2)鼻咽通气管:鼻咽通气管适用于牙关紧闭、咬伤、颞颌关节紧闭、妨碍口咽通气管置入的患者。对于非深度意识障碍患者,鼻咽气道比口咽气道的耐受性更好。注意鼻咽通气管置入有引起鼻黏膜损伤而致出血的风险,如果导管过长,有刺激声门反射引起喉痉挛、恶心及呕吐风险。

(3)食道-气管联合导管:食道气管联合导管可隔离气道,降低误吸风险并提供更为可靠的通气。对有些患者不宜行气管插管或施救者经验少时,可选择联合导管。但如果导管末端在食道或气道的位置识别错误,会导致致命后果,因此插管后确认导管位置至关重要。使用该导管的并发症有食管损伤,包括穿孔、擦伤和皮下气肿。

(4)喉罩:喉罩有充气密闭罩和通气导管组成,喉罩比面罩密闭性好,通气效果可靠,放置喉罩不需要喉镜和暴露声带,更易操作,发生反流误吸的概率少于球囊面罩通气。该方法可用于颈部创伤、不能施行气管插管以及气管插管不能达到合适位置者。

(5)气管插管:包括经口气管插管和经鼻气管插管。经口气管插管是机械通气患者的首选。气管插管利于清除气道分泌物,以保持呼吸道通畅,便于调节潮气量和使用气囊保护防止误吸。行气管插管人员必须是接受过培训有经验的医务人员,以免因技术问题导致插管时间长,而使胸外按压中断时间过久错过最佳救治时机。插管后应立即全面评估导管位置,除临床评估外,建议将持续二氧化碳波形图作为确认气管插管正确位置的可靠方法。插管后气道管理至关重要。

(6)气管切开术:对于心肺复苏术后仍需要长期建立人工气道者,行气管切开术易于清除呼吸道分泌物,减少呼吸阻力和呼吸无效腔。

2. **机械通气与氧供** 如果患者自主呼吸未恢复应尽早行气管插管,院外患者通常应用简易球囊面罩维持通气,院内患者可用呼吸机进行机械通气,根据动脉血气分析结果,调整呼吸机参数,目的是纠正低氧血症,以达到最佳通气和氧合效果。

3. **循环支持** 在不间断胸外心脏按压前提下,应尽快建立静脉通路,给予心电监护以确认心律失常类型,以便正确实施救治。

(1)电除颤:建议在医院范围内广泛应用 AED,尤其是在某些普通病房,医护人员往往不擅长分析心电图。双相波形相对于单相波形更能有效消除室颤,成人双相波电除颤可选择 200J;儿童首剂量为 2J/kg,随后的剂量为 4J/kg(不超过 10J/kg),最后可选择相等或加大剂量;对双相除颤而言,随后的剂量应该≥首剂量。单相波除颤剂量为 360J。

(2)紧急起搏:心脏起搏器是利用电子装置节律性地发放一定频率的脉冲电流,通过导线和电极的传导,刺激心肌,使其发生节律性收缩。一些严重心动过缓的患者发生宽大逸搏可突发室速甚至室颤,当常规抗心律失常药物不能抑制这些逸搏时,通过起搏增加固有心率可消除这些逸搏。在心搏完全停止时,包括心室静止和电-机械分离,起搏通常无效。

(3)开胸心脏按压:直接心脏按压是一种特殊的复苏方法,可能会为脑和心脏提供接近正常的血流灌注。实验研究表明,心搏骤停早期,经短期体外 CPR 无效后,患者直接心脏按压可提高患者的存活率。但是如果时间延迟(心搏骤停 25 分钟以后),再使用本方法并不会改善抢救结果。

1)适应证:①胸部穿透伤引起的心搏骤停;②体温过低,肺栓塞或心包填塞;③胸廓畸形,体外 CPR 无效;④穿透性腹部损伤,病情恶化并发生心搏骤停。

2)方法:于左前外侧第 4 肋间切口,以右手进胸,大鱼际肌和拇指置于心脏前面,另外四个手指和手掌放在心脏后面,以 80 次/分的速度有节律地挤压心脏。

4. 药物治疗 药物治疗可增加心肌血液灌注量、脑血流量;提高室颤阈或心肌收缩力,为除颤创造条件;减轻酸中毒,使血管活性药物更好发挥作用。

(1)给药途径:以静脉途径为主,心搏骤停时应首先至少开通两条外周静脉通路,因为建立颈内或锁骨下静脉通路会受胸外按压的干扰。如果在静脉建立之前已完成气管插管,可采用气管给药但不推荐首选。若未建立静脉途径也可采用骨内给药,但所需药物剂量稍大,特别是肾上腺素,主要适用于小儿。至于心内给药,因需终止 CPR 和通气,或增加冠脉损害、心包堵塞和气胸的危险,故目前已基本不采用。

1)中心静脉与外周静脉用药:为保证复苏用药准确并迅速进入血液循环及重要脏器,必须建立可靠的静脉通路。心搏骤停前,如无静脉通路,应首选建立周围静脉(肘前或颈外静脉)通路,或经肘静脉插管到中心静脉。因为虽然外周静脉用药较中心静脉给药的药物峰值浓度低、起效循环时间较长(外周静脉给药到达中央循环时间需 1~2 分钟),但建立颈内或锁骨下等中心静脉通路往往会受胸外按压术的干扰,而外周静脉穿刺易操作,并发症少,且不受心肺复苏术的干扰。而且如果外周静脉给药时在 10~20 秒内快速推注 20ml 液体,往往可使末梢血管迅速充盈,缩短起效时间。如果电除颤、周围静脉给药均未能使自主循环恢复,在急救人员有足够经验的前提下,可考虑建立中心静脉。

2)气管给药:如在静脉建立之前已完成气管插管,某些药物可经气管插管或环甲膜穿刺注入气管,可迅速通过气管、支气管黏膜吸收进入血循环。但药物可被气管内分泌物稀释或因气管黏膜血循环不足而吸收减慢,需用大剂量,因此不作为给药的首选。

(2)常用复苏药物

1)盐酸肾上腺素(epinephrine Hydrochloride)

适应证:适用于无脉性室性心动过速(ventricular tachycardia,VF)、心室颤动、无脉心电活动(pulse ecg activities,PEA)及心脏停搏所引起的心搏骤停。用药方法:多采用标准剂量肾上腺素(即 1mg)静脉推注或骨髓腔内注射,每 3~5 分钟重复一次,如果没有静脉和骨髓腔内通道,气管内给药的剂量为 2~2.5mg,并用 10ml 注射用水或生理盐水稀释。

2)阿托品(atropine)

适应证:适用于不稳定有症状的心动过缓,但已不再用于无脉性心电活动或心搏骤停时。

用药方法:静脉注射 0.5~1mg,按需可 1~2 小时一次,最大用量为每次 2mg。

3)胺碘酮(amiodarone)

适应证:折返引起的室上性心动过速(SVT);对电除颤、CPR 和血管收缩药物无反应的 VF 和无脉性 VT,可能改善对除颤的反应;异位房性节律经旁路引起的快速心室率。

用药方法:150mg 静脉注射(按 3mg/kg 计算),无效可再次予 150mg 重复用药;如果需要静脉滴注维持,则开始用药后的前 6 小时以 1.0mg/min 速度静滴,6 小时后以 0.5mg/min 速度维持。

4)盐酸利多卡因(lidocaine hydrochloride)

适应证:利多卡因在心搏骤停时可作为胺碘酮的替代药物。用于 VF 或无脉性 VT。

用药方法:静脉注射,起始剂量为 1.0~1.5mg/kg,如 VF 或无脉性 VT 仍持续,可考虑每隔 5~10 分钟追加 0.5~0.75mg/kg,直至最大量 3mg/kg。

5)镁剂(magnesium)

适应证:如心律为扭转性型室速或疑似低镁血症时,可应用镁剂。

用药方法:1~2g 镁加入 5%葡萄糖注射液(GS)10ml 液体中,于 5~20 分钟内静脉或骨髓腔内注射;如果尖端扭转型室速患者脉搏存在,可将 1~2g 镁加入 5%GS50~100ml 液体中,于 5~60 分钟内缓慢静脉滴注。

6) 碳酸氢钠(sodium bicarbonate)

适应证:非一线药物,适用于原有代谢性酸中毒、高钾血症、抗抑郁药物过量等;用胸外按压、除颤、建立人工气道、辅助呼吸、血管收缩剂无效,且抢救 10 分钟后,才考虑应用碳酸氢钠。

用药方法:1mmol/kg 起始量,根据血气分析结果调整碳酸氢钠的用量。

5. 心电监护和血流动力学监测 CPR 开始后,应进行心电监护和必要的血流动力学监测,以尽快明确引起心搏骤停的原因,及时采取相应的急救措施,并可判断药物及电击除颤治疗的效果。

三、延续生命支持

案例4-3

李某,男,22 岁,因"梅毒"在门诊注射室肌肉注射青霉素 2g,分两次注射(皮试阴性)。肌注青霉素 1g 后患者出现面色苍白,冷汗,立即安置患者入抢救室抢救,护士给患者吸氧时,患者突发意识丧失、发绀、心跳呼吸骤停,医生立即给予胸外按压、气管插管接呼吸机辅助通气,同时护士遵医嘱皮下注射肾上腺素 1mg,建立静脉通路,予以静注地塞米松及其他抢救药物,2 分钟后患者心跳呼吸恢复,心电监护示窦性心律 116 次/分,呼吸 24 次/分,血压 98/63mmHg,意识恢复。

思考:导致该患者出现上述异常症状的原因是什么?

(一)多器官功能支持

1. 维持循环功能 心搏恢复后,往往伴有血压不稳定或低血压状态。因此应严密监测心率、血压、ECG、中心静脉压(central venous pressure,CVP)等,可将 CVP、动脉压和尿量三者结合起来分析指导输液治疗。根据情况对肺毛细血管楔压(pulmonary capillary wedge pressure,PCWP)、心排出量(cardiac output,CO)、外周血管阻力等进行监测。循环停止后,脑血流的自主调节功能丧失,脑血流量依赖于脑灌注压,故应维持平均动脉血压正常或稍高于正常水平,在整个昏迷期间维持于 12kPa,以恢复脑循环和改善全身组织灌注。同时血压过高加重脑水肿,血压过低加重脑及其他组织缺血缺氧。

2. 维持呼吸功能 心脏复跳后,自主呼吸可以恢复,也可能暂时没有恢复。若自主呼吸恢复较早,则表明脑功能愈易于恢复。无论自主呼吸是否恢复,都要给予呼吸支持直到呼吸恢复正常。维持呼吸道通畅、充分通气和供氧才能保证全身脏器,尤其是脑的氧供。患者恢复循环以后,应监测其 SaO_2,调节吸氧浓度(FiO_2),以确保 $SaO_2 \geq 94\%$,部分患者需要机械通气和高浓度氧疗,注意避免过度通气,应维持 $PaCO_2$ 35~45mmHg。注意防治肺部并发症,如肺炎、肺水肿导致的急性呼吸衰竭。

3. 防治肾功能衰竭 心脏停搏时缺氧,复苏时的低灌流、循环血量不足、肾血管痉挛及代谢性酸中毒等,均将加重肾脏负荷及肾损害,而发生肾功能不全。主要措施:①补足血容量,保证肾脏灌注,及时纠正缺氧和酸中毒;②留置尿管,监测每小时尿量,定时监测血尿、尿素氮和肌酐浓度,血、尿电解质浓度,鉴别肾功能衰竭的原因,给予相应处理;③当出现少尿或无尿肾衰时,甘露醇要慎用,建议选用速尿,可增加肾血流量和肾小球率过滤。

4. 防治胃肠道出血 应激性溃疡出血是复苏后胃肠道的主要并发症。对肠鸣音未恢复的患者留置胃管,行胃肠减压和监测胃液 pH 值。为防止应激性溃疡发生,常规使用抗酸药和保护胃黏膜制剂。一旦出现消化道出血,按消化道出血处理。

5. 维持体液、电解质及酸碱平衡 维持正常的血液成分、血液电解质浓度、血浆渗透压以及正常的酸碱平衡,对重要脏器特别是脑的恢复和保证机体的正常代谢是必不可少的。注意纠正血浆胶体渗透压在2kPa 以上,血清渗透压在 280~330mOsm/L 之间;血糖宜控制在 5.5~16mmol/L 之间。

6. 预防感染 心搏骤停后由于机体免疫功能下降,容易诱发全身性感染。复苏后意识尚未恢复的患者,或由于抽搐、较长时间处于镇静和肌松药等作用下,患者易发生反流、误吸而导致肺部感染;长期留置尿管易导致尿道感染等,患者一旦感染,将会加重脑缺氧,甚至导致多器官功能障碍综合征。因此,应使用广谱抗生素预防感染,同时加强基础护理。

(二)脑复苏措施

脑复苏措施包括降低脑代谢、改善脑供血、防止钙内流、减少氧自由基产生及清除等。

1. 低温治疗 低温可降低脑代谢,减轻脑水肿,稳定细胞膜,维持离子内环境稳定,抑制氧自由基的产生与脂质过氧化反应,减少兴奋性氨基酸的释放,抑制破坏性酶反应等,从多方面对脑缺氧起到保护作用。在缺氧的最初 10 分钟内是降温的关键时间。

(1)降温:以头部冰帽降温配合体表物理降温。当体温达到预期温度后,可仅用头部冰帽维持低温状态。采用头部冰帽降温,脑温比直肠温低 2~4℃;体表降温可采用大血管处放置冰袋,或垫以冰毯。冬眠药物有助于降温及防止物理降温进程中的寒战反应,但需注意氯丙嗪有增加心率和降低血压的作用;哌替啶可抑制呼吸,要慎用。

(2)降温的原则及注意事项

1)及早降温:自主循环恢复后实施越早越好。力争在抢救开始 5 分钟内使用冰帽头部降温,30 分钟内将体温降至 37℃ 以下,在数小时内逐步降至所需温度。

2)深度降温:以头部降温为主。患者头部戴冰帽,配合腹股沟、腋窝部放置冰袋,以尽快降低脑温。用4℃冰生理盐水 1000ml 快速滴注,维持体温 32~34℃,持续 24~48 小时。

3)持续降温:坚持降温至皮层功能恢复,其标志是听觉恢复。持续时间根据病情而定,一般需要 2~3天,严重者需一周以上。

4)缓慢升温:待四肢协调活动和听觉等大脑皮层功能开始恢复后才进行复温,以每 24 小时温度回升1℃ 为宜。

2. 脱水综合疗法 利尿脱水是减轻脑水肿、改善脑循环的重要措施,甘露醇是高渗性脱水药,它不通过血脑屏障,可将脑内水分吸入血管内,经肾排出而产生明显脱水效果。甘露醇用量为每次 0.5g/kg,2~3次/天,快速静滴后 30 分钟作用最强,可持续 4~6 小时,对怀疑颅内出血、脑血管瘤或畸形者慎用或不用甘露醇。除甘露醇外,还可利用呋塞米和地塞米松加强利尿脱水作用。临床上利尿脱水应达到:①最初 72 小时争取摄入量小于尿量 500~1000ml;②两眼球稍凹陷,眼球张力降低;③皮肤弹性降低,但血压仍能维持;④中心静脉压正常,血红蛋白及血球压积不过高。

3. 促进脑内血流再灌注 复苏早期维持血压正常或稍高于正常,可促进脑内血流量。血液稀释可降低血液黏度、血细胞比容、红细胞及血小板凝聚性,使心排出量增加,末梢血管阻力下降,从而使脑血流量增加。临床上可用平衡液和低分子右旋糖酐静脉滴注作适当的血液稀释。

4. 控制抽搐 心跳恢复后由于脑损害、脑水肿,可出现抽搐。抽搐会增高机体代谢率、增加氧耗量,并影响呼吸,升高体温,从而加重脑损害,因此,必须使用药物制止抽搐。临床上可选安定、硫喷妥钠或苯妥英钠静脉注射或静脉滴注,对于顽固发作者,必要时可用非去极化类肌松剂。

5. 肾上腺皮质激素 肾上腺皮质激素具有降低毛细血管通透性,维持血脑屏障完整性,稳定生物膜,清除自由基,促进利尿,使脑脊液形成减少,从而减轻脑水肿等作用。临床上一般短时间内大剂量应用,通常选择地塞米松,也可选用短效的甲泼尼龙,一般应用 3~4 天。注意肾上腺皮质激素的副作用,如诱发上消化道出血等。

6. 脑保护药物的应用

（1）促进代谢药物：ATP、精氨酸能增加钾离子内流，促进钠离子流出细胞，ATP 与精氨酸配合使用作用更好。其他药物如辅酶 A、辅酶 Q_{10}、细胞色素 C 等也可配合使用。尽管脑内葡萄糖浓度增高虽可提供更多的代谢底物，但可引起严重脑内乳酸蓄积，加重脑水肿及神经细胞死亡，故在治疗时，尽量少用葡萄糖液，同时监测血糖，保持血糖处于正常水平。

（2）钙离子通道阻滞剂：由于脑缺血再灌注损害主要是由于细胞内钙离子增高触发一系列病理生理反应所致。钙通道阻滞剂如尼莫地平、维拉帕米、利多氟嗪等对缺血再灌注的脑损伤有脑保护作用。

（3）氧自由基清除剂：由于氧自由基及其触发的生物膜脂质过氧化反应在缺血性脑损害中起重要作用，所以应用氧自由基清除剂与铁离子螯合剂可抑制氧自由基的产生、扩散，中和氧自由基，阻抑脂质过氧化反应的进行，从而减轻缺血后脑损害。甘露醇、维生素 E、维生素 C 有自由基清除作用。

7. 高压氧治疗

高压氧可明显升高动脉血氧分压、氧含量和氧弥散能力，使全脑组织与脑脊液氧分压显著增高；高压氧还可使脑血管收缩，降低颅内压。应在复苏早期尽快使用。

（三）ICU 监护

对于心搏骤停后的患者，应持续性地给予综合的、整体的、多学科的系统性治疗。心搏骤停后治疗的初始和后期的关键目标包括：使自主循环恢复后的心肺功能和其他重要器官的灌注最优化。转运到综合性的具有心搏骤停后系统治疗能力的医院或重症监护中心。

（吴淑华）

学习小结

《2015AHA 心肺复苏和心血管急救指南更新》中重点指出，高质量心肺复苏可大大提高患者存活机会。完整的心肺复苏包括基础生命支持（BLS）、高级生命支持（ACLS）和持续生命支持（PLS）三个阶段，BLS是心肺复苏的基础，基本内容包括立即识别心搏骤停、启动急救医疗服务系统、早期心肺复苏和迅速使用 AED 除颤。心肺复苏的顺序为 C-A-B，即建立有效循环（C）、开放气道（A）、人工呼吸（B）。

无论成人、儿童还是婴儿，胸外按压速率均为 100~120 次/分钟，按压深度成人至少 5cm，不应超过 6cm，儿童至少为胸部前后径的 1/3 约 5cm，婴儿至少为胸部前后径的 1/3 约 4cm，每次按压后使胸部充分回弹，胸外按压尽量减少中断，如必须中断，时间限制在 10 秒以内。针对成人，未置入高级气道之前的按压-通气比率为 30∶2，针对儿童与婴儿，一名施救者按压通气比率为 30∶2，两名施救者为 15∶2；一旦置入高级气道，无须限定按压-通气比率，只需以 100~120 次/分钟的速率持续按压，每 6 秒给予 1 次呼吸（每分钟 10 次呼吸）即可。每次呼吸持续 1 秒，使胸廓隆起，避免过度通气。

当条件允许可以立即取得 AED 时，对于有目击的成人院外心搏骤停者，应尽快使用除颤器。对于非目击院外心搏骤停者，应在获取或准备 AED 时进行心肺复苏，一旦设备可供使用应尽快除颤。对于院内有心电监护的心搏骤停患者，从心室颤动到给予电击不应超过 3 分钟。施救者应持续给予基础生命支持，直到高级生命支持医务人员到达。

复习参考题

1. 完整的心肺脑复苏包括哪三个阶段？
2. 《2015 AHA 心肺复苏和心血管急救指南更新》中基础生命支持阶段有哪些具体技术操作与前一版有所不同？

第五章　常见急症的观察与护理

5

学习目标	
掌握	急症的症状和体征；常见急症的护理措施。
熟悉	常见发热热型及伴随症状；昏迷、抽搐、呼吸困难、咯血、呕血和便血、胸痛、急性腹痛患者的诱因、症状、体征。
了解	如何根据各种急症患者的病情，做出初步判断。

第一节 发热

正常人体温受下丘脑体温调节中枢的控制,通过神经、体液因素调节产热与散热过程而保持相对恒定,使体温维持在37℃左右。在某种情况下,体温中枢兴奋、功能紊乱或产热过多、散热过少,致使体温超过正常值0.5℃或一昼夜体温波动在1℃以上时,即为发热(fever)。发热是急诊最常见的症状之一。

一、护理评估与判断

(一)病史与诱因

1.病史

(1)现病史:包括起病缓急、发热程度、发热前有无寒战、高热还是低热、发病前有无诱因。每日温差波动情况,发热持续的时间、伴随症状,退热过程是骤退或渐退,自动退热或用药后退热。

(2)流行病史:对高度怀疑传染病或流行病者,应重点询问患者所在地区、相关接触史、预防接种史和当地流行情况,注意发病季节。

2.诱因 发热的致热因素很多,最常见的是感染性发热。传统上把能引起人体发热的物质,通称为致热原。致热原大致可分为三种:①内源性致热原:是由中性粒细胞和单核细胞释放的致热物质,又称白细胞致热原;②外源性致热原:是各种病原体的毒素及其代谢产物,其中以内毒素最常见;③类固醇致热原:一般与原胆烷醇有关。后两种致热原都不直接作用于体温中枢,而最终的致热因素是白细胞致热原。当白细胞吞噬坏死组织或与外源性致热原、类固醇致热原、抗原-抗体复合物等接触时,则产生和释放内源性致热原,作用于体温调节中枢而引起发热。其他因素(如物理、化学因素)可直接或间接作用于丘脑下部的体温调节中枢,引起体温调节功能受损导致发热。一般来说,发热是人体患病时的一种病理生理反应。

发热常见诱因临床上大致分为两大类:感染性发热和非感染性发热。

(1)感染性发热:是最常见的发热病因,临床上以各种病原体如病毒、细菌、支原体、衣原体、立克次体、螺旋体、真菌、寄生虫等微生物感染常见。

1)病毒性感染:见于流行性感冒、病毒性肝炎、乙型脑炎、流行性出血热、麻疹、风疹、脊髓灰质炎、传染性单核细胞增多症、流行性腮腺炎、水痘、巨细胞病毒感染、登革热、非典型肺炎(SARS)、中东呼吸综合征、人感染高致病禽流感等。

2)细菌性感染:见于肺炎、化脓性扁桃体炎、肾盂肾炎、结核杆菌感染、胸膜炎、细菌性痢疾、伤寒、猩红热、白喉、丹毒、炭疽、军团菌病、布氏杆菌病等。

3)真菌感染:念珠菌病、霉菌性肺炎、隐球菌病、曲菌病等。

4)支原体、衣原体感染:肺炎支原体肺炎、鹦鹉热等。

5)螺旋体感染:钩端螺旋体病、回归热等。

6)立克次体感染:斑疹伤寒、恙虫热等。

7)寄生虫感染:疟疾、血吸虫病、阿米巴肝脓肿等。

8）混合感染：由两种或两种以上病原体引起的感染，如病毒与细菌感染、细菌与寄生虫感染等。

（2）非感染性发热

1）无菌性坏死物质的吸收：如各种肿瘤、血液病、血管栓塞或机械性、物理性或化学性损害所引起的组织坏死及细胞破坏。

2）抗原-抗体反应：如风湿热、药物热、血清病、结缔组织病等。

3）内分泌与代谢障碍性疾病：如甲状腺功能亢进、大量脱水，前者主要引起产热过多，后者主要引起散热减少。

4）体温调节中枢功能紊乱：由于物理性（如中暑）、化学性（如重度安眠药中毒）或机械性（如脑溢血、硬脑膜下出血、脑震荡、颅骨骨折）等因素直接损害体温调节中枢，使其功能失常而引起发热。

5）神经官能症：由于自主神经系统功能紊乱而影响正常体温调节，常表现为低热。诊断时应首先排除各类疾病后才能确定。

6）热量平衡失调，产热过多：如甲亢、癫痫持续状态等，散热障碍如烧伤后广泛性瘢痕、严重鱼鳞藓、广泛性皮炎等。

7）类固醇致热原发热：如慢性腺癌、慢性严重肝病、原胆烷醇酮治疗肿瘤等，多为低热。

整体评估流程见图5-1。

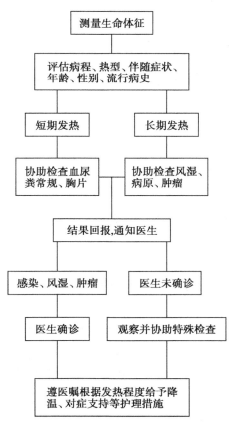

图5-1　发热的护理评估流程

中东呼吸综合征

中东呼吸综合征(Middle East respiratory syndrome,MERS)是 2012 年 9 月发现的由一种新型冠状病毒引起的发热呼吸道疾病。世界卫生组织将该冠状病毒命名为中东呼吸综合征冠状病毒(Middle East respiratory syndrome coronavirus,MERS-CoV)。中东呼吸综合征最常见的临床表现是发热、畏寒或寒战、干咳、气短、头痛和肌痛。其他症状包括咽痛、鼻塞、恶心、呕吐、头晕、咯痰、腹泻和腹痛。重症患者往往开始表现为发热伴上呼吸道症状,但是在一周内快速进展为重症肺炎,伴有呼吸衰竭、休克、急性肾功能衰竭、凝血功能障碍和血小板减少。对确诊病例实行隔离治疗,同时对参与救治的医护人员实施有效防护措施。对于疑似病例,在尚未明确排除中东呼吸综合征冠状病毒感染前,也应当实施隔离医学观察和治疗,并做好感染防护,直至患者发热、咳嗽等临床症状体征消失,或排除感染中东呼吸综合征冠状病毒。

发热的程度	低热□	中等热□	高热□	超高热□		
发热热型	稽留热□	弛张热□	间歇热□	波状热□	回归热□	不规则热□
发热伴随症状	头痛、意识障碍□	寒战□	关节痛□	皮疹□	淋巴结肿大□	
	皮肤黏膜出血□	疱疹□	腹痛、腹泻□	咳嗽、咳痰□		
	尿频、尿急、尿痛、腰痛□		结膜充血□	其他□		
生命体征	体温 ℃	脉搏 次/分	呼吸 次/分	血压 mmHg		
异常化验指标	血常规	尿常规	便常规	血生化		
	血培养	尿培养	其他			
异常检查结果	X 线	B 超				
	CT	活体组织病理	其他			

二、主要护理措施

(一)体温低于 39.0℃

体温低于 39.0℃、持续时间不长、原因不明,又无严重疾病者,一般不急于解热,若过早解热,会掩盖病情,贻误急救时机。但患者感觉明显不适,或为肿瘤发热、心肌梗死、心脏手术、小儿体温达 38.5℃ 时,应及时适当给予解热。

(二)体温 39.0℃以上

遇高热中暑、高热惊厥、高热谵妄、高热伴休克、高热伴心功能不全、体温高于 40.0℃ 时应作紧急降温处理。具体降温措施包括:

1. **物理降温** 用冰袋冷敷头部或置于腋下、腹股沟、颈部等大血管处,每 10~15 分钟更换 1 次。体温超过 39.5℃ 时,给予温水擦浴,用 30~39℃ 温水擦四肢,或用 50% 乙醇擦胸、背和颈部,或用 1% 冷盐水灌肠,婴儿每次 100~300ml,儿童 500ml。对于高温中暑或过高热(41℃)可采用冰水灌肠(4℃),将患者置于冰水浴盆中或空调病房内,迅速将体温降至 38.5℃ 是治疗超高热的关键。患者出现寒战高热时,应遵医嘱及早抽取血培养送检,并给予患者保暖。

降温时应注意:

(1)冷敷不应长时间在同一部位,最长不得超过 30 分钟,以防冻伤。

(2)降温过程中注意观察周围循环情况,出现脉搏细速、面色苍白、四肢湿冷时,禁用冷敷,以免出汗过多或血管过度扩张引起虚脱或休克。

(3)擦浴时禁忌擦拭胸前区、腹部、后枕部、足心部,以免引起反射性的心率减慢、腹泻;对全身发疹或有出血倾向的患者禁忌擦浴降温。

（4）应用冬眠疗法降温前,应先补充血容量。

（5）使用冰帽时,双耳及后颈部应垫上干毛巾或棉布,以免发生冻伤。

（6）使用冰毯垫于患者臀部,不要触及颈部,以免因副交感神经兴奋而引起心跳过缓。使用冰毯降温时应密切监测患者体温、心率、呼吸、血压变化,每半小时测量一次。定时翻身擦背,避免低温下皮肤受压,血流循环速度减慢,发生皮肤的压力性损伤。

2. 药物降温　视发热程度可采用口服或肌注解热镇痛药,常用的有乙酰水杨酸(阿司匹林)、复方氨基比林(安痛定)。亦可采用安乃近滴鼻。惊厥或谵妄可应用冬眠疗法,按病情可采用冬眠 I 号(氯丙嗪 50mg、异丙嗪 50mg、哌替啶 100mg)肌注或加入 5% 葡萄糖液 250ml 静滴。

（三）对症处理

1. 休息与生活护理　发热患者应卧床休息,减少耗氧量,缓解头痛、肌肉酸痛等症状。病房保持安静,环境适宜,室温 18~20℃,湿度 50%~60%。

2. 补充能量,保证充足易消化的营养食物　包括维生素,口服 0.9% 盐水加白糖水。高热时迷走神经兴奋性降低,胃肠活动减弱,消化吸收功能差。同时分解代谢增加,水分和营养物质大量消耗,致使入量不足、营养缺乏,因此应给予高热能、高蛋白质的流质或半流质饮食。

3. 鼓励患者多饮水,或经静脉补充水分、营养物质及电解质,预防脱水和水电解质紊乱。

4. 保持清洁和舒适

（1）加强口腔护理,补充水分：发热时由于唾液分泌减少,口腔黏膜干燥,利于病原体生长,易出现口腔感染。

（2）加强皮肤护理：退热时大量出汗,应随时擦干汗液,更换床单和衣服,防止受凉,保持皮肤的清洁干燥,对于长期持续高热卧床者,应协助患者更换体位,防止压力性损伤发生。

5. 安全护理　高热患者有时出现躁动不安、谵妄,应防止跌倒、坠床,必要时予以床档保护,或使用约束带固定患者。

（四）体温监测

对高热患者应每 4 小时测量 1 次体温,体温降至 38.5℃ 以下时,体温改为每天测量 4 次,待体温降至正常 3 日后,可改为每日测量 1~2 次。

（五）接触高度传染性发热患者时的个人防护

1. 潜在污染区　戴医用一次性工作帽、医用防护口罩,穿工作服(裤)以及工作鞋,皮肤有破损时,戴乳胶手套。

2. 污染区　在潜在污染区防护的基础上,加戴护目镜或防护面罩和乳胶手套、穿医用防护服(或隔离衣)和鞋套；给患者实施吸痰、气管插管或气管切开时,可将医用防护口罩和护目镜更换为戴医用防护口罩或全面型呼吸防护器。所有防护用品使用后均应放入指定的容器内。

案例5-1

　　杨某,女,12 岁,发热、咽痛 3 日。患者称其弟弟 1 周前曾有过相同症状,患者无寒战,自服抗病毒口服液无明显好转,近 1 日来体温逐渐上升,最高达 39.1℃,咽痛、咳嗽加重,遂来我院急诊就诊。患者无过敏史,否认近期有恶心、呕吐、腹泻症状,否认近期外出旅行,近期未行儿童免疫接种。

　　思考：1. 接诊护士应首先给患者做什么护理评估?

　　　　　2. 初步判断患者属于什么诱因引起的发热?

亚低温治疗仪护理操作流程及考核评分标准

达标原则：正确连接，温度设置符合要求，正确判断及处理报警，掌握相关知识，熟悉消毒处理流程。

项目	项目分类	操作流程	标准分	扣分细则	得分
操作准备（6分）	着装	仪表端庄，服装整洁	3分	未做到一项扣1.5分	
	用物	用物准备：亚低温治疗仪、一次性护理垫、中单。物品齐全，放置有序	3分	缺一样用物扣1分，放置不整齐扣1分	
操作前评估（9分）	核对	携用物至床旁，评估病室环境，向清醒患者自我介绍，核对患者	3分	未评估扣1分、未核对扣2分，评估不全扣1分	
	解释	向患者解释，取得患者配合	3分	未解释扣3分	
	评估	评估患者病情、意识、生命体征、局部组织状态，皮肤情况	3分	未评估扣3分，评估少1项扣1分	
操作要点（40分）	环境	关闭门窗，保证室内温度适宜，为患者进行遮挡	2分	未保护患者隐私扣1分，温度不适宜扣1分	
	连接设备	洗手，铺好冰毯及冰帽，垫中单于降温毯上。用连接管将主机管接头与冰毯、冰帽相应部位连接好，注意螺扣松紧适宜	12分	未洗手扣2分，未铺平扣5分，管道连接错扣5分	
	加水	在主机背后找到加水口，加入75%酒精，再加入蒸馏水或灭菌注射用水，比例为1:1，观察浮标的位置	8分	未加水扣5分，液体配置不当扣3分	
	连接	连接电源，开机，将温度传感器一端插入主机侧板传感器插口，将另一端放入患者腋下（或插入肛门）	8分	传感器连接错误扣4分，放错部位扣4分	
	水温	调节水温，调节体温报警上限及下限	6分	参数调节错误一项扣2分	
	启动	按启动键，亚低温治疗仪开始工作，显示患者当前体温	4分	未启动扣4分	
常见故障及报警处理（15分）	处理	掌握水位报警的观察及处理	4分	未掌握扣4分	
		掌握使用降温毯后温度不下降的处理	3分	温度不下降扣3分	
		掌握温度监测不准确的处理	4分	监测不准确扣4分	
		掌握机器不工作的处理	4分	故障处理不当扣4分	
保养及消毒（10分）	消毒处理	熟悉保养及消毒处理流程	10分	未消毒扣4分，流程错误扣6分	
整理（5分）	整理	整理床单位，清理用物、消毒液擦手	5分	未做到一项扣2分	
综合素质（15分）	综合考评	手法熟练	3分	不熟练扣3分	
		按时完成	3分	未完成扣3分	
		沟通能力	3分	沟通不当扣3分	
		动手能力、条理性	3分	欠缺条理性扣3分	
		心理素质	3分	心理素质不好扣3分	
总分：100		得分			

第二节 昏迷

问题与思考

对于收治的急诊昏迷患者,护士应如何进行初步评估与护理?

昏迷(coma)是意识障碍的严重阶段,是由于脑部外伤、脑血管疾病、感染、中毒等各种原因导致的患者脑功能严重受损而引起的一种临床症状。表现为意识的持续中断或完全丧失,随意运动消失、对外界的刺激及反射活动等反应迟钝或消失。急诊科首诊患者中超过 2% 属于神志昏迷,其中 1/4 以上具有死亡风险,因此昏迷患者的急诊抢救对医务人员而言是一项重大挑战,而护理人员对昏迷患者科学的评估与照护对改善预后意义重大。

一、护理评估与判断

(一)病史与病因

1. 病史

(1)起病情况:重点了解昏迷发病的缓急及发病过程。急性起病者常见于脑外伤、感染、中毒、脑血管病及休克等。

(2)首发症状:首发昏迷提示颅内病变居多。若是病程中出现,则应了解昏迷前的原发疾病。如糖尿病患者可出现高渗昏迷和低血糖昏迷,肝硬化患者可出现肝昏迷,甲亢患者可出现甲亢危象等。

(3)伴随症状:昏迷伴脑膜刺激征可见于蛛网膜下腔出血、脑膜炎等;头痛呕吐伴偏瘫可见于颅脑外伤和脑占位病变;昏迷伴体温过低可见于休克和中毒等;昏迷伴抽搐常见于癫痫和高血压脑病等。

(4)发病现场:现场有高压线断落应考虑有电击伤可能;晨起昏迷并且室内有煤炉或煤烟味应考虑一氧化碳中毒;观察现场有无安眠药瓶、未服完的药片、敌敌畏或农药等,同时应注意呕吐物的气味,以早期发现农药、安眠镇静药、有毒植物等中毒。

(5)发病年龄和季节:中老年患者有高血压病史者多见于脑出血;青壮年以脑血管畸形居多。儿童春季发病者常见于流行性脑炎;夏秋常见于流行性乙型脑炎、细菌性痢疾和中暑等。冬季常见于一氧化碳中毒等。

(6)既往史:有无可引起昏迷的原发疾病,如糖尿病、肾病、肝病、严重心肺疾病等。对短暂昏迷患者,应注意癫痫或晕厥等疾病。

2. 病因 昏迷的病因很多,主要见于颅脑疾病和全身性疾病引起脑功能失调。

(1)颅脑疾病

1)颅内感染性疾病:如脑膜炎、脑炎、脑脓肿等。

2)脑器质性疾病:如颅脑外伤、脑出血或脑梗死、颅脑肿瘤、脑寄生虫病、脑血管疾病、癫痫发作等。

(2)全身性疾病

1)感染性疾病:如感染性休克、败血症、脓毒血症等。

2)各脏器功能障碍晚期:如肝性脑病、肾性脑病、肺性脑病、心脏疾病、内分泌疾病等。

3)中毒:如农药中毒、药物中毒、一氧化碳中毒、氰化物中毒、二氧化碳麻痹等。

4)急性发作的各种功能性疾病:如急性心因性反应、癔症、急性精神分裂症及情感性障碍等。

5)物理性损害:如中暑、淹溺、触电、低温等。

6)其他:高血糖、低血糖、缺氧以及各种原因所致的水与电解质紊乱等。

此外,对于昏迷患者病因的评估,还可从创伤与非创伤性昏迷两方面进行分类,整体评估思路见图5-2。

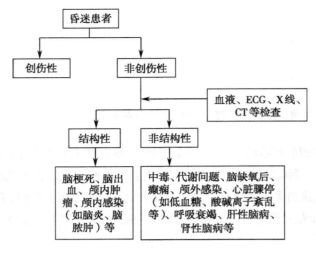

图 5-2 昏迷患者病因的评估

相关链接

意识障碍的类型

意识障碍是指对周围环境以及自身状态的识别和觉察能力出现障碍,多由高级神经中枢功能活动受损所引起。常见的意识障碍类型有:

1. 意识内容改变

(1)意识模糊(clouding of consciousness):属轻度意识障碍,主要是觉醒与认知功能方面障碍,表现为嗜睡、眼球活动及眨眼减少,注意力不集中,思维迟钝且不清晰,只注意目前关心的事物,对外界不能普遍关注,对于总体状况不能把握。

(2)谵妄状态(delirium):又称急性神经错乱状态,患者意识清晰度降低,对客观环境的意识能力及反应能力均下降,表现为对周围的时间、地点、人物定向力及自制力均发生障碍。理解和判断失常,常产生错觉或幻觉,并伴有紧张、恐惧的情绪。

2. 意识水平的改变

(1)嗜睡(drowsiness):对周围事物无主动关心与兴趣,表现为持续性睡眠状态,但可唤醒;唤醒后回答问题正确,停止呼唤后立即进入睡眠状态。

(2)昏睡(stupor):患者的觉醒水平、意识内容和随意运动均明显降低。在大声呼喊、压眶、针刺等强烈刺激下可有较强反应并能短暂觉醒,但不能正确回答问题,继之很快入睡。

(3)醒状昏迷(vigil coma):属于特殊类型的意识障碍。表现为双目睁开,眼睑开闭自如,但思维、情感、记忆、意识及语言活动均完全消失,对外界环境不能理解,毫无反应,肢体无自主运动,呈现意识内容消失。

(4)昏迷(coma):是最严重的意识障碍,分为浅昏迷、中度昏迷和深昏迷三个等级。昏迷的深浅与疾病严重程度密切相关。

(二)症状与体征

1. 因发生昏迷的原因不同,昏迷患者的临床表现各异,应严密观察生命体征、肢体活动以及神经系统反应。

(1)体温:高热患者应注意严重感染、中暑、脑桥出血、阿托品中毒等;低体温患者需注意休克、黏液水肿、低血糖、镇静剂中毒、冻伤等。

（2）脉搏：心动过缓要注意颅内高压、房室传导阻滞或心肌梗死；心动过速者常见于心脏异位节律、休克、甲亢危象、发热及心衰等。

（3）呼吸：呼吸障碍的类型有助于判断昏迷发生的原因。潮式呼吸（heyne-stokes respiration）多见于中枢神经系统疾病；长吸气呼吸、点头呼吸提示中脑和脑桥的损害；间歇式呼吸提示患者预后不良；呼吸深快见于糖尿病酸中毒，称为库式呼吸（kussmual's respiration）；呼吸浅快见于休克、心肺疾病、高热等患者；重视呼吸气味对昏迷原因的判断，例如：糖尿病酮症酸中毒有烂苹果气味、尿毒症有氨味、肝昏迷有肝臭味、乙醇中毒有酒味、有机磷中毒有大蒜味。

（4）血压：血压升高可见于脑出血、高血压脑病及颅内高压等；血压降低常见于休克、心肌梗死、安眠药中毒、烧伤、脱水等。

（5）皮肤黏膜：观察皮肤颜色、湿度、皮疹、出血点及外伤等。皮肤巩膜黄染见于肝性脑病；发绀见于窒息、肺性脑病；皮肤潮红见于一氧化碳、颠茄类药物和酒精中毒；皮肤瘀点见于败血症、流行性脑膜炎；皮肤苍白见于休克、贫血、低血糖性昏迷；皮肤湿冷见于休克、低血糖性昏迷、吗啡类药物中毒；皮肤干燥见于抗胆碱能药物中毒或中暑等。

（6）运动功能：偏瘫多见于对侧大脑病变；肌张力增高见于基底节和外囊病变，降低见于皮质脊髓束受损，肌束震颤见于有机磷农药中毒；深昏迷肌肉完全松弛，双手扑翼样震颤多为肝昏迷或代谢性脑病。

（7）神经系统检查：应注意有无局灶性神经系统体征、瞳孔及眼底情况；压眶有无防御反应及表情反应；重刮足底有无肢体逃避反应；注意眼球位置，腱反射是否对称及病理反射；颅内高压及蛛网膜下腔出血患者，常有视乳头/视盘水肿出血；双侧瞳孔散大见于脑缺氧、阿托品类药物中毒、中脑严重病变。双侧瞳孔针尖样缩小见于脑桥/脑桥被盖部出血、有机磷和吗啡类药物中毒。一侧瞳孔散大见于同侧大脑钩回疝；一侧缩小见于霍纳氏征或同侧大脑钩回疝早期。脑膜刺激征常见于中枢神经系统感染和颅内出血性疾病。

（8）头颅外伤：注意耳、鼻、眼结膜有无流血或溢液等外伤证据，如眶周瘀斑、巴特尔式征（Battle's sign）、鼓膜血肿等。

2. 昏迷程度判定 按昏迷程度分为浅昏迷、中度昏迷、深昏迷三个等级，具体鉴别见表5-1。

表5-1 昏迷程度的鉴别

	浅昏迷	中度昏迷	深昏迷
痛刺激反应	有	强烈刺激有	无
对光反射	有	迟钝	无
角膜反射	有	迟钝	无
腱反射	有	减弱	无
肌张力	轻度减弱	减弱或增强	减低或消失
病理反射	可有	有	有
呼吸功能	正常	正常	有改变或严重损伤
循环功能	正常	有改变	明显改变或难维持

1974年Teasdale和Jennett制订出Glasgow昏迷量表（Glasgow coma scale, GCS），该表目前广泛应用于临床，主要从患者的睁眼、语言和运动三方面予以评分，然后根据三者的总分判断患者的意识状态，明确昏迷患者的严重程度。Glasgow昏迷量表见表5-2。

表5-2 Glasgow昏迷量表

睁眼反应		语言反应		运动反应	
观察项目	评分	观察项目	评分	观察项目	评分
自动睁眼	4	回答切题	5	按吩咐动作	6
呼唤睁眼	3	回答不切题	4	疼痛刺激时有定位动作	5

睁眼反应		语言反应		运动反应	
观察项目	评分	观察项目	评分	观察项目	评分
针刺睁眼	2	不恰当的词汇	3	疼痛刺激时有逃避反应	4
针刺无反应	1	含混的发音	2	疼痛刺激时有屈曲反应（去皮层强直）	3
		无反应	1	疼痛刺激时有伸展反应（去大脑强直）	2
				疼痛刺激时无反应	1

　　GCS 包括睁眼、语言及运动反应 3 部分，总分为 15 分，最低 3 分，13~14 分为轻度意识障碍，9~12 分为中度意识障碍，3~8 分为重度意识障碍。<8 分为昏迷，<4 分为深昏迷。尽管 GCS 目前运用广泛，但其仍存在一定的不足，当合并有言语障碍时，采用 GCS 评分难以确保评估的准确性，如气管插管、合并闭锁综合征及失语症等情况的患者。因此，可考虑采用其他量表进行评估，如 wijdicks 等在 2005 年设计了一种新的昏迷评分系统全面无反应量表(full outline of unresponsiveness, FOUR)

（三）辅助检查

　　1. 头颅 CT 及 MRI 检查　对脑出血、占位性病变、颅内感染等引起的昏迷有决定性诊断意义；数字减影血管造影(DSA)有助于蛛网膜下腔出血的病因诊断和静脉系统血栓的诊断。

　　2. 血常规　判断有无感染存在，有助于发现血液系统疾病导致的昏迷。

　　3. 尿常规　尿常规异常见于尿毒症、糖尿病、急性尿卟啉症。尿糖、尿酮体阳性，提示糖尿病酮症酸中毒或乳酸性酸中毒昏迷；尿糖阳性、尿酮体阴性，提示高渗性非酮症性糖尿病昏迷；大量蛋白尿并伴有红细胞、白细胞、管型细胞，提示尿毒症的可能；尿胆红素阳性，尿胆原 > 1∶20，提示存在肝损害。

　　4. 血生化检查　可诊断或排除全身性系统或代谢性疾病导致的昏迷。疑似肝昏迷患者查血氨及肝功能。血糖及肾功能检测有助于糖尿病酸中毒、低血糖昏迷及尿毒症昏迷诊断；血碳氧血红蛋白检测有助于 CO 中毒的诊断；胆碱酯酶活性检测可确诊有机磷农药中毒。

　　5. 腰穿检查（脑脊液细胞学、生化、病毒细胞系列）　疑为中枢神经系统病变导致昏迷者，需做此检查。脑脊液压力增高提示颅内压增高；血性脑脊液提示脑出血；脑脊液检查正常而临床症状有偏瘫，应考虑缺血性脑卒中；脑脊液中白细胞增多提示感染或炎症疾病。脑脊液压力高，但血常规、生化检查正常，疑为中毒性或代谢性疾病。

　　6. 呕吐物检查　对怀疑药物或毒物中毒者，可行此项检查。

　　7. 脑电图、诱发电位　功率谱分析和脑电图相干性分析对于昏迷的转归有预后判断价值。

　　8. 心电图检查　行 12 导联心电图检查可诊断心肌梗死、心律失常导致的昏迷。

二、主要护理措施

（一）急救护理措施

　　昏迷患者的急救原则是：开放气道，维持有效氧合和循环，保护重要脏器功能，尽早明确昏迷原因，进行病因治疗。在急诊接诊昏迷患者后，应立即根据 A(airway)、B(breathing)、C(circulation)、D(drug)、E(early)的步骤进行评估急救，同时监测生命体征、血氧饱和度、采集心电图、抽取血液标本、完善其他相关检查。

（二）一般护理措施

　　1. 保持气道通畅，合理氧疗　根据患者呼吸困难和缺氧程度选择合适的氧疗方式，常用的氧疗方式有：鼻导管吸氧、面罩吸氧、经鼻高流量吸氧、无创机械通气、有创机械通气等。

　　氧疗期间，动态评估患者缺氧状态的改善情况，根据动脉血气结果调整方案，维持氧分压 80~100mmHg，二氧化碳分压 35~45mmHg 即可。

　　2. 预防感染和控制高热　任何侵入性护理操作应严格遵守无菌技术操作规程。抬高床头 30°~45°，预防坠积性肺炎的发生；保持良好的口腔卫生，预防定植菌移位引起的肺部感染；减少使用导尿管，预防尿路感染。定期行咽拭子、血、尿、伤口分泌物培养,合理选择抗生素控制感染。高热会影响脑功能,可采用物理降温方法,如冰毯、戴冰帽或人工冬眠疗法,必要时使用安乃近、柴胡等药物降温。

3. 注意营养支持　对于昏迷患者,合理充分的肠内营养可降低感染机会,减少并发症的发生,也是预防压力性损伤的关键。可用鼻饲管为患者鼻饲牛奶、豆浆、汤、粥等流质或半流质饮食,必要时,可给予配方制剂或肠外营养。动态评估营养支持的效果、患者的耐受情况及并发症,并采取相应的措施。

4. 维持坐姿　长期昏迷患者,坐姿或站立时会对脑干的上行网状结构产生唤醒作用,同时可保持最佳体位帮助减轻肌肉痉挛,使患者有更好地表达知觉的机会。

5. 促醒护理　提倡对昏迷患者高强度多种感觉的刺激,因为网状激活系统主要与催醒和醒觉有关,通常对所有感觉刺激包括疼痛、压力、触觉、视觉、听觉等起反应。常用的促醒护理方法包括:①语言呼唤:如让其亲近的人讲难忘的事或物,每天1~2次,每次40~50分钟;②音乐疗法:如放患者平时最喜欢的音乐或轻松愉快的广播,音量以常人能听清楚为宜(20~50dB),每日6次,每次10~15分钟;③运动刺激:如予以被动的肢体活动;④光线刺激:如在光线较暗的环境,用手电分别包上红、绿、蓝彩纸和本光源,对患者进行头面部侧面和正面的照射,每日6次,每次8下;⑤其他刺激:包括味觉刺激、疼痛刺激、嗅觉刺激、温度刺激、针灸刺激等。

6. 基础护理

(1)口腔护理:使用具有消毒作用的口腔含漱液进行口腔护理,每6~8小时一次,为预防口唇干裂可涂甘油。口腔黏膜有破溃者,局部可涂抗生素软膏。张口呼吸者,用双层湿纱布覆盖口鼻部,避免口腔及呼吸道黏膜干燥。

(2)眼部护理:眼角有分泌物时应用毛巾擦净,眼闭合不全者应涂抗生素眼膏,再用凡士林纱布条覆盖加以保护。

(3)皮肤护理:患者入院后8小时内需完成压力性损伤的风险评估,并根据病情进行动态评估,做好预防性措施。昏迷患者需护理人员定时予以翻身,至少每2小时翻身一次,保持床单柔软、清洁、干燥、平整,开放气垫床。骨突处及经常受压部位可用泡沫敷贴保护,并垫以楔形垫,注意观察受压部位皮肤的颜色、皮温、硬结等,观察医疗器械下的皮肤,避免器械性压力性损伤的发生。失禁者及时清理皮肤,每天晨晚间进行温水擦浴,大小便后及时清理会阴部及肛周。若要搬动患者,应将患者抬离床面,不能拖动,以免擦伤皮肤。协助肢体瘫痪患者做肢体按摩和被动运动,并保持功能位,尽早进行康复训练。

(4)会阴护理:昏迷患者多有尿潴留或尿失禁,需使用导尿管或外接的套袋或吸收护垫。做好导尿管的日常维护,保持导尿管通畅,避免扭曲或受压,注意保持会阴部清洁、干燥,防止尿路感染。根据患者病情动态评估留置导尿的必要性,尽早拔除导尿管,诱导自主排尿。

(5)大便护理:昏迷患者出现便意时,往往有不安的表情和姿势,可使用大便器,便秘三天以上的患者应及时处理,以防因用力排便引起颅内压增高,可以使用润滑剂辅助排便或予以富含膳食纤维的营养配方来解决便秘问题。大便失禁者,应注意肛门及会阴部卫生,需及时清理皮肤,可使用皮肤清洁剂,平衡皮肤 pH 值。

案例5-2

　　张某,男,28岁,傍晚在家中被邻居发现意识不清,呼之不应急诊入院。患者既往有吸毒史。查体:T:35.9℃;HR:65 次/分;BP:100/66mmHg;R:10 次/分。患者面色苍白,呼吸浅慢,口唇稍发绀,瞳孔针尖样大小,对光反射迟钝,颈软,四肢肌力、肌张力正常,病理神经反射未引出,偶有抽搐,心肺腹无异常,手臂皮肤可见针刺痕。辅助检查:血糖 5.6mmol/L,尿酮阴性,血电解质正常,肝肾功能正常,心电图大致正常,头颅 CT 无异常。

　　思考:1. 接诊护士应首先给患者做哪些护理评估?

　　　　　2. 初步判断患者属于什么原因引起的昏迷?

第三节 抽搐

问题与思考

思考：请从抽搐的发作特点，考虑抽搐患者急性发作时可采取哪些紧急处理措施？

抽搐是指一种突发的、快速且短暂的不自主运动，以四肢、躯干或骨骼肌不自主地强直性与阵挛性收缩为主要临床特征。抽搐的发病机制迄今尚未完全阐明，许多研究结果表明其电生理本质是神经元过度同步放电的结果。根据兴奋放电引起抽搐的来源可区分为：大脑功能障碍，如癫痫等；非大脑功能障碍，如破伤风、低血钙等。

一、护理评估与判断

（一）病史及诱因

1. 病史

（1）问诊：①既往发作史：因发作时多有意识障碍，故除向患者了解病史外，还应向家人或目睹者作补充了解；②初次发作年龄、发作情况、发作频率、发作时间、场合，有无先兆，何部位首先出现症状；③发作形式：发作时有无意识障碍、口吐白沫、面色青紫、瞳孔散大、病理反射、自伤、外伤、失禁，发作后有无肢体瘫痪、无力、神经系统体征等；④应注意产妇的分娩史和胎儿发育史。

（2）伴随症状：①发热：常见于急性颅内感染、胃肠功能紊乱、中暑等；②脑膜刺激征：常见于脑膜炎、蛛网膜下腔出血、脑膜脑炎等；③瞳孔扩大或缩小：常见于癫痫大发作、脑疝、急性有机磷中毒等；④剧烈头痛：常见于高血压、急性感染、蛛网膜下腔出血等；⑤意识丧失：常见于颅脑疾病、癫痫大发作、严重心律失常、有机磷中毒等；⑥血压增高：常见于脑出血、高血压、脑外伤、肾炎、子痫等。

2. 诱因

（1）日常生活方式：发热、过量饮水、过度换气、酗酒、过劳或饥饿、突然停用抗癫痫药物均可诱发抽搐发作。

（2）生化代谢异常：多见于低血钙、低血糖或高血糖、低钠血症或高钠血症、低镁血症等。

（3）精神因素：情绪激动、受惊、压力刺激可促使抽搐发作。

（4）感觉因素：部分患者对某些特定的感觉如视觉、听觉、嗅觉、味觉、躯体觉等较为敏感，当受到刺激时可引起不同类型的抽搐发作。

对于抽搐患者病因的确定，首先应评估抽搐是大脑功能障碍还是非大脑功能障碍所致；是原发于颅内疾病还是继发于颅外的全身病变；判断抽搐发作是原发性还是功能性的；最后，需结合病史、体格检查及必要的辅助检查进行综合分析以确定病因。

（二）症状与体征

1. 癫痫

（1）全身性抽搐：以全身性骨骼肌痉挛为主要表现，按其发展过程可分如下三期：

1）先兆期：指在意识丧失前的一瞬间所出现的各种体验。常见的先兆可为特殊感觉性的幻视、幻嗅、眩晕，一侧感觉性的肢体麻木、触电感，内脏感觉性的如腹内气体上升或热血上涌感，运动性的如头眼向一侧斜视，精神性的如恐怖感、奇异感等。一般持续1秒至数秒钟。先兆症状多固定不变，大脑皮质有局限性损害，可根据先兆症状协助定位。

2）痉挛期：分为强制性发作及阵挛期。强直性发作（强直期）表现为患者突然尖叫一声，跌倒在地，头转向一侧或后仰，双眼向上凝视，瞳孔散大，对光反射消失，唇、舌或口腔黏膜有咬伤；全身肌肉强直，上肢肩部内收，肘、腕及掌关节内屈，拇指内收，双手握拳，下肢髋关节稍屈曲，膝关节伸直，踝关节及足趾屈曲；呼吸肌强直致呼吸暂停，颜面及全身皮肤由苍白或潮红迅速变为发绀。阵挛期表现为全身肌肉呈节律性抽搐，频率开始较快，随之逐渐减慢，抽搐停止；自动呼吸恢复，面、唇发绀逐渐减轻，口腔内分泌物增多，口吐白沫或血沫，可伴尿失禁、全身大汗。在痉挛发作期可出现心跳加快、血压升高等。由于意识障碍，突然跌倒，可致患者外伤、溺毙、触电、烧伤或引起火灾及各种事故。

3）昏睡期：抽搐停止后患者进入昏睡、昏迷状态，然后逐渐清醒。部分患者在清醒过程中有精神行为异常，表现为挣扎、抗拒、躁动不安。醒后对发作过程不能回忆，头痛、全身乏力、疼痛、呕吐等。

在一次发作之后意识尚未恢复又连续多次发作称全身强直-阵挛性发作持续状态，常因突然撤除或更换抗癫痫药物或感染等引起。由于发作持续状态期间脑神经元能耗骤增，加之全身性缺氧，肌肉强烈而持久性收缩，酸性代谢产物增加，可导致脑缺氧、脑水肿甚至脑疝形成。由于呼吸循环改变可导致缺氧性脑病、昏迷、去大脑皮质综合征，甚至危及生命。

（2）局限性抽搐：多数呈阵挛性发作，少数呈强直性发作。常见于身体的某一局部如一侧肢体远端（手指、足趾）或一侧口角或眼部，也可涉及一侧面部。由远端开始发作，按大脑皮质运动区的分布顺序缓慢向近端扩展，自一侧拇指开始向手指、腕、肘、肩扩展。发作部位可暂时性的瘫痪，时间可持续数秒至数周，病灶在运动区或临近额叶，病因多为症状性癫痫。

2. 面肌抽搐　疼痛刺激引起面部肌肉反射性痉挛性面肌抽搐称"痛性抽搐"，常见于三叉神经痛。表现为患侧面肌反复发作性抽搐，口角牵向患侧，伴结膜充血，流泪等症状。多为一侧性眼睑抽搐，伴有皱眉肌、鼻部诸肌、颊肌收缩，眼睑呈快速频繁的抽动，反复发生可引起眼睑强直性收缩，提上睑肌收缩，睑裂缩小。

3. 手足抽搦症　低血钙或中毒引起。多见于婴儿、儿童与哺乳期妇女。为间歇发生的双侧强直性痉挛，以上肢显著，可表现为典型的"助产手"，包括手指伸直并齐、掌指关节屈曲、大拇指对掌内收、腕部屈曲，常伴有肘部伸直和外旋。牵涉下肢时，有足趾和踝部的跖曲和膝部伸直。严重时可有口、眼轮匝肌痉挛，发作时意识清晰。沃斯特克征（Chvostek sign）实验可辅助诊断低钙血症时的隐性手足抽搦症，该方法是用手指或叩诊锤叩击耳前面神经处的皮肤，引起同侧口角或鼻翼抽搐，重者也可引起同侧面部肌肉抽搐。

4. 新生儿痫性抽搐　为局限性或偏侧性阵挛性痉挛，脑电图显示一侧尖波灶或正常。重症患者可呈全身强直性痉挛或肌阵挛，或是微小的眼球或肢体强直性或阵挛性动作，脑电图可显示为多发性尖波灶，弥漫性阵发性活动或低平电位。

5. 破伤风、狂犬病抽搐　破伤风患者全身肌肉疼痛，强直性痉挛，偶见阵挛性抽搐，间歇期肌肉不松弛，以咀嚼肌最为明显，表现为牙关紧闭。狂犬病患者咽部痉挛、恐水、意识清醒，受外界轻微刺激即可诱发抽搐，每次发作仅数分钟。

6. 心源性抽搐　各种心律失常、主动脉狭窄、先天性心脏病以及一切可引起心排血量下降，血压降低的疾病，可出现意识丧失、四肢抽搐、口唇青紫、大小便失禁，相关病史及心电图、超声心动图有助于诊断，控制原发病后发作终止。

（三）发作时间评估

1. 发作持续时间

（1）全身强直-阵挛性发作可持续数秒至 10 分钟。

（2）强直性抽搐一般持续 15～30 秒。

（3）阵挛性抽搐一般持续 30 秒~3 分钟。

（4）全身强直性抽搐每次发作持续10分钟至数十分钟不等。

（5）癫痫持续状态抽搐发作持续30分钟以上。

2. 发作时间点　全身强直-阵挛性抽搐晨醒及傍晚时发作，也可在入睡后或觉醒前发作。新生儿痫性抽搐常在入睡前或睡醒后发作。

3. 起病年龄　年龄对抽搐发作的发病率、发作类型、病因和预后均有影响。

（1）新生儿中常呈移动性部分发作；6个月到5岁高热惊厥多见；癫痫的发作年龄约20%～30%在20岁之前；成年期多为部分性发作或继发性全身发作。

（2）青年期至成年期以颅脑外伤多见，中年期以脑肿瘤多见，老年期以脑血管疾病多见。

（四）患者及家属心理状态的评估

1. 评估患者是否有焦虑、恐惧、自卑等情绪。

2. 评估家属在患者发病时是否采取错误的处理方式，或自行调药、盲目求医。

（五）辅助检查

1. 血液检查　根据病史进行血细胞计数及分类检查，有助于判断感染性疾病；血液生化检查及动脉血气分析有助于疾病的治疗和预后判断。

2. 脑脊液检查　脑脊液细胞计数、分类和压力测定有助于判断神经系统病变的性质和原因。

3. 脑电图检查　有助于颅内占位性病变及癫痫的诊断。

4. 头颅CT、MRI、脑血管造影　可辅助诊断颅内占位性病变和脑血管疾病。

5. 尿液及呕吐物检测　有助于中毒性疾病的诊断。

二、主要护理措施

抽搐患者尤其是全身强直-阵挛性发作患者如不及时处理，易累及重要脏器功能，危及生命，需及时处置。

（一）抽搐患者急性发作紧急处理措施

1. 院外紧急处理措施

（1）确保患者周围环境安全：移开所有可能导致患者受伤的尖锐物体；若患者在站立时发作，应扶住和引导患者，防止患者突然倒地或走向危险地段。

（2）保持呼吸道通畅：解开衣领衣扣，将患者翻转至侧卧位，或平卧位头偏向一侧，避免口腔内分泌物误吸入气管，防止舌后坠。

（3）当患者抽搐时，不要试图按住患者身体，以防关节脱臼、骨折或误伤救助者。需要特别指出的是，绝大多数抽搐发作在1～2min后自行停止，旁人无法采取措施结束发作。

（4）切忌往患者口中放置任何物体：放入口中的物体易导致患者窒息、牙齿和软组织损伤或救助者的手指咬伤。同时，在患者清醒前勿喂水、喂药及其他食物。

（5）记录发作起止时间。待患者意识恢复后离开，或帮助联系家属。若发作持续不停止（大于5分钟），应立即呼叫急救车。

2. 院内紧急处理措施

（1）明确抽搐发作的原因，询问患者及家属是否按时服药，有无诱发因素，注意排除代谢性酸中毒及低氧血症、低血糖等。

（2）密切观察意识、瞳孔及生命体征变化，注意记录抽搐发作具体时间、症状。

（3）防止缺氧性脑损伤，立即给予氧气吸入，必要时遵医嘱予营养脑细胞药物，同时注意防止低血糖损伤脑细胞。

（4）药物控制

1）控制抽搐：首选地西泮 10mg 静脉注射。在使用地西泮等控制发作后，常用苯巴比妥钠 0.1~0.2g 肌肉注射，以维持治疗、巩固疗效。注意勿在短期内频繁应用多种药物，或连续多次用同一止痉药物，以免药物中毒。

2）减轻脑水肿：癫痫持续状态发作后常伴有脑水肿和颅内压升高，采用 20% 甘露醇、呋塞米等利尿脱水减轻脑水肿。

（二）病情观察

1. 发作期 注意观察并记录发作时间、意识状态、瞳孔变化、发作起始部位、持续时间、发作类型、伴随症状。

2. 发作后 注意观察意识状态、瞳孔恢复情况、有无头痛、疲乏、自动症等伴随症状。

3. 发作间歇期 注意观察有无情感、认知改变，有无发作先兆如幻觉、幻听，出现记忆障碍、思维障碍、自主神经障碍如突发腹痛、出汗等。

（三）基础护理

1. 保证患者充足的休息 任何原因引起的抽搐发作后，为患者营造安静、适宜休息的环境，避免外界刺激，安慰患者，消除其紧张情绪，促使其恢复体力。

2. 专人守护 拉起病床护栏，防止坠床。适当约束保护抽搐肢体，以防外伤。

3. 对于高热、呕吐或大小便失禁患者，及时清理皮肤，更换衣物、床单。对意识不清，生活不能自理的患者，做好皮肤护理、口腔护理，防止压疮、肺炎的发生。

4. 心理护理 安慰鼓励患者，予以精神和心理上的安慰，指导患者积极配合治疗和护理，减少诱因因素的刺激，树立战胜疾病的信心。

（四）预防性安全护理措施

1. 掌握患者发病类型及规律 预见性判断患者有无风险并采取安全保护措施。告知并纠正患者可控制的诱因，如发热、疲劳、饥饿、便秘等。

2. 患者外出检查时，做好交接班，并专人陪护。

3. 建立良好的护患关系 对既往有攻击行为、妄想、幻想的患者留家属陪护，与患者沟通时尽量避免不良语言刺激。

（五）健康教育

1. 外出 患者外出时须携带个人信息卡，注明姓名、地址、诊断、联系人及联系电话、急救措施说明，并随身携带应急药物。患者不应驾车、骑自行车、远离公路、铁路、水边及阴森恐怖的景象。

2. 用药 患者应当按时、按量遵医嘱服药，定期复查。切忌随意停药或改变用药剂量，告知患者药物常见不良反应，如有不适及时就医。

3. 睡眠 应保证充足的睡眠，成人至少保证睡眠 7~9h/d，儿童 8~16h/d。

4. 保持乐观情绪 家属应对患者关心，理解患者孤僻的性格、自卑的情绪或暴躁的脾气，同时应预防患者伤人、自伤或自杀。鼓励患者到公共场合与同龄人接触，参与适当的运动例如散步、慢跑，避免学习、工作过度紧张诱发发作。

5. 就业选择 应避免高空作业、近水作业、机动车驾驶、重型机械作业、消防作业，以及直接接触强酸、强碱、有毒物品的危险作业，同时不宜选择发作时可能危害他人健康的职业，例如外科医生、消防队员、警察等。

　　张某,女,26岁,突发四肢抽搐伴意识丧失30分钟,由家属送入急诊科就诊。半年前曾因"不慎从楼梯上摔下致头颈外伤,神志不清",当时经诊治好转后出院。半小时前在家中看书时,突然出现四肢抽搐,呼之不应,口吐白沫、口唇发绀,持续2~3分钟后缓解,入院时处于昏睡状态。急诊头颅 CT 示:右颞叶散在低密度影,脑外伤后改变。心电图、肝、肾功能无异常。

　　思考: 1. 护理人员应当从哪些方面进行病史收集与护理评估?

　　　　　2. 可通过哪些途径预防抽搐再发?

相关链接

关注校园内的癫痫患者

　　6月28日为国际癫痫关爱日。2017年国际癫痫关爱日的主题为:关注校园内的癫痫患者。根据《2015年全国教育事业发展统计公报》,目前我国在校学生人数约3亿人,按照人群中癫痫患病率千分之七推算,目前校园内的癫痫患者约210万人。少儿时期是癫痫的高发年龄段,而这个年龄段也是学知识、长身体的重要时期。癫痫的治疗与康复需要较长的时间,也许会伴随着他(她)们整个校园阶段。但癫痫患儿往往面临诸多同学的误解与歧视,为其带来不可估量的心理伤害,甚至超过疾病本身的痛苦。对知识的渴望和充实的校园学习生活既可以实现其人生的理想,更有利于癫痫患病学生身体康复和心理健康。因此,维持和谐、友爱的学校环境对癫痫患儿的成长与康复至关重要。

第四节　呼吸困难

问题与思考

　　思考: 急性左心衰竭呼吸困难的患者应采取哪些护理措施?

　　呼吸困难(dyspnea)是一种常见的临床表现,也是客观体征,指患者有某种不同程度、不同性质的氧气不足,表现为呼吸不畅、呼吸费力及窒息等呼吸不适感的主观体验,伴或不伴呼吸费力的表现,如张口呼吸、鼻翼扇动、呼吸辅助肌参与呼吸运动等,也可伴有呼吸频率、节律和深度的改变。患者的精神状况、生活环境、文化水平、心理因素及疾病性质等对其呼吸困难的描述具有一定的影响。呼吸困难是急诊科常见急症之一,也是心肺疾病患者住院和死亡的原因之一,在某些疾病中与5年生存率密切相关。呼吸、循环、神经、血液、精神等多个系统疾病都可引起呼吸困难,其中以呼吸系统和循环系统疾病最常见。严重呼吸困难如未进行紧急救治,将可危及患者生命。

一、护理评估与判断

(一)病史及诱因

1. 病史

(1)现病史:有无基础病因和直接诱因,如心、肺疾病、代谢性疾病病史和有无药物、异物、毒物摄入史及头痛、意识障碍、颅脑外伤史。

（2）起病时间、发作的缓急：了解其是突发性、缓慢性、渐进性或是有明显的时间性。如果为突发性，小儿应询问有无异物吸入，成人可见于急性左心衰竭、自发性气胸、肺栓塞等；慢性呼吸困难可见于慢性阻塞性肺疾病，特别是慢性阻塞性肺疾病急性加重，以及间质性肺病；发作性呼吸困难可见于支气管哮喘发作等。急性呼吸窘迫综合征（ARDS）患者多在直接或间接肺损伤后7天内发病，出现呼吸加快，随后呈进行性呼吸困难加重或呼吸窘迫。

（3）与活动、体位的关系：劳力性呼吸困难常见于心功能不全、支气管哮喘、慢性阻塞性肺疾病和影响呼吸肌肉的疾病，可在休息或坐位时减轻。

（4）有无伴随症状：如发热、咳嗽、咳痰、咯血、胸痛等。

2. 诱因 引起呼吸困难的因素很多，通常包括呼吸系统、循环系统、血液系统、神经系统和中毒等疾病。

（1）呼吸系统疾病

1）气道阻塞：常见的原因有喉部、气管、支气管的局限性异物、炎症、水肿、肿瘤等引起的狭窄与梗阻（如支气管扩张、支气管哮喘、喉癌等）。

2）肺部疾病：常见有各种肺炎、肺结核、刺激性有害气体吸入性损害、肺水肿、肺栓塞、肺癌、结节病、肺间质纤维化及ARDS等。

3）胸壁、胸膜及纵隔疾病：常见的有胸廓畸形、肋骨骨折、气胸、胸腔积液、严重胸膜粘连增厚、纵隔炎症等。

4）神经肌肉疾病：常见的有急性炎症性脱髓鞘性多发性神经病、重症肌无力、重症低钾血症、膈神经麻痹等。

5）膈运动障碍：如膈麻痹、大量腹腔积液、腹腔巨大肿瘤、胃扩张和妊娠末期。

（2）循环系统疾病

1）左心功能不全：主要是由于肺淤血，导致换气功能障碍而引起呼吸困难。主要发生机制为：①肺泡内压力增高，刺激肺牵张感受器，通过迷走神经反射作用于呼吸中枢；②肺淤血使肺毛细血管的气体交换功能下降；③肺淤血使肺泡弹性降低，使其扩张与收缩范围减少，肺活量降低；④肺循环血压升高刺激呼吸中枢。

2）右心功能不全：主要由于体循环淤血引起。其机制为：①右心房与上腔静脉血压升高，刺激其压力感受器，反射地兴奋呼吸中枢；②血氧含量下降与乳酸、丙酮酸等酸性代谢产物积聚，刺激呼吸中枢；③肝大、腹水等使呼吸活动度下降。

3）心包积液：引起心脏舒张受限，肺循环和体循环血液回流障碍，导致肺循环和体循环均淤血、压力升高、心输出量减少，全身组织低灌注而引起呼吸困难。

4）严重心律失常：严重心律失常导致血流动力学障碍、心输出量锐减，全身组织缺血、缺氧，尤其心脑等重要器官缺血、缺氧，体内酸性代谢产物增加，均可刺激呼吸中枢引起呼吸困难。

（3）中毒：酸中毒时，血中二氧化碳升高、pH降低，刺激外周化学感受器或直接兴奋呼吸中枢，增加呼吸通气量，表现为深而大的呼吸困难；吗啡、巴比妥类、有机磷类等中毒时可抑制呼吸中枢，使呼吸浅而慢。

（4）血液病

1）中毒性血源性呼吸困难：急性一氧化碳中毒是通过与血红蛋白结合，使血红蛋白失去携氧功能，导致全身组织缺氧，尤其是心脑等重要脏器缺氧而引起呼吸困难。高铁血红蛋白血症和硫化血红蛋白血症是由于运输血氧的工具血红蛋白出现数量和质量上的改变。

2）重度贫血：主要是血红蛋白数量显著减少，血氧不足而出现呼吸困难。大出血或休克时因缺血及血压下降，刺激呼吸中枢而引起呼吸困难。

（5）神经精神性疾病

1）中枢神经系统疾病：重症脑部疾病如重症脑外伤、脑出血、颅内占位性病变、脑部炎症等可直接累及呼吸中枢，出现异常的呼吸节律，导致呼吸困难。此外，颅内高压症还可引起呼吸道分泌物增加，阻塞气道引起呼吸困难。

2）精神性呼吸困难：如焦虑、抑郁、癔症，由于受精神创伤后或某种暗示后出现主动性呼吸增快，类似呼吸困难表现，一般无缺氧。

（二）临床表现

对呼吸困难的分类方法有多种，按病程分为急性和慢性呼吸困难；急性呼吸困难是指病程在3周以内的呼吸困难，慢性呼吸困难是指持续3周以上的呼吸困难。按病因可分为以下五种类型：

1. 肺源性呼吸困难 由于呼吸器官功能障碍，引起肺通气、换气功能降低，使血中二氧化碳浓度增高及缺氧所致。根据其临床特点可分为三种类型：

（1）吸气性呼吸困难：特点为吸气时呼吸困难显著，其发生与大气道的狭窄和梗阻有关，多见于高位呼吸道炎症、异物、水肿及肿瘤等引起上呼吸道机械性梗阻所致，发生时常伴干咳、高调吸气性哮鸣音，严重者可出现三凹征（即胸骨上窝、锁骨上窝、肋间隙在吸气时明显凹陷）。

（2）呼气性呼吸困难：特点为呼气费力，缓慢而延长，常伴有哮鸣音。其发生与支气管狭窄、痉挛和肺泡弹性减弱，影响肺通气功能有关。多见于支气管哮喘、慢性阻塞性肺疾病等。

（3）混合性呼吸困难：特点为呼气与吸气均费力，呼吸频率增快、变浅，常伴有哮鸣音减弱或消失。其发生与肺部病变广泛使呼吸面积减少，影响肺换气功能有关。多见于重症肺炎、重症肺结核、广泛肺纤维化、气胸、大量胸腔积液、ARDS等。

2. 心源性呼吸困难 由循环系统疾病所引起，主要见于左心或右心功能不全，最常见的是左心衰竭，亦可见于右心衰竭、心包积液、心脏压塞征等。心源性呼吸困难按其严重程度表现分为劳力性呼吸困难、夜间阵发性呼吸困难、端坐呼吸。

（1）劳力性呼吸困难：是左心衰竭最早出现的症状。特点为体力活动时发生或加重，休息后缓解或减轻。是由于体力活动时，回心血量增加，肺淤血加重，致肺气体交换障碍。

（2）夜间阵发性呼吸困难：是急性左心衰竭的典型症状。特点为患者于睡眠中突然憋醒，被迫坐起，惊恐不安，伴有咳嗽，轻者数分钟至数十分钟后症状逐渐减轻缓解；重者高度气喘，发绀伴支气管痉挛，两肺底可闻及湿啰音，心率增快，有舒张期奔马律，此种呼吸困难又称心源性哮喘（cardiac asthma）。高血压性心脏病、冠状动脉粥样硬化性心脏病、风湿性心瓣膜病、心肌炎、心肌病等常易发生左心衰竭。

（3）端坐呼吸：为严重心功能不全的表现。患者在静息状态下仍觉呼吸困难，不能平卧，被迫采取半坐卧位或端坐位，甚至需双下肢下垂。是由于坐位时膈肌下降，回心血量减少，故患者采取的坐位越高，反映患者左心衰竭的程度越严重。可见于慢性肺源性心脏病、某些先天性心脏病或由左心衰竭发展而来。

3. 中毒性呼吸困难 代谢性酸中毒可导致血中酸性代谢产物增多，刺激颈动脉窦、主动脉体化学受体或直接兴奋呼吸中枢而引发呼吸困难。可表现为出现深长规则的呼吸，可伴有鼾音，称为酸中毒大呼吸（kussmau's respiration）。

某些药物如吗啡类、巴比妥类药物和有机磷杀虫药中毒时，呼吸中枢受抑制，致呼吸变慢、变浅，且常有呼吸节律异常，如潮式呼吸或间停呼吸（biots respiration）。

4. 血源性呼吸困难 多由红细胞携氧减少，血氧含量降低所致。表现为呼吸浅，心率快。临床上多见于重度贫血、高铁血红蛋白血症、硫化血红蛋白血症。

5. 神经精神性呼吸困难 重症颅脑疾病（脑溢血、颅内压增高等），呼吸中枢因血流减少或直接受压力的刺激，使呼吸深而慢，并可出现呼吸节律的改变，如双吸气、呼吸遏制等。

癔病患者由于精神或心理因素影响而导致呼吸困难发作，其特点是频率快且表浅，常因呼吸性碱中毒出现口周麻木和四肢抽搐,叹息样呼吸,可随注意力转移而好转,严重时可有意识障碍。

（三）伴随症状

（1）发热：见于肺炎、肺脓肿、胸膜炎、急性心包炎、咽后壁脓肿等。

（2）咳嗽、咳痰：多见于慢性支气管炎、慢性阻塞性肺疾病并发感染、化脓性肺炎、肺脓肿、支气管扩张症并发感染等；伴浆液性泡沫样痰,见于急性左心衰和有机磷杀虫药中毒。

（3）一侧胸痛：见于大叶性肺炎、急性渗出性胸膜炎、肺栓塞、自发性气胸、急性心肌梗死、支气管肺癌等。

（4）意识障碍：见于脑出血、脑膜炎、尿毒症、糖尿病酮症酸中毒、肺性脑病、急性中毒等。

（四）辅助检查

1. 实验室检查　血图分析、D-二聚体、B 型脑钠肽前体、血气分析及根据患者病史和体征进行相关的其他实验室检查。

2. 影像学检查　胸部 X 线检查,必要时行支气管造影、支气管镜及胸部 CT。

3. 其他检查　脉搏血氧饱和度检测、心电图、心脏超声、肺功能、支气管舒张试验、心肺运动实验等。

二、主要护理措施

（一）保持呼吸道通畅

1. 体位　根据病情取坐位或半坐位,以患者自觉舒适为原则。大量胸腔积液者协助患侧卧位。意识不清、舌后坠患者宜取头部侧卧位,颈部后仰,抬起下颌,以解除部分患者上气道的梗阻。必要时加用床档,防坠床。

2. 清除呼吸道分泌物　分泌物积存于呼吸道不仅导致气道阻塞影响通气,还可引起感染。可通过有效咳嗽技术、雾化吸入、体位引流、机械振动排痰、负压吸引等清除呼吸道分泌物,痰黏稠者应加强气道湿化。

（二）氧气治疗

是纠正低氧血症的一种有效措施。及时有效的给氧,可提高机体耐受性,减轻组织损伤、延缓脏器衰竭。应根据患者病情和血气分析结果采取合理的氧疗。按氧流量的大小,临床上将氧疗分为高流量（高浓度）和低流量（低浓度）两种。

1. 高流量（高浓度）氧疗　一般认为吸入氧浓度>60%为高浓度氧疗,主要用于严重缺氧无二氧化碳潴留者,但时间过长可引起氧中毒,可短期应用。

2. 低流量（低浓度）氧疗　一般认为吸入氧浓度<25%～30%为低浓度氧疗,适用于缺氧伴二氧化碳潴留的患者。

给氧的方法主要有鼻导管、鼻塞、面罩、简易呼吸器给氧及机械通气等。鼻导管或鼻塞吸氧优点为简单、方便,不影响患者进食、咳痰；其缺点为氧浓度不恒定,易受患者呼吸影响,流量过高时会对局部黏膜产生一定的刺激。面罩给氧浓度相对稳定,可按需调节,对鼻黏膜刺激小,缺点为一定程度上可影响患者进食及造成咳嗽,可致患者不耐受。简易呼吸器给氧又称加压给氧气囊,主要用于病情危急,来不及气管插管时应用可使患者得到充分氧供,改善组织缺氧。机械通气可根据患者病情调节给氧的浓度、温度、湿度,是有效的给氧方法,轻症患者可使用无创正压通气,如无效或呼吸困难加重时进行气管插管或气管切开行有创机械通气,以迅速纠正缺氧。目前,临床上应用一种新型的氧疗仪——经鼻高流量氧疗（HFNC）,克服了传统氧疗所致的鼻黏膜干燥,同时氧流量和氧浓度恒定,并可满足不同氧浓度需求（21%～95%）的患者。

（三）气道异物处理

1. 评估与判断　异物通过声门进入气管,刺激声门及呼吸道黏膜出现剧烈呛咳、呼吸困难,甚至发绀等症状。若有异物吸入史者应作进一步检查观察。对儿童肺部有局部性的病变,长期不愈或反复发作,又排除其他肺部疾病,即可考虑呼吸道异物的可能,应予以重视,作细致的体格检查及 X 线检查是诊断气道异物的重要手段。

2. 救护措施 气道异物部分堵塞者可鼓励患者咳嗽,排出异物。不能自行排出者,可采用腹部冲击法将异物排出。腹部冲击法,又称海姆立克法(Heimlich maneuver),该方法通过肋膈下腹部冲击,抬高膈肌,使力量作用于胸腔内气体产生人为的气压,排出气道内梗阻异物。

(1)站位海姆立克法(图 5-3):复苏者站在患者身后,双臂环绕患者腰部,一手握拳顶在上腹部肋脐间中线处,另一手握住拳头压紧腹部,向上、向后猛烈挤压患者的上腹部,挤压动作要快速,压后随即放松。冲击应重复和连续,直到异物被排除或患者意识丧失。

(2)卧位海姆立克法(图 5-4):患者仰卧位,复苏者骑跨在患者大腿上,手掌对准患者腹部肋脐间中线处,另一手放在掌上,快速向上用力向腹部冲击。复苏者太矮小不能环抱患者时,可用这种方法。复苏者可以利用自己身体的重量行冲击法。

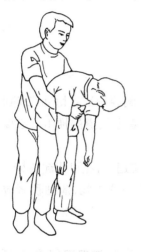 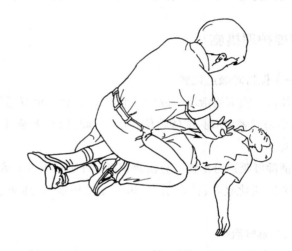

图 5-3　站位海姆立克法　　　　　　　　图 5-4　卧位海姆立克法

(3)自行海姆立克法:自行处置气道异物梗阻,一手握拳,拇指向腹部,放于肋脐之间,另一手握住拳头,向里向上快速用力压腹部膈肌。如不成功,上腹部可用硬的物体表面行冲击,如:椅背,桌子边缘,栏杆扶手等。重复直至异物排出。

(4)站位胸部冲击法(图 5-5):主要用于晚期孕妇或明显肥胖者,复苏者站在患者身后,双臂正好在患者腋窝下,环绕患者胸部,手握拳放在患者的胸骨中央,尽量避免压肋骨缘。另一手握紧腕部猛力向后冲击,直至把异物排出。

(5)卧位胸部冲击法(图 5-6):只用于海姆立克法无效时,且意识丧失的晚期孕妇和明显肥胖患者。将患者仰卧,膝盖靠近患者侧面,手放置于胸外按压的位置,成人在胸骨下端。每次冲击要慢,有停顿,以利于把异物排出。

(6)手指清除:用于意识丧失患者。患者面朝上,复苏者用拇指和其他手指握住舌和下颌骨,可以牵引舌避开咽喉部,而异物就在该处,可能在一定程度地减轻梗阻;再伸入另一手食指沿面颊、咽喉深至舌根部,手指以钩状清除异物或把异物移到口腔内再清除。有时有必要用食指把异物在咽喉部推向对侧,才能把异物去除,必须注意,不要把异物推向深处而进入气管内。

(7)如上述方法无效,应在喉镜或支气管镜下,将异物及时取出。若病情严重,出现极度呼吸困难,则应先做气管切开,镇静、给氧。

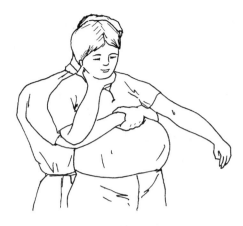

图 5-5　站位胸部冲击法

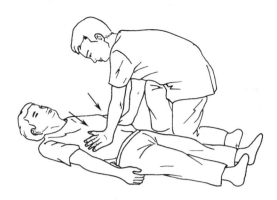

图 5-6　卧位胸部冲击法

（四）特殊治疗措施

急性呼吸衰竭和 ARDS 所引起的呼吸困难需要及时、适宜的抢救，要求迅速、果断，否则可造成脑、肾、心、肝等重要脏器不可逆性的损害，甚至死亡。除进行上述治疗措施外，及时采取以下对症措施，对抢救呼吸困难患者具有重要的意义。

1. 溶栓治疗的护理　肺栓塞溶栓治疗时，应保证静脉通路通畅；密切观察患者有无出血倾向：如牙龈、皮肤黏膜、穿刺部位等；给药时宜留置外周静脉套管针，避免反复穿刺；穿刺部位充分压迫止血；观察患者头痛、头晕、恶心、呕吐、神志改变等脑出血症状；溶栓后遵医嘱查出凝血时间、动脉血气，以判断溶栓效果和病情变化。

2. 保护性机械通气　保护性机械通气治疗是治疗 ARDS 的主要方法，其中最重要的是应用呼气末正压（PEEP）和小潮气量治疗。应用 PEEP 时应注意补充足够的血容量以代偿回心血量的不足，但又切忌不能过量，加重肺水肿；PEEP 一般从低水平逐渐增加至合适水平，避免中断，维持 $PaO_2>60mmHg$，$FiO_2<0.6$；采用密闭式吸痰方法，注意观察避免气压伤的发生。采用小潮气量时应注意控制液体量，维持负平衡 500ml 左右；积极控制感染、固定骨折、纠正休克等原发病；补充充足的营养；防治感染等并发症。

3. 排气减压　自发性气胸患者，可在患侧锁骨中线第 2 或第 3 肋间用 16~18 号粗针头刺入排气，每次抽气≤1000ml，张力性气胸病情危重时，可就地取材，紧急置入排气以减轻呼吸困难。

（五）纠正酸碱失衡和电解质紊乱

严重的呼吸困难患者可伴有呼吸性酸中毒、呼吸性酸中毒合并代谢性酸中毒或代谢性碱中毒。纠正呼吸性酸中毒用呼吸兴奋剂或呼吸机以增加通气量，排除二氧化碳。呼吸性酸中毒合并代谢性碱中毒发生于机械通气时可由于通气量过大使二氧化碳排除过快、补碱过多，或与用利尿剂、激素等有关，治疗应补充钾盐，有电解质紊乱时根据检测结果适当治疗。

（六）病情观察

密切观察患者呼吸道是否通畅、呼吸频率、节律、深浅度，观察口唇颜面和甲床的颜色，判断缺氧程度；观察有无心力衰竭、心律失常等表现；监测血压、呼吸、心率血气分析、血电解质等，注意 PaO_2、$PaCO_2$、SaO_2 数值的变化情况，及时观察有无水电解质紊乱、感染等并发症。

（七）饮食护理

保证每天摄入足够的热量，进食高蛋白、富含维生素和微量元素的易消化饮食，少食多餐。根据患者病情和呼吸困难程度，选择合适的进食途径：经口进食、鼻饲肠内营养、胃肠外营养。进食过程中维持给氧，防止气短和进食时血氧降低。

（八）心理护理

由于对病情不了解及对预后的顾虑，患者往往会产生恐惧、抑郁心理，对治疗失去信心。护理人员应多与患者交流，认真评估患者的焦虑程度，鼓励说出或写出引起或加剧焦虑的因素，教会自我放松的方法。

（九）健康指导

向患者讲解引起呼吸困难的原因和诱因，使之掌握自身疾病的预防和保健知识；指导患者进行正确、有效的呼吸功能锻炼；根据病情和活动时的反应，确定活动量、活动时间，防止肌肉获得性疲乏；讲解氧疗和机械通气的意义、注意事项；戒烟戒酒、合理饮食、保持情绪稳定；指导患者学会观察常见的异常情况：如心动加速、皮肤发绀、突发剧烈咳嗽等呼吸困难加重情况发生时，应及时呼救。

案例5-4

李某，男，65岁，因"持续气喘、胸闷、不能平卧1小时余"就诊。患者于熟睡中突感胸闷憋气惊醒，被迫坐起，伴有咳嗽，咳粉红色泡沫样痰，两肺底有较多的湿啰音。既往高血压冠心病病史25年。入院查体：T：36.5℃，HR：104次/分，BP：115/62mmHg，R：26次/分，气喘，面色青紫，大汗，呼吸有哮鸣音，听诊肺底部中小湿啰音，胸片示肺纹理增强、左心增大。

思考： 1. 初步判断是什么诱因导致患者呼吸困难？

2. 护士应针对性地采取哪些护理措施？

相关链接

急性呼吸困难的处理流程（图5-7）

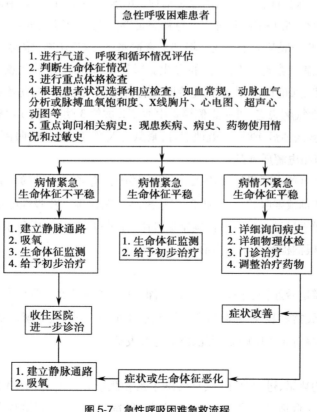

图5-7 急性呼吸困难急救流程

第五节　咯血

问题与思考

请思考咯血与哪些疾病相关,应采取哪些紧急救护措施?

咯血是指喉及喉以下呼吸道及肺组织的血管破裂导致的出血并经咳嗽动作从口腔排出。是呼吸系统疾病的常见急症,可从痰中带血至大咯血不等,大咯血时血液从口鼻涌出,易引起呼吸道阻塞窒息,是直接致死的主要原因。因此,大咯血是紧急抢救指征。

一、护理评估与判断

(一)病史与诱因

1. **病史**　病史可为咯血原因提供重要线索,也可帮助识别出血部位,应注意询问患者咯血量、性状、发病急缓和持续时间及痰液的性状。询问既往史,有无结核病接触史、吸烟史等。

急性肺部感染、肺栓塞咯血多发病急,而慢性支气管炎、肺结核、支气管扩张、支气管腺癌咯血多为慢性。脓性痰伴咯血多见于支气管炎、支气管扩张或肺脓肿;粉红色泡沫痰多见于急性肺水肿;长期卧床,有骨折、外伤、心脏病、口服避孕药者,咯血伴胸痛、晕厥应考虑肺栓塞;青少年咯血、既往有结核病史或密切接触史、发热、盗汗、体重减轻常为肺结核表现;40岁以上男性持续痰中带血或血痰,并伴有厌食、体重减轻、咳嗽改变,以及锁骨上淋巴结肿大和肌肉消耗提示肺癌;有吃生或不熟的螃蟹、蝲蛄或肉类史者,伴发热、咳嗽、胸痛、咳痰等肺部症状,应考虑肺吸虫病;咯血与月经周期有密切关系,可能为肺部子宫内膜异位症;年轻女性反复咯血应注意支气管内膜结核和支气管腺瘤;呼吸困难、轻度咯血,同时有肾疾病和血尿者应想到肺出血-肾炎综合征。

同时,注意结合患者的年龄特征:幼儿咯血考虑先天性心脏病,既往健康儿童突发咯血应注意异物吸入,少年儿童慢性咳嗽伴反复咯血、贫血者,可考虑特发性含铁血黄素沉着症;青壮年常见疾病为肺结核、支气管扩张,大咯血者较多;中老年男性有吸烟史者咯血,以肺癌多见。结合临床表现、实验室检查和必要的辅助检查,可对咯血病因做进一步鉴别。

2. **诱因**

(1)支气管疾病:见于支气管扩张症、支气管肺癌、支气管内膜结核、慢性支气管炎、支气管腺瘤、结核性支气管扩张、支气管内异物、支气管静脉曲张、支气管结石病等。

(2)肺部疾病:见于肺结核、肺脓肿、肺炎、肺寄生虫病、肺转移癌、肺间质纤维化、尘肺、特发性含铁血黄素沉着症等。人类免疫缺陷病毒(HIV)和流感病毒感染也可发生咯血。

(3)心血管疾病:见于风湿性二尖瓣狭窄、左心衰竭、肺梗死、先天性心脏病、肺动静脉瘘、遗传性出血性毛细血管扩张症、结节性多动脉炎。

(4)全身性疾病:血液病(血小板减少性紫癜、白血病、血友病等)、肺子宫内膜异位症、肺出血-肾炎综合征等。

(5)急性传染病:如钩端螺旋体病、流行性出血热。

(6)创伤:肺挫伤、异物穿透伤、气管撕裂伤、医源性创伤(肺活检、支气管镜检查、血管内导管造成的创伤)。其中以支气管扩张症、支气管肺癌、支气管内膜结核、肺结核、肺脓肿、肺炎、左心衰竭较为常见。

肺 结 核

肺结核(pulmonary tuberculosis,PTB)是由结核分枝杆菌引发的肺部感染性疾病,是严重威胁人类健康的疾病。结核分枝杆菌(简称结核菌)的传染源主要是排菌的肺结核患者,通过呼吸道传播。健康人感染结核菌并不一定发病,只有在机体免疫力下降时才发病。结核菌主要通过呼吸道传染,活动性肺结核患者咳嗽、喷嚏或大声说话时,会形成以单个结核菌为核心的飞沫核悬浮于空气中,从而感染新的宿主。此外,患者咳嗽排出的结核菌干燥后附着在尘土上,形成带菌尘埃,亦可侵入人体形成感染。经消化道、泌尿生殖系统、皮肤的传播极少见。糖尿病、矽肺、肿瘤、器官移植、长期使用免疫抑制药物或者皮质激素者易伴发结核病。世界卫生组织(WHO)统计表明,全世界每年发生结核病800万~1000万,每年约有300万人死于结核病,是造成死亡人数最多的单一传染病。1993年WHO宣布"全球结核病紧急状态",认为结核病已成为全世界重要的公共卫生问题。我国是世界上结核疫情最严重的国家之一。

(二)症状与体征

1. **咯血** 咯血患者常伴随咳嗽、咳痰、胸痛、发热等呼吸道及肺部症状,需注意与呕血相鉴别。呕血的患者常伴随上腹痛、反酸史或有肝炎病史,这类患者要排除鼻、咽、喉、口腔出血,经吞咽后再行呕出的假性呕血。确定血来自于呼吸道(咯血)还是消化道(呕血)极为重要,两者鉴别一般并不困难,但若病史不清、出血急剧时,还需仔细加以鉴别(表5-3)。

表 5-3 呕血与咯血的鉴别

	咯血	呕血
病史	有支气管、肺或心脏病史	有胃、十二指肠或肝脏病史
出血方式	咯出	呕出
出血颜色	鲜红、多有泡沫	暗红或咖啡色
酸碱度	碱性	酸性
混有物	痰液或气泡	胃内容物
前驱症状	常有喉痒、咳嗽、咳痰、胸闷	上腹部不适、疼痛、恶心、呕吐黑便
黑便	无(除非血液咽下较多)	有

2. **咯血量判断**

(1)小量咯血:24小时咯血量<100ml(痰中带血)。见于支气管炎、肺炎、支气管肺癌患者。

(2)中等量咯血:24小时咯血量在100~500ml。见于支气管异物、外伤、急性肺水肿、支气管扩张、肺结核患者。

(3)大咯血:24小时咯血量>500ml,或一次咯血量>300ml。(持续咯血需输液以维持血容量或咯血引起气道阻塞发生窒息者均为大咯血)。多见于肺结核空洞内小动脉破裂、支气管扩张、急性肺脓肿早期患者。

3. **伴随症状**

(1)呼吸困难:急性心力衰竭咯血患者常伴劳力性或阵发性呼吸困难,见于体弱多病或老年咯血患者。常因误吸引起气道阻塞,出现不同程度的呼吸困难,严重者甚至窒息危及生命。

(2)发热:常见于呼吸道感染性疾病患者,如支气管扩张合并感染、肺感染、肺脓肿、肺结核等。

(3)脓痰:常见于支气管扩张。

（4）胸膜炎性胸痛：同时有腓肠肌压痛伴呼吸困难者常为下肢深静脉血栓脱落导致肺栓塞的特征表现。

（5）鼻塞、头痛：为化脓性副鼻窦炎或鼻咽癌引起的假性咯血。

（6）阴道出血：于月经期阴道出血伴咯血是肺子宫内膜异位症的特征，流产后阴道出血伴咯血为绒毛膜上皮细胞癌或恶性葡萄胎肺转移。

4. 伴随体征

（1）杵状指：见于支气管扩张、慢性肺脓肿、肺动静脉瘘。杵状指及骨关节肿大咯血者见于肺癌。

（2）肺部湿啰音：右下肺局限性湿性啰音见于支气管扩张，肺尖部局限性湿性啰音见于肺结核，双肺底或双肺湿性啰音多见于心衰或肺水肿，双肺散在干、湿啰音多提示支气管炎。

（3）发绀：见于先天性发绀心脏病肺动脉高压和肺心病合并感染患者。

（4）心脏杂音：二尖瓣狭窄咯血患者可在心前区听诊到舒张期隆隆样杂音。

（5）低血压或休克：常在大咯血、感染或缺氧时发生。

5. 窒息前驱症状及表现

（1）咯血突然中断，出现胸闷、精神紧张；烦躁不安，急需坐起呼吸。

（2）咽部作响，突然呼吸急促、牙关紧闭。

（3）喷射性大咯血过程突然中断，呼吸困难或从口鼻中喷射出少量血液或张口瞪目。

（4）呼吸骤停、面色青紫、躁动、神志不清、大小便失禁。

以上均为患者发生窒息时可能出现的临床表现，应严密观察，及时发现，采取抢救措施挽救患者的生命。

（三）辅助检查

1. **胸部 X 线片** 咯血患者胸部 X 线正常者肺癌发生率不足 5%。显示肺部有空洞性肿块，肺门或纵隔淋巴结肿大应行胸部 X 线体层扫描或 CT 检查。

2. **CT 扫描** 较胸部 X 线片对支气管扩张肺癌诊断敏感性更高。

3. **肺动脉和支气管动脉血管造影** 对肺栓塞和肺梗死咯血患者能明确诊断，是诊断肺动脉-静脉瘘最可靠的方法，同时可确定出血部位，行局部栓塞止血治疗。

4. **支气管碘油造影** 对诊断支气管扩张咯血患者很有价值。

5. **纤维支气管镜检查** 能明确病因学诊断，也可作为大咯血患者发生气道阻塞时，清除血块、明确出血来源的方法。

6. **超声心动图** 有助发现瓣膜疾病、先天性心脏病和血管畸形。

7. **实验室检查** 血常规、凝血功能检查、粪常规和潜血实验等，为判断出血程度、出血部位和进一步治疗提供依据。根据病因选作血常规、尿常规、便常规、血细菌培养、肥达反应等。

根据病情需要选择特殊检查，如 B 超、胸部 X 线检查、骨髓穿刺、骨髓细菌培养等。

二、主要护理措施

（一）急救原则

①防止气道阻塞；②阻止继续出血；③维持生命体征。

（二）救护措施

1. 即刻护理措施

（1）体位：大咯血应绝对卧床休息，尽量少搬动患者。对出血部位明确者，取患侧卧位，以减少患侧胸部的活动度，既防止病灶向健侧扩散，同时有利于健侧肺的通气功能。出血部位不明确者可暂取平卧位，头偏向一侧。

（2）保持呼吸道通畅：咯血时轻轻拍击健侧背部，嘱患者不要屏气，以免诱发喉头痉挛，使血液引流不畅形成血块，导致窒息。呼吸衰竭和不能自行清除气道内积血和气道梗阻者，行气管内插管。需要时，应行机械通气。

（3）建立静脉通路：保证静脉通路畅通，遵医嘱进行液体复苏、交叉配血，给予药物治疗。

（4）密切观察病情变化：监测生命体征，应用多功能监测仪监测心电、血压、脉搏、血氧饱和度、呼吸，遵医嘱采血做动脉血气分析，注意患者是否有咯血窒息的表现。

（5）根据患者情况准备好急救物品：如吸引器、呼吸机、气管插管、喉镜等开放气道用物。

2. 大咯血窒息时的紧急处理 当患者发生窒息表现时，应立即将患者取头低足高45°的俯卧位，面向一侧，轻拍背部，迅速排出气道和口咽部的血块，或直接刺激咽部以咳出血块；保证呼吸道通畅；在解除呼吸道阻塞后遵医嘱给予高流量吸氧，使血氧饱和度恢复至90%以上，必要时建立或重新建立人工气道，给予人工呼吸支持或机械通气，配合应用呼吸兴奋剂，以改善缺氧。

3. 药物护理

（1）镇静：对精神紧张、恐惧不安的患者，应解除患者不必要的顾虑，若无呼吸功能不全或全身衰弱者，可给予少量镇静药物。

（2）镇咳：伴有咳嗽剧烈的大咯血，可适当给予镇咳药物，但应防止过度抑制咳嗽而使血液和分泌物不能排除淤积气道。

（3）止血药物：包括垂体后叶素、普鲁卡因、卡巴克洛、酚磺乙胺、注射用巴曲酶和维生素K等。垂体后叶素可收缩小动脉，减少肺血流量，从而减轻咯血。但也能引起子宫、肠道平滑肌收缩，故冠心病、高血压患者及孕妇禁用。使用垂体后叶素后应注意观察血压情况，如患者出现面色苍白、腹部不适或腹痛、呕吐、心悸、胸闷等，应减慢滴速。对合并心力衰竭、肺心病者应慎用，应及时准确记录尿量，监测肾脏的血液灌注情况，避免血管收缩药对肾功能造成损害。

4. 控制肺部感染 肺部感染患者，对症处理的同时，遵医嘱准确输入抗生素。

5. 饮食护理 大量咯血患者应禁食；小量咯血者宜进少量温、凉流质饮食，因为过冷或过热食物均宜诱发或加重咯血。咯血停止后，给予温凉的高热量、高蛋白、高维生素的流质或半流质饮食，多饮水，少量多餐。忌浓茶、咖啡或温度过高的食物，以防诱发咯血。保持大便通畅，必要时遵医嘱给予缓泻剂，避免用力排便时腹压增加而引起再次咯血。

6. 口腔护理 清洁口腔，减少口腔异味刺激，增加患者舒适感，避免引起呕吐导致再度咯血。

7. 心理护理 精神紧张、恐惧不安会加重出血，增加咯血窒息的危险。护理人员应注意观察患者情绪，及时做好解释和安慰工作，及时满足患者的各种需求，取得患者和家属的信任，使患者配合治疗。

8. 其他止血方法的护理措施 主要有纤维支气管镜止血法、利用放射介入法行支气管动脉栓塞、放置带气囊的双腔支气管内导管以及外科手术疗法等，需积极配合，做好准备工作。

案例5-5

马某，男，73岁。"间断咳嗽1月，咯血1天。"入院。患者1月前受凉后咳嗽，经服药后咳嗽减轻，昨晚突发咯血350ml。既往有"支气管扩张"病史5年。查体：T：37.0℃，P：118次/分，R：20次/分，BP：130/80mmHg，右上肺闻及固定而持久的湿啰音。影像学检查：胸部X线见卷发样阴影，轨道征；胸部CT提示右上肺柱状扩张。初步诊断：支气管扩张。给予吸氧、止血、抗感染等治疗，仍有反复咯血。患者目前情绪不稳，夜间睡眠差，食欲不振，消瘦。

思考：1. 该患者的急救原则有哪些？

2. 目前患者主要护理措施有哪些？

常见窒息急救流程如下(见图 5-8)。

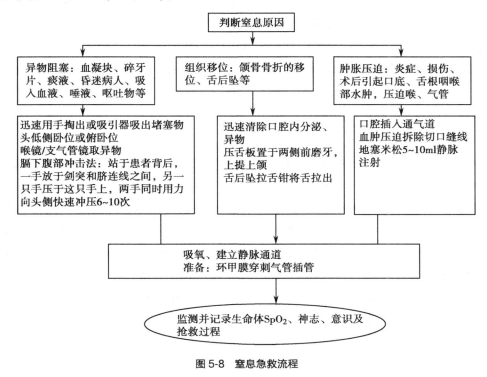

图 5-8 窒息急救流程

第六节　消化道出血

问题与思考

对消化道出血患者如何进行护理评估与判断,主要护理措施有哪些?

急性消化道出血是指从食管到肛管的消化道及胆胰等疾病引起的出血,主要表现为呕血和便血,是急诊科常见疾病之一。消化道出血经口腔呕出称为呕血;从肛门排出,血呈鲜红、暗红或柏油样或粪便带血,称为便血。消化道出血以屈氏韧带为界分为上消化道出血和下消化道出血。呕血一般为上消化道出血的表现,而便血则可见于上消化道出血,也可见于下消化道出血。成年人短时间内一次失血量达 800ml 或约占总循环血量的 20% 以上,出现低血压等周围循环衰竭表现者,称为急性消化道大出血,可危及生命。

一、呕血

(一)护理评估与判断

1. 病史与诱因

(1)病史:询问既往史,既往有无易引起消化道出血的相关疾病。如消化性溃疡,有规律性上腹痛、进食和服用抑酸药可缓解;肝硬化、门脉高压症有大量酗酒、肝炎或血吸虫等病史;消化道肿瘤患者常出现进行性体重下降、厌食。服用过阿司匹林、类固醇类药物应怀疑出血性胃炎。此外,还应询问患者是否曾内镜取活检、息肉切除或肠道检查术后等病史。

（2）诱因

1）上消化道疾病：食管疾病，如食管炎、食管黏膜撕裂、食管癌等；胃及十二指肠疾病，如消化性溃疡、胃手术后病变；其他，还见于急性胃黏膜病变、慢性胃炎、胃癌等；肝、胆、胰腺疾病，如肝硬化致食管、胃底静脉曲张破裂出血、胰头癌破入十二指肠、肝癌或肝脓肿破入胆道、胆石症等。

2）其他疾病：急性传染病与寄生虫病如急性细菌性痢疾、阿米巴痢疾、流行性出血热、重症肝炎、伤寒与副伤寒、钩端螺旋体病、钩虫病等；血液病等原因造成的出血倾向。

相关链接

食管胃底静脉曲张

食管胃底静脉曲张是由于各种原因导致的门脉高压、血流阻力增加而形成的门体侧支循环。其最常见原因是肝硬化引起的门脉高压。除此之外，特发性门脉高压症、非肝硬化门静脉血栓、布卡综合征也是导致门脉高压食管胃底静脉曲张的常见原因。食管胃底静脉曲张是机体对门脉高压的一种代偿，但其出现并不能有效缓解门脉高压，一是由于伴随侧支循环形成的内脏动脉血管扩张引起门脉血流增加，二是这种侧支循环比正常肝脏的阻力更高，其降压不充分。研究显示：肝硬化患者近50%会出现胃食管静脉曲张，其出现与肝病的严重度相关。原发性胆汁性肝硬化患者可以在疾病早期，甚至在没有形成肝硬化前就可出现静脉曲张和静脉曲张性出血，16%的丙型肝炎和桥接性纤维化患者有食管静脉曲张。破裂出血是其主要危害，也是其致死性并发症。

2. 症状与体征

（1）出血性质：呕血和黑便是上消化道出血的特征表现，上消化道出血后均有黑便，但是否有呕血取决于出血部位、量及速度，如出血部位在幽门以上常伴呕血，幽门以下如出血量大、速度快时，常因血反流入胃表现为呕血。呕血多为棕褐色咖啡渣样，如出血量大可呈现红色或有血块。当上消化道出血，出血量在60ml以上，血液未被呕出或未完全呕出，则血红蛋白中的铁与肠内硫化物形成硫化铁，致粪色黑而发亮，外观类似柏油，称柏油样便或黑便，多见于消化性溃疡出血。柏油样便需与服铁剂、铋剂、活性炭或中草药所致的黑色粪便相鉴别，后者黑而不亮，当出血量大时，也可呈暗红甚至鲜红色。

（2）出血量估计

1）休克指数：脉率/收缩压为休克指数，正常值为 0.54 ± 0.02，当休克指数为1，失血量约为800~1000ml；指数>1，失血量约1200~2000ml。

2）临床表现：一般成人每日消化道出血达到5~10ml，大便隐血试验即可呈阳性；出血50~100ml，可出现黑便；胃内积血达到250~300ml，可引起呕血。血压改变超过10mmHg伴心率增快20次/分，表明出血量>1000ml。对出血程度的临床分级详见表5-4。

表5-4　出血严重程度的临床分级

程度	出血量（ml）	Hb（g/L）	脉搏（次/分）	血压（mmHg）	尿量	主要症状
轻度	<400~500	正常	正常	正常	正常	头昏、心慌、乏力
中度	800~1000	80~100	>100	90/60~70/50	尿少	口渴、心悸、眩晕、晕厥
重度	>1500	<80	>120	<70/50	少尿或无尿	烦躁或神志不清、面色苍白、四肢湿冷

（3）其他表现

1）失血性周围循环衰竭：严重程度随出血量多少而异，一般表现为头昏、心慌、乏力、四肢湿冷、心率增快、血压偏低等，严重者可表现为典型休克症状。

2）发热：多数患者于出血后 24 小时内出现低热(<38.5℃)，持续 3~5 天。

3）氮质血症：出血后数小时血尿素氮开始上升，24~48 小时达高峰，3~4 天后降至正常。如出血停止，血容量补足，尿素氮仍持续升高，提示肾性氮质血症，发生肾功能衰竭。

4）贫血：出血早期可无明显变化，经 3~4 小时以上才出现正细胞正色素性贫血。

3. 辅助检查

（1）内镜检查：胃镜检查是目前明确呕血病因的首选方法，可判断出血部位、原因及出血程度，并同时进行内镜止血治疗、活检等。下消化道出血可做结肠镜检查以明确出血部位和出血程度。

（2）X 线钡餐检查：主要用于对胃镜检查有禁忌证或胃镜检查出血原因未明，怀疑病变位于十二指肠降段以下小肠段，有特殊诊断价值。

（3）B 超检查：可检查肝、胆、胰、脾，有助于诊断。

（4）血常规和凝血功能：便血时间较长者，血中血红蛋白含量降低；有血液病者，血小板减少和凝血功能异常。

（5）其他检查：出血原因无法查明时，可选择性动脉造影、放射性核素显像、小肠镜检查等。

（二）主要护理措施

1. 体位 卧床休息，头偏向一侧，避免误吸，保持呼吸道通畅。休克患者抬高下肢。

2. 补充血容量 尽快建立 2~3 条静脉通路，必要时静脉切开。遵医嘱查血型和配血，配血期间可先输注平衡液、生理盐水、右旋糖酐、葡萄糖氯化钠注射液或血浆代用品等。输全血是改善周围循环衰竭的关键，出现下列情况时应紧急输血：①体位改变出现晕厥，脉搏加速，血压下降；②收缩压<90mmHg；③血红蛋白<70g/L。输液、输血开始速度宜快，尽快使收缩压升至 90~100mmHg，尿量>30ml/h。休克纠正后应调整输液、输血速度，避免发生肺水肿，特别是老年人或有心脏病者易发。有条件者应监测中心静脉压指导输液速度。

3. 止血

（1）药物止血：主要为药物止血，包括卡巴克洛、维生素 K、酚磺乙胺、氨甲苯酸，肝硬化上消化道出血者可用纤维蛋白原、凝血质等止血因子或立止血等药物静注或肌注。溃疡病出血可用 H_2 受体阻滞剂，如甲氰咪胍、雷尼替丁等，以及质子泵阻滞剂奥美拉唑静脉滴注，也可用生长抑素静脉滴注，抑制盐酸的分泌。垂体后叶素可降低门脉压力，适用于门脉高压引起食道或胃底静脉曲张破裂出血。

（2）局部止血：冰盐水 50ml 加去甲肾上腺素经胃管注入，可使小动脉收缩而达到止血的目的；经胃管注入抗酸剂使胃内 pH 值升高亦有良好止血效果；另外还可行三腔管压迫止血，有条件情况下可行内镜直视下止血、血管介入治疗。

4. 严密观察病情

（1）密切观察生命体征、神志、尿量的变化。

（2）监测止血效果：如出现下列情况应考虑出血未停止或再出血：①反复呕血或黑便、便血次数增多伴肠鸣音亢进；②外周循环衰竭经补液及输血后未见改善或暂时好转后又恶化；③红细胞计数、血红蛋白、红细胞压积测定继续下降，网织红细胞计数持续升高；④补液与尿量足够时，血尿素氮仍持续升高或再次升高；⑤胃管内抽出新鲜血。

（3）出血严重程度的观察：观察呕血和黑便的情况，记录出血次数和出血量，如出血性质改变，及时留取标本。结合全身表现判断是否出现周围循环衰竭。

5. 饮食护理 在休克状态或胃胀满、恶心、呕吐时应绝对禁食；非大量出血，如无呕血者应早进食，进食可中和胃酸，保持水电解质平衡，保证营养供给，促进胃肠蠕动，从而减轻恶心、呕吐。有呕血者，可在呕血停止后 12~24 小时开始进流食，逐步过渡到半流食。食管、胃底静脉曲张破裂出血患者，一般在出血停止后 2~3 天给低蛋白流质饮食为宜。

6. 心理护理 及时清除血迹,向患者及家属讲解消化道出血相关知识,以减少消化道出血患者的恐惧、紧张。必要时可遵医嘱适当使用镇静剂。

7. 随时做好抢救和手术准备 对危重症患者应做好抢救的各项准备,及时执行抢救医嘱。因止血效果不佳欲行手术者,应积极配合做好手术准备。

案例5-6

王某,男性,48 岁,因"上腹部不适伴乏力 1 天,呕血伴便血 8 小时"入院,伴有出冷汗、头晕、面色苍白、乏力;既往有乙肝病史 10 年。查体:P:110 次/分,R:18 次/分,BP:70/50mmHg,手足湿冷,脉搏细速,神志清楚,胸前可见蜘蛛痣,腹稍膨隆而软,无压痛,肝未触及,脾肋下可及 2cm,移动性浊音(+)。

思考:1. 接诊护士应首先给患者做什么护理评估?
      2. 初步判断患者属于什么病因引起的呕血?

二、便血

(一)护理评估与判断

1. 病史与诱因

(1)病史:询问既往史,如既往有无引起消化道出血的相关疾病,询问患者是否曾内镜取活检、息肉切除或肠道检查术后等。上消化道疾病引起出血后,均可有便血。如出血部位在幽门以下者,可只表现为便血,在幽门以上者常兼有呕血。注意发病年龄、季节、出血诱因,儿童少年便血应注意肠套叠、直肠息肉、憩室炎与溃疡、钩虫病等;青壮年便血应考虑消化道溃疡病、局限性肠炎、肠结核、伤寒与副伤寒、慢性非特异性结肠炎等;中老年便血多为结肠直肠癌、肝硬化、胃癌、缺血性结肠炎等。伤寒与副伤寒出血常在夏秋季。

(2)诱因

1)上消化道疾病:食管疾病可见于食管炎、食管黏膜撕裂、食管癌等;胃及十二指肠疾病,消化性溃疡出血是上消化道出血最常见的病因,其他还见于急性胃黏膜病变、慢性胃炎、胃癌等;肝、胆、胰腺疾病如肝硬化致食管、胃底静脉曲张破裂出血、胰头癌破入十二指肠、肝癌或肝脓肿破入胆道、胆石症等。

2)下消化道疾病:小肠疾病如局限性肠炎、小肠肿瘤、小肠血管瘤、米格(Meckel)憩室炎等;结肠疾病如慢性非特异性结肠炎、结肠癌、结肠息肉等;直肠疾病如直肠损伤、非特异性直肠炎、直肠癌等;肛门疾病如痔、肛裂、肛瘘等。

3)全身性疾病:白血病、血小板减少性紫癜、血友病、肝脏疾病、流行性出血热、败血症等。

2. 症状与体征 便血的颜色取决于下消化道出血的部位、量及血液在肠道停留的时间。棕色粪便混有或沾有血迹,多来源于乙状结肠、直肠或肛门;大量鲜红色血便,提示出血部位在左半结肠;栗色粪便,提示出血位于右侧结肠或小肠;血性腹泻伴腹痛、里急后重多为炎性肠疾病、缺血性结肠炎。小肠出血时,如血液在肠道停留时间较长,亦可呈柏油样黑便。下消化道出血病变距肛门近。如肠伤寒出血,血色暗红,与粪便混合;痔核出血为便后滴血,血色鲜红。短时间大量便血,可致急性失血性贫血及周围循环衰竭,但由便血所致周围循环衰竭少见。长期慢性便血可出现乏力、头晕、活动后心悸气促等贫血症状。大便带血可伴恐惧,长期便血多有焦虑。

3. 辅助检查

（1）内镜检查：下消化道出血可做结肠镜检查。

（2）B超检查：可检查肝、胆、胰、脾，有助于诊断。

（3）大便隐血试验：凡有便血者都应做大便隐血试验。若有消化道疾病，小量出血不引起大便颜色异常改变，而大便隐血试验阳性称为隐血便，一般失血量5～10ml即可出现。

（4）血常规和凝血功能：便血时间较长者，血中血红蛋白含量降低；有血液病者，血小板减少和凝血功能异常。

（5）其他检查：出血原因无法查明时，可选择性动脉造影、放射性核素显像、小肠镜检查等。

（二）主要护理措施

1. 一般护理

（1）便血量多者，应卧床休息，切忌下床排便，并注意排便时勿用力，以免增加腹压加重便血。

（2）保持大便通畅，做好肛周以及周围皮肤护理。

2. 加强病情观察，做好护理记录

（1）观察大便血量、质、色以及判断出血的部位，以及全身情况，准确记录出血量，必要时可保留标本送检。

（2）如痔疮、肛裂出血，可按外科有关章节护理。

（3）如排大量柏油样便，血压下降，面色苍白，呼吸急促，脉细微而快速、头昏、心慌、出冷汗或面色苍白，四肢湿冷等，说明病情严重，应及时报告医生，进行抢救，防止虚脱。

3. 给药护理

（1）严格遵医嘱用药，注意观察用药后反应。

（2）服药期间，饮食不宜过凉，可配合健脾开胃的药物，以调理脾胃，按医嘱给予保护胃黏膜和预防应激性出血的药物。

相关链接

内镜止血新兴技术的研究进展

内镜下止血治疗已被证明可以提高几种消化道出血的治疗效果。已经确认的干预措施有注射疗法、热消融技术（例如双极电凝和氩离子凝固术）、机械设备的应用（例如止血夹和绷带结扎器）。尽管这些方法对控制胃肠道出血通常有一定的效果，但仍有一些病例用上述"成功"的止血方法无法达到止血目的，原因是病变特征、程度和位置的不同。因此，新内镜止血设备和现有止血技术适应性的革新便应运而生了，他们作为一种替代性技术主要来控制出血、难治性出血、不适合标准治疗的出血。

1. **喷雾止血**　非接触式导管喷雾技术的优点包括操作简易性、无需精确定位、适用于病变位置难以触及的病例，且可以增大治疗面积。

2. **静脉曲张填塞支架**　覆膜自膨式金属支架（self-expandable metal stent, SEMS）介入治疗已经成为标准内镜技术和血管活性药物难以治疗的食管静脉曲张破裂出血患者的抢救措施。

3. **机械关闭止血设备**　某些进口止血夹在设计上与普通的内镜止血夹具有明显的不同，他具有更大的压缩力且能夹住更大面积的出血组织。可以更持久有效地止血。

4. **超声引导血管治疗法**　超声引导血管治疗法在一些标准内镜或者血管造影治疗难治的出血性病变中发挥着重要作用。超声（EUS）可以辨别那些普通内镜不可见的血管，可以治疗普通止血设备达不到的病灶，可实现精确的对靶向血管行细针注射，并可以用多普勒监控治疗。

5. 饮食护理 对于有大出血休克、呕血、便血者应禁食。少量便血或仅有少量黑便而无呕血者应给予清淡无刺激性流质饮食。忌食生冷硬、刺激性食物。

6. 心理护理 安慰患者,消除恐惧、焦虑等不良情绪,尤其是肝郁者,戒怒防躁,避免情绪激动,除严重肝病外,必要时可适当使用镇静剂,对于悲观患者应鼓励其振作精神。

7. 健康指导

(1)饮食有节、有洁,保持大便通畅。

(2)起居有常,劳逸适度,避风寒,脾胃虚寒者尤须注意腹部保暖。

(3)指导患者自行观察大便情况,有异常及时就医。

第七节　胸痛

问题与思考

如何预警高危胸痛急性心梗的病情演变?

胸痛(chest pain)是由于炎症、外伤、肿瘤或各种理化因素刺激多种神经纤维引起的症状。急性胸痛是突然发生的胸痛,为急诊患者就诊常见的主诉,约占急诊总数的4.7%。胸痛的病因涵盖多个系统,有多种分类方法,其中从急诊处理和临床实用角度,可将胸痛分为致命性胸痛和非致命性胸痛两大类(表5-5)。

表5-5　胸痛的分类与常见病因

分类	病因
致命性胸痛	
心源性	急性冠状动脉综合征、主动脉夹层、心脏压塞、心脏挤压伤(冲击伤)
非心源性	急性肺栓塞、张力性气胸
非致命性胸痛	
心源性	稳定性心绞痛、急性心包炎、心肌炎、肥厚性梗阻型心肌病、应激性心肌病、主动脉疾病、二尖瓣脱垂等
非心源性	
胸壁疾病	肋软骨炎、肋间神经炎、带状疱疹、急性皮炎、皮下蜂窝织炎、肌炎、肋骨骨折、血液系统疾病所致骨痛(急性白血病、多发性骨髓瘤)等
呼吸系统疾病	肺动脉高压、胸膜炎、自发性气胸、肺炎、急性气管-支气管炎、胸膜肿瘤、肺癌等
消化系统疾病	胃食管反流病(包括反流性食管炎)、食管痉挛、食管裂孔疝、食管癌、急性胰腺炎、胆囊炎、消化性溃疡和穿孔等
心理精神源性	抑郁症、焦虑症、惊恐障碍等
其他	过度通气综合征、痛风、颈椎病等

常见的高危胸痛患者有:急性冠脉综合症(acute coronary syndrome,ACS)、主动脉夹层(aortic dissection,AD)、肺栓塞(pulmonary embolism,PE)及张力性气胸(tension pneumothorax,TP)等。不论为何种病因的胸痛,只要出现生命体征异常,包括:神志模糊和(或)意识丧失、面色苍白、大汗及四肢湿冷、低血压(血压<90/60mmHg)、呼吸急促或困难、低血氧饱和度(SpO_2<90%),均属危重症状态,需马上紧急处理。在抢救同

时,积极明确病因。对于无上述高危临床特征的胸痛患者,需警惕可能潜在的危险性。胸痛常表现为范围广、性质不确切。一方面,由于心、肺、大血管及食管的传入神经进入同一个胸背神经节,因此,胸痛表现的范围广,可上自颈部,下至腹部。另一方面,许多疾病引起的胸痛,常有固定的部位或放射区。通过这些内脏神经纤维,不同的脏器疼痛会产生类似的特征及相近的部位,通常都被描述为烧灼感、针刺样、刀割样或压榨性。胸痛多由胸部疾病所致,常见胸痛病因有:胸壁疾病、心血管疾病、呼吸系统疾病、纵隔疾病、消化系统疾病和其他疾病(如带状疱疹、过度换气综合征、肋间神经痛等)。鉴于胸痛病因较多,临床的危险性和预后差异较大,有的病变局限或浅表,可能无重要的临床意义;而有些病变危重,可随时威胁生命。不要认为胸痛程度较轻,病情就不重,二者往往并不一致,如心绞痛有些患者不表现为剧烈胸痛,而表现为明显的胸闷压榨感或窒息感,甚至以牙痛、上消化道症状、腹痛、极度乏力、呼吸困难等为主要表现。因此,重要的是鉴别胸痛是否为致命性胸痛(图5-9),判断其危险程度,尽快识别高危胸痛患者,使其得到及时救治。

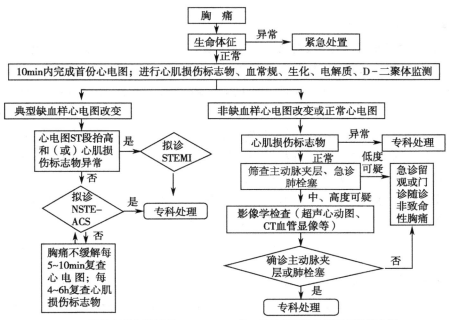

STEMI:ST段抬高型心肌梗死、NSTE-ACS:非ST段抬高型急性冠状动脉综合征

图5-9 胸痛临床评估与诊断流程

一、护理评估与判断

(一)病史与诱因

1. **病史** 了解发病年龄、起病缓急、胸痛部位、范围大小及其放射部位,胸痛性质、轻重及持续时间,发生疼痛的诱因,加重与缓解方式。是否伴有吞咽困难、反酸、咳嗽、咳痰性状、呼吸困难及其程度。

2. **诱因** 心绞痛常于体力劳动或情绪激动(如愤怒、焦虑、过度兴奋等)所激发,饱食、寒冷、吸烟、心动过速、休克等亦可诱发。心绞痛呈阵发性,休息、含服硝酸甘油片迅速缓解,心肌梗死常呈持续性剧痛,虽含服硝酸甘油片,仍不缓解。心脏神经官能症所致胸痛,则常因运动反而好转。胸膜炎、自发性气胸、心包炎的胸痛,常因咳嗽或深呼吸而加剧。食管疾病的胸痛,常于吞咽食物时发作或加剧。反流性食管炎的胸骨后灼痛,饱餐后出现,仰卧或俯卧位加重,服用抗酸剂和促动力药(如多潘立酮或西沙必利)后可减轻或消失。胸壁疾病所致的胸痛,常于局部压迫或胸廓活动时加剧,局部麻醉后疼痛即缓解。脊神经后根疾病所致的疼痛,则于转身时加剧。过度换气综合征,则用纸袋回吸自身呼出的气体后,胸痛可缓解。

"胸痛中心"建设专家共识

国外于 1981 年相继建立了胸痛中心,规范了胸痛诊疗程序。为了提高我国胸痛诊断、鉴别诊断与治疗的水平,减少漏诊和误诊,改善患者预后,中华医学会心血管病学分会组织各学科专家,共同讨论制定了我国《"胸痛中心"建设专家共识》并在 2010 年 11 月第二十一届长城国际心脏病学会议上发布,这是我国在急性胸痛治疗领域的第一部规范流程。在临床工作中,突发的急性胸痛很容易让人想到 ACS,但是实际上,仅 15%~25% 的急性胸痛是由 ACS 引起。另一个研究则显示,将近 3% 在急诊室被诊断为"非心源性胸痛"的患者,在回家后 30 天内发生了恶性心脏事件。该调查提示,ACS 在我国急诊致命性胸痛疾病中占绝对多数,可能漏诊、误诊。但是,如果把一些预后良好的非心源性胸痛误诊为严重的心源性胸痛,又会增加患者的顾虑和心理负担,甚至影响其生活质量,并且会带来不必要的医疗花费。因此建立安全、有效、经济的胸痛治疗方式势在必行。

(二)症状与体征

1. **胸痛部位**　包括疼痛部位与放射部位。胸壁疾病特点为疼痛部位局限,局部有压痛;炎症性疾病,伴有红、肿、热表现;带状疱疹是沿一侧肋间神经分布伴剧痛。非化脓性肋软骨炎多侵犯第一、二肋软骨,呈单个或多个肿胀隆起,有压痛、咳嗽,深呼吸或上肢大幅度活动时疼痛加重;食管或纵隔病变,胸痛多位于胸骨后,进食或吞咽时加重;心绞痛和心肌梗死的疼痛多在心前区与胸骨后或剑突下,疼痛常放散至左肩、左臂尺侧达无名指和小指,也可放散于左颈与面颊部,误认为牙痛;夹层动脉瘤疼痛位于胸背部,向下放散至下腹、腰部、两侧腹股沟和下肢;自发性气胸、胸膜炎和肺梗死的胸痛多位于患侧腋前线与腋中线附近,后两者如累及肺底、膈胸膜,则疼痛也可放射于同侧肩部。

2. **胸痛性质**　带状疱疹呈刀割样痛,剧烈难忍;食管炎则为烧灼痛;肋间神经痛呈阵发性的灼痛或刺痛。心绞痛呈胸骨后压榨性疼痛并有重压窒息感;心肌梗死则疼痛更为剧烈并有恐惧和濒死感;胸膜炎常呈尖锐刺痛或撕裂痛;肺癌常为胸部闷痛;夹层动脉瘤为突发胸部难忍的撕裂样剧痛;肺梗死为突然剧烈刺痛或绞痛,常伴呼吸困难与发绀。

3. **胸痛持续时间**　平滑肌痉挛或血管狭窄缺血所致疼痛为阵发性;炎症、肿痛、栓塞或梗死所致的疼痛呈持续性。如心绞痛发作时间短暂,一般 2~10 分钟,而心肌梗死疼痛持续时间常 >30 分钟,且不易缓解。若胸痛起病急剧,胸痛迅速达高峰,往往提示胸腔脏器破裂,如主动脉夹层破裂、气胸、纵隔气肿等。

4. **胸痛伴随症状**　胸痛常伴咳嗽、咳痰多见于气管、支气管、胸膜疾病所致;伴吞咽困难多见于食管、纵隔疾病;伴咯血多见于肺结核、肺栓塞、原发性肺癌;伴深吸气或打喷嚏加重见于胸椎病变;伴有特定的随体位而缓解见于心包炎的坐位及前倾位;二尖瓣脱垂的平卧位;食管裂孔疝的立位;伴呼吸困难者提示较大范围病变,如大叶性肺炎、自发性气胸、渗出性胸膜炎和肺栓塞、过度换气综合征等;伴苍白、大汗、血压下降或休克表现时,多考虑心肌梗死、夹层动脉瘤、主动脉瘤破裂和大面积肺栓塞等。

(三)辅助检查

1. **实验室检查**　血常规、痰液检查、血和尿淀粉酶、血气、D-二聚体、凝血时间、心肌酶谱、BNP 等。
2. **心电图检查**　包括常规心电图、动态心电图、心电图负荷试验等。
3. **影像学检查**　超声心动图、心脏 B 超、胸和腹部 B 超;胸部 X 线正位、侧位、斜位片;胸部 CT、MRI 等;心肌放射性核素检查;冠状动脉造影、ECT、EBT 等检查。

二、主要护理措施

根据我国地区的研究资料显示:急诊就诊的胸痛患者中,ACS 高居致命性胸痛病因的首位,因此,本文对 ACS 的护理措施作重点叙述。

（一）ACS 的护理要点

1. **心理护理**　心理安慰消除患者紧张、恐惧心理，帮助患者树立信心。必要时指导患者做深呼吸和放松训练。

2. **卧床休息**　协助患者满足生活需要，保持大便通畅。

3. **氧气吸入**　根据病情给予持续面罩吸氧。

4. **严密观察病情变化**　持续心电监护，监测心率、心律和血氧饱和度的变化，严密观察体温、脉搏、呼吸、血压、神志等变化。立即建立双静脉输液通道。注意观察胸痛部位、性质、持续时间、影响胸痛因素和伴随症状，尤其注意观察心电图和心肌酶的动态演变过程。必要时每隔 30 分钟复查一次心电图，4～6 小时复查一次心肌酶。

5. **对因对症治疗**　及时纠正急性心衰、心律失常、心源性休克、心搏骤停等，做好相应急救准备如：电除颤、心肺复苏、气管插管、呼吸机辅助通气等。遵医嘱给予正确及时地处理，稳定生命体征，观察用药后的效果与反应。

6. **止痛**　针对病因指导患者舌下含服硝酸甘油止痛，如果疼痛不缓解，应及时复查心电图，通知医生。对于确诊急性心肌梗死的胸痛患者可用哌替啶和吗啡止痛。

7. **扩张冠脉血管硝酸酯类药物**　主要作用是松弛血管平滑肌从而产生血管扩张作用，该药对静脉的扩张作用明显强于对动脉。周围静脉的扩张可降低心脏前负荷，动脉的扩张可减轻心脏后负荷，从而减少心脏做功和心肌耗氧量。还可直接扩张冠状动脉，增加心肌血流，预防和解除冠状动脉痉挛。常用药物有硝酸甘油、硝酸异山梨酯等。

8. **溶栓治疗**　对有适应证的患者在就诊后 30 分钟内开始溶栓治疗，如：尿激酶、链激酶等药物。

9. **抗凝治疗**　防止血栓再形成和复发，凝血酶是使纤维蛋白原转变为纤维蛋白最终形成血栓的关键环节，因此抑制凝血酶至关重要。常用药物：普通肝素、低分子肝素、磺达肝葵钠和比伐卢定等。

10. **抗血小板**　冠状动脉内斑块破裂诱发局部血栓形成是导致急性心梗的主要原因。在急性血栓形成中血小板活化起着十分重要的作用，抗血小板治疗已成为急性心梗的常规治疗，溶栓前即应使用。常用药物：阿司匹林、氯吡格雷。阿司匹林起始负荷剂量为 300mg，使用非肠溶制剂或嚼服肠溶剂，以加快其吸收、迅速抑制血小板激活状态，以后改为长期服用 75～100mg/d 维持。且应早期给予氯吡格雷负荷剂量 300mg，以后 75mg/d 维持。

11. **经皮冠状动脉介入治疗（percutaneous coronary intervention，PCI）**　是急性心梗患者再灌注的最佳治疗方法。冠状动脉介入治疗可以使 ST 段抬高 AMI 患者的不良事件发生率的相对风险降低 40%。对于非 ST 段抬高的 AMI，其治疗益处依然在高危患者中显现。与单纯球囊扩张成形术相比，AMI 患者置入支架后获益更大。近年来对急性心肌梗死明确诊断后，治疗的同时，早期做好经皮冠脉支架植入术的术前准备，在 90 分钟内随时送往心导管室，在转运途中也要保证患者的医疗护理安全。

（二）规范"急性胸痛"诊治护理流程

1. **心肌存活对抢救时间的依赖性强**　最初数小时特别关键，院外、院内抢救时间的延误可显著延长心肌再灌注时间，从而减少了溶栓治疗的疗效，并增加死亡率。院内治疗的四个关键点（4D）：①D（door）：患者到达医院大门时到收集资料；②D（data）：从资料（ECG）作出分析；③D（decision）：作出决定；④D（drug）：从决定到药物的应用。所以急诊科护士要配合医生识别胸痛的危险程度，早期筛选出高危者，使其进入绿色通道，提高胸痛的诊疗效果，减少不良事件的发生。

2. **早期识别高危胸痛**　高危急性胸痛快速分类的鉴别诊断如下：

（1）急性冠脉综合征（ACS）：是由于冠状动脉粥样斑块表面纤维帽出现糜烂或破裂后，血小板黏附和聚积在破溃斑块表面，与纤维蛋白原相互结合产生纤维蛋白，进而激活了凝血系统，临床表现为不稳定性心绞痛、非 ST 段抬高心梗和 ST 段抬高心梗的一组临床综合征，是心脏猝死的最主要原因。提示 ACS 的胸痛特征有：胸痛为压迫性、紧缩性、烧灼感、刀割样或沉重感；无法解释的上腹痛或腹胀；可放射至牙齿、耳朵、颈部、下颌、肩部、背部或左臂或双上臂；"烧心"即胸部不适伴恶心和（或）呕吐；伴持续性气短或呼吸困难；伴无力、眩晕、头晕或意识丧失；伴大汗。须注意，女性、糖尿病患者和老年患者有时症状不典型。心电图是早期快速识别 ACS 的重要工具，标准 18 导联心电图有助于识别心肌缺血部位。心肌损伤标志物是鉴别和诊断 ACS 的重要检测手段。

（2）肺栓塞（PE）：是指各种栓子（包括血栓、气栓、脂肪、羊水及瘤栓）进入肺循环阻塞肺动脉或其他分支，引起肺循环障碍的疾病。发作突然，表现为胸膜性胸痛、呼吸困难，重者可晕厥、休克，呼吸加快，心率加快等。行血气分析、胸片、肺动脉造影检查有助于诊断。

（3）动脉夹层（AD）：是血液进入主动脉中层形成的夹层血肿，并沿着主动脉壁延展剥离的危重心血管急症。表现为撕裂样胸痛放射至背部，腹部，神经症状（卒中、霍纳综合征），心脏杂音，双上肢血压不等；主动脉 CT 血管成像是首选的影像学检查。胸片（纵隔宽）、血管造影、经食管 B 超检查可辅助诊断。

（4）张力性气胸（TP）：张力性气胸又称高压性气胸，属胸外科，常见于较大肺气泡的破裂或较大较深的肺裂伤或支气管破裂，其裂口与胸膜腔相通，且形成活瓣。故吸气时空气从裂口进入胸膜腔内，而呼气时活瓣关闭，不能让腔内空气回入气道排出。患者极度呼吸困难，端坐呼吸。缺氧严重者发绀、烦躁不安、昏迷、甚至窒息。行胸片可确诊。

3. **成立"胸痛中心"** 医院急诊室设置独立的诊室、护士站、观察室和抢救设施，由急诊医护人员和心内科医师组成。医院为此类患者建立快速通道（绿色通道）对高危胸痛患者实施优先救治。医院绿色通道畅通程度标准如：对于急性 ST 段抬高型心肌梗死的患者，要求从急诊室大门至静脉溶栓开始的时间小于 30 分钟；AMI 患者从急诊室大门至急诊经皮冠脉介入治疗时间小于 90 分钟。快速标志物的测定：快速获得肌钙蛋白（床旁，车载），心肌酶谱，其中 cTnI（肌钙蛋白 I）、cTnT（肌钙蛋白 T）、D-dimer（D-二聚体）等测定为快速筛查提供依据。

（三）建立完善的胸痛急救流程

目前胸痛诊治中存在的主要问题：高危急性胸痛患者就医等待时间太长；低危胸痛患者入院治疗太多、花费太高；各种胸痛尤其是 ACS 的治疗差异太大；胸痛规范诊治的平台太少。因此建立完善的胸痛急救流程，规范胸痛的管理，对其危险性给予准确的评估和及时正确处理是至关重要的。

（四）健康教育

1. **改变不良生活方式** 病情平稳后，护士开展健康教育，改变不良的生活方式。引导患者回忆发病经过及主要病史，共同探讨冠心病发病的主客观因素。例如：培养和谐的性情及生活，戒烟戒酒，保持理想体重，每天有适当的运动。采取低热量、低脂肪、低胆固醇、低盐饮食，保持排便通畅，性生活规律等。避免诱发因素如劳累、精神紧张、饱餐、活动过量等。

2. **坚持治疗** 指导患者学习和掌握所服药物的使用方法、疗效及不良反应。帮助制定服药时间表，让患者了解和记录自己所服药物的种类、剂量、时间和不良反应；应强调正规降压、降脂治疗的重要性，使患者充分认识到不遵从治疗的危害，重视和担负起自我照顾的责任。

3. **定期复查** 教会患者及家属辨认病情变化和紧急自救措施，例如胸痛严重时，停止活动就地休息，含服硝酸甘油片等。如有突发心绞痛、胸痛时间延长、疼痛部位变化、疼痛不能忍受、静息状态下出现胸痛、含服硝酸甘油片不易缓解，或不明原因的血压下降等情况，应及时报告和就医。

4. **康复锻炼** 指导患者活动量需逐渐增加，以不引起不适症状为原则；避免重体力劳动，适当减轻工作量及精神负担；避免竞赛性的运动；在任何情况下，心绞痛发作应该立即停止活动，就地休息。适当的身体锻炼，有助于侧支循环的建立，能加强对心血管系统的锻炼。

案例5-7

李某,男性,56岁。1年前劳累时感心前区紧缩感,休息或含服硝酸甘油1片5分钟内可缓解,于今日2小时前搬重物时突然感到胸骨后压榨性疼痛,疼痛程度较前加重,含服1片硝酸甘油后,缓解时间较前延长,并伴大汗、恶心、呕吐,立即呼叫"120"急救车送往医院急诊。

思考: 1. 该患者可能出现了什么危急情况?

2. 如何进行急救?

理论与实践

电除颤技术的操作流程及评分标准

达标原则

掌握相关知识,熟悉相关流程,手法熟练,正确规范,过程安全。

项目	项目分类	操作流程	标准分	扣分细则	扣分
操作前准备(10分)	护士准备	仪表端庄,服装整洁	2	着装不整扣2分	
	用物准备	准备用物:除颤器、导电膏、除颤电极片、弯盘内置干纱布块、酒精纱布块两块,检查及调试除颤器,摆放合理,便于操作	3	物品准备不全少一项扣1分	
	评估	评估患者意识、病情,心电图或心电示波是否有室颤波,确定除颤指征	5	未评估扣5分,评估不全面酌情扣分	
操作过程(65分)	核对	将用物推至患者床旁,核对患者,使患者平卧于硬板床上	10	不符合要求扣10分,不规范酌情扣分	
	除颤部位及环境评估	暴露前胸,确定患者除颤部位无潮湿、无敷料,床单位/地面干燥,将除颤电极板均匀涂抹导电膏	10	不符合要求扣10分,不规范酌情扣分	
	接电源,除颤仪设置	打开除颤器电源,设置到非同步位置"除颤",调节除颤器能量至所需读数,开始充电	10	不符合要求扣10分,不规范酌情扣分	
	连接电极板	将一个电极板置于患者右侧胸骨缘第二、三肋间,另一电极板置于心尖部,用一定压力使胸壁与电极板紧密接触	10	不符合要求扣10分,不规范酌情扣分	
	除颤前再次评估	充电至所需能量360焦耳(单相波)或100~200焦耳(双相波)后,再次观察心电示波,确实需要除颤时,嘱无关人员离开患者和病床,两手拇指同时按压手柄放电按钮进行除颤	10	不符合要求扣10分,不规范酌情扣分	
	除颤与心肺复苏及用药	口述:除颤后立即行心肺复苏术(5个循环),并遵医嘱应用复苏药;再次评估,如无效可再次进行电除颤	10	不符合要求扣10分	
	除颤后评估	放电完毕后,观察心电监护仪评估患者,心律转为窦性时,除颤成功	5	未评估扣5分	
操作后处理(10分)	患者	将患者身上的导电膏擦拭干净,取舒适卧位,整理床单位	4	未做扣4分	

项目	项目分类	操作流程	标准分	扣分细则	扣分
	用物	清洁电极板，消毒后归位	3	未清洁扣2分，未消毒扣3分	
	记录	整理用物，规范洗手，记录	3	不符合要求扣3分	
全程质量控制评分（15分）	观察	操作中随时观察患者的心电监护和病情变化情况	2	未观察扣2分，观察不及时酌情扣分	
	电极板处理	电极板位置正确，用后处理及时，并用酒精擦拭消毒	3	未处理扣3分	
	除颤指征	除颤指征掌握准确，充电量正确	2	不符合要求扣2分	
	操作规范	操作熟练、手法正确、规范，过程安全	2	不符合要求扣2分	
	操作要点	除颤时，电极板避开电极片及导联线	2	不符合要求扣2分	
	相关理论知识	提问回答切题、流畅、完整	4	回答不正确酌情扣分	
总分	100	得分			

第八节　急性腹痛

问题与思考

脾破裂的患者如何进行病情观察？需要立即给予何种急救措施？

急性腹痛（acute abdominal pain）是指患者自觉腹部突发性疼痛。其是一种主观感觉，常由腹腔内或腹腔外器官疾病所引起，是消化系统诸多症状中最难判定和鉴别的症状之一，尤以急腹症（acute abdomen）为重。其具有发病急、进展快、病情重，需要早期诊断和紧急处理。

（一）病因

1. 腹部病变

（1）腹膜刺激或炎症：包括细菌感染或化学刺激（如穿孔所致的胃液、肠液、胆汁、胰液的外漏以及内脏破裂出血等）引起的病变。

（2）空腔脏器的梗阻：包括膈疝，贲门、胃与十二指肠、小肠、结肠、胆管、胰管等部位的梗阻；可因炎症、溃疡、蛔虫、结石、肿瘤等引起。

（3）供血异常：栓塞与血栓形成；肠扭转或压迫性阻塞，包括绞窄性疝、肠扭转、囊肿蒂扭转等。

（4）周围组织的紧张与牵拉：如肝包膜张力的剧增、肠系膜或大网膜的牵拉等。

（5）腹壁肌肉的损伤或炎症。

2. 腹外邻近器官的病变

（1）胸腔病变：例如肺炎常有上腹部的牵涉痛；心冠状动脉供血不足常有胸骨后、剑突下疼痛并放射至左臂。

（2）盆腔病变：包括输尿管、膀胱、生殖系统病变。例如，输尿管结石的疼痛常在腹部两侧，向后腰及腹股沟放射。

（3）胸腰椎病变：有时疼痛在上腹部，并可因增加脊柱的屈曲度而加重，仔细检查常可发现脊柱的畸形与压痛。

3. 新陈代谢紊乱和各种毒素的影响

（1）糖尿病酸中毒、尿毒症。

（2）化学毒物，如砷、铅中毒。

（3）卟啉病或一些过敏性疾病亦可发生腹痛。

4. 神经源性疾病

（1）器质性：如脊髓结核、带状疱疹、末梢神经炎等均可表现腹痛症状。

（2）功能性：包括中空脏器的痉挛、肠运动功能失调及精神性腹痛等，均需与急腹症加以鉴别。

（二）分类

腹部的神经主要有脊髓神经和自主神经，前者支配腹壁的运动和感觉，后者负责内脏的运动和感觉，不同疾病或同一疾病的不同阶段，按不同神经传导机制，常表现出不同类型的腹痛。要分为三种基本类型：

1. 单纯性内脏疼痛（真性内脏痛） 疼痛特点：深部的钝痛或灼痛；疼痛部位不确切，范围比较广泛或接近腹中线；不伴有局部肌紧张与皮肤感觉过敏；常伴有恶心、呕吐、出汗等迷走神经兴奋症状。

2. 牵涉痛（放射痛） 指在急腹症发生内脏痛的同时，体表的某一部位也出现疼痛的感觉。疼痛特点：程度多较剧烈，多为锐痛；位置明确，在同一侧；局部可有肌紧张或皮肤感觉过敏。此种疼痛在临床上的意义比较大，反应器官有炎症或器质性病变。

3. 腹膜皮肤反射痛（躯体性疼痛） 疼痛特点：具有脊髓节段性神经分布的特点，定位明确；程度剧烈而持久，呼吸、咳嗽、活动等可加重疼痛；伴有局部腹肌的强直，压痛与反跳痛，反映疾病侵及腹膜。

一、护理评估与判断

（一）病史与诱因

仔细询问既往史、现病史有助于急腹症的诊断和治疗。①基本情况：需要进一步询问患者受伤时的着力部位，当时的神志情况，进行过哪些处理等。一般情况如：年龄、性别、居住地等可提供有关疾病的线索。②疼痛的性质与伴随症状：护士需要了解腹部疼痛的确切部位、性质，伴随症状。③临床常见的腹痛疾病：青壮年急腹症以急性胰腺炎、十二指肠穿孔为常见；中老年急腹症以急性胆囊炎、胆结石、消化系癌肿多见；已婚的生育期妇女易发生宫外孕、卵巢囊肿蒂扭转等；幼儿易发生肠套叠、嵌顿性腹股沟疝；随着我国经济与卫生事业的发展与蛔虫病有关的急腹症已不多见。此外，饮食、既往史、创伤、受凉、精神因素等都可能是某些急腹症的诱因。女性患者应了解月经量、末次月经的日期、既往周期是否规律，有无停经及停经后有无再出血等。因此，在收集资料时应综合考虑上述病史资料。

（二）症状与体征

1. 观察全身情况 包括神志、呼吸、血压、脉搏、体温、体位、一般状态、痛苦程度及有无贫血、黄疸、气胸、血胸等表现。检查重要脏器心、肺、肝、脑、肾的功能。

2. 腹部检查

（1）腹痛的部位：一般来说疼痛开始的部位或最显著的部位，可反映腹部不同器官的病变，有定位价值。胃、十二指肠溃疡急性穿孔主要表现为突发性上腹部刀割样剧痛，并迅速波及全腹，但以上腹部为重。急性胰腺炎的腹痛多位于上腹正中偏左部位。肝癌结节发生坏死、破裂，引起腹腔内出血时，表现为突发右上腹剧痛和压痛。子宫破裂时，患者会突然感觉到下腹部疼痛。但应注意某些炎症性病变时，早期的腹痛部位与病变部位有时不一致，当炎症刺激波及壁腹膜时，疼痛才转移到病变器官所在的部位，如阑尾炎的腹痛,最初可在右上腹或脐周,然后才转移至右下腹。

(2)腹痛的性质:腹痛强度和持续时间对于分析判断腹痛病变的本质很有帮助。绞痛伴有阵发性加重往往代表空腔脏器的梗阻,如肠梗阻、胆管结石等;剑突部位的钻顶痛提示有肠道蛔虫;烧灼性或刀割样的锐痛并迅速扩散到全腹可由消化性溃疡穿孔所致;胀痛常为器官包膜张力的增加、系膜的牵拉或肠管胀气扩张等所致;子宫破裂时,患者会突然感觉到下腹部发生一阵撕裂样的剧痛之后腹部疼痛缓解;异位妊娠引起的腹痛的特点是下腹部撕裂样疼痛向会阴部放射,可伴有阴道不规则流血、肛门坠胀等。

(3)腹痛的程度:有时能反映病变的严重程度,如单纯的炎症,腹痛较轻;腹膜炎、梗阻、绞窄等病变腹痛剧烈;胃、十二指肠溃疡穿孔,因消化液对腹膜的化学刺激,可以导致患者出现难以忍受的剧烈疼痛甚至休克;但由于患者对疼痛的耐受性有很大的差异,腹痛程度各异。如老年人或反应差的患者,有时病变虽重,往往腹痛却表现不太重。临床上也有腹痛的程度与病变的轻重不完全一致,如胆道蛔虫病,没有或仅有轻微的器质性损害,但患者表现剧烈疼痛;阑尾炎坏死穿孔或腹膜炎导致休克等特殊情况下,腹痛似有减轻,但却是病情恶化征兆。因此,对腹痛程度必须严密细致的观察。

(4)腹痛发作的缓急程度:其能反映出腹痛病变的性质及其严重程度。急性腹痛可表现为突然爆发的剧烈疼痛,也可表现为历经数小时而逐渐加重的腹痛。前者在没有任何预兆的情况下突然出现难以忍受的疼痛,常提示腹腔的内在发生了穿孔或破裂等严重的病情,如胃、十二指肠穿孔等;后者的腹痛从局限性程度较轻发展成面积较大、定位不明确的疼痛,此类大多由腹腔内脏的炎症和脏器缺血以及空腔脏器的痉挛收缩引起,如急性胆囊炎,胰腺炎等。另外,患者如果仅有短暂的、弥漫全腹的不适,最后局限于腹部某一部位并且使病情明朗化,是机体多因素参与的复杂表现,如急性阑尾炎、嵌顿疝等。

(5)腹痛放射或转移:由于神经分布的关系,一些部位病变引起的疼痛常放射至固定的区域,因此放射性疼痛是某些疾病的特征。如胆道或膈下的疾患可放射至右肩或肩胛下部;胰腺疼痛常涉及后腰部;肾盂、输尿管结石,疼痛多沿两侧腹放射至腹股沟部等。

(6)腹痛常见的伴随症状:恶心、呕吐、腹泻、发热、停止排便排气,女性患者可伴月经异常和不规则阴道流血等。急腹症的呕吐常出现在疼痛之后,而呕吐后出现腹部疼痛则内科性疾病可能性较大,如胃肠炎、食物中毒等;骤然发作的腹痛伴有腹泻和脓血便常提示有肠道的感染,少数急性阑尾炎也可能伴有腹泻;腹腔脏器炎症伴腹泻或里急后重感、排黏液便,应考虑盆腔脓肿形成;腹泻并伴有腥臭味血便则提示急性坏死性肠炎;果酱样便是小儿肠套叠的特征;发热是炎症性疾病的伴随症状,在急腹症中很常见。轻度和中等程度的发热见于阑尾炎早期和局限性腹膜炎等,高热则见于空腔脏器的穿孔、重症胰腺炎和弥散性腹膜炎等病变;腹痛同时伴有排便和排气停止,则可能有肠梗阻,是机械性肠梗阻的重要诊断标志。需注意鉴别某些腹腔内炎症性疾病伴有麻痹性肠梗阻时,也可表现为短暂的排便排气停止。

(7)按视、听、叩、触的顺序查体,通过体格检查可进一步协助确诊。

1)视诊:患者平卧,充分暴露腹部,观察腹部外形有无膨隆,有无不对称,腹壁是否有外伤瘢痕或者手术瘢痕,有无肠型蠕动波,腹式呼吸是否受限等。如腹部弥漫性胀大见于胃肠道梗阻,全腹对称性胀满为低位梗阻或肠麻痹,局限性隆起见于腹腔肿瘤、肠扭转、肠套叠、嵌顿疝;中上腹胀满,见于胃扩张;出现胃型和蠕动波(胃蠕动波由幽门区向剑突下移动),提示幽门梗阻;一旦出现肠型及肠蠕动波(小肠蠕动波由左上腹向右下腹移动),提示肠梗阻;急性腹膜炎时腹式呼吸运动减弱或消失。

2)听诊:腹部听诊有助于对胃肠蠕动功能做出判断。一般情况下选择右下腹近脐部听诊。每次听诊3~5分钟。主要听诊肠鸣音的有无、频率和音调。肠鸣音活跃、音调高、音响较强、气过水声伴腹痛,提示有机械性肠梗阻。肠鸣音消失是肠麻痹的表现,多见于急性腹膜炎、小肠缺血、绞窄性肠梗阻晚期。低血钾时肠鸣音减弱或消失。幽门梗阻或胃扩张时上腹部有振水音。

3)叩诊:先从无痛区开始,用力要均匀。叩痛最明显的部位往往是病变存在部位。肝浊音界消失提示有消化道穿孔致膈下存在游离气体。移动性浊音阳性是腹腔积液的体征,说明腹腔内有渗液或出血,对诊断腹膜炎有意义。但少量积液时移动性浊音不易被发现,必要时可用诊断性腹腔穿刺来证实。

4）触诊:触诊手法应轻柔,从非疼痛区域开始,最后检查病变部位。触诊时要注意腹部有无肿块,注意肿块的部位、大小、压痛、质地、有无杂音及活动度等。腹部触诊应着重检查腹膜刺激征。固定、持续性的深部压痛伴有肌紧张常为炎症的表现;表浅的压痛或轻度肌紧张而压痛不明显,常为邻近器官病变引起的牵涉痛;全腹都有明显压痛、反跳痛与肌紧张,为中央脏器穿孔引起腹膜炎的表现,高度肌紧张时腹壁呈"板状腹",主要见于胃、十二指肠穿孔或胆道穿孔早期,腹膜受胃液、胰腺、胆汁的强烈化学性刺激所致;腹膜炎时间较长时,由于腹腔渗液增加、消化液被稀释、支配腹膜的神经麻痹等,腹肌紧张程度反而减轻。结核性腹膜炎,触诊呈揉面感。须注意老年人、衰弱者、小儿、经产妇、肥胖者及休克患者,腹膜刺激征常较实际为轻。检查压痛点时,除了松手可以观察反跳痛外,也可在病变部位的腹壁上轻轻进行叩诊,或者让患者咳嗽观察反跳痛。

（三）辅助检查

1. **实验室检查**　白细胞计数可提示有无炎症和中毒。红细胞、血红蛋白、血细胞比容的连续观察可判断有无腹腔内出血。尿中大量红细胞提示泌尿系损伤或结石。尿胆红素阳性提示梗阻性黄疸。疑有急性胰腺炎时,血、尿或腹腔穿刺液淀粉酶明显增高。腹腔脓性穿刺液涂片镜检,革兰阴性杆菌常提示继发性腹膜炎,溶血性链球菌可能为原发性腹膜炎。人绒毛膜促性腺激素(human chorionic gonadotropin,HCG)测定对诊断异位妊娠引起的腹痛提供帮助。

2. **X线检查**　是急腹症辅助诊断的重要项目之一。胸腹立位片或透视可观察有无肺炎、胸膜炎、膈下有无游离气体、肠内有无积气、液体平面、有无阳性结石影等。膈下游离气体是消化道穿孔或破裂的证据。多个液气平面或较大液气平面说明存在机械性小肠梗阻,在肠梗阻的诊断中起重要作用。钡灌肠透视在低位结肠梗阻中具有诊断价值。

3. **B超检查**　近年来B型超声检查在急腹症诊断中起重要的作用,是迅速评价实质性脏器的损伤、破裂和占位病变的首选方法。不仅可探测积血、积液的量,而且可在B超的引导下穿刺抽液;泌尿系结石可看到结石影像、输尿管扩张及患侧肾盂积水等;在宫外孕的诊断中,有时可看到子宫一侧胎儿的影像和输卵管内的积液;内镜超声诊断在部分急腹症诊断中有特殊价值。

4. **CT及磁共振成像检查**　在急腹症诊断的应用中迅速增加。其诊断速度与B超相似,且不受肠管内气体干扰。较普遍应用于某些急腹症的鉴别诊断,如对实质性脏器自发破裂或创伤后破裂出血、急性胰腺炎的蜂窝织炎、液体积聚、出血坏死、囊肿形成等具有重要的诊断价值。特别对胰腺炎的形态学改变,是定期复查病情进展的重要手段。对某些疾病,也可在CT引导下穿刺取材进行病理确诊。磁共振成像主要适用于腹内软组织及肠壁的观察以及胰胆管造影等检查。

5. **血管造影**　当怀疑有肠道缺血或腹腔内出血性时,可采用选择性内脏血管造影进行诊断和治疗。该方法对诊断肠系膜动脉血栓和消化道出血准确性较高,还可以进行及时的溶栓,效果更好。但对合并休克、败血症、全身情况不稳定的重症应慎重采用此检查。

6. **内镜检查**　包括胃、十二指肠镜、结、直肠镜和腹腔镜等。胃、十二指肠镜可用于观察上消化道病变引起的急腹症,亦可经十二指肠胰胆管逆行造影(ERCP)确定胆道梗阻的部位。结、直肠镜可直观地观察结、直肠内病变及其部位。对某些难以确诊患者,可采用腹腔镜进行探查,必要时还可同时治疗。

7. **腹腔穿刺**　对诊断不明确的急腹症均可选择此法协助诊断。对疑有内出血、全腹膜炎病因不明,患者不能清楚准确地陈述病史者更为适用。多在两侧下腹,脐和髂前上棘连线的中外1/3交界处选择穿刺点。对穿刺物应立即作常规、涂片显微镜检查及细胞培养。穿刺液为血液,若迅速凝固,可能是误穿血管所致;若为不凝血,则提示腹腔内出血。但需注意,腹腔内大量活动性出血时亦会很快凝固。但对诊断已明确或严重腹胀者不宜采用此方法。

二、治疗原则

（一）急性腹痛的急救流程

急性腹痛的诊断是一个辩证思维、归纳总结的过程。对急腹症患者的体格检查要从全身检查开始,然后再作腹部检查。全身情况的检查十分重要,可以初步判断患者病情的轻、重、缓、急以及是否需要做紧急处置如输液、输血、解痉、给氧等,然后再做进一步的检查。对危重病患者,检查的顺序有时也不能按一般常规,也不能过于繁琐,可重点地进行问诊和在必要的体检后先进行抢救生命的处理,待情况允许再做详细检查。护士在处理急腹症时一定要遵循轻重缓急的原则(图 5-10)。

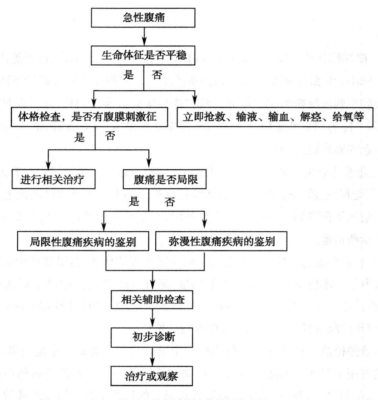

图 5-10　急性腹痛的处理流程图

（二）急腹症的救治原则

急腹症的病因虽然不同,但救治原则有一定相似之处。基本原则是保护生命、减轻痛苦、预防并发症和积极地对因治疗。可根据患者病情的轻、重、缓、急采取不同的救治方法。治疗分手术治疗和非手术治疗。

1. 非手术治疗　以下患者可采用非手术治疗进行观察,根据病情发展决定是否实施手术治疗。

(1)病因不明且病情不重、全身情况较好,腹腔渗出不多、腹胀不明显者;

(2)急腹症早期尚未并发急性弥漫性腹膜炎或炎症已有局限趋势、临床症状有好转者;

(3)年老体弱、合并其他严重疾病不能耐受手术者,或者发病已超过 3 天,腹腔内炎症已局限者。

2. 手术治疗　手术是急腹症的重要治疗手段,凡下列情况者均需当机立断采用剖腹检查:

(1)腹腔内病变严重者,如腹腔内脏器破裂、穿孔,绞窄性肠梗阻,炎症引起肠道坏死,胆系严重感染等引起腹膜炎。

(2)有进行性内出血征象,经过输血、补液、止血剂等治疗措施,病情不见好转,或一度好转迅速恶化者。

（3）腹腔内空腔脏器穿孔，腹膜刺激征严重或有扩大趋势者。

（4）肠梗阻疑有血运供应障碍，有绞窄坏死者。

（5）突发性剧烈腹痛，病因不明，但有明显腹膜刺激征，经短期治疗后不见缓解或反而加重者。

三、主要护理措施

（一）急性腹痛的一般护理措施

1. **心理护理**　稳定患者情绪，急腹症往往给患者的心理上造成较大的恐慌，特别是激烈疼痛的患者常有濒死感，因此护士在接诊时，应主动安慰患者，使其优先就诊。同时，避免在患者面前谈论病情的严重性。病情危重者应开通绿色通道优先就诊并协助急救处理，以减轻患者的不良情绪反应。

2. **体位**　急腹症患者一般采用半卧位，使腹腔渗液积聚在盆腔，便于局限、吸收或引流，且有利于呼吸、循环功能，且半卧位时腹肌松弛，有助于减轻腹肌紧张引起腹胀等不适。合并休克者宜采用休克体位，头、躯干和下肢各抬高 20°，以保证全身重要脏器的血液供应。疑腹腔内脏器出血或穿孔的患者，不许随意搬动，严格限制活动，防止加重病情。

3. **控制饮食与胃肠减压**　对病情较轻的患者，可给流质饮食或半流质饮食，但应严格控制进食量。对病情严重者如胃肠道穿孔必须禁食、禁水，以免加重腹腔污染，疑有空腔脏器穿孔、破裂，腹胀明显者放置胃肠减压。其目的有：①抽出胃肠道内容物和气体；②减少消化道内容物继续流入腹腔；③减少胃肠内积气、积液；④改善胃肠壁的血运；⑤有利于炎症的局限和吸收；⑥促进胃肠道恢复蠕动。急腹症合并腹膜炎的患者处于超高代谢状态，目前主张在输入葡萄糖供给一部分热量的同时应输入支链氨基酸，以减少机体对自身蛋白质的消耗。对于病情严重、预计不能长期进食的患者，应及早考虑进行胃肠外营养。

4. **密切观察病情**　严密监测生命体征，观察腹部有无腹痛、反射痛，是否存在腹膜刺激征及其程度等。注意患者有无合并伤和休克前兆。急腹症是一个变化多端的复杂过程，在不同条件下表现差异极大，要反复检查病情演变，根据这些变化综合分析，以便尽早做出诊断。

5. **遵循"五禁四抗"原则**　"五禁"即禁食、水，禁用止痛剂，禁用热敷，禁灌肠及使用泻剂，禁止活动；"四抗"即抗休克，抗感染，抗水、电解质和酸碱失衡，抗腹胀。在急腹症未明确诊断前，尤其应遵循以上原则。但对诊断明确、治疗方案已确定、剧烈疼痛的急腹症患者，用哌替啶类止痛剂可以控制疼痛、安定情绪，使患者得到充分休息和恢复体力。但对诊断未明、仍处于观察期的急腹症患者，禁用麻醉镇痛如吗啡、哌替啶等药物，以免掩盖病情，必要时可用解痉剂如阿托品、山莨菪碱 654-2 等。急腹症患者不能用腹部热敷方法止痛，因为热敷可以减轻疼痛而掩盖症状，影响诊断；而且若有腹腔内脏器内出血，热敷可使血管扩张而加重出血。

6. **补液护理**　迅速建立两条静脉通路，快速补液。补液可纠正休克，改善水、电解质和酸碱平衡，控制感染以及补充营养，是治疗急腹症的重要措施，应迅速建立静脉通路，按输液和治疗方案执行，准确记录 24 小时液体出入量，并根据各种检测结果随时调整方案。

7. **观察辅助检查结果**　动态观察血、尿、便常规、血清电解质、二氧化碳结合力、血气分析、肝肾功能等实验室检查结果及 X 线、B 超、腹腔穿刺、直肠指检等检查的结果，分析结果并记录。

8. **做好急诊术前准备**　根据病情完成各种标本的送检，包括血常规、出凝血时间、尿糖、血清电解质、肝肾功能等，以及备皮、心电图、各种药物过敏试验、配血试验和术前用药等。

9. **应用抗生素**　急腹症多为腹腔内膜炎症和脏器的穿孔所引起，因为多有感染，是抗生素治疗的确定指征。一般是在尚未获得细菌培养和药敏试验结果的情况下开始用药，属于经验性用药。宜采用广谱抗生素，且主张联合用药。应迅速采集感染标本进行细菌培养，明确病原菌及其对抗生素的敏感情况，尽早针对性用药。

10. 对症处理,减轻不适　遵医嘱给予镇静处理,缓解患者的痛苦与恐惧心理。已经确诊,治疗方案已定者,可用哌替啶类止痛剂;对于诊断不明确或需要进行观察的患者,暂不用止痛剂,以免掩盖病情。根据医嘱给予吸氧治疗。

(二)急腹症的术后护理

1. 卧位　患者手术毕回病室后,给予平卧位。全麻未清醒者头偏向一侧,注意呕吐情况,保持呼吸道通畅。全麻清醒或硬膜外麻醉的患者平卧 6 小时血压、脉搏平稳后改为半卧位,并鼓励患者早期活动。

2. 禁食、胃肠减压　术后继续胃肠减压,禁食,肠蠕动恢复后,拔除胃管,逐步恢复经口饮食,禁食期间做好口腔护理,每日两次。

3. 严密观察病情　观察生命体征、记录液体出入量,预防感染、镇静、止痛、饮食护理均应予高度重视,按照疾病的临床护理路径计划予以实施。随时观察患者伤口有无出血、渗液、包扎是否严密、敷料有无脱落和移动,各种引流管的护理,如有异常酌情给予处理。对腹部症状体征的观察。主要观察腹痛、腹胀、腹膜刺激征、肠鸣音恢复及肛门排气等情况,及时发现术后并发症并了解胃肠功能恢复情况,促进患者康复。

4. 营养支持　根据患者的营养状况,及时给予肠内、肠外营养支持以防体内蛋白质被大量消耗而降低机体抵抗力和愈合能力。手术时已做空肠造口者,空肠蠕动恢复后可给予肠内营养。

(三)正确鉴别各科急腹症

收集临床资料是判断有无急腹症的关键,面对腹部疼痛患者,护士首先要评估是否有急腹症?是哪一类急腹症?是否需要紧急处理?所以,护士应掌握各科急腹症腹痛的特点。

1. 外科急腹症共同特点　一般先有腹痛,后发热常伴有消化道症状。腹痛常较剧烈,最常见的依次为急性阑尾炎、急性胆囊炎和胆管炎、急性肠梗阻、溃疡病穿孔、急性胰腺炎等。有些患者症状、体征不典型,即使做了辅助检查,一时也难以确诊。对这类患者应严密观察,反复检查,以免漏诊。

2. 内科急腹症特点　一般先有发热,后有腹痛。腹痛多无固定部位,程度不重,亦无肌紧张或反跳痛。常见内科疾病有急性胃肠炎、大叶性肺炎、胸膜炎、肋间神经痛、心绞痛、心肌梗死,经对症治疗后腹痛可缓解。

3. 妇科急腹症特点　腹痛多与月经紊乱或生育史有关,以下腹部为主,向会阴部放射,可有阴道不规则流血、内出血或阴道分泌物增多,亦可有直肠刺激症状。阴道、腹部双合诊有时常可触及有压痛的肿块。如异位妊娠、急性盆腔炎、卵巢肿瘤蒂扭转;全腹轻度压痛,反跳痛及肌紧张。

4. 儿科急腹症特点　患儿常表现为发热先于腹痛,伴有呕吐、腹泻。腹痛范围广,不固定。无固定性压痛、无腹膜刺激征。此外,小儿不能准确诉说病史,诊断及鉴别上增加了难度。常见有急性肠系膜淋巴结炎、急性胃肠炎、肠痉挛、大叶性肺炎、过敏性紫癜、流行性腮腺炎等。

案例5-8

　　张某,男性,29 岁,左上腹部被挤伤 1 小时。查体,神清,口唇苍白,四肢湿冷,全腹压痛,以左上腹部为甚,伴轻度肌紧张及反跳痛,腹部移动性浊音(+),肠鸣音弱,诊断性腹穿抽到不凝固血液。查体:BP:90/60mmHg,P:120 次/分。

　　思考:1. 根据现有资料,初步考虑患者的诊断是什么?

　　2. 护士应采取哪些护理措施?

更换腹腔引流袋的护理操作流程及评分标准

操作目的:保持引流管通畅,维持有效引流;观察引流液的颜色、性质和量,为临床诊疗提供依据;防止逆行感染。

达标原则:掌握相关知识,熟悉相关流程,正确连接,操作过程熟练,符合无菌要求。

项目	项目分类	操作要求	评分	扣分细则	得分
操作前准备（20分）	护士准备	仪表端庄,服装整洁	2	着装不整扣2分	
	核对医嘱	核对医嘱和执行单	4	未核对扣4分	
	评估	评估患者的生命体征、意识状态、合作程度及腹部情况,了解手术方式,管道留置的时间、长度、是否通畅,伤口敷料有无渗出液,引流液的颜色、量和性状	4	未评估扣4分,评估不全面酌情扣分	
	解释	向患者解释引流管护理的目的,取得配合	4	未解释扣4分,解释不全面酌情扣分	
	环境要求	环境安全、光线充足适于操作	2	环境不符合要求扣2分	
	物品准备	准备用物:安尔碘、无菌棉签、无菌手套1副、无菌纱布2块、无菌引流袋1个、防水垫1块、洗手液、口罩弯盘、止血钳、引流管固定装置、安全别针、治疗盘、黄色垃圾筒、量筒	4	物品准备不全少一项扣1分	
操作过程（55分）	再次核对	携用物至患者床旁,再次核对,做好解释	6	未查对扣3分 未解释扣3分	
	卧位	协助患者半卧位或平卧位	5	卧位不符合要求扣5分	
	引流管放置、戴无菌手套	充分暴露引流管,将防水垫置于引流管下方,放置弯盘、戴手套	6	不符合要求扣6分,不规范酌情扣分	
	取引流袋	止血钳夹闭引流管近端,取出新引流袋备用	3	不符合要求扣3分	
	分离引流管	取无菌纱布分离引流袋与引流管	4	不符合要求扣4分,不规范酌情扣分	
	消毒引流管	消毒棉签沿引流管内口由内向外消毒2遍	6	不符合要求扣6分,不规范酌情扣分	
	连接新引流袋	取无菌纱布将新的引流袋与引流管连接	6	不符合要求扣6分,不规范酌情扣分	
	打开止血钳	取下止血钳,观察引流是否通畅	5	未观察引流情况扣5分	
	处理引流液及引流袋	将换下引流袋中的引流液倒入量筒里,计量。引流袋弃于黄色垃圾筒,脱手套	6	不符合要求扣6分,不规范酌情扣分	
	固定	将引流管用胶带"S"型或用引流管固定装置固定于皮肤,防止滑脱,连接管用安全别针固定于衣服或床单上	8	不符合要求扣8分,不规范酌情扣分	
操作后处理（10分）	整理用物	整理用物,分类放置,洗手、正确记录引流液色、质、量	5	不符合要求扣5分,不规范酌情扣分	
	告知注意事项	告知患者更换体位或下床活动时保护引流管的措施,引流管勿打折、牵拉、避免脱出,活动时引流袋位置必须低于切口平面。如无特殊禁忌,保持半卧位,利于引流	5	未告知扣5分,告知不全面酌情扣分	

项目	项目分类	操作要求	评分	扣分细则	得分
质量评价（15分）	操作规范及相关知识	操作顺序正确、熟练、动作轻稳，使用节力原则，无菌观念强，过程中注意观察患者病情变化	5	不规范酌情扣分	
		评估患者及时、准确、全面。患者持续性治疗不受影响	5	一项做不到位扣1分	
		提问回答切题、流畅、完整	5	回答不正确酌情扣分	
总分	100分	得分			

（郝春艳 甘秀妮 高明榕）

学习小结

发热、昏迷、抽搐、呼吸困难、咯血、消化道出血、胸痛、急性腹痛都是临床常见的急症，而且往往病情复杂、症状凶险，需要紧急处理。本章节要求学生掌握各种急症的临床特点和主要护理要点，运用评判性思维对患者进行正确评估和分析，作出准确判断。原则上讲，不论其为何种病因的急症，只要生命体征不稳定，均属危重症状态，都应进入医院快速通道，迅速给予对症和对因治疗处理，高危患者应先救命，后诊病。急诊科护士的目标就是要配合医生识别各种急症的危险程度，早期筛选出高危者，使其进入绿色通道。所以，要求临床护士在实践中思路一定要开阔，准确搜集临床资料，抓住重点进行评估，动态观察病情的细微变化。规范急症管理，减少不良事件发生。要求临床护士不仅要掌握专科的医学知识，还必须要有高度的责任心，态度决定一切，充分展现出现代专科护士的职业水平。

复习参考题

1. 简述咯血和呕血的区别。

2. 如何估计消化道出血患者的失血量？

3. 胸痛的定义及诱发因素。

4. 简述急性胸痛的诊断与急救流程。

5. 简述急性腹痛的急救流程。

6. 简述稽留热和弛张热的区别。

7. 抽搐患者急性发作时可采取哪些紧急处理措施？

第六章　理化因素导致损伤的救护

学习目标	
掌握	常见急性中毒、中暑、淹溺、电击伤、冻僵的症状与体征；常见急性中毒、中暑、淹溺、电击伤、冻僵的急救护理措施。
熟悉	常见急性中毒、中暑、淹溺、电击伤、冻僵的急救处理原则。
了解	常见急性中毒、中暑、淹溺、电击伤、冻僵的病因与发病机制、辅助检查。

第一节　急性中毒概述

问题与思考

急性中毒患者的救治原则是什么？

急性中毒(acute poisoning)是指人体在短时间内接触毒物或超过中毒量的药物后,机体产生的一系列病理生理变化及其临床表现。急性中毒病情复杂、变化急骤;严重者出现多器官功能障碍或衰竭,甚至危及患者生命。

毒物主要通过呼吸道、消化道、皮肤黏膜、血管等途径进入人体。消化道摄入是毒物暴露的最主要途径,占83.7%。液态、固态毒物多经消化道进入人体,例如有机磷农药、百草枯、镇静催眠药、乙醇、食物等中毒,胃和小肠是最主要的吸收部位。气态、烟雾态和气溶胶态的物质大多经呼吸道进入人体,如一氧化碳、硫化氢等中毒。这是毒物进入人体最方便、最迅速的途径。皮肤是人体的天然保护屏障,多数毒物不能经健康的皮肤吸收,但部分情况除外。毒物被吸收后进入血液,分布于全身。主要在肝脏通过氧化、还原、水解、结合等作用进行代谢。大多数毒物经代谢后,毒性降低,但也有少数毒物在代谢后毒性反而增强,如对硫磷(1605)氧化为对氧磷后,毒性较原来增加约300倍。大多数毒物经肾脏排出。气体和易挥发的毒物吸收后,部分可以原形经呼吸道排出。很多重金属如铅、汞、锰、砷及生物碱经消化道排出。有些毒物还可经皮肤、汗腺、唾液腺、乳腺、胆道等排出。毒物对人体的损害主要表现在:局部刺激、腐蚀作用;引起机体组织或器官缺氧;麻醉作用;抑制酶的活力;干扰细胞膜或细胞器的生理功能;竞争受体等方面。

一、护理评估与判断

(一)病史及诱因

急性中毒临床表现复杂,多数症状缺乏特异性,因此接触史对于明确诊断具有重要的意义。①神志清楚者可询问患者本人,神志不清或企图自杀者应向患者的家属、同事、亲友或现场目击者了解情况。②对于职业性中毒,应详细询问职业史,包括工种、工龄、接触毒物种类、接触时间、环境条件、防护措施及以前是否发生过类似事故等方面情况。③对于怀疑生活性中毒者,应详细了解患者的生活情况、精神状态、既往病史、有无服药史、发病时身边有无药瓶、药片或家中有无药品缺失等,并根据了解的情况,对患者服药的种类、剂量、时间做出估计。④对怀疑食物性中毒者,应询问进餐情况,包括进餐的时间、地点、进餐种类、进餐量及同餐人员有无类似症状发生,同时注意搜集剩余食物、呕吐物及胃内容物及时送检。⑤对怀疑一氧化碳中毒者,要了解居室内炉火、烟囱、煤气、通风以及当时同室居住其他人的情况。总之,对于任何中毒都要了解发病现场情况,查明接触毒物的证据。

(二)症状与体征

1. 皮肤黏膜症状　常见的症状有:①皮肤灼伤:主要见于强酸、强碱、甲醛、苯酚、来苏尔等腐蚀性毒物引起的损害,可出现糜烂、溃疡、痂皮等表现。但不同毒物呈现不同特征,如皮肤在硫酸灼伤后局部呈黑色、硝酸灼伤后呈黄色、盐酸灼伤后呈棕色、过氧乙酸灼伤后呈灰褐色等;②发绀:引起血液中氧和血红蛋白不足的毒物中毒可出现发绀,如亚硝酸盐、苯胺、麻醉药等中毒;③樱桃红色:常见于一氧化碳、氰化物中毒;④颜面潮红:常见于阿托品、乙醇、颠茄类中毒;⑤黄疸:四氯化碳、鱼胆、毒蕈中毒损害肝脏可出现黄疸;⑥大汗、潮湿:常见于有机磷农药中毒。

2. 眼部症状　常见的症状有:①瞳孔缩小:见于有机磷、毒扁豆碱、吗啡等中毒;②瞳孔扩大:见于阿托品、曼陀罗等中毒;③视力障碍:见于甲醇、有机磷、苯丙胺等中毒。

3. 呼吸系统症状 ①呼吸道刺激症状:由各种刺激性及腐蚀性气体直接刺激呼吸道黏膜引起,表现为咳嗽、胸痛、呼吸困难,重者可出现喉痉挛、喉头水肿、肺水肿及急性呼吸窘迫,甚至呼吸衰竭。见于强酸雾、甲醛溶液等中毒;②呼吸气味:有机溶剂挥发性强,常伴有特殊气味。如乙醇中毒呼出气有酒味,有机磷农药中毒有大蒜味,氰化物中毒常有苦杏仁味;③呼吸加快:引起酸中毒的毒物如水杨酸、甲醇等可兴奋呼吸中枢,中毒后呼吸加快。毒物引起脑水肿、肺水肿时,亦可表现为呼吸加快;④呼吸减慢:镇静催眠类药物、吗啡等中毒,可过度抑制呼吸中枢,使呼吸减慢。

4. 循环系统症状 ①心律失常:洋地黄、夹竹桃、氨茶碱及拟肾上腺素类药等中毒时,均可引起心律失常;②休克:强酸、强碱引起严重化学灼伤后可导致血浆渗出,发生低血容量性休克;严重巴比妥类中毒可抑制血管中枢,引起周围血管扩张,发生休克;青霉素引起过敏性休克;③心搏骤停:洋地黄、奎尼丁、锑剂等中毒可致心肌毒性作用导致心搏骤停;可溶性钡盐、棉酚中毒可发生严重低钾血症从而导致心搏骤停。

5. 消化系统症状 ①几乎所有毒物均可引起呕吐、腹泻等急性胃肠炎表现,重者可致胃肠穿孔及出血坏死性肠炎;②呕吐物的颜色和气味:如高锰酸钾中毒呕吐物呈红色或紫色,有机磷中毒呕吐物有大蒜味等;③口腔炎:腐蚀性毒物如汞蒸气、有机汞化合物等可引起口腔黏膜的糜烂、出血和牙龈肿胀等;④肝脏损害:毒蕈、四氯化碳等中毒可损害肝脏引起黄疸、转氨酶升高、腹水等表现。

6. 神经系统症状 ①中毒性脑病:有机磷农药中毒可直接作用于中枢神经系统,引起各种神经系统症状及脑实质的损害。一氧化碳中毒引起的缺氧及血液循环障碍可导致不同程度的意识障碍、抽搐、精神症状等,严重者可出现颅内压增高综合征;②中毒性周围神经病:如铅中毒所致脑神经麻痹,砷中毒所致多发性神经炎。

7. 泌尿系统症状 ①肾缺血:引起休克的毒物可致肾缺血;②肾小管坏死:见于升汞、毒蕈、蛇毒、四氯化碳、氨基糖苷类抗生素等中毒;③肾小管堵塞:砷化氢中毒可引起血管内溶血,砷-血红蛋白复合物、砷氧化物、破碎红细胞及血红蛋白管型等可堵塞肾小管,最终可导致急性肾衰竭。

8. 血液系统症状 ①白细胞减少和再生障碍性贫血:见于苯、氯霉素、抗肿瘤药等中毒;②溶血性贫血:见于砷化氢、苯胺、硝基苯等中毒;③出血:阿司匹林、氢氯噻嗪、氯霉素及抗肿瘤药中毒均可引起血小板异常,肝素、双香豆素、蛇毒、溴鼠隆、水杨酸等中毒可造成凝血功能障碍。

9. 发热 见于抗胆碱药、棉酚、二硝基酚等中毒。

常见毒物中毒的临床表现见表6-1。

表6-1 常见毒物中毒的临床表现

受累系统	临床表现	毒物
皮肤黏膜	灼伤	强酸、强碱、甲醛、苯酚、百草枯
	发绀	亚硝酸盐、硝基苯、氰化物、麻醉药、有机溶剂、刺激性气体、苯胺
	颜面潮红	阿托品、颠茄、乙醇、硝酸甘油、一氧化碳
	皮肤湿润	有机磷农药、酒精、水杨酸、拟胆碱药、吗啡类
	黄疸	毒蕈、鱼胆、四氯化碳、百草枯
	樱桃红色	一氧化碳、氰化物
眼	瞳孔缩小	有机磷农药、阿片类、镇静催眠药、氨基甲酸酯、毒蕈
	瞳孔扩大	阿托品、莨菪碱、肉毒、甲醇、乙醇、大麻、苯、氰化物
	视神经炎	甲醇、一氧化碳
神经系统	昏迷	麻醉药、镇静催眠药、有机磷农药、有机溶剂、一氧化碳、硫化氢、氰化物、有机汞、拟除虫菊酯、乙醇、阿托品

受累系统	临床表现	毒物
神经系统	谵妄	有机磷农药、有机汞、拟胆碱药、醇、苯、铅
	肌纤维颤动	有机磷农药、有机汞、有机氯、汽油、乙醇、硫化氢
	惊厥	毒鼠强、窒息性毒物、有机氯杀虫剂、拟除虫菊酯、异烟肼
	瘫痪	可溶性钡盐、一氧化碳、三氧化二砷、蛇毒、河豚毒素、箭毒
	精神异常	二硫化碳、一氧化碳、有机溶剂、乙醇、阿托品、蛇毒、抗组胺药
呼吸系统	呼吸气味	氰化物苦杏仁味;有机磷农药、黄磷、铊等大蒜味;苯酚和甲酚皂溶液苯酚味
	呼吸加快或深大	二氧化碳、呼吸兴奋剂、甲醇、水杨酸类、抗胆碱药、可卡因、樟脑
	呼吸减慢	镇静催眠药、吗啡、海洛因
	肺水肿	刺激性气体、磷化锌、有机磷农药、百草枯
消化系统	中毒性胃肠炎	铅、锑、砷、强酸、强碱、磷化锌
	中毒性肝损害	磷、硝基苯、毒蕈、氰化物、蛇毒
循环系统	心动过速	阿托品、颠茄、氯丙嗪、拟肾上腺素药、可卡因
	心动过缓	洋地黄类、毒蕈、拟胆碱药、钙离子拮抗剂、β 受体阻滞剂
	心脏毒性	洋地黄、奎尼丁、氨茶碱、依米丁
	低钾血症	可溶性钡盐、棉酚、排钾性利尿药
	缺氧	窒息性毒物
泌尿系统	肾小管堵塞	砷化氢、蛇毒、磺胺结晶
	肾小管坏死	升汞、四氯化碳、毒蕈、蛇毒、生鱼胆、斑蝥、氨基糖苷类
血液系统	溶血性贫血	砷化氢、苯胺、硝基苯
	再生障碍性贫血	氯霉素、抗肿瘤药、苯
	出血	阿司匹林、氯霉素、氢氯噻嗪、抗肿瘤药
	凝血障碍	肝素、香豆素类、水杨酸类、敌鼠钠、溴敌隆、蛇毒

(三)辅助检查

1. 血液检查

(1)外观:①褐色:见于高铁血红蛋白生成性毒物中毒,如亚硝酸盐、苯胺、硝基苯等中毒;②粉红色:见于溶血性毒物中毒,如砷化氢、苯胺、硝基苯等中毒。

(2)生化检查:①肝功能异常:见于毒蕈、蛇毒、四氯化碳、乙酰氨基酚、重金属等中毒;②肾功能异常:见于氨基糖苷类抗生素、蛇毒、生鱼胆、重金属等中毒;③低钾血症:见于可溶性钡盐、棉酚、氨茶碱、排钾性利尿药等中毒。

(3)凝血功能检查:凝血功能异常多见于抗凝血类灭鼠药、肝素、蛇毒、水杨酸类等中毒。

(4)动脉血气分析:低氧血症见于刺激性气体、窒息性毒物等中毒;酸中毒见于水杨酸类、甲醇等中毒。

(5)异常血红蛋白检测:碳氧血红蛋白浓度增高见于一氧化碳中毒;高铁血红蛋白血症见于亚硝酸盐、苯胺、硝基苯等中毒。

(6)酶学检查:全血胆碱酯酶活力下降见于有机磷农药、氨基甲酸酯类农药等中毒。

2. 尿液检查 ①肉眼血尿:见于安替匹林、锌可芬及其引起溶血的毒物中毒;②蓝色尿:见于含亚甲蓝的药物中毒;③绿色尿:见于麝香草酚中毒;④橘黄色尿:见于氟乐灵中毒;⑤棕褐及黑色尿:见于苯胺染料、萘、苯酚、亚硝酸盐中毒;⑥结晶尿:见于扑痫酮、磺胺等中毒;⑦镜下血尿或蛋白尿:见于升汞、生鱼胆等肾功能损害性毒物中毒。

3. 毒物检测 理论上是诊断中毒最为客观的方法,其特异性强,应尽早采集患者的血、尿、粪、呕吐物、首次抽吸的胃内容物、剩余食物、遗留毒物、药物和容器等送检。检验标本尽量不放防腐剂，并尽早送检，保证检验的准确性。但因毒物检测敏感性低，加之技术条件的限制和毒物理化性质的差异，目前临床上尚无法做到利用实验室毒物分析来快速明确诊断所有的毒物，因此，急性中毒诊断时不能过分依赖毒物检测，要综合考虑患者的毒物暴露史、临床表现和辅助检查结果做出临床诊断。

二、救治原则

（一）迅速脱离中毒环境，清除未被吸收的毒物

1. 迅速脱离有毒环境　评估环境安全的情况下，对吸入性中毒者，应迅速将患者搬离有毒环境，移至空气新鲜、畅通的安全地方，并解开衣扣。对接触性中毒者，立即将患者撤离中毒现场，除去污染的衣物和肉眼可见的毒物，并用大量清水冲洗毒物接触部位的皮肤。

2. 清除尚未吸收的毒物

（1）吸入性中毒的急救：将患者搬离有毒环境后，移至上风或侧风方向，使其呼吸新鲜空气。及时清除呼吸道分泌物，保持呼吸道通畅，防止舌后坠。尽快给予氧气吸入，必要时可使用高压氧治疗或使用呼吸机辅助通气。

（2）接触性中毒的急救：用大量清水（特殊毒物也可选用酒精、肥皂水、碳酸氢钠、醋酸等）冲洗接触部位的皮肤、毛发、指甲，注意皮肤褶皱部位。清洗时忌用热水或用少量水擦洗，以防止促进局部血液循环，加速毒物的吸收。若眼部接触到毒物，应迅速用大量清水或等渗盐水冲洗，不应试图用药物中和，以免发生化学反应造成角膜、结膜的损伤。皮肤接触腐蚀性毒物时，应选用相应的中和剂或解毒剂冲洗，冲洗时间应达到 15~30 分钟。常见接触性毒物及皮肤清洗剂见表 6-2。

表 6-2　常见接触性毒物及皮肤清洗剂

毒物种类	皮肤清洗剂
酸性（有机磷、挥发性油剂、甲醛、强酸等）	5% 碳酸氢钠或肥皂水
碱性（氨水、氢氧化钠）	3%~5% 硼酸、醋酸、食醋
苯类、香蕉水	10% 酒精
无机磷（磷化锌、黄磷）	1% 碳酸钠

相关链接

抢救光气中毒患者时如何避免二次中毒

光气（$COCl_2$）化学名称为氧氯化碳，又名碳酰氯，是化工合成中一种重要原料，也是一种军用毒剂。光气是一种刺激性气体，属剧毒类，其对人体的损害主要集中在呼吸系统，空气中光气质量浓度达 30~50mg/m³ 可致人体急性中毒，在抢救光气中毒患者时，保持环境通风条件良好，及时清除患者的衣物，清洗毛发、皮肤，具备足够的防护意识，戴好防护口罩、帽子等，原发患者中毒情况严重时使用防毒面具，这些措施对于预防二次中毒具有重要意义。

3. 食入性中毒的急救　常用催吐、洗胃、导泻、灌肠和使用吸附剂等方法清除肠道尚未吸收的毒物。毒物清除越早、越彻底，病情改善越明显，预后越好。

（1）催吐

1）适应证：对于清醒的口服毒物中毒患者，催吐仍可考虑作为清除毒物方法之一，尤其是小儿中毒患者，但对大多数中毒患者来说，目前不建议使用催吐。

2）禁忌证：包括：①昏迷；②惊厥；③食入腐蚀性毒物；④休克、严重心脏病、肺水肿、主动脉瘤；⑤最近

有上消化道出血或食管胃底静脉曲张病史;⑥孕妇。

3)方法:用压舌板或手指、筷子刺激咽后壁或舌根,诱发呕吐,注意动作轻柔,避免损伤咽部。如胃内容物过于黏稠,可让患者先喝适量温水(不可用热水)、淡盐水或选用其他解毒液体,再进行催吐。如此反复,直至吐出液体澄清无味为止。此方法简单易行,在任何地点均可立即实行,可迅速减少毒物吸收。

4)体位:呕吐发生时,危重患者应采取左侧卧位,头部放低,面向左侧,臀部略抬高;幼儿应俯卧位,头向下,臀部略抬高,以防止呕吐物吸入气管发生窒息或吸入性肺炎。

5)注意事项:①空腹服毒者应先饮水500ml,以利催吐;②注意体位,以防误吸;③严格掌握禁忌证。

(2)洗胃:洗胃为清除经消化道摄入毒物中毒的方法之一,能降低急性(尤其是重度)中毒患者的死亡率,洗胃的原则为愈早愈好,一般建议在服毒后1小时内洗胃,但对某些毒物或有胃排空障碍的中毒患者也可延长至4~6小时;对无特效解毒剂治疗的急性重度中毒,如患者就诊时即已超过6小时,酌情仍可考虑洗胃;对于农药中毒,例如有机磷、百草枯等要积极;而对于药物过量,洗胃则要趋向于保守。

1)适应证:经口服中毒,尤其是中、重度中毒,且无洗胃禁忌证。

2)禁忌证:①吞服强酸和强碱等腐蚀性药物的患者;②上消化道大出血、胃癌和消化道溃疡、食管胃底静脉曲张者;③严重的上腹痛、胃肠穿孔者;④近期胃肠外科手术患者;⑤主动脉瘤、重度心功能不全、呼吸暂停或呼吸衰竭的患者;⑥中毒诱发惊厥、抽搐未控制的患者。

3)洗胃液的选择:可根据毒物的种类不同选用适当的洗胃液。对于不明原因的中毒,一般用清水洗胃。①胃黏膜保护剂:对吞服腐蚀性毒物者,可用牛奶、蛋清、米汤、植物油等保护胃黏膜。②溶解剂:脂溶性毒物(如汽油、煤油等)中毒时,可先口服或胃管注入液体石蜡150~200ml,使其溶解而不被吸收,然后进行洗胃。③解毒剂:可通过与体内残留的毒物发生中和、氧化、沉淀等作用,改变毒物的理化性质,使毒物失去毒性。④中和剂:对吞服强腐蚀性毒物的患者,洗胃可引起消化道穿孔,禁止洗胃。但可服用中和剂中和,吞服强酸时可用弱碱(如镁乳、氢氧化铝凝胶等)中和,注意不要用碳酸氢钠,因其遇酸可生成二氧化碳,使胃肠膨胀,有胃肠穿孔的危险;吞服强碱时可用弱酸物质(如食醋、果汁等)中和。⑤沉淀剂:有些化合物可与毒物作用,生成溶解度降低、毒性小的物质,因而可用作洗胃剂。乳酸钙或葡萄糖酸钙与氟化物或草酸盐作用,可生成氟化钙或草酸钙沉淀;生理盐水与硝酸银作用生成氯化银沉淀;2%~5%硫酸钠可与可溶性钡盐生成不溶性硫酸钡沉淀。⑥吸附剂:可吸附毒物以减少毒物吸收。活性炭是强有力的吸附剂,可吸附很多种毒物,一般可口服或由胃管注入。常用洗胃溶液及其适应证见表6-3。

表6-3 常用洗胃溶液及其适应证

洗胃液	适应证	注意事项
清水或生理盐水	砷、硝酸银、溴化物及不明原因的中毒	儿童宜用生理盐水
1:5000高锰酸钾	安眠药、氰化氢、砷化物、无机磷	1605中毒禁用
2%碳酸氢钠	有机磷农药、氨基甲酸酯类、苯、汞、香蕉水	敌百虫及强酸禁用
0.3%过氧化氢	阿片类、士的宁、氰化物、高锰酸钾	
牛奶、鸡蛋清、植物油	腐蚀性毒物	
10%活性炭	河豚毒、生物碱	
液体石蜡	硫磺、汽油、煤油、甲醇等	口服液体石蜡后再用清水洗胃
1%~3%鞣酸	吗啡类、辛可芬、洋地黄、阿托品、颠茄、草酸、发芽马铃薯、毒蕈	
0.3%氧化镁	阿司匹林、草酸	
5%硫酸钠	氯化钡、碳酸钡	
5%~10%硫代硫酸钠	氰化物、汞、砷	
10%氢氧化镁悬液	硝酸、盐酸、硫酸	
3%~5%醋酸、食醋	氢氧化钠、氢氧化钾	
石灰水上清液	氟化钠、氟乙酰胺	

4)方法:将洗胃管由口腔或鼻腔插入胃内,将大量溶液反复灌入胃内,以冲洗并排出胃内容物。分为漏斗胃管洗胃法和电动洗胃机洗胃法。

5)体位:洗胃时患者平卧位,头偏向一侧,中毒较重的患者可取左侧卧位,昏迷患者,采取去枕平卧位,头偏向一侧,保持口低于咽喉部以防止胃液进入气管。

(3)吸附剂:吸附剂是指可吸附毒物以减少毒物经胃肠道吸收入血的清除剂,其主要作用为氧化、中和或沉淀毒物。常用的有活性炭(20~30g加入200ml温水中)和万能解毒剂(活性炭2份、鞣酸1份、氧化镁1份,即2:1:1),洗胃后口服或经胃管注入。

1)适应证:当患者在短时间吞服了有潜在毒性、过量的药物或毒物后,立即口服活性炭。对于腐蚀性毒物及部分重金属,可口服鸡蛋清保护胃黏膜,减少或延缓毒物吸收。

2)禁忌证:肠梗阻是活性炭治疗的禁忌证。

(4)导泻:导泻也为目前常用清除毒物的方法之一,但不推荐单独使用导泻药物清除急性中毒患者的肠道。常用导泻药有甘露醇、山梨醇、硫酸镁、复方聚乙二醇电解质散等。一般不用油类泻药,以免促进脂溶性毒物的吸收。

1)适应证:口服中毒患者;在洗胃或(和)灌入吸附剂后,拔除胃管前可经胃管内注入导泻药以清除肠道内的毒物。

2)禁忌证:小肠梗阻或穿孔;近期肠道手术;低血容量性低血压;严重脱水;腐蚀性物质中毒。硫酸镁若吸收过多,对中枢神经系统有抑制作用,肾功能不全、呼吸衰竭、昏迷、磷化锌中毒和有机磷中毒晚期患者都不宜使用。

(5)全肠灌洗:是一种相对较新的胃肠道毒物清除方法,促使大便快速排出而减少毒物在体内的吸收。尤其用于口服重金属中毒、缓释药物、肠溶药物中毒以及消化道藏毒品携带者。方法为经口或胃管快速注入大量聚乙二醇溶液,从而产生液性粪便。可多次注入直至大便流出物变清为止。聚乙二醇不被吸收也不会造成患者水和电解质的紊乱。

(6)灌肠:除腐蚀性毒物中毒外,适用于口服中毒超过6小时、导泻或全肠灌洗无效及抑制肠蠕动的毒物中毒的患者。一般采用温盐水、清水或1%肥皂水,视患者病情及排便情况,可予多次灌肠,以达到有效清除肠道内毒物的作用。

(二)迅速判断患者的生命体征,及时处理威胁生命的情况

维持基本生命,如患者呼吸、心搏骤停,应立即进行心肺复苏,若条件允许应尽快行气管插管,给予呼吸机辅助通气。同时建立静脉通路,尽快采取相应的救治措施。

(三)促进已吸收毒物的排出

1. 强化利尿 通过扩充血容量,增加尿量,达到促进毒物排泄目的,主要用于以原形从肾脏排出的毒物中毒。具体措施包括:①快速大量补液:大量快速输注液体,液体一般以5%葡萄糖生理盐水或5%~10%葡萄糖溶液为宜(糖尿病者除外),速度约为200~400ml/h,补液同时应注意补钾,适当加入氯化钾。②使用利尿剂:补液同时,静脉注射或静脉滴注呋塞米等强利尿剂或20%甘露醇等渗透性利尿剂,后者尤其适用于伴有脑水肿或肺水肿的中毒患者。利尿时应密切观察患者的病情变化,定时监测尿量。对于急性肾衰竭患者,不宜应用强利尿法。

2. 改变尿液酸碱度 ①酸化尿液:弱碱性毒物如苯丙胺、士的宁、苯环己哌啶等中毒时,尿液pH<5.0能加速毒物排出,可静脉输注维生素C或氯化铵,可使体液酸化,有利于毒物排出;②碱化尿液:弱酸性化合物,如水杨酸、苯巴比妥等中毒时,静脉滴注5%碳酸氢钠溶液,使尿液pH达8.0能加速毒物排出。

3. 血液净化 常用的方法有血液透析、血液灌流、血浆置换,以血液灌流最为常用。

(1)血液透析:适用于清除血液中分子量较小、水溶性强、蛋白结合率低的毒物,如醇类、水杨酸类、苯巴比妥、氨茶碱等中毒,但对于短效巴比妥、有机磷农药、格鲁米特(导眠能)等脂溶性毒物清除作用差,一般不宜选择。氯酸盐、重铬酸盐中毒时宜引起急性肾功能衰竭,应首选血液透析。血液透析的应用,一般来说12小时内透析效果最好,如果中毒时间过长,毒药与蛋白结合后则透析效果不佳。

（2）血液灌流:是使血液流过装有活性炭或树脂的灌流柱,毒物被吸附后,血液再输回患者体内的方法。对于血液中分子量较大的水溶性和脂溶性毒物均有清除作用,对于清除血液中的洋地黄、有机磷农药、巴比妥类(短效、长效)、镇静催眠药、解热镇痛药、百草枯、毒鼠强等有良好的效果,是目前急性中毒的首选净化方式。血液灌流时,血液中的正常成分如白细胞、血小板、凝血因子、葡萄糖、钙离子等也可能被吸附排出,因此使用时应注意监测和进行必要的补充。

（3）血浆置换:是将患者的血液引入特制的血浆交换装置,将分离出的血浆弃去并补充新鲜血浆或代用液,借以清除患者血浆中的有害物质,减轻脏器损坏。主要清除蛋白结合率高、分布容积小的大分子物质,对于蛇毒、毒蕈等生物毒及砷化氢等溶血性毒物中毒效果最佳。此外,还可清除肝功能衰竭所产生的大量内源性毒素,补充血中的有益成分,如有活性的胆碱酯酶等。

4. 高压氧治疗　高压氧治疗已广泛应用于急性中毒的治疗,特别是对于一氧化碳中毒的治疗,是一种特效的抢救措施,可促进碳氧血红蛋白解离,加速一氧化碳的排出,减少迟发性脑病的发生。

（四）特效解毒剂的应用

对于部分毒物的中毒,在尽快清除毒物的同时,应使用有效的拮抗剂和特效解毒剂以达到解毒的作用。

1. 金属中毒解毒药

（1）氨羧螯合剂:依地酸钙钠是最常用的氨羧螯合剂,可与多种金属形成稳定而可溶的金属螯合物排出体外,主要用于治疗铅中毒。

（2）巯基螯合物:常用的药物有二巯丙醇、二巯丙磺钠、二巯丁二钠等。此类药物均含有活性巯基,进入人体后可与某些金属形成无毒、难解离的可溶性螯合物随尿排出体外。另外,还可夺取已与酶结合的重金属,使酶恢复活力。主要用于治疗砷、汞、铜、锑、铅等中毒。

2. 高铁血红蛋白血症解毒药　常用亚甲蓝,小剂量亚甲蓝可以将高铁血红蛋白还原为正常血红蛋白,是亚硝酸盐、苯胺、硝基苯等高铁血红蛋白生成性毒物中毒的特效解毒药。但大剂量(10mg/kg)亚甲蓝的使用,则可加重高铁血红蛋白血症。亚甲蓝药液外渗时易引起组织坏死,因此使用时应特别注意。

3. 氰化物中毒解毒药　氰化物中毒一般采用亚硝酸盐-硫代硫酸钠疗法,中毒后立即给予亚硝酸盐,适量亚硝酸盐可使血红蛋白氧化,产生一定量高铁血红蛋白。高铁血红蛋白一方面能与血中氰化物结合,另一方面还能夺取已与氧化型细胞色素氧化酶结合的氰离子,形成氰化高铁血红蛋白。后者与硫代硫酸钠作用,可转化为毒性较低的硫氰酸盐排出体外,从而达到解毒的目的。用法:立即吸入亚硝酸异戊酯,3%亚硝酸钠溶液10~15ml缓慢静脉注射,随即用50%硫代硫酸钠20~40ml缓慢静脉注射。

4. 有机磷农药中毒解毒药

（1）胆碱酯酶复能剂:常用的有氯解磷定、碘解磷定及双复磷。氯解磷定和碘解磷定对内吸磷、对硫磷、甲胺磷、甲拌磷等中毒疗效较好,对敌敌畏、敌百虫等中毒疗效稍差,而对乐果和马拉硫磷中毒基本无效。双复磷对敌敌畏、敌百虫中毒的解毒效果明显好于碘解磷定。由于胆碱酯酶复能剂不能复活已老化的胆碱酯酶,故必须尽早用药。

（2）抗胆碱药:常用的有阿托品、盐酸戊乙奎醚。临床上很少单独应用阿托品治疗有机磷农药中毒,尤其对于中、重度中毒者,必须将阿托品与胆碱酯酶复能剂联合应用。两药合用时应减少阿托品剂量,以免发生阿托品中毒。

5. 中枢神经抑制剂中毒解毒药

（1）纳洛酮:为阿片受体拮抗剂,对麻醉镇痛药所致的呼吸抑制有特异性拮抗作用,对急性酒精中毒和镇静催眠药中毒引起的意识障碍同样也有较好的疗效。用法:0.4~0.8mg静脉注射,必要时,可酌情重复使用,总量可达10~20mg。

（2）氟马西尼：为苯二氮䓬类中毒的特效解毒药。

（五）对症治疗与并发症处理

许多毒物尚无特异性解毒剂或有效拮抗药。急性中毒时，积极的对症支持治疗非常重要，其目的是保护重要器官，使其恢复功能，维护机体内环境稳定，是帮助危重患者渡过难关、为重要器官功能恢复创造条件的重要抢救措施。

1. **保持呼吸道通畅**　充分吸氧。

2. **营养支持**　给予输液或鼻饲供给营养。

3. **预防感染**　适当应用抗生素预防感染的发生。

4. **抗惊厥**　应用巴比妥类、地西泮等药物抗惊厥治疗。

5. 对中毒性脑病、低血压和休克状态、吸入性肺炎、中毒性肺损伤、中毒性肝损伤、中毒性肾损伤、中毒性心肌损伤和心律失常、水电解质紊乱及酸碱失衡等情况均应给予积极的治疗。

（六）器官功能支持与重症管理

1. **入住ICU**　急性重症中毒患者有些表现为明确的靶器官损害与功能障碍，有些则表现为多器官功能的障碍。病情监测与器官功能支持影响患者预后，重症中毒患者常常需要收住 ICU 治疗。

2. **呼吸心搏骤停**　在我国，有机磷农药中毒是导致呼吸、心搏骤停的常见病因。急性中毒患者一旦出现呼吸、心搏骤停应即刻开始基础生命支持（BLS），且超长时间基础生命支持与即刻解毒药的应用以及延续生命支持（PLS）是急性中毒复苏成功的关键。包括：①应用特异性解毒药物，持续清除导致呼吸、心跳停止的启动因素；②由于中毒导致呼吸、心跳停止患者多数无心脑呼吸原发疾病且随着毒（药）物清除或被拮抗，心跳、呼吸恢复的可能性比较大，故应实施超过半小时以上的超长心肺复苏。

3. **全身炎症反应综合征（SIRS）**　急性中毒导致 SIRS 可由于毒物本身诱导产生的一种失控的全身炎症反应，也可由于毒物导致某一器官的功能障碍或发生严重感染，继发 SIRS，从而加速多器官衰竭。早期积极有效地干预 SIRS 和对多器官功能障碍积极的综合处理和血液净化治疗等措施，可以缓解病情，改善患者的预后。体外膜肺氧合（extracorporeal membrane oxygenation，ECMO）在抢救治疗重症急性中毒中可提高存活出院率，主要针对中毒重症合并循环与呼吸功能障碍者，包括呼吸、心搏骤停复苏后的患者。

四、护理措施

1. **紧急护理措施**　及时清除呼吸道分泌物，保持呼吸道通畅，给予氧气吸入，必要时行气管插管。

2. **洗胃**

（1）严格掌握洗胃的适应证、禁忌证。

（2）洗胃液的温度：应控制在 25～38℃，不可过冷或过热。过热可促进局部血液循环，加快毒物的吸收；过冷可能加速胃蠕动，从而促进毒物排入肠腔。

（3）洗胃时，选择大口径且有一定硬度、头端多个侧孔的胃管，以免胃内容物堵管，引流不畅。插管时，动作要轻柔、敏捷，插管深度适宜。

（4）每次灌洗量为 300～500ml，如灌入量过多，可引起急性胃扩张，严重者可导致胃穿孔，同时也易引起液体反流导致误吸、呛咳；灌入量过少，则延长洗胃时间，不利于抢救的进行。中毒物质不明时，首次抽吸物应留取标本做毒物鉴定。反复灌洗直至洗出液澄清无味为止。洗胃过程中注意灌入量和洗出量基本相等，防止胃潴留的发生。

（5）洗胃过程中严密观察病情变化，若患者出现剧烈腹痛、洗出血性液体、出现误吸、抽搐、窒息等，应立即停止洗胃，并采取相应急救措施。

（6）洗胃完毕，拔管时，应先将胃管尾端夹闭或反折，避免管内液体反流进入气管。拔管后，注意清除患者口咽部或气管内的分泌物和胃内容物。观察并准确记录灌入量、洗出量、洗出液的颜色、性质、气味及患者的病情变化。做好终末消毒。

3. 病情观察

（1）严密观察患者的神志、瞳孔变化，及时发现患者是否出现烦躁、惊厥、昏迷等神志改变，观察患者的意识障碍程度有无加重。观察患者的瞳孔大小及对光反射情况，及时发现和判断患者是否出现脑水肿、酸碱失衡等。

（2）密切监测并及时记录患者的体温、脉搏、呼吸、血压、心率、血氧饱和度等生命体征，观察呼吸频率、深度、节律的变化，及时发现并处理各种心律失常。准确记录患者的出入量及尿量，并密切观察患者尿液的颜色、性质和量。

（3）密切观察患者皮肤完整性、色泽、温湿度、弹性的变化，观察患者的出汗情况，如出现脱水，及时给予补液。如有皮肤黏膜的溃疡或破损，及时给予处理，并预防感染的发生。

（4）严重呕吐、腹泻的患者应详细记录呕吐物及排泄物的颜色、性质和量，必要时留取标本送检。

（5）注意监测患者肝功能、肾功能、血电解质、血糖、血气分析等化验指标，出现异常及时报告医生并给予对症处理。

4. 休息及饮食 急性中毒者应卧床休息，注意保暖。病情允许的情况下，尽量鼓励患者进食。急性中毒患者饮食应为高蛋白、高碳水化合物、高维生素的无渣饮食，腐蚀性毒物中毒者应给予乳类等流质饮食。

5. 对症护理 对于吞服腐蚀性毒物者应注意口腔护理，密切观察患者口腔黏膜的变化；昏迷者注意保持呼吸道通畅，及时吸痰，维持有效的呼吸功能，定时翻身，预防压疮；惊厥者，做好防护工作，避免患者坠床和碰伤，遵医嘱应用抗惊厥药物；高热者，给予物理降温；尿潴留患者给予留置导尿，保持会阴部清洁、预防感染等。

6. 心理护理 认真细致地做好患者心理状态的评估，尤其对于服毒自杀者，要做好患者的心理护理，同时注意防范患者再次自杀。

7. 健康教育

（1）加强防毒宣传：在厂矿、农村、城市居民中结合实际情况，向群众介绍有关中毒的预防和急救知识。如初冬季节宣传预防煤气中毒的相关知识，在农村喷洒农药时宣传如何防止农药中毒等。

（2）不吃有毒或变质的食品：食用特殊的食品前，要注意了解有无毒性，不要吃有毒或变质的动植物。如无法辨别有无毒性的蕈类、怀疑为有机磷农药毒死的家禽、河豚、棉籽油、新鲜腌制咸菜或变质韭菜、菠菜、萝卜等，均不可食用。

（3）加强毒物管理：严格遵守有关毒物的防护和管理制度，加强毒物保管。厂矿中有毒物质的生产设备应密闭化，防止有毒物质泄露。生产车间和岗位应加强通风，防止有毒物质聚积导致中毒。农药中杀虫剂、灭鼠药及除草剂毒性很大，要加强保管、标识清楚，防止误食。

案例6-1

　　患者，女，48岁，因"昏迷2小时"入院。家属诉之前患者曾情绪激动，在患者的床边发现药瓶，瓶内残留液有大蒜味。患者既往体健。查体：T：37.5℃，P：64次/分，R：6次/分，BP：85/40mmHg，昏迷，口吐白沫，双侧瞳孔针尖样大小，四肢湿冷多汗，口唇发绀。呼吸浅慢，双肺呼吸音粗，双肺可闻及大量湿啰音，少许痰鸣音。心率64次/分，律齐，未闻及病理性杂音。腹软，查体欠合作。脑膜刺激征（-），病理征（-）。血胆碱酯酶活力为参考值的25%。

　　思考：1. 试述针对该患者的救治原则有哪些？

　　2. 试述该患者的护理措施。

洗胃术考核评分标准

达标原则：正确准备洗胃溶液，正确、快速、熟练地对急性中毒患者实施洗胃术。

项目		总分	操作要求	评分				备注
				A	B	C	D	
准备		10	护士衣帽整洁，洗手，戴口罩，手套	3	2	1	0	
			用物齐全、放置合理	3	2	1	0	
			评估患者并解释	4	3	2	1	
操作过程	插管	26	卧位正确	4	3	2	1	
			围围裙、置弯盘	4	3	2	1	
			润滑胃管、测量插入长度	6	5	4	2	
			插管方法正确、深度适宜	6	5	4	2	
			证实胃管在胃内方法正确	6	5	4	2	
	灌洗	30	抽吸胃内容物方法正确	6	5	4	2	
			灌洗方法正确	6	5	4	2	
			灌洗液量适当	6	5	4	2	
			灌洗彻底	6	5	4	2	
			观察病情及洗出液情况	6	5	4	2	
	拔管	5	拔管方法正确	5	4	3	1	
	整理	9	整理患者、床单位	3	2	1	0	
			清理用物	3	2	1	0	
			做好记录	3	2	1	0	
综合素质		20	手法熟练	4	3	2	1	
			按时完成	4	3	2	1	
			沟通能力、人文关怀	5	4	3	1	
			动手能力、条理性	4	3	2	1	
			心理素质	3	2	1	0	
总分		100	得分					

第二节　常见的急性中毒

问题与思考

如何对急性有机磷农药中毒患者进行现场救护？

一、有机磷农药中毒

有机磷农药（organophosphorous pestcides，OPs）属有机磷酸酯或硫代磷酸酯类化合物，在我国目前普遍生产和广泛使用，对人、畜、家禽均有毒性。其性质大多呈油状或结晶状，色泽呈淡黄色至棕色，有蒜味。一般难溶于水，不宜溶于多种有机溶剂，在酸性环境中稳定，在碱性条件下易分解失效。但甲拌磷和三硫磷耐碱,敌百虫遇碱则变成毒性更强的敌敌畏。

急性有机磷农药中毒(acute organophosphorus pesticide poisoning,AOPP)为临床常见疾病,据WHO估计每年全球有数百万人发生AOPP,其中约20万人死亡,且大多数发生在发展中国家。我国每年发生的中毒病例中AOPP占20%~50%,病死率为3%~40%。AOPP起病急、进展快,及时、规范的干预及救治可明显降低AOPP的死亡率。

【毒物分类】

OPs的毒性按大鼠急性经口进入体内的半数致死量(LD50)分为四类。①剧毒类:LD50<10mg/kg,如甲拌磷、内吸磷、对硫磷等;②高毒类:LD50 10~100mg/kg,如甲基对硫磷、甲胺磷、氧乐果、敌敌畏等;③中毒类:LD50 100~1000mg/kg,如乐果、乙硫磷、敌百虫、二嗪农、毒死蜱等;④低毒类:LD50 1000~5000mg/kg,如马拉硫磷、辛硫磷、氯硫磷等。

【病因及中毒机制】

(一)病因

1. 生产或使用不当 主要在OPs精制、出料和包装过程中防护不到位,或因生产设备密闭不严造成化学物泄漏,或在事故抢修过程中OPs污染手、皮肤、吸入呼吸道引起的中毒。在使用过程中,施药人员因药液污染皮肤或湿透衣服由皮肤吸收,或吸入空气中OPs造成的中毒。

2. 生活性中毒 主要由于误服或自服杀虫药,饮用被杀虫药污染的水源或食用污染的食物所致。此种中毒途径一般要比由呼吸道吸入或从皮肤吸收中毒发病急、症状重。滥用有机磷杀虫药治疗皮肤病或驱虫也可发生中毒。

(二)毒物的吸收、代谢及排出

有机磷杀虫药主要经胃肠道、呼吸道、皮肤和黏膜吸收。吸收后迅速分布于全身各器官,其中以肝脏浓度最高,其次为肾、肺、脾等,肌肉和脑内最少。主要在肝脏代谢,进行多种形式的生物转化。经氧化后一般毒性增强,而后经水解毒性降低。如对硫磷、内吸磷经氧化后分别生成对氧磷、亚砜,使其毒性分别增加300倍和5倍,然后通过水解反应降低毒性。敌百虫代谢时,先转化为敌敌畏,使毒性成倍增加,然后经降解反应失去毒性。有机磷杀虫药代谢产物主要通过肾脏排泄,少量经肺排出。

(三)中毒机制

有机磷杀虫药的中毒机制主要是抑制体内胆碱酯酶的活性。OPs对人体的毒性主要是对胆碱酯酶的抑制,其进入体内可与胆碱酯酶结合,形成化学性质稳定的磷酰化胆碱酯酶,使胆碱酯酶分解乙酰胆碱的能力丧失,导致体内乙酰胆碱大量蓄积,胆碱能神经持续冲动,产生先兴奋后抑制的一系列毒蕈碱样症状(M样症状)、烟碱样症状(N样症状)以及中枢神经系统症状,严重者常死于呼吸衰竭。长期接触OPs时,胆碱酯酶活力虽明显下降,但临床症状往往较轻,对人体的损害主要以氧化应激和神经细胞凋亡为主,机制尚不完全明确。

【护理评估与判断】

(一)病史及诱因

询问有无口服、喷洒或其他方式与有机磷农药的接触史,了解毒物的种类、剂量、中毒方式、中毒时间和中毒经过等。患者身体污染部位、呼出气味或呕吐物中闻及有机磷农药特有的大蒜臭味更有助于诊断。

(二)症状与体征

急性中毒发病时间与毒物种类、剂量和侵入途径密切相关。皮肤吸收中毒者常在接触后2~6小时发病,吸入中毒者常在30分钟内发病,口服中毒者多在10分钟至2小时内发病。

1. 毒蕈碱样症状 又称M样症状,出现最早,主要是副交感神经末梢兴奋所致,表现为平滑肌痉挛和腺体分泌增加。临床表现为:恶心、呕吐、腹痛、腹泻、尿频、大小便失禁、多汗、全身湿冷、流泪、流涎、流涕、心率减慢、瞳孔缩小(严重时呈针尖样缩小)、气道分泌物增加、支气管痉挛,严重者可出现肺水肿。此类症状可用阿托品对抗。

2. 烟碱样症状 又称 N 样症状,是由于乙酰胆碱在横纹肌神经肌肉接头处过度蓄积,持续刺激突触后膜上烟碱受体所致。临床表现:颜面、眼睑、舌、四肢和全身横纹肌发生肌纤维颤动,甚至全身肌肉发生强直性痉挛。患者常有肌束颤动、牙关紧闭、抽搐、全身紧缩和压迫感,而后期则出现肌力减退和瘫痪,严重时呼吸肌麻痹引起周围性呼吸衰竭。乙酰胆碱还可刺激交感神经节,促使节后神经末梢释放儿茶酚胺,引起血压升高、心率增快和心律失常。此类症状不可应用阿托品对抗。

3. 中枢神经系统症状 中枢神经系统受乙酰胆碱刺激后可出现头晕、头痛、共济失调、疲乏、烦躁不安、谵妄、抽搐、昏迷等症状。

(三)辅助检查

1. 全血胆碱酯酶活力(CHE)测定 是诊断有机磷农药中毒的特异性实验指标,对判断中毒程度轻重、疗效评价和预后估计均极为重要。以正常人血胆碱酯酶活力值为 100%,急性有机磷农药中毒时,CHE 活力降至 70% 以下即有意义,但 CHE 活力下降程度并不完全反应病情的轻重,其高低也并不完全与病情严重程度相平行。

2. 毒物检测 患者血、尿、粪便或胃内容物中可检测到 OPs 或其特异性代谢产物成分,OPs 的动态血药浓度检测有助于 AOPP 的病情评估及治疗。

通过明确的 OPs 接触史,典型临床表现,结合胆碱酯酶活力测定,一般无需毒物检测即可临床诊断此病。

(四)病情判断

1. 轻度中毒 以毒蕈碱样症状为主,血胆碱酯酶活力降为 70%～50%。

2. 中度中毒 出现典型毒蕈碱样症状和烟碱样症状,血胆碱酯酶活力为 50%～30%。

3. 重度中毒 除毒蕈碱样症状和烟碱样症状外,出现脑水肿、肺水肿、呼吸衰竭、抽搐、昏迷等,血胆碱酯酶活力降至 30% 以下。

【主要护理措施】

(一)急救处理原则

1. 现场急救 ①立即将患者脱离中毒现场,迅速脱去污染的衣物。先用肥皂水彻底清洗污染的皮肤、毛发、外耳道、手部和指甲,再用温水冲洗干净。忌用热水,以免加速毒物的吸收。眼部污染时,除敌百虫污染必须用清水冲洗外,其他均可先用 2% 碳酸氢钠溶液冲洗,再用生理盐水彻底冲洗,至少持续 10 分钟,洗后滴入 1% 阿托品 1～2 滴。②AOPP 患者早期可能因胆碱能危象而出现呼吸功能衰竭,部分患者出现心搏骤停。因此,在现场环境安全,患者脱离中毒环境后,应初步评估患者生命体征,维持生命体征稳定,呼吸、心跳停止者立即行心肺复苏术,同时给予足量解毒剂应用。③无催吐禁忌证时尽早进行现场催吐。④有条件的可在现场予以解毒剂,保持气道通畅,开通静脉通道,并尽快将患者转运至有救治条件的医疗机构。

2. 阻止毒物吸收 被 OPs 污染的皮肤、毛发等尚未清洗或清洗不彻底者,应彻底清洗,以终止与毒物的接触,避免毒物继续经皮肤黏膜吸收。眼部接触者应立即用清水或生理盐水冲洗。经消化道接触者,应尽快予以洗胃、吸附等肠道去污措施。

(1)洗胃与催吐:洗胃应在中毒后尽早进行,早期、彻底的洗胃是抢救成功的关键。而催吐仅在不具备洗胃条件时进行,不主张药物催吐。对明确 AOPP 中毒的患者宜用温清水、2% 碳酸氢钠(敌百虫禁用)或 1∶5000 高锰酸钾溶液(对硫磷禁用)洗胃。当无法立刻明确患者中毒药物的种类时,多应用清水洗胃。洗胃与催吐前应严格把握适应证与禁忌证,并注意防止并发症。凡口服 OPs 中毒者,在中毒后 4～6 小时均应洗胃。口服 OPs 量大,中毒程度重的患者,若就诊时已超过 6 小时,仍可考虑洗胃。

(2)吸附剂:活性炭是一种安全有效、能够降低胃肠道吸收入血的毒物水平的清除剂,洗胃后可予以活性炭增强肠道毒物清除效果,每次 50~100g,但需注意的是肠梗阻是给予活性炭治疗的禁忌证。

(3)导泻:洗胃后常用硫酸镁或硫酸钠导泻。

3. 解毒剂的应用 遵循早期、足量、联合、重复用药,以复能剂为主,抗胆碱能药为辅的原则。

(1)胆碱酯酶复能剂:能使被抑制的乙酰胆碱酯酶恢复活力,常用的药物有氯解磷定、碘解磷定等。有机磷农药中毒后,如不及时应用胆碱酯酶复能剂治疗,被抑制的胆碱酯酶将在数小时至 2~3 天内变为不可复活的老化的胆碱酯酶,因此应用胆碱酯酶复能剂必须早期、足量应用。胆碱酯酶复能剂对解除烟碱样症状效果明显,但对毒蕈碱样症状作用较差,同时也不能对抗呼吸中枢的抑制,故需与抗胆碱药联合使用,以取得协同效果。由于氯解磷定具有使用简单、安全、高效等优点,因此临床上多推荐使用氯解磷定,如无法获得氯解磷定可选用碘解磷定。

(2)抗胆碱药:使用原则为早期、适量、反复、个体化,直至 M 样症状明显好转或达到"阿托品化"后的维持。

1)阿托品:是目前最常使用的抗胆碱能药,可与乙酰胆碱争夺胆碱能受体,阻断乙酰胆碱的作用,能有效解除或减轻毒蕈碱样症状和中枢神经系统症状,改善呼吸中枢抑制。因其不能阻断烟碱受体,故对烟碱样症状和呼吸肌麻痹所致的周围性呼吸衰竭无效,对胆碱酯酶复活亦无帮助。阿托品应早期、足量、反复给药,直至毒蕈碱样症状消失或患者出现"阿托品化"表现,再逐渐减量或延长间隔时间。阿托品化的表现包括:患者瞳孔较前扩大,出现口干、皮肤干燥、颜面潮红、心率增快、肺部啰音消失等。如患者瞳孔明显扩大,出现神志模糊、烦躁不安、谵妄、惊厥、昏迷及尿潴留等情况,则提示阿托品中毒,应立即停用阿托品,酌情给予毛果芸香碱对抗。

2)盐酸戊乙奎醚(长托宁):是一种新型抗胆碱药,能拮抗中枢和外周毒蕈碱受体和烟碱受体,主要选择性作用于脑、腺体、平滑肌等部位 M_1、M_3 型受体,而对心脏和神经元突触前膜 M_2 型受体无明显作用,因此对心率影响小。在抢救急性有机磷农药中毒时,由于盐酸戊乙奎醚较其他抗胆碱能药物具有副作用小、治疗效果好、使用方便等特点,近年应用较多。

4. 血液净化 目前,血液净化在 AOPP 的治疗中尚存争议。推荐对重度 AOPP 患者应尽早行血液灌流治疗,血液透析或 CRRT 治疗仅在合并肾功能不全或 MODS 等情况时进行。

5. 对症治疗 重度有机磷杀虫药中毒患者常伴有多种并发症,如酸中毒、低钾血症、严重心律失常、休克、消化道出血、肺内感染、DIC、MODS 等,应及时予以对症治疗。

6. 全身及脏器功能支持治疗 全身及脏器功能支持治疗为 AOPP 救治的关键环节之一,维持和尽早恢复机体正常的生理功能为治疗的重点。

(二)急救护理措施

1. 紧急护理措施 及时有效的清除呼吸道分泌物,必要时行气管插管或气管切开,正确应用机械通气,维持有效通气功能。

2. 洗胃护理 洗胃要早、彻底和反复进行,直至洗出液无味澄清为止。洗胃时要密切观察患者生命体征的变化,若发生呼吸、心搏骤停,应立即停止洗胃并进行抢救。

3. 用药护理

(1)应用胆碱酯酶复能剂的观察和护理:①早期用药,首次应足量给药。②轻度中毒可应用复能剂,中度以上中毒必须复能剂与阿托品联合应用。两种解毒药同时使用时,阿托品的剂量应减少,以免发生阿托品中毒。③复能剂应用过量、注射过快或未经稀释使用时,可发生中毒,抑制胆碱酯酶,发生呼吸抑制,用药时应稀释后缓慢静推或静脉滴注。④复能剂在碱性溶液中不稳定,易水解成剧毒的氰化物,禁与碱性药物配伍使用。⑤碘解磷定药液刺激性强,不宜肌内注射给药。

(2)应用阿托品的观察与护理:①阿托品不能作为预防用药。②阿托品兴奋心脏的作用强,中毒时可导致室颤,应注意观察,防止阿托品中毒。③大量使用低浓度阿托品输液时,可发生血液低渗,导致红细胞破坏,发生溶血性黄疸。④"阿托品化"和阿托品中毒的剂量接近,因此在使用过程中应严密观察病情变化,注意区别"阿托品化"和阿托品中毒。"阿托品化"和阿托品中毒的主要区别见表6-4。

表6-4 阿托品化和阿托品中毒的主要区别

	阿托品化	阿托品中毒
神经系统	意识清楚或模糊	谵妄、躁动、幻觉、双手抓空、抽搐、昏迷
皮肤	颜面潮红、干燥	紫红、干燥
瞳孔	由小扩大后不再缩小	极度散大
体温	正常或轻度升高	高热,>40℃
心率	≤120次/分,脉搏快而有力	心动过速,甚至有室颤发生

(3)应用盐酸戊乙奎醚(长托宁)的观察与护理:在抢救急性有机磷农药中毒应用盐酸戊乙奎醚时,亦要求达到阿托品化,其判定标准与使用阿托品治疗时相近,但不包括心率增快。长托宁与阿托品区别如下:①拮抗腺体分泌、平滑肌痉挛等 M 样症状的效果更强;②除拮抗 M 受体外,还有较强的拮抗 N 受体作用。可有效解除肌纤维颤动或全身肌肉强直,而阿托品对 N 受体几乎无作用;③具有中枢和外周双重抗胆碱效应,且中枢作用强于外周作用;④不引起心动过速,可避免药物诱发或加重心肌缺血;⑤半衰期长,无需频繁给药;⑥每次所用剂量小,中毒发生率低。

4. 维持有效呼吸功能 中毒早期,呼吸道有大量分泌物且常伴有肺水肿;中毒后期,可有呼吸肌麻痹或呼吸中枢抑制,导致呼吸衰竭。因此,及时有效地清除呼吸道分泌物,保持呼吸道通畅,必要时行气管插管或气管切开给予呼吸机辅助通气可达到维持患者有效通气的目的。

5. 病情观察

(1)生命体征的观察:严密观察患者的体温、脉搏、呼吸、血压的变化,警惕呼吸困难的发生。

(2)神志、瞳孔的观察:有机磷农药中毒后多数患者会出现意识障碍。瞳孔缩小是有机磷农药中毒的体征之一,瞳孔扩大则为达到"阿托品化"的判定指标之一。严密观察神志、瞳孔的变化,可准确判断病情,为治疗提供依据。

(3)中毒后"反跳":乐果和马拉硫磷等有机磷农药口服中毒者,经抢救临床症状好转,可在数日至1周后,病情突然急剧恶化,再次出现有机磷农药急性中毒的症状,甚至发生昏迷、肺水肿或突然死亡,称为中毒后"反跳"现象,其死亡率占急性有机磷农药中毒者的7%~8%。因此,应严密观察反跳的先兆症状,如胸闷、流涎、出汗、言语不清、吞咽困难等,若出现上述症状,应迅速通知医生及时给予处理。发生反跳后应积极寻找可能导致反跳的原因并予以去除,同时可重新按照胆碱能危象予以解毒剂治疗。

(4)迟发性多发性神经病:少数患者在急性重度中毒症状消失后2~3周可发生感觉型和运动型多发性神经病变,主要表现为肢体末端烧灼、疼痛、麻木以及下肢无力、瘫痪、四肢肌肉萎缩等,称为迟发性多发性神经病。目前认为此种病变不是胆碱酯酶受抑制的结果,而是因有机磷农药抑制神经靶酯酶并使其老化所致。尚无特效的治疗方法,早期、及时应用糖皮质激素、维生素 B 族及神经生长因子,中药调理,并配合针灸、理疗及肢体功能训练,可有助于神经功能恢复。

(5)中间综合征:是指急性重度有机磷农药中毒所引起的一组以肌无力为突出表现的综合征。因其发生时间介于急性症状缓解后与迟发性多发性神经病之间,故被称为中间综合征。常发生于急性中毒后1~4天,主要表现为屈颈肌、四肢近端肌肉以及第3~7对和第9~12对脑神经所支配的部分肌肉肌力减退,出现眼睑下垂、眼外展障碍和面瘫。病变累及呼吸肌时,常引起呼吸肌麻痹,并迅速进展为呼吸衰竭,若不及时处理,甚至死亡。中间综合征的治疗以对症支持治疗为主,早期识别,及时、正确的高级生命支持(特别是呼吸支持)为救治的关键。

6. 心理护理 护士应了解患者中毒的原因,根据不同的心理特点给予不同的心理疏导,以诚恳的态度为患者提供心理上、情感上的支持,同时对于自杀患者尊重其隐私,做好再次自杀的防范工作,做好家属的思想工作,使其协助共同促进患者的康复。

二、百草枯中毒

百草枯(paraquat,PQ)又名克无踪、对草快,是速效触灭型除草剂,喷洒后能很快发挥作用,接触土壤迅速失活。百草枯对人畜均有很强毒性,因误服或自服引起急性中毒屡有发生,近年呈上升趋势,尤其是在发展中国家较为突出,已成为农药中毒致死事件的常见病因。

【病因及中毒机制】

百草枯可经胃肠道、皮肤和呼吸道吸收。百草枯中毒大多数为口服中毒。其毒性作用机制尚不明确,目前一般认为,百草枯作为一种电子受体,作用于细胞的氧化-还原过程,导致细胞膜脂质过氧化,引起以肺部病变为主的多脏器损害。最常见的受累器官为肺、肝和肾。病理改变:早期肺泡充血、水肿、炎症细胞浸润,晚期为肺纤维化。百草枯亦对皮肤、黏膜有较强的刺激性和腐蚀性。

【护理评估与判断】

(一)病史及诱因

询问患者中毒的方式、剂量及中毒时间。

(二)症状与体征

1. 局部刺激症状 ①皮肤接触可致接触性皮炎,甚至发生灼伤性损害,表现为暗红斑、水疱、溃疡等;②高浓度药物接触指甲,指甲可出现脱色、断裂,甚至脱落;③眼部接触药物后,可出现结膜及角膜水肿、灼伤及溃疡等;④呼吸道吸入后,可有鼻、喉刺激症状和鼻出血等。

2. 呼吸系统症状 肺损伤是最突出和最严重的病变。小剂量中毒者早期可无呼吸系统症状,少数表现为咳嗽、咳痰、胸闷、胸痛、呼吸困难、发绀,双肺可闻及干、湿啰音。大剂量服毒者可在24~48小时内出现呼吸困难、发绀、肺水肿或肺出血,常在1~3日内因急性呼吸窘迫综合征(ARDS)死亡。部分患者在1~2周后可发生肺间质纤维化,出现进行性加重的呼吸困难,最后呼吸衰竭导致死亡。

3. 消化系统症状 口服中毒者均出现口腔、咽喉部烧灼感,表现为舌、咽、食道及胃黏膜糜烂、溃疡,吞咽困难,恶心、呕吐,腹泻,甚至出现呕血、便血、胃肠穿孔。部分患者于中毒后2~3天出现中毒性肝病,表现为肝区疼痛、肝脏肿大、黄疸、肝功能异常。

4. 泌尿系统症状 中毒后2~3天可出现尿蛋白、管型、血尿、少尿,血肌酐及尿素升高,严重者发生急性肾功能衰竭。

5. 中枢神经系统症状 主要表现为头晕、头痛、幻觉、抽搐、昏迷等。

6. 其他症状 可有发热、心肌损害、纵隔及皮下气肿、贫血等。

(三)辅助检查

血清百草枯检测有助于判断病情的严重程度及预后,要求所采样本为患者摄入百草枯4小时后的血样,样本需保存在塑料试管内,不可使用玻璃试管。尿液检测(碱性和硫代硫酸钠)若为阴性可于摄入百草枯6小时后再次复测。

(四)严重程度分型

1. 轻型 摄入量<20mg/kg,临床无症状或仅有口腔黏膜糜烂、溃疡,可出现呕吐、腹泻。

2. 中-重型 摄入量20~40mg/kg,服后立即呕吐,数小时内出现口、咽喉部溃疡、腹泻、腹痛,1~4日内出现肾功能衰竭、肝损害、低血压和心动过速,1~2周内出现咳嗽、咯血、胸腔积液,随着肺纤维化出现,肺功能呈进行性恶化。多数患者2~3周内死于肺功能衰竭。

3. 暴发型　摄入量>40mg/kg,多数于中毒1~4天内死于多器官功能衰竭。口服后立即呕吐,数小时到数天内出现口腔咽喉部溃疡、腹泻、腹痛、胰腺炎、中毒性心肌炎、肝肾功能衰竭、昏迷、抽搐甚至死亡。

【主要护理措施】

（一）急救处理原则

急性百草枯中毒目前尚无特效解毒剂,治疗以减少毒物吸收,促进体内毒物的排出和对症支持治疗为主。

（二）急救护理措施

1. 现场急救　一经发现,立即给予催吐并口服白陶土悬液或就地取材口服泥浆水100ml~200ml。

2. 减少毒物吸收　尽快脱去已污染的衣物,用肥皂水彻底清洗被污染的皮肤、毛发和指甲。眼部受污染时立即用流动清水冲洗,时间>15分钟。用白陶土洗胃后口服吸附剂如活性炭或15%的漂白土以减少毒物的吸收,同时给予20%甘露醇(250ml加等量水稀释)或33%硫酸镁溶液100ml口服导泻。因百草枯具有腐蚀性,所以洗胃时应动作轻柔,避免用力过大导致食管或胃穿孔。

3. 促进毒物的排出　给予导泻、利尿。同时应用血液灌流或血液透析,时间最好在服百草枯6~12小时内进行,血液灌流对毒物的清除效果明显优于血液透析。如患者血中百草枯浓度超过30mg/kg,则预后极差。

4. 防止肺纤维化　早期应用肾上腺皮质激素,可延缓肺纤维化的发生,降低百草枯中毒的死亡率。及早给予自由基清除剂,如维生素C、维生素E、还原型谷胱甘肽、茶多酚等,对百草枯中毒具有改善作用。中、重度中毒者可使用环磷酰胺。高浓度氧气吸入,会加重肺损伤,仅在氧分压<40mmHg或出现ARDS时才能使用氧气吸入或使用呼气末正压通气吸氧。肺损伤早期给予正压机械通气联合使用激素对百草枯中毒引起的难治性低氧血症患者具有重要意义。

5. 对症支持疗法　加强对口腔溃疡、炎症的护理,可应用冰硼散、珍珠粉等喷洒于口腔创面,促进愈合,减少感染的发生。应用质子泵抑制剂保护消化道黏膜。除早期出现消化道穿孔外,均应给予流质饮食,保护消化道黏膜,防止食道粘连、缩窄。保护肝、肾、心脏功能,积极防治肺水肿,预防和控制感染的发生。患者一旦出现中毒性肝病、肾衰竭,提示预后差,应积极给予相应的治疗措施。

6. 心理护理　百草枯中毒多为口服自杀患者。通常中毒前期表现为激动、愤怒、烦躁,不配合治疗;中期表现为后悔、焦虑、担心或抑郁;后期则表现为极度的恐惧、悲哀,有强烈的求生欲望,部分患者则求速死。应根据患者的心理状态及个性特征,给予不同的心理护理,同时做好患者家属的工作,多给患者精神上的安慰与支持。

三、一氧化碳中毒

一氧化碳(carbon monoxide,CO)为含碳物质不完全燃烧所产生的一种无色、无味和无刺激性的气体,不溶于水。吸入过量一氧化碳引起的中毒称为一氧化碳中毒(carbon monoxide poisoning),又称煤气中毒,是我国北方气体中毒致死的主要原因之一。

【中毒机制】一氧化碳经呼吸道吸入后,立即与血红蛋白(Hb)结合形成稳定的碳氧血红蛋白(COHb)。碳氧血红蛋白不仅不能携带氧,而且还影响氧合血红蛋白的解离,阻碍氧的释放和传递,导致低氧血症,引起组织缺氧。急性CO中毒可导致不同程度的脑缺氧和脑血液循环障碍。

【护理评估与判断】

（一）病史及诱因

评估一氧化碳的接触史,注意了解患者的居住环境、室内炉火、烟囱、通风情况、同居室其他人是否发病及中毒时间等。

（二）症状与体征

一氧化碳中毒症状与空气中 CO 浓度、血中 COHb 浓度、CO 接触时间及患者既往健康情况有关。急性一氧化碳中毒分为轻、中、重度三种临床类型。

1. **轻度中毒**　血液 COHb 浓度为 10%～20%。患者表现为头晕、头痛、恶心、呕吐、四肢无力、全身乏力、心悸等。患者如能及时脱离中毒环境，吸入新鲜空气或给予氧疗，症状一般很快消失。

2. **中度中毒**　血液 COHb 浓度为 30%～40%。患者除上述症状外，表现为口唇黏膜呈樱桃红色，出现呼吸困难、胸闷、多汗、脉速、运动失调、腱反射减弱、视物不清、烦躁、谵妄、嗜睡、浅昏迷等，此时，患者对光反射、角膜反射可迟钝。患者经积极治疗可恢复正常，且无明显并发症。

3. **重度中毒**　血液 COHb 浓度大于 50%。患者迅速出现深昏迷、各种反射消失或呈去大脑皮质状态。还可出现呼吸抑制、脑水肿伴惊厥、肺水肿、消化道出血、心律失常、心力衰竭、休克等。部分患者可发生压迫性肌肉坏死（横纹肌溶解症），坏死肌肉释放的肌球蛋白可引起急性肾小管坏死和肾衰竭。患者死亡率高，抢救存活者亦多有不同程度的后遗症出现。

中毒后迟发性脑病：急性一氧化碳中毒患者意识障碍恢复后，经过约 2～60 天的"假愈期"，可出现下列临床表现之一：①神经意识障碍：出现痴呆、谵妄、木僵或去大脑皮质状态。急性痴呆者占 86%，行为紊乱常为首发表现，还可能表现为精神错乱；②锥体外系神经障碍：出现震颤麻痹综合征，表现为表情淡漠、静止性震颤、前冲步态、四肢肌张力增强；③锥体系神经损害：表现为偏瘫、病理征阳性或大小便失禁等；④大脑皮质局灶性功能障碍：出现失明、失语、不能站立或继发性癫痫；⑤脑神经及周围神经损害：出现视神经萎缩、听神经损害及周围神经病变等。中毒后迟发性脑病的发生，约占重度中毒者的 50% 左右，多在中毒后 1～2 周内发生。80% 患者的发病过程是中毒昏迷-中间清醒-迟发性脑病，20% 左右患者无中间清醒期。中毒后迟发性脑病的发生，与继发性脑血管病变及皮质或基底节的局灶性软化或坏死有关。部分有可逆性。

（三）辅助检查

1. **血液 COHb 定性测定。**

2. **脑电图检查**　可见弥漫性不规则性慢波、双额低幅慢波及平坦波。

3. **头部 CT 检查**　可发现大脑皮层下白质，包括半卵圆形中心与脑室周围白质密度减低或苍白球对称性密度减低。

【主要护理措施】

（一）急救处理原则

1. **现场急救**　迅速脱离中毒环境，将患者转移至空气清新的环境。轻症患者予以呼吸新鲜空气、对症处理，短时间即可恢复。重症患者应采取平卧位，解开衣扣，松开腰带，保持呼吸道通畅，注意保暖，同时观察患者的意识和生命体征。如发生呼吸心搏骤停，应立即给予心肺复苏。

2. **氧疗**　给氧能加速 COHb 解离和 CO 排出，是治疗一氧化碳中毒最有效的方法。现场氧疗的原则是高流量、高浓度。①吸氧：神志清醒患者可应用鼻导管或面罩给予吸氧，氧流量 5～10L/min；②高压氧治疗：可减少神经、精神后遗症，减轻组织水肿，防治肺水肿，能够降低病死率。高压氧治疗应早期应用，最好在中毒后 4 小时进行。

3. **防治脑水肿**　严重 CO 中毒后 2～4 小时，即可出现脑水肿，24～48 小时达高峰，并可持续多天。应用甘露醇、呋塞米等脱水治疗。适当补充能量合剂、细胞色素 C、脑活素等，促进脑细胞代谢。

4. **对症支持治疗**　昏迷者应保持呼吸道通畅，若发生呼吸障碍，可应用呼吸兴奋剂，必要时行气管插管或气管切开给予呼吸机辅助通气。高热者给予物理降温或亚低温疗法。抽搐频繁者，可应用地西泮、苯妥英钠等镇静药物。纠正休克、代谢性酸中毒、水和电解质紊乱，积极防治神经系统、心脏并发症及迟发性脑病的发生。

（二）急救护理措施

1. **紧急护理措施** ①保持呼吸道通畅；②高热和抽搐患者,注意防止坠床和损伤；③遵医嘱及时给予输液和药物治疗。

2. **病情观察** ①严密观察患者的生命体征,重点是呼吸和体温；②密切观察瞳孔大小,准确记录出入液量,正确调节输液滴数,防治脑水肿、肺水肿及水、电解质紊乱等并发症的发生；③注意神经系统的改变,观察患者有无急性痴呆性木僵、癫痫、失语、惊厥、肢体瘫痪等,同时注意保护受压部位皮肤,预防压疮的发生。

3. **氧气吸入的护理** 给予高流量氧气吸入的时间不宜过长,一般不应超过 24 小时,防止发生氧中毒和二氧化碳潴留。

4. **高压氧治疗的护理** ①进高压舱前的护理:向患者及家属介绍进舱须知、一般性能、治疗效果、治疗过程中可能出现的不良反应及预防方法；②陪舱护理:重症患者进入高压氧舱后,如带有输液,陪舱人员应注意开始加压时,要将液体平面调低,并注意输液速度的变化。患者取平卧位,头偏向一侧。陪舱人员应密切观察患者的神志、瞳孔、呼吸、心率、血压的变化,及时清理呼吸道分泌物,保持患者呼吸道通畅。抽搐、躁动患者要做好受伤的防范。减压时,舱内温度会降低,注意保暖,同时应调高输液的液体平面,以免减压时液体平面过低造成空气进入体内。

5. **健康教育** ①加强预防一氧化碳中毒的宣传:家庭用火炉要安装烟筒,且保证其室内结构严密不漏气,室外结构通风良好；避免在封闭的室内吃炭火锅；请专业人士安装人工煤气、液化气和天然气热水器,使用时要保持良好的通风,不要密闭房间,洗浴时间切勿过长；车在停驶时开空调切不可将车窗全部关闭；厂矿使用煤气或生产煤气的车间,要加强通风,配备一氧化碳浓度监测和报警设备；进入高浓度一氧化碳的环境执行紧急任务时,要戴好特制的一氧化碳防毒面具,系好安全带。②一氧化碳中毒的患者易出现后遗症,出院后如患者出现精神及神经症状,应及时与经治医师联系,及时就诊。对于痴呆或智力障碍患者,应嘱其家属悉心照料,并教会家属对患者进行语言和肢体锻炼的方法。

四、急性灭鼠剂中毒

灭鼠剂(rodenticide)是指一类可杀死啮齿类动物的化合物。

【分类及中毒机制】

根据毒性作用机制不同可分为:①抗凝血类灭鼠剂:如敌鼠钠、溴鼠隆等。作用机制为:干扰肝脏对维生素 K 的利用,抑制凝血因子及凝血酶原的合成,同时其代谢产物可损伤毛细血管,增加血管壁的通透性,导致内出血；②中枢神经系统兴奋性灭鼠剂:如毒鼠强。作用机制为:可拮抗 γ-氨基丁酸(GABA)受体,使 GABA 失去对神经系统的抑制作用,导致中枢神经系统过度兴奋而引起惊厥；③有机氟类杀鼠剂:如氟乙酰胺。作用机制为:进入人体后,可导致三羧酸循环中断,三磷酸腺苷合成障碍,影响正常的代谢。同时还可兴奋中枢神经系统,导致抽搐发作；④无机磷类杀鼠剂:如磷化锌。作用机制为:口服后在胃酸作用下可分解产生磷化氢和氯化锌。磷化锌可造成组织缺氧,导致意识障碍并诱发惊厥；氯化锌对胃黏膜有强烈刺激和腐蚀作用,可引起胃黏膜溃疡和出血。

【护理评估与判断】

（一）病史及诱因

详细了解患者有无灭鼠剂接触史,有无误食灭鼠剂制成的毒饵或灭鼠剂污染的动、植物,所在环境是否会引起皮肤接触或呼吸道吸入,有无口服灭鼠剂自杀等病史。

（二）症状与体征

1. **溴敌隆** 主要表现为广泛性出血。可出现血尿、鼻出血、牙龈出血、皮下出血,严重者可有咯血、便血及其他重要器官出血。

2. 毒鼠强 可表现为头痛、头晕、乏力、恶心、呕吐,阵挛性惊厥、癫痫大发作,其中抽搐和惊厥症状最为突出。

3. 氟乙酰胺 临床表现为中枢神经系统障碍和心血管系统障碍。可表现为头晕、头痛、抽搐、意识障碍,甚至昏迷;心悸、心动过速、心律失常、心肌损害等;严重者可有呼吸和循环衰竭表现。

4. 磷化锌 口服后首先表现消化道症状,如恶心、呕吐、腹痛、腹泻、口咽部烧灼感、呕吐物有特殊蒜臭味;严重者可出现消化道出血,可逐渐出现烦躁不安、意识障碍、抽搐甚至昏迷。

(三)辅助检查

1. **溴敌隆** 出、凝血时间和凝血酶原时间延长,部分胃内容物检出溴敌隆成分。
2. **毒鼠强** 血、尿及胃内容中检出毒鼠强成分,心电图可能有心肌损伤改变。
3. **氟乙酰胺** 血、尿柠檬酸及酮体含量增高;胃内容物检出氟乙酰胺;心电图有心肌损伤改变。
4. **磷化锌** 血磷升高,血钙降低;血、尿及胃内容物中检出磷化锌及其代谢产物。

【主要护理措施】

(一)急救处理原则

1. **溴鼠隆** 迅速清除毒物,及时应用特效拮抗药维生素 K_1。出血严重者需输新鲜全血、新鲜冰冻血浆或凝血因子。

2. **毒鼠强** 迅速清除毒物,病情危重时可行血液净化治疗。血液灌流可加速毒鼠强的排泄,减轻中毒症状,缩短病程,并可能减轻毒物对脏器的损害。同时注意保护心肌、肝功能及肾功能。禁用阿片类药物。抗惊厥治疗时,可选用地西泮、苯巴比妥钠、γ-羟基丁酸钠、二硫丙磺钠等药物。

3. **氟乙酰胺** 迅速清除毒物,应用特效解毒剂乙酰胺。治疗过程中应注意保护心肌,昏迷患者应尽早行高压氧治疗。

4. **磷化锌** 迅速清除毒物,无特效解毒剂,治疗以对症治疗为主。

(二)急救护理措施

1. **洗胃的护理** 洗胃应尽早进行,对于清醒合作者可采取催吐洗胃。溴鼠隆中毒时,洗胃时禁用碳酸氢钠溶液;氟乙酰胺中毒,可用 0.2%~0.5% 氯化钙或淡石灰水洗胃,应用硫酸钠导泻,饮用豆浆、蛋白水、牛奶等保护胃黏膜;磷化锌中毒,清除毒物时可用 0.5% 硫酸铜洗胃,使其生成无毒的磷化铜沉淀,阻止吸收,并促进其排出,因磷化锌易溶于油类物质,故忌食牛奶、鸡蛋、脂肪及其他油类食物。

2. **病情观察** 严密观察患者的体温、脉搏、呼吸、血压等生命体征变化,溴敌隆中毒者,应密切注意患者口腔、牙龈有无出血倾向、有无血尿、皮下有无出血点等;毒鼠强、氟乙酰胺及磷化锌常引起不同程度的意识障碍,应密切注意患者神志的变化,如患者发生抽搐,应及时应用抗惊厥药物,保持呼吸道通畅,注意观察有无呼吸困难。

3. **加强基础护理** 对于有出血倾向者,口腔护理时动作应轻柔;昏迷者,应加强皮肤护理,预防压疮的发生;抽搐者,注意防止外伤和坠床,给予床档保护。

4. **健康教育** 加强对灭鼠剂中毒的宣传。①要在正规机构购买灭鼠剂,不要购买和使用国家禁用的灭鼠剂;②不要徒手接触毒饵,灭鼠结束后,应将剩余的灭鼠剂妥善处理;③对灭鼠剂要严加保管,不可将灭鼠剂和食品混放,要将灭鼠剂放置于儿童不能接触到的地方,以免误服;④托儿所、学校等场所灭鼠要由专人负责,应在儿童离开后投放毒饵,儿童来到前将毒饵收回。

五、急性酒精中毒

酒精,又称乙醇,是无色、易燃、易挥发的液体,具有醇香气味,可与水或其他多数有机溶剂混溶。急性酒精中毒(acute ethanol poisoning)是指由于短时间摄入大量酒精或含酒精饮料后出现的中枢神经系统功能紊乱状态,多表现行为和意识异常,严重者损伤脏器功能,导致呼吸循环衰竭,进而危及生命,也称为急性乙醇中毒(acute alcohol poisoning)。

【中毒机制】

急性酒精中毒的机制为:①抑制中枢神经系统功能:乙醇具有脂溶性,可通过血脑屏障作用于大脑神经细胞膜上的某些酶,影响细胞功能。乙醇对中枢神经系统的作用呈剂量依赖性。小剂量可产生兴奋效应。随着剂量增加,则产生抑制作用,可依次抑制小脑、网状结构和延脑中枢,引起共济失调、昏睡、昏迷及呼吸和循环衰竭;②干扰代谢:乙醇在肝脏代谢产生的代谢产物可影响体内多种代谢过程,可使乳酸增多、酮体蓄积,造成代谢性酸中毒,另外还可使糖异生受阻,引起低血糖症的发生。

【护理评估与判断】

(一)病史及诱因

询问陪同人员患者是否过量饮酒。

(二)症状与体征

急性酒精中毒的临床表现与饮酒量及个人耐受性有关,急性酒精中毒程度临床分级:

1. **轻度(单纯性醉酒)** 仅有情绪、语言兴奋状态的神经系统表现,如语无伦次但不具备攻击行为,能行走,但有轻度运动不协调,嗜睡能被唤醒,简单对答基本正确神经反射正常存在。

2. **中度** 具备下列之一者为中度酒精中毒:①处于昏睡或昏迷状态或 Glasgow 昏迷评分大于 5 分小于等于 8 分;②具有经语言或心理疏导不能缓解的躁狂或攻击行为;③意识不清伴神经反射减弱的严重共济失调状态;④具有错幻觉或惊厥发作;⑤血液生化检测有以下代谢紊乱的表现之一者,如酸中毒、低血钾、低血糖;⑥在轻度中毒基础上并发脏器功能明显受损表现如与酒精中毒有关的心律失常(频发期前收缩、心房纤颤或房扑等),心肌损伤表现(ST-T 异常、心肌酶学 2 倍以上升高)或上消化道出血、胰腺炎等。

3. **重度** 具备下列之一者为重度酒精中毒:①处于昏迷状态,Glasgow 评分等于小于 5 分;②出现微循环灌注不足表现,如脸色苍白,皮肤湿冷,口唇微紫,心搏加快,脉搏细弱或不能触及,血压代偿性升高或下降(低于 90/60mmHg 或收缩压较基础血压下降 30mmHg 以上,昏迷伴有失代偿期临床表现的休克时也称为极重度;③出现代谢紊乱的严重表现如酸中毒(pH≤7.2)、低血钾(血清钾≤2.5mmol/L)、低血糖(血糖≤2.5mmol/L)之一者;④出现重要脏器如心、肝、肾、肺等急性功能不全表现。

急诊酒精中毒患者苏醒后常有头晕、头痛、乏力、恶心、食欲缺乏等症状,少数患者可出现低血糖、肺炎、急性肌病等并发症。偶见患者酒醒后出现肌肉突然肿胀、疼痛,伴有肌球蛋白尿,甚至发生急性肾功能衰竭。

具备以下两点可以临床诊断急性酒精中毒:

(1)明确的过量酒精或含酒精饮料摄入史;

(2)呼出气体或呕吐物有酒精气味并有以下之一者:①表现易激惹、多语或沉默、语无伦次,情绪不稳,行为粗鲁或攻击行为,恶心、呕吐等;②感觉迟钝、肌肉运动不协调,躁动,步态不稳,明显共济失调,眼球震颤,复视;③出现较深的意识障碍如昏睡、浅昏迷、深昏迷,神经反射减弱、颜面苍白、皮肤湿冷、体温降低、血压升高或降低,呼吸节律或频率异常,心搏加快或减慢,大小便失禁等。

临床确诊急性酒精中毒:在(1)的基础上血液或呼出气体酒精检测乙醇浓度≥11mmol/L(50mg/dl)。

中毒程度分级以临床表现为主,血中乙醇浓度可供参考,血中乙醇浓度不同种族、不同个体耐受性差异较大,有时与临床表现并不完全一致,乙醇成人致死剂量在 250~500g,小儿的耐受性较低,致死量婴儿 6~10g,儿童约 25g。酒精的吸收率和清除率有个体差异并取决于很多因素,如年龄、性别、体重、体质、营养状况、吸烟、饮食、胃中现存食物、胃动力、是否存在腹水、肝硬化以及长期酗酒等。

【主要护理措施】

(一)急救处理原则

1. **清除毒物** 可用催吐、洗胃、导泻等清除胃肠道内残留的乙醇。应用葡萄糖溶液、维生素 B_1、维生

素 B_6 等,以促进乙醇转化为醋酸,达到解毒的目的。当血清乙醇浓度>5000mg/L,伴有酸中毒或同时服用其他可疑药物时,应及早行血液透析或腹膜透析治疗。

2. 保护大脑功能 应用纳洛酮 0.4~0.8mg 缓慢静脉注射或静脉滴注,对昏迷患者有催醒作用,可缩短昏迷时间。

3. 对症支持治疗 一般轻症患者无需特别治疗,使其卧床休息,注意保暖,醒酒后可自行恢复正常。兴奋躁动患者应给予适当约束,共济失调者应严格限制其活动,以免摔伤或撞伤。对烦躁不安或过度兴奋者,可应用小剂量地西泮,禁用吗啡、氯丙嗪及苯巴比妥类镇静药。

(二)急救护理措施

1. 病情观察 观察患者的体温、脉搏、呼吸、血压等基本生命体征。注意保暖,维持正常体温;保持呼吸道通畅,及时清除分泌物及呕吐物;给予心电监护,及时发现心律失常和心肌损害;观察神志变化,对昏迷患者做好坠床的防护和皮肤护理。

2. 健康教育 开展反对酗酒的宣传教育。早期发现的酗酒者,劝其尽早戒酒,进行相关并发症的防治和康复治疗,增加文娱体育活动,以戒除酗酒不良嗜好。

案例6-2

患者,男,40岁,12小时前口服有机磷农药80ml,来院就诊。查体:神志不清,周身可闻及大蒜臭味,皮肤湿冷、肌肉颤动,瞳孔呈针尖样,光反射迟钝,口角流涎,双肺散在湿啰音。化验:白细胞增高,谷丙转氨酶、谷草转氨酶增高,胆碱酯酶明显下降。诊断为有机磷中毒、肝功能损伤,收入急诊救治。入院2天后,患者突然出现呼吸困难,立即给予呼吸机辅助通气等治疗,症状好转。5天后,中毒症状再次加重,进一步给予解毒治疗,15天后,胆碱酯酶恢复正常,痊愈出院。

思考:

1. 患者口服有机磷农药后,出现了哪些典型的临床表现?

2. 试分析患者入院治疗2天后为什么突然出现呼吸困难?

3. 患者经治疗5天后中毒症状加重,为什么?护士应做些什么?

第三节 中暑

问题与思考

中暑的急救措施有哪些?

中暑(heat illness)是指当人在高温环境下,由于体温调节中枢功能障碍、汗腺功能衰竭和水电解质丧失过多而引起的以中枢神经和(或)心血管功能障碍为主要表现的急性热损伤性疾病。

临床上根据症状轻重分为先兆中暑、轻度中暑和重度中暑,重度中暑按临床表现不同可分为热痉挛(heat cramp)、热衰竭(heat exhaustion)和热射病(heat stroke)。高温环境下,机体大量出汗,引起失水、失盐,当机体以失盐为主或仅补水充分而补盐不足则导致低钠、低氯血症,使肌肉痉挛,发生热痉挛;大量体液丧失导致机体失水、血液浓缩、血容量不足,若同时发生血管舒缩功能障碍,则易发生外周循环衰竭;当外界环境温度增高,机体散热绝对或相对不足,汗腺疲劳,引起体温调节中枢功能障碍,致使体温急剧增高,导致严重的生理和生化异常而发生热射病。

【护理评估与判断】

（一）病史及诱因

重点询问患者有无引起机体产热增加、散热减少或热适应不良的原因存在,如是否在高温环境中长时间工作、有无足够防暑降温措施、是否及时补充水分等。中暑的常见诱因包括年老、体弱、产妇、营养不良、疲劳、肥胖、饥饿、发热、甲状腺功能亢进、糖尿病、帕金森病、心血管病、广泛皮肤损害、先天性汗腺缺乏症及应用阿托品等。

（二）症状与体征

1. 先兆中暑　在高温环境下工作一定时间后,出现口渴、乏力、大汗、头晕、头痛、眼花、耳鸣、胸闷、心悸、恶心、注意力不集中、体温正常或略升高。如及时脱离高温环境,休息片刻,即可恢复正常。

2. 轻度中暑　先兆中暑症状加重,出现面色潮红、皮肤灼热、胸闷、心悸,同时体温上升至38℃以上,有时还可出现面色苍白、大汗淋漓、皮肤湿冷、脉搏细速、血压下降等早期周围循环衰竭的表现。此时如进行及时有效地处理,数小时后可恢复正常。

3. 重度中暑　分为热痉挛、热衰竭、热射病三型,但临床上常难以严格区分,可多种类型混合存在。

（1）热痉挛:多见于健康青壮年人。在高温环境下进行剧烈劳动,大量出汗后出现肌肉痉挛性、对称性和阵发性疼痛,持续约3分钟后缓解,常在活动停止后发生。多发生在四肢肌肉、咀嚼肌、腹直肌,最常见于腓肠肌,也可发生于肠道平滑肌。患者意识清楚,体温无明显升高。症状的出现可能与严重体钠缺失和过度通气有关。热痉挛可以是热射病早期的表现。

（2）热衰竭:此型最常见,常发生于老年人、儿童和慢性疾病患者。在严重热应激时,因机体对热环境不适应而引起脱水、电解质紊乱、外周血管扩张、周围循环容量不足,发生虚脱。表现为大汗淋漓、疲乏、无力、眩晕、恶心、呕吐、头痛、呼吸增快、心动过速、直立性低血压或晕厥等。此时体温可轻度增高,中枢神经系统损害不明显。热衰竭可以是热痉挛和热射病的中间过程,如不治疗可发展成热射病。

（3）热射病:又称中暑高热,是一种致命性急症,主要表现为高热、无汗和意识障碍。分为劳力性热射病和非劳力性热射病两型。劳力性热射病多发生于高温、高湿、无风天气进行体力劳动或剧烈运动的健康年轻人,由于机体产热过多,散热不良而引起。严重者可出现休克、心力衰竭、脑水肿、肺水肿、急性肾衰竭、急性肝衰竭、DIC、多脏器功能衰竭,甚至死亡。非劳力性热射病多发生在小孩、老年人和有基础性疾病的人群,表现为皮肤干热和发红,84%~100%患者无汗,体温高达40~42℃,甚至更高。热射病是中暑最严重的类型,其病死率与温度上升程度有关,老年人和有基础疾病的患者死亡率高于普通人群。

（三）辅助检查

发病早期因脱水致血液浓缩可出现血红蛋白升高、红细胞比积增加,血小板发病初期正常,继而迅速下降,白细胞、中性粒细胞增高,其增高的程度与中暑的严重程度相关,合并感染者明显升高,可伴有C-反应蛋白、降钙素原、白介素-6升高。可有谷草转氨酶升高、谷丙转氨酶升高、肌酐和尿素升高。血清电解质检查可有高钾、低钠、低氯血症。尿常规可有不同程度的蛋白尿、血尿、管型尿改变。严重病例常出现肝、肾、胰脏和横纹肌损害的实验室改变。有凝血功能异常时,应考虑DIC。尿液分析有助于发现横纹肌溶解和急性肾衰竭。

【主要护理措施】

（一）急救处理原则

急救处理原则为尽快使患者脱离高温环境、迅速降温和保护重要脏器功能。

1. 现场救护

（1）脱离高温环境:立即将患者转移到通风良好的阴凉处或20~25℃的房间内,协助患者松解或脱去外衣,平卧休息。

(2)降温:轻症患者可反复用冷水擦拭全身,直至体温低于38℃;可应用扇子、电风扇或空调帮助降温。口服含盐清凉饮料或淡盐水。降温以患者感到凉爽舒适为宜。对有循环功能紊乱者,可经静脉补充5%葡萄糖盐水,但滴注速度不能太快,并加强观察,直至恢复。

一般对于先兆中暑和轻度中暑的患者,经现场救护后均可恢复正常,但对疑为重度中暑者,应立即送往医院救治。

2. 后送途中救护

(1)后送指征:①患者体温>40℃;②患者行降温措施(抬到阴凉地方、洒水、扇风等持续15分钟)后体温仍>40℃;③患者意识障碍无改善;④缺乏必要的救治条件。

(2)后送降温方法:①将救护车空调温度调至最低或打开车窗;②给予15~20℃温水(可就近获取井水、山泉水、河水等)反复全身擦拭,促进散热,同时配合持续扇风。如有冰块可进行头部降温,以及腋下、腹股沟等大血管区域冰敷降温;③清醒患者口服4~10℃生理盐水或林格液500~1000ml,0.5~1小时监测体温1次。

(3)转运途中的监护与生命支持:①吸氧,采用面罩或鼻导管吸氧,氧流量为3~5L/min,持续监测SpO_2,维持SpO_2在90%以上;②保持呼吸道通畅,防止窒息。

(4)转运途中联络:转运途中患者出现病情变化应随时联络后方医院协助治疗。预计到达医院前30分钟,联络后方医院,做好接应准备。

3. 医院内救护

(1)热痉挛:轻症者可口服补液盐,脱水者应静脉输注生理盐水溶液。痉挛严重时,可静脉推注10%葡萄糖酸钙10~20ml。

(2)热衰竭:①迅速降温;②补液,纠正水、电解质紊乱。

(3)热射病:早期有效治疗是决定预后的关键。有效治疗的关键点:一是迅速降低核心温度,二是血液净化,三是防治DIC。具体救治措施为"九早一禁",即早降温、早扩容、早血液净化、早镇静、早气管插管、早纠正凝血功能紊乱、早抗感染、早肠内营养、早免疫调理,在凝血功能紊乱期禁止手术。

1)降温:快速降温是抢救重度中暑患者的关键,降温速度决定患者预后。降温目标:使核心体温在10~40分钟内迅速降至39℃以下,2小时降至38.5℃以下。降温措施包括物理降温和化学降温。

2)循环监测与液体复苏:连续监测血压、心率、呼吸频率、脉搏血氧饱和度、血气,每小时尿量及尿液颜色,必要时监测中心静脉压。液体复苏首选晶体液,输液速度控制在使尿量保持200~300ml/h;在尿量充足的情况下,第一个24小时输液总量可达6~10L左右,动态监测血压、脉搏和尿量,调整输液速度;注意监测电解质,及时补钾;补充碳酸氢钠碱化尿液。

3)血液净化:具备以下一条可考虑行持续床旁血滤,如有以下两条或两条以上者应立即行血滤治疗:①一般物理降温方法无效且体温持续高于40℃大于2小时;②血钾>6.5mmol/L;③CK>5000U/L,或上升速度超过1倍/12小时;④少尿、无尿,或难以控制的容量超负荷;⑤Cr每日递增值>44.2μmol/L;⑥难以纠正的电解质和酸碱平衡紊乱;⑦血流动力学不稳定;⑧严重感染、脓毒血症;⑨合并多脏器损伤或出现多器官功能不全综合征(MODS)。如其他器官均恢复正常,仅肾功能不能恢复的患者,可考虑行血液透析或腹膜透析维持治疗。

4)其他:保持呼吸道通畅,给予吸氧,昏迷或呼吸衰竭者行气管插管,用人工呼吸机辅助通气;适当应用抗生素预防感染;控制心律失常;出现躁动、抽搐者,给予镇静药;纠正凝血功能紊乱。由于热射病患者早期常合并有凝血功能紊乱,易发生DIC,因此,应尽可能减少手术操作。

（二）急救护理措施

1. **紧急护理措施** 心力衰竭患者给予半卧位,血压过低患者取平卧位,昏迷患者保持呼吸道畅通,充分供氧,必要时机械通气治疗。

2. **保持有效降温**

（1）现场降温：①迅速脱离高温高湿环境,转移至通风阴凉处,将患者平卧并去除全身衣物；②用凉水喷洒或用湿毛巾擦拭全身；③扇风,加快蒸发、对流散热；④持续监测体温。

（2）后送途中降温：①打开救护车内空调或开窗；②用凉水擦拭全身；③输液；④持续监测体温。

（3）病房内降温：①室温调节在20～24℃；②快速静脉输液；③使用降温毯；④冰块置于散热较快的区域（双侧颈部、腹股沟和腋下）；⑤用4℃生理盐水200～500ml进行胃灌洗或（和）直肠灌肠；⑥血液净化；⑦联合使用冬眠合剂等；⑧有条件可用血管内降温仪或将患者浸入冷水浴中（水温为15～20℃）。

3. **密切观察病情变化**

（1）降温效果的观察：①降温过程中应密切监测肛温,每15～30分钟测量一次,根据肛温变化及时调整降温措施。②观察末梢循环情况,以确定降温效果。如患者高热而四肢末梢湿冷、发绀,提示病情加重；经治疗后体温下降、四肢末梢转暖、发绀减轻或消失,则提示治疗有效。③如出现呼吸抑制、深昏迷、血压下降应停用药物降温。

（2）并发症的监测：①监测水、电解质失衡情况；②留置导尿,监测尿量、尿色、尿比重,以了解肾功能状况,出现浓茶色尿和肌肉触痛常提示有横纹肌溶解；③监测动脉血气和凝血功能,中暑高热患者,动脉血气结果应予校正。严密监测凝血酶原时间、凝血活酶时间、血小板计数和纤维蛋白原,以防DIC；④密切观察神志、瞳孔、脉搏、呼吸的变化,警惕脑水肿；⑤密切监测血压、心率的变化,有条件者可应用PICCO监测中心静脉压、肺动脉楔压、心排血量及外周血管阻力指数等,以指导合理补液防止肺水肿,防治休克。降温时,应维持收缩压在90mmHg以上,注意有无心律失常发生,必要时应及时给予处理。

（3）观察与高热同时存在的其他症状：如是否有寒战、大汗、咳嗽、呕吐、腹泻、呕血、便血等,以协助明确诊断。

4. **对症护理**

（1）口腔护理：高热患者应加强口腔护理,预防感染和溃疡。

（2）皮肤护理：高热大汗者应及时更换潮湿的衣裤及被褥,注意保持皮肤清洁卫生,定时翻身,防止压疮。

（3）高热惊厥护理：将患者置于保护床内,做好坠床和碰伤的防护工作。发生惊厥时,注意防止舌咬伤；床边备好开口器和舌钳子。

案例6-3

患者,男,25岁,夏季越野训练后,因"高热、意识不清、四肢抽搐3小时。"来院就诊。查体：T：41℃,P：130次/分,R：36次/分,BP：115/76mmHg。浅昏迷,对光反射正常。化验：肌酐、尿素升高；谷丙转氨酶、谷草转氨酶升高；心肌酶增高；尿蛋白（++）,尿隐血（++）。白细胞升高,血小板偏低。医生诊断为"重度中暑、热射病、横纹肌溶解综合征、多脏器功能障碍（MODS）"收入急诊监护室。

思考：1. 患者发生中暑的诱发因素有哪些？发生中暑后,我们应采取怎样的方式进行现场救护？

2. 患者入院后,护士可采用哪些方法为其进行降温？

第四节 淹溺

问题与思考

请从淹溺机制入手,考虑如何对淹溺者实施现场救护措施?

淹溺(drowning)又称溺水,是指人淹没或沉浸于水或其他液体中,由于液体、污泥、杂草等物堵塞呼吸道和肺泡,或因咽喉、气管发生反射性痉挛,引起窒息和缺氧,肺泡失去通气、换气功能,使机体处于缺氧和二氧化碳潴留的危急状态。国际复苏联盟(international liaison committee on resuscitation,LCOR)将淹溺定义为一种在液态介质中而导致呼吸障碍的过程。

淹溺可分为淹没(submersion)与浸泡(immersion)。淹没指淹溺者面部位于水平面以下或遭到水的覆盖,数分钟后出现的窒息与心搏骤停;浸泡是指淹溺者头部露出在水平面之上,多见借助于救生衣时的表现。当淹溺者被水淹没之后,起初会屏住呼吸,但不能持久,随之反复吞水。随着屏气的进行,淹溺者会出现缺氧和高碳酸血症。喉痉挛反射可能会暂时防止水进入到肺内,但这些反射会逐渐减弱,最终水被吸入肺内。因淹溺而导致死亡的,称为"致命性淹溺"。如淹溺者被救,淹溺过程中断,则称为"非致命性淹溺"。据世界卫生组织(WHO)公布的统计资料显示,全球每年约有 372 000 人死于淹溺,而我国据不完全统计,每年约有 57 000 人因淹溺死亡。溺死是意外伤害致死的第三位死因,约 90% 的淹溺者发生于淡水,其中 50% 发生在游泳池。

发生淹溺的水质以淡水和海水最为常见,又称之为淡水淹溺和海水淹溺。由于淡水和海水所含成分的差异,淹溺后二者的病理改变亦不同。淡水淹溺与海水淹溺的病理改变特点比较见表 6-5。

表 6-5 淡水淹溺与海水淹溺的病理改变比较

	淡水淹溺	海水淹溺
红细胞损害	大量	很少
血浆电解质变化	低钠血症、低氯血症和低蛋白血症、高钾血症	高血钠、高血钙、高血镁
血液性状	血液稀释	血液浓缩
血容量	增加	减少
心室颤动	常见	极少发生
主要致死原因	急性肺水肿、急性脑水肿、心力衰竭、心室颤动	急性肺水肿、急性脑水肿、心力衰竭

一、护理评估与判断

(一)病史及诱因

详细评估淹溺事件发生的时间、地点、施救情况、水源性质及淹溺者的呼吸、脉搏、意识状态、皮肤色泽、缺氧程度、是否存在心搏骤停及复苏效果、有无头颈部外伤等,以指导救治与护理。

(二)症状与体征

淹溺者多表现为意识丧失、呼吸停止及大动脉搏动消失,即处于临床死亡状态。近乎淹溺患者的临床表现个体差异较大,与淹溺持续时间的长短、吸入的液体量、液体的性质及器官受损程度密切相关,有的症状和体征只发生在淹溺现场。

1. **症状** 淹溺者可有视力模糊、呼吸困难、剧烈咳嗽、咳粉红色泡沫痰,甚至呼吸表浅、心音微弱或消失。复苏成功后常有头痛、呛咳、胸痛。海水淹溺者口渴感明显,最初数小时可有寒战、发热。

2. 体征

(1)皮肤黏膜:可见面部肿胀、口鼻充满泡沫或杂质、双眼结膜充血、皮肤黏膜苍白和发绀。

(2)循环系统:可有血压不稳、脉搏细弱或不能触及、四肢湿冷,甚至出现各种心律失常,如室颤。

(3)呼吸系统:可在双肺闻及干湿啰音,偶有喘鸣音。

(4)神经系统:可见意识不清、烦躁不安、抽搐、昏迷和肌张力增高等,甚至伴有头、颈部损伤。

(5)消化系统:可见腹部膨隆。

3. 并发症 部分淹溺者可合并脑水肿、肺内感染、弥散性血管内凝血、急性肾功能衰竭、急性呼吸窘迫综合征、溶血性贫血及心力衰竭等并发症。

(三)辅助检查

1. 血、尿检查 可见白细胞总数和中性粒细胞增高,尿蛋白阳性。淡水淹溺者可见血钾增高,血钠、血氯下降。海水淹溺者在血钠、血氯增高的同时,可伴有血钙、血镁增高,一般血钾变化不明显。重者出现弥散性血管内凝血的实验室检测指标。

2. 心电图检查 常有窦性心动过速、非特异性 ST 段和 T 波改变,如果出现室性心律失常、完全性心脏传导阻滞等时则提示病情严重。

3. 动脉血气分析 显示有不同程度的低氧血症,多数患者伴有酸中毒。

4. X 线检查 胸片常见斑片状浸润,有时可出现典型肺水肿征象。约20%的患者无异常发现。怀疑淹溺者有颈椎损伤时,应行颈椎 X 线检查。

二、主要护理措施

(一)急救处理原则

迅速脱离淹溺环境,即刻恢复有效通气,维持生命体征,对症处理。

1. 现场救护 现场救护的关键是将淹溺者迅速从水中救出,即刻恢复有效通气,迅速纠正缺氧,无反应和无呼吸者立即实施心肺复苏术。

(1)水中救护

1)自救:不会游泳者落水,应冷静,采取仰面体位,使口鼻向上露出水面,在保持呼吸道畅通的情况下进行有效的呼吸。但呼气时宜浅、吸气时宜深,不要用力挣扎或双手上举,争取时间等待他人救援。会游泳者如因腓肠肌痉挛导致淹溺时,在浮出水面呼唤救援的同时,深吸一口气,把脸迅速侵入水中,用手将发生腓肠肌痉挛的下肢大脚趾用力向上方牵拉,使大脚趾跷起,直至小腿剧痛消失、痉挛停止,再游向岸边;若手腕肌肉发生痉挛,则自己将手指上下屈伸,并仰卧于水面,用两足划水,游向岸边。

2)他救:离岸边近者让淹溺者抓住从岸边递过去的救援物如木棍、衣服等,离岸较远者可向淹溺者抛掷绳索等。必须下水营救时,施救人员保持镇静,尽可能以最快的速度脱去自己的衣裤,尤其是鞋靴,借助于专用的救援设备或船靠近淹溺者,采取恰当的措施施救。如淹溺者神志清醒应从背后接近,施救人员一只手从背后托住淹溺者的头颈,使淹溺者面部露出水面,在用另一只手臂划水,游向岸边或用一只手夹住淹溺者的腋窝,以仰泳的方式将淹溺者救出送至岸边。施救时应防止被淹溺者紧紧抱住而发生危险,一旦被抱住则应放手自救,待淹溺者松手后,再施以救援。如淹溺者神志丧失,施救时则应从其头部接近,托住淹溺者的头颈部,使其在面部朝上、口鼻露出水面的情况下,迅速送至岸边。

(2)畅通呼吸道:一旦从水中救出至岸边,应立即开放气道,清理口鼻内的淤泥与杂草,无呼吸或濒死呼吸者尽快实施2~5次的人工通气。如初次通气无反应则立即实施心肺复苏术(CPR)。

1)控水处理:可选用下列方法快速控出淹溺者呼吸道及胃内的积水。①抱腹法:施救人员在淹溺者的背后,用双手抱住淹溺者的腰腹部,在淹溺者头胸部自然下垂的情况,抖动淹溺者,将其呼吸道和胃内的积水控出(图6-1)。②膝顶法:施救人员一腿跪地,另一腿屈膝,将淹溺者腹部横置于屈膝的大腿上,使淹溺者的头胸部垂下,按压淹溺者的背部,将呼吸道和胃内的积水控出(图6-2)。③肩顶法:施救人员抱起淹溺者,将淹溺者的腹部置于自己肩上,使淹溺者头胸垂下,来回快速走动,将淹溺者呼吸道和胃内的积水控出(图6-3)。

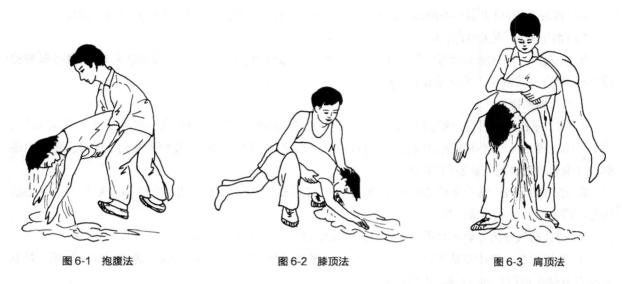

图6-1　抱腹法　　　　　　　　　图6-2　膝顶法　　　　　　　　图6-3　肩顶法

注意事项:将淹溺者从水中救出后,应快速控水,避免因长时间控水而延误心肺复苏术的进行。

相关链接

淹溺急救专家共识

淹溺急救专家共识推荐:淹溺者的基础生命支持应遵循A-B-C-D顺序,即开放气道、人工通气、胸外按压、早期除颤。上岸后立即清理患者口鼻的泥沙和水草,用常规手法开放气道。不应为患者实施各种方法的控水措施,包括倒置躯体或海姆立克氏手法(Heimlich maneuver)。开放气道后应尽快进行人工呼吸和胸外按压。

2)清除呼吸道内异物:迅速松解淹溺者的领口和腰带,清除淹溺者口鼻腔中的杂草、分泌物及其他异物,有义齿者取下义齿。意识丧失、牙关紧闭者,可用力捏住其两侧颊肌,使口部张开,保持呼吸道通畅。

(3)心肺复苏:呼吸、心跳停止者应立即实施心肺复苏术,有条件者给予电击除颤及高浓度氧气吸入或气管插管。心肺复苏术是淹溺者救治中最关键的救护措施,应尽快实施。

(4)迅速转运:淹溺者经现场施救成功后应根据淹溺者的具体情况转送至有条件的医院行进一步的救治与护理。在转送途中应严密监测生命体征,必要时给予持续生命支持。注意除去淹溺者湿冷的衣服,擦干身体,防止体温过低(低于32℃),并给予保暖措施。搬运时应注意淹溺者有无头、颈部及其他部位的损伤,疑有颈部损伤时要给予颈托保护。

2. 医院内救护　淹溺者经现场紧急救治后虽然意识、呼吸、心跳已经恢复,但机体还存在缺氧、酸中毒、低温等情况,应入院治疗与观察,防止病情反复和恶化。如果呼吸、心跳已恢复但仍不稳定者,应即刻送入ICU给予生命支持。

(1)维持呼吸功能:给予高流量氧气吸入,根据淹溺者呼吸情况行气管插管或气管切开给予机械辅助通气,必要时给予静脉注射呼吸兴奋剂,如尼可刹米、洛贝林等。肺水肿者限制液体入量,给予强心、利尿、激素治疗。

（2）维持循环功能：淹溺者心跳恢复后，常伴有血压不稳定或低血压状态，应严密监测有无低血容量发生，必要时给予升压药物和补液。补液应在中心静脉压（CVP）监测下，结合动脉压和尿量，调整输入液体的量和成分。

（3）对症处理

1）纠正低血容量、水电解质紊乱和酸碱失衡：淡水淹溺者因血液稀释，应适当限制水的入量，应用脱水剂或静脉输注氯化钠溶液、全血、白蛋白等减轻肺水肿。海水淹溺者由于大量体液渗入到肺组织中，致血容量偏低，应及时补充液体，可给予葡萄糖溶液、低分子右旋糖酐及血浆等，但应严格控制氯化钠溶液的输注，注意纠正高钾血症及酸中毒。

2）防治低体温：及时复温是淹溺者救治的一项非常重要措施，尤其是冷水淹溺者更为重要，应在严格控制病室内温度的同时，根据淹溺者的体温情况积极实施体外或体内复温措施，促进淹溺者的体温恢复。

3）防治脑水肿：淹溺者可有不同程度的缺氧性脑损害，应早期及时应用脱水剂、利尿剂防治脑水肿。必要时应用肾上腺皮质激素保护脑组织，有条件可给予高压氧治疗。

4）防治肺部感染：淹溺者发生淹溺时大量的水及杂物随着呼吸动作吸入呼吸道及肺内，加之淹溺对机体的损害使机体抵抗力下降，极易发生肺部感染。因此，早期应根据淹溺者的情况给予广谱抗生素，控制呼吸道感染。污水淹溺者，除常规应用广谱抗生素外，还应尽早实施经支气管镜下灌洗。

5）防治急性肾功能衰竭：严密监测淹溺者的尿量、尿比重、尿渗透压及血生化指标，如血肌酐、血尿素氮及内生肌酐清除率等。必要时碱化尿液，应用利尿剂及血管扩张剂，甚至给予透析治疗。

6）防治其他并发症：如淹溺者合并有头、颈损伤及骨折时应给予对症处理。

（二）急救护理措施

1. 即刻护理措施　将淹溺者迅速安置在抢救室内，换下湿冷的衣裤，给予毛毯、棉被包裹等保暖措施。保持呼吸道通畅，高浓度氧气吸入，必要时给予20%～30%的乙醇湿化，以促进塌陷的肺泡复张、改善气体交换、纠正缺氧和改善肺水肿，并做好气管插管及机械通气的准备。迅速建立有效的静脉通路，做好用药的准备。

2. 密切观察病情　严密监测淹溺者的脉搏、呼吸、血压、体温及意识状态的变化。注意观察淹溺者有无咳嗽、咳痰及痰的颜色、性质、量的变化。给予留置导尿，严密监测淹溺者的尿量、尿色、尿比重，注意是否有血红蛋白尿。准确记录液体出入量。

3. 输液护理　淡水淹溺者应严格控制输液速度，从小剂量、低速度开始，避免在短时间内输入大量液体，而加重血液稀释和导致肺水肿。海水淹溺者发生血液浓缩时应及时输入5%葡萄糖和血浆等液体，切忌输入生理盐水。有条件者应在中心静脉压（CVP）监测下指导输液。应用利尿剂和脱水剂时应注意观察血压、脉搏、呼吸、意识及血离子等情况的变化。

4. 复温护理　体温过低是淹溺者死亡的常见原因，给予及时复温非常重要。复温的方法包括：①被动复温：将淹溺者置于温暖环境，换下湿冷衣裤，覆盖保暖毯或棉被等；②主动复温：用热水浴、热水袋等方法进行体外复温。有条件者可采用体内复温，如加温加湿给氧、加温输液（43℃）等。注意复温时速度要求稳定、安全，使淹溺者的体温迅速恢复到30～32℃，重度低温者复温速度可略加快。

5. 心理护理　淹溺者常因呼吸困难、肺水肿等所致的不适而烦躁不安，加之对淹溺过程的回忆而产生恐惧。护士应在给予救护措施的同时，向其讲解淹溺救治的措施与目的，消除其不安和恐惧，取得配合。自杀者应尊重其隐私，引导其正确对待人生、事业和家庭，以提高心理承受能力。同时还要做好自杀者家属的思想工作，配合护士共同消除淹溺者的自杀想法，勇敢面对人生。

患者李某,男,19岁,早春在江里游泳时因江水寒冷双足抽筋意外溺水,被他人发现获救,控水处理后由"120"送往医院急诊科救治。查体:神志恍惚,口唇发绀,呼吸浅促,剧烈咳嗽,双肺可闻及大量湿啰音,心率148次/分。腹部膨隆,四肢湿冷。实验室检查:白细胞、中性粒细胞增高,血钠、血氯下降,血钾增高,血气分析提示低氧血症。胸部X线提示:双肺纹理增强,两肺野可见云雾状阴影。入院诊断:"淹溺;肺炎;电解质紊乱"。

思考:1. 淹溺者入院后,护士应采取哪些急救措施?

2. 护士为淹溺者输液时,注意事项有哪些?

理论与实践

淹溺患者的救护流程(图6-4)

要求:掌握相关内容,熟悉救护流程。

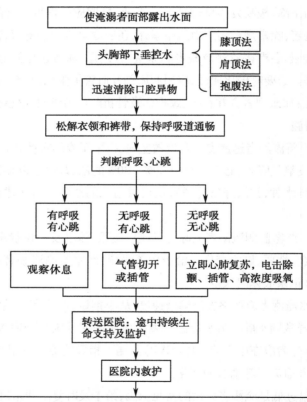

图6-4 淹溺急救处理流程

第五节 电击伤

问题与思考

请从电击伤发生机制入手,考虑如何对电击伤者实施救护措施?

电击伤(electrical injury)指一定量的电流通过人体引起的全身或局部组织损伤和功能障碍,甚至发生呼吸、心搏骤停。电流对人体的伤害包括电流本身及电流转换成电能后的光和热效应两个方面。电流本身对人体的致命作用:一是触电引起心室颤动,导致心脏停搏,常因低电压触电引起;二是触电对延髓呼吸中枢的损害,引起呼吸抑制、麻痹,导致呼吸停止,常因高压电触电引起。电流转换成电能后的光和热效应对人体的损害多见于高压电流导致的人体电烧伤,轻者仅表现为局部皮肤和浅层肌肉的烧伤,重者烧伤可至肌肉深层,甚至骨髓。电击伤程度与致伤电流种类、电流强度、电击时间、电压高低、电流途径及人体电阻有关。人体组织不同电阻亦不同,由小到大依次为神经、血管、肌肉、皮肤、脂肪、骨骼。电流在体内一般沿电阻小的组织前行,引起组织损伤。

一、护理评估与判断

(一)病史及诱因

向触电者或知情者详细了解触电事件发生的原因、经过,包括触电的时间、地点、电压、电源及触电者触电的部位、意识状态、是否存在心搏骤停、有无头颈部外伤等,以指导救治与护理。

(二)症状与体征

1. **全身表现**

(1)触电后,轻者面色苍白、心悸、头晕、四肢软弱、惊恐、表情呆滞、呼吸、心跳加速,短期内会有不同程度的肌肉疼痛、疲乏、头痛、神经兴奋、心律失常等。重者亦可有各种内脏损伤,如肾脏损伤、肺损伤等,甚至由于各脏器功能受损而发生急性衰竭,如急性肾功能衰竭、急性心功能衰竭等。

(2)低压电击可致触电者发生室颤,呼吸断续,继而停止,甚至进入呼吸、心跳极其微弱或暂停的"假死"状态,多数经积极治疗可恢复,如复苏不及时可死亡。

(3)高压电击可致伤者呼吸中枢麻痹,表现为呼吸停止、皮肤发绀、意识丧失、血压下降,抢救不及时可死亡。幸存者可有定向力丧失、癫痫发作、低血容量休克或昏迷等。如触电时电流强、电压高,伤者可因呼吸中枢、心血管运动中枢同时受损,而立即死亡。

2. **局部表现**

(1)低压电引起的电烧伤常见于电流进入点与流出点,伤口较小,局部呈焦黄或灰白色的椭圆形或圆形,且干燥、边缘整齐,与正常皮肤分界清楚,一般不损伤内脏。

(2)高压电引起的电烧伤常见电流进出身体部位,表现为一处进口多处出口,且入口面积不大,但伤口较深,可深达肌肉、血管、神经和骨骼,呈现出"口小底大,外浅内深"的典型特征。电烧伤部位的机体组织可炭化或坏死成洞,或因肌肉剧烈收缩致肢体骨折、关节脱位。随着病情进展,电烧伤部位的机体组织可发生坏死、感染、出血等。如电击损伤血管,血管壁可发生变性、坏死或血栓形成,近而该部位组织发生坏死、出血,甚至肢体发生广泛性坏死,致残率高。

3. **并发症** 可有短期精神异常、心律失常、肢体瘫痪、继发性出血或血运障碍、局部组织坏死或继发感染、酸中毒、高钾血症、急性肾功能衰竭、内脏破裂或穿孔、关节脱位和骨折、永久性失明或耳聋等。孕妇受到电击可发生死胎和流产。

（三）辅助检查

1. 实验室检查　早期肌酸磷酸激酶（CPK）及其同工酶（CK-MB）、丙氨酸转氨酶（ACT）、乳酸脱氢酶（LDH）的活性可增高。血肌酐、尿素、血淀粉酶增高。尿液检查可见血红蛋白尿、肌红蛋白尿。动脉血气分析可提示酸中毒、低氧血症等。

2. 心电图　可见各种心律失常。

3. X线检查　可见骨折、关节脱位等。

二、主要护理措施

（一）急救处理原则

即刻脱离电源，有效生命支持，密切心电监护，严密病情观察，防治并发症。

1. 现场救护

（1）迅速脱离电源：根据触电现场情况，采用最安全、最有效的方法，使触电者迅速脱离电源。

1）切断电源：拔掉电源插座或关闭电源开关。

2）挑开电线：用绝缘物，如干燥的木棒、竹竿等将触电者与触电的电线挑开。挑开后妥善处理电线，防止再伤他人。

3）切断电线：在远离电源开关，或野外或存在电磁场效应的场所发生触电时，施救者可用绝缘的钳子或干燥的木柄刀、斧、锄头等斩断电线。中断电流后在对触电者施救，但需注意妥善处理电线残端。

4）拉开触电者：电线被触电者压在身下无法挑开时，可用干燥、绝缘的绳索套住触电者，使其与电源脱离，施救者切忌用手直接牵拉触电者。

在将触电者与电源脱离的过程中，应注意：①避免给触电者造成再次伤害。如高空触电者脱离电源时应采取适当的保护措施，防止从高处坠下造成骨折等。②施救者必须注意自身安全，禁止在电源未断或未采取任何防护措施的情况下施救，如电源未断前用手去牵拉触电者。

（2）心肺复苏：呼吸、心跳停止者应立即行心肺复苏。注意在对触电者进行心肺复苏时不要轻易终止心肺复苏术，应警惕触电者的"假死"现象。

（3）转运：轻型触电者不需特殊处理，一般就地休息、严密观察1~2小时即可，较重的轻型触电需卧床休息，严密观察，必要时入院给予对症支持治疗。重型触电者经现场心肺复苏、畅通气道、吸氧等救护后，在严密监测心率、心律的情况下，须迅速转运至有条件的医院做进一步的救治。合并电烧伤者转运时要注意保护创面，用无菌或清洁敷料覆盖伤口。必要时持续心肺复苏。

2. 医院内救护

（1）维持有效呼吸：及时清除呼吸道分泌物，保持呼吸通畅。必要时行气管插管，给予呼吸机辅助通气。

（2）纠正心律失常：电击伤可导致心肌损害和心律失常，其中最严重的心律失常是心室颤动，一旦发生应在静脉给予肾上腺素救治的基础上及早行电击除颤。

（3）补充血容量：严重电烧伤及低血容量性休克者，应迅速静脉补液扩容，补液量应根据触电者的尿量、周围循环情况、中心静脉压（CVP）监测值等进行调整。如出现肌红蛋白尿，则在充分补液维持尿量的同时，给予碳酸氢钠碱化尿液，保护肾脏功能。

（4）保护创面：电烧伤的创面处理与烧伤处理相同。应在积极清除电烧伤创面坏死组织、防止创口感染和污染的同时,对创口较深、伤及深部组织,且有坏死发生时的创口进行开放治疗。

(5)筋膜松解术和截肢:高压电热灼伤肢体可导致肢体局部软组织水肿、小血管内血栓形成和肢体远端发生缺血性坏死等,应实施筋膜松解术,减轻灼伤部位组织周围的压力,以改善远端肢体血液循环,必要时可对伤肢行截肢术。

(6)对症处理:触电后心肺复苏或昏迷时间较长者,要给予脱水剂及肾上腺皮质激素治疗,防治脑水肿。根据触电者的伤情必要时实施抗感染、抗休克、抗脏器功能衰竭及纠正水和电解质紊乱的救治措施。

(二)急救护理措施

1.**即刻护理措施** 畅通呼吸道,平卧、头偏向一侧,氧气吸入。迅速建立静脉通路,遵医嘱用药。心搏骤停或呼吸停止者应立即配合医生实施心肺复苏术,并做好建立人工气道和机械通气的准备。

2.**严密观察病情变化**

(1)定时监测生命体征:定时监测触电者的体温、脉搏、呼吸、血压,注意判断有无呼吸抑制及喉部痉挛所致的窒息。

(2)注意观察意识状态:清醒者做好心理安慰,消除恐惧心理,积极配合治疗。触电后发生精神兴奋、躁动不安者应劝服卧床休息,必要时强制卧床。意识不清者用床档,必要时加用约束带,防止坠床。

(3)持续心电监测:持续心电监护,密切监测触电者的心率、心律变化,尤其是心肺复苏者的心率、心律变化,及时发现心律失常,及时救治。

(4)严密监测肾功能:准确记录尿量,必要时给予留置导尿,监测尿的颜色、比重、性质和量的变化,及时发现急性肾功能衰竭。

(5)严格遵循补液原则。根据补液的量、性质及补液者的病情变化、血压情况、每小时尿量、中心静脉压(CVP)监测结果等调整补液速度和顺序,防止发生心功能衰竭和肺水肿等。

(6)测定心肌损伤生化标志物:及时采集血标本送检,监测心肌损伤生化标志物,以判断有无心肌损伤。一旦确定,应在减少活动、降低心肌耗氧量的同时,严格控制输液的量和速度,遵医嘱应用心肌保护药物和心肌营养药物。

3.**用药护理** 应用抗心律失常药物预防和控制心律失常时,应在心电监护下给药,并根据心率、心律情况调整给药速度。应用脱水剂和利尿剂时要及时记录24小时出入量,注意观察有否乏力、恶心、呕吐、腹胀等低血钾的表现。应用抗生素预防和控制感染时方法要正确,注意观察药物疗效与副作用。及时正确注射破伤风抗毒素,预防破伤风的发生。

4.**合并伤的护理**

(1)部分触电者弹离电源或自高空跌落时,可伴有颅脑损伤、内脏破裂、气胸、血胸、骨盆骨折及四肢骨折等,应配合医生做好救治。

(2)在搬运触电者时应注意有无颈部及脊柱损伤,疑有颈部损伤者给予颈托保护,疑有脊柱骨折者应使用硬板床。

(3)有烧伤创面及外伤者应保持局部敷料清洁、干燥,防止敷料受到污染和脱落。创口换药时,注意无菌操作,防止交叉感染。

5.**一般护理** 保持病室安静、整洁、舒适、空气新鲜。根据触电者的伤情做好基础护理及饮食护理,防止压疮、口腔炎、坠积性肺炎及营养失衡的发生。

案例6-5

患者,顾某,男,46岁,因"高压电击伤1小时。"收入院。查体:四肢、躯干受到电击损伤的烧伤面积为体表总面积的20%,Ⅲ度烧伤;四肢有不规则散在的创面,呈炭化样;腹部创面凹陷暴露腹直肌;右前臂创面焦黑,周围软组织肿胀明显,皮温低。实验室检查:心肌酶升高,动脉血气分析示代谢性酸中毒。入院诊断:"重度电击伤合并深度烧伤、心肌损害、代谢性酸中毒"。入院后经伤者签字同意,给予受伤创面清创及右前臂筋膜松解术治疗。

思考: 1. 电击伤后烧伤部位有哪些典型的临床表现?

2. 电击伤者入院后,给予哪些护理措施?应重点观察什么?

理论与实践

电击急救处理流程见图6-5

要求: 掌握相关内容,熟悉救护流程。

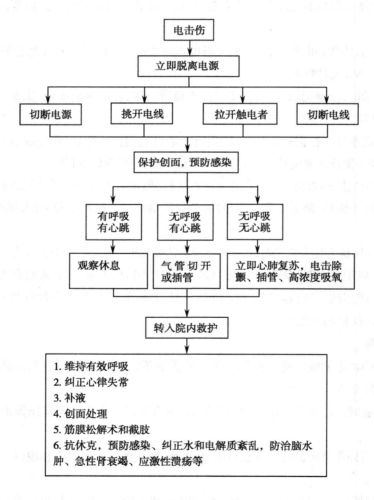

图6-5 电击急救处理流程

第六节　冻僵

问题与思考

请从冻僵发生机制入手,考虑如何对冻僵者实施有效复温措施?

冻僵(rozen stiff)为全身性冻伤,又称意外低体温(accidental hypothermia),是寒冷环境引起体温过低导致的以神经系统和心血管损伤为主的严重全身性疾病。其发生与在寒冷环境中暴露时间过长且御寒保暖措施不当、积雪掩埋或冷(冰)水淹溺等情况相关。此外,药物过量、酗酒、外伤、神志不清、营养不良和休克等在低室温下也可发生。

冻僵的严重程度与伤者暴露在寒冷环境中的温度、湿度、时间、身体部位及机体营养状态有关。早期在寒冷刺激下,机体为维持体温,表现为神经兴奋、皮肤血管及毛孔收缩、排汗停止、散热减少、肌张力增加、寒战或肌肉震颤等增加基础代谢率。随着机体在寒冷环境中暴露时间的延长,体温的继续下降,代谢活动由兴奋转为抑制,各项功能也进入抑制状态,表现为寒战停止、心肌收缩力下降、心动过缓、知觉与反应迟钝、意识模糊、瞳孔开始散大,甚至进入昏迷状态。严重冻僵者,救治若不及时,可因呼吸、心搏停止而死亡。

一、护理评估与判断

（一）病史及诱因

详细询问伤者或知情者有无在寒冷或低温环境中暴露过久且无防寒措施或防寒措施不得当等情况,是否存在药物过量、酗酒、外伤、神志不清和休克等诱发因素,以指导救治与护理。

（二）症状与体征

根据冻僵者体温下降程度将其分为轻度冻僵、中度冻僵和重度冻僵。

1. **轻度冻僵**　伤者体温在 35～32℃ 之间。表现为皮肤苍白、冰冷、痛觉消失,疲乏,健忘,肌肉震颤,肌张力增加,寒战,多尿,心跳、呼吸增快,血压升高等。

2. **中度冻僵**　伤者体温在 32～28℃ 之间。表现为表情淡漠,感觉及反应迟钝,血压下降,嗜睡,呼吸、心跳减慢,血液浓缩、黏稠度增加,可伴有心律失常。当体温降至 30℃ 时,寒战消失,呼吸、心跳减慢,意识丧失,瞳孔散大,心电图可出现 P-R 间期、Q-T 间期及 QRS 波群延长等。

3. **重度冻僵**　伤者体温<28℃。表现为昏迷,对光反射消失,呼吸、心跳极度微弱,血压下降,心律失常,血糖降低、血钾增高及血容量减少等。当体温低至 24℃ 时表现为皮肤苍白或青紫、四肢肌肉及关节僵硬,如体温继续下降至 20℃ 以下,则外周小血管血流停止,可发生代谢性酸中毒、急性肾功能衰竭、胃黏膜糜烂和出血,甚至脑或肺水肿,呼吸、心跳停止等,为体温过低的致死原因。

（三）辅助检查

1. **实验室检查**　可有氮质血症、代谢性酸中毒、低氧和高碳酸血症、血淀粉酶增高、血液浓缩、凝血功能障碍等。

2. **心电图检查**　可表现为心动过缓,传导阻滞,PR、QT 和 QRS 间期延长,T 波倒置,心房颤动,室性心律失常等,重者可发生心室颤动、心室静止。

二、主要护理措施

（一）急救处理原则

迅速脱离低温环境,有效生命支持,积极保暖与复温,改善微循环,防治并发症。

1. 现场救护

(1)迅速脱离低温环境:将冻僵者迅速转移至温暖环境,避免在寒冷环境中持续暴露;给予有效的生命支持,必要时配合医生开展心肺复苏术;吸氧、保暖、脱去湿冷的衣裤和鞋袜,尽快将冻僵者送至医院进一步救治。

(2)保温与搬运:在转运过程中给予冻僵者全身或局部有效的保暖措施,如加盖毛毯或棉被,有条件者合理使用热水袋、电热毯。如患者意识清醒,可给予温热饮料口服。搬运时注意保持水平位,避免因动作粗暴造成骨折或扭伤等二次伤害。

(3)心肺复苏:心搏骤停者应立即行心肺复苏术。但应注意重度冻僵者易发生室颤或其他类型的心律失常,在搬运或气管插管等时更易发生,一旦发生对复苏药物及电击除颤反应极差,应高度警惕避免其发生。

2. 医院内救护

(1)维持呼吸功能:通畅气道,吸氧。但要注意调整给氧的温度和湿度,防止吸入冷气体引起支气管痉挛、心律失常、复温困难等并发症。必要时,行气管插管或气管切开,行呼吸机辅助通气。

(2)维持循环功能:保持有效的循环功能,可给予多巴胺、阿托品等药物维持血压、心率;给予去纤维蛋白原、溶栓等药物降低血液黏滞度,改善缺血区组织的微循环。

(3)复温:复温是冻僵者救治的关键措施,应尽早开展局部或全身复温。复温速度要求快速、稳定、安全。重度冻僵者复温速度应加快,可联合应用体内、外复温措施。

(4)冻伤局部的处理:Ⅰ度冻伤:保持创面清洁、干燥。Ⅱ度冻伤:复温消毒,创面干纱布包扎或暴露。Ⅲ、Ⅳ度冻伤:去除坏死组织,保持创面清洁干燥、暴露。发生冻伤坏疽者,可考虑行截指(趾)术。

相关链接

冻结性局部冻伤

关于冻结性局部冻伤目前国内外公认的是四度分类法:Ⅰ度、Ⅱ度为浅度冻伤,Ⅲ度、Ⅳ度为深度冻伤。①Ⅰ度冻伤:最轻,即常见的"冻疮",仅伤及表皮,受冻部位皮肤充血红肿、灼痛、热、痒等,数日后症状消失,愈后不留瘢痕;②Ⅱ度冻伤:伤及真皮浅层,伤后除红肿外,伴有水泡,泡内可为血性液,深部可出现水肿,剧痛,皮肤感觉迟钝;③Ⅲ度冻伤:伤及皮肤全层,出现黑色或紫褐色,痛觉丧失。伤后不易愈合,遗有瘢痕;④Ⅳ度冻伤:伤及皮肤、皮下组织、肌肉甚至骨骼,可出现坏死,感觉丧失,愈后有疤痕形成。

(5)对症治疗

1)补液、纠正复温性休克:复温早期静脉滴注低渗溶液或等渗溶液,但要根据伤者的心率、血压、尿量、皮肤等情况调整补液量和速度。

2)纠正酸中毒及电解质紊乱:根据血气分析情况给予碳酸氢钠等碱性溶液纠正酸中毒;根据血离子情况调整钾、钠、氯离子的用量,防止电解质紊乱。

3)预防血栓形成及脑水肿的发生:给予纳洛酮、低分子肝素、甘露醇等促醒、抗凝、降颅压治疗及防治急性肾衰竭。

4)防治感染:适当应用抗生素,预防感染的发生。

（二）急救护理措施

1. 即刻护理 将冻僵者安置在 15～30℃ 的温室中,立即脱去湿冷的衣裤、鞋袜,迅速建立静脉通路,遵医嘱给予氧气吸入;心搏骤停者配合医生行心肺复苏术。如果伤者体温过低无法确认是心搏骤停还是低体温时,须坚持复苏和积极复温,直到医生做出确定的诊断。

2. 有效复温 复温是冻僵者有效救治的关键,决定着冻僵者的预后。复温应快速、稳定、安全、有效,且复温措施越早越好。

（1）体外复温:是最常用的复温方法。包括给予冻僵者加盖温暖的毛毯或棉被及应用热水袋、电热毯和温水浴(40～42℃)等措施。注意事项:①每小时复温速度应控制在 1～2℃;②应用热水袋时须防烫伤,不可与皮肤直接接触,可用毛巾、衣服、毛毯等物隔开;③复温时应将热源置于胸部,避免因四肢单独加温大量冷血回流使脏器功能受损;④温水浴时要全身浸于足量的 40～42℃ 温水中,且水温要恒定,以加快复温。

（2）体内复温:常用的方法有加温(40～45℃)、加湿给氧,加温(40～42℃)液体静脉输入,加温(40～44℃)灌洗液胃、直肠等部位灌洗,体外循环血液加温技术等。

3. 加强监护 严密监测冻僵者的生命体征、意识状态,及时准确了解冻僵者的全身状况及脏器损伤情况,发现异常及时报告医生。

（1）体温:严密监测复温过程中体温的变化,根据体温恢复情况调整复温措施,以保证安全、有效的复温,慎防烫伤。

（2）循环系统:严密监测心率、心律及血压情况,积极防治心律失常。严密观察冻伤肢体动脉搏动、末梢皮温、皮色和肢体柔软度的变化,及时发现肢体功能障碍或坏死等。

（3）水电、酸碱平衡:水电紊乱及酸碱失衡是冻僵者最常见的并发症,应监测血离子,及时发现血钾、血钠、血氯的异常及酸碱失衡情况。

（4）泌尿系统:留置导尿管,准确记录每小时尿量及有否血尿、血红蛋白尿、少尿现象,必要时留取尿标本送检。

（5）呼吸系统:严密监测伤者的呼吸状态,包括呼吸的节律、频率及咳嗽、咳痰的性质;严密监测伤者的血氧情况,以确定有无缺氧、呼吸窘迫的发生,必要时给予面罩吸氧、机械通气。

（6）消化系统:冻僵者常因消化道应激反应而发生消化道黏膜溃疡出血,应仔细观察其大便性状、颜色,必要时进行便常规和潜血试验检查。

4. 用药护理 遵医嘱用药,并做好药物疗效的观察与护理,及时发现药物的不良反应。给予强心剂、升压药等,维持心率、血压;给予低分子右旋糖酐、山莨菪碱等改善微循环,防止血栓的形成;给予静脉补充水分、电解质和营养物质,防治水、电解质失衡;给予抗生素,防治感染;给予胰岛素治疗,控制血糖水平,并注意观察有否发生低血糖反应;正确注射破伤风抗毒素,预防破伤风。

5. 疼痛护理 冻僵者复温后冻伤肢体常有红、肿、痛发生,应向伤者解释疼痛产生的原因及配合治疗的重要性。在分散伤者的注意力,提供适当的娱乐活动,抬高患肢、促进静脉回流、减轻胀痛的同时,必要时给予伤肢减张治疗。疼痛剧烈者,遵医嘱给予止痛药物。

6. 心理护理 认真倾听伤者的诉说,找到其心理问题,给予有针对性的心理疏导,必要时请专业人员帮助。部分冻僵者会因体像的改变而产生悲观心理,应帮其树立正确的人生观、价值观,正确面对伤残。做好防冻伤知识的宣传教育,尤其是肢体感觉较弱的年老体弱者,防止再次发生冻僵事件。加强伤者家属心理疏导工作,发挥社会支持系统在伤者回归社会中的重要作用。

7. 基础护理 加强皮肤护理,保持皮肤清洁、干燥,定时变换体位,防止因局部组织受压出现皮肤破损。对于复温后局部组织出现的水肿、水泡及破溃,换药时应严格遵循无菌操作原则,防止交叉感染。加强口腔护理,严防口腔炎的发生。做好留置导尿管的护理,防止泌尿系统感染的发生。

李某,女性,31岁,被晨起清雪的工人发现昏迷在路边,报警后由"120"送至当地医院就诊。诊断为醉酒、冻僵,给予纳洛酮静滴、热水袋升温治疗,未清醒,随即转送到某三甲医院就诊。查体:患者全身冰冷,呼之不应,面色苍白,体温不升。P:81次/分,R:30次/分,BP:88/62mmHg,SpO₂:84%,GCS评分3分,双瞳等圆等大、直径约3mm、对光反射存在,左下肢胫前见16cm×11cm皮肤发红,压之不褪色,双足趾皮肤苍白。实验室检查:血象明显升高,转氨酶、肌钙蛋白均高于正常,动脉血气分析示酸中毒;胸部CT见两肺散在炎症。诊断为醉酒、吸入性肺炎、冻僵、多脏器功能障碍。

思考:1. 冻僵患者会出现什么样的临床表现?

2. 冻僵者的复温措施及强化监护内容有哪些?

理论与实践

冻僵急救处理流程见图6-6

要求:掌握相关内容,熟悉救护流程。

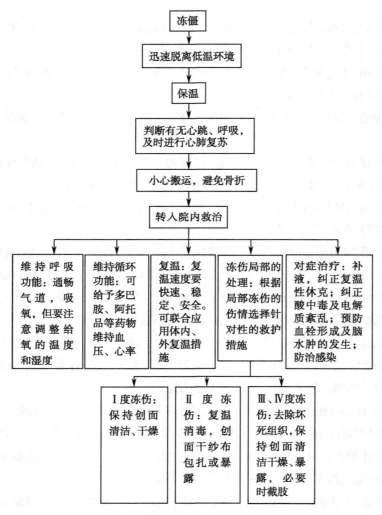

图6-6 冻僵急救处理流程

(胡蓉芳 黄双丽)

学习小结

理化因素导致的损伤，包括有机磷杀虫药中毒、百草枯中毒、一氧化碳中毒、急性灭鼠剂中毒、急性酒精中毒及中暑、淹溺、电击、冻僵等，是临床常见的急、危、重症，因其症状凶险、病情复杂，需给予紧急处理。本章节要求护士通过掌握各种理化因素所致损伤的临床特点和主要护理要点，运用评判性思维对患者进行正确评估和分析，做出准确判断，协助医生进行有效的救治，挽救患者生命。同时，护士还应从现代护理理念出发，尊重、理解、关心患者，在做好疾病护理及相关知识宣教的同时，加强患者心理护理，消除患者紧张、恐惧、不安等情绪，帮其树立正确的人生观、价值观，勇敢面对人生，战胜疾病，回归社会。

复习参考题

1. 急性中毒的救治原则是什么？

2. 如何选择洗胃液？洗胃的注意事项有哪些？

3. 有机磷农药中毒的急救处理原则是什么？

4. 如何区别阿托品化和阿托品中毒？

第七章 创伤的救护

7

学习目标	
掌握	各种创伤的定义、临床表现及护理。
熟悉	各种创伤的紧急救治原则及措施。
了解	创伤的分类及评分、各种创伤的病因与分类及辅助检查。

第一节　概述

问题与思考

请从创伤的临床表现入手,考虑不同类型创伤的救治原则及护理。

创伤是指机械性致伤因素作用于人体所造成的组织结构完整性的破坏或功能障碍。是临床最常见的一种损伤。创伤的含义有广义和狭义之分。广义的创伤是指机体受到物理性(如机械力、高热、电击等)、化学性(如强酸、强碱及糜烂性毒剂等)、生物性(如虫、蛇、狂犬的咬蜇等)等致伤因素作用或侵袭后所引起的人体结构与功能的破坏。狭义的创伤是指机械能量作用于人体所造成的机体结构完整性破坏和/或功能障碍。严重创伤是指危及生命或肢体的创伤,它常为多部位、多脏器的多发伤,病情危重,伤情变化迅速,死亡率高。创伤急救护理是急诊医学的重要组成部分,其最终目的是提高伤员存活率,减少伤残率及提高患者的生存质量。

一、创伤的分类

创伤的分类是为了尽快对伤员做出正确的诊断,以便使伤员得到及时有效的救治,提高救治工作的有效性和时效性,并有利于日后的资料分析、经验总结及科学研究。常用分类方法如下:

（一）按致伤因素分类

按致伤原因可分为刺伤、火器伤、挤压伤、撕裂伤、撕脱伤、钝挫伤、扭伤、烧伤、冻伤、咬伤等。

（二）按致伤部位分类

按致伤部位分为颅脑伤、颌面颈部伤、胸部伤、腹部伤、骨盆部(阴臀部)伤、脊柱脊髓伤、上肢伤、下肢伤,如伤及多部位或多器官,则称为多发伤。

（三）按皮肤完整性分类

1. **开放性创伤**　是指皮肤或黏膜表面有伤口,常见如擦伤、撕裂伤、切伤、砍伤、刺伤等。

2. **闭合性创伤**　是指皮肤或黏膜表面完整,常见如挫伤、挤压伤、扭伤、震荡伤、关节脱位或半脱位、闭合性骨折、闭合性内脏伤等。

（四）按损伤程度分类

1. **轻伤**　主要是局部软组织伤,暂时失去作业能力,仍可坚持工作,无生命危险,或只需小手术者。例如无感染的软组织伤、闭合性骨折,局限性烧伤等。

2. **中等伤**　主要是广泛软组织伤、上下肢开放性骨折、肢体挤压伤、机械性呼吸道阻塞、创伤性截肢及一般的腹腔脏器伤等,丧失了作业能力和生活能力,需手术,但一般无生命危险。

3. **重伤**　指危及生命或治愈后有严重残疾者。

二、创伤评分系统

创伤严重程度评分(trauma scaling)简称创伤评分,是一种相对量化的分类方法。是以记分的形式来估计创伤严重程度,即应用量化和权重处理伤员生理指标或诊断名称作为参数,经数学计算以显示伤员伤情严重程度的诸多方案,总和为创伤评分。用于指导创伤救护、预测创伤结局及评估救护质量。根据使用场合不同,可将创伤评分方法分为院前评分、院内评分和 ICU 评分三类。

（一）院前评分

院前评分是指从受伤现场到医院确定性诊断前这段时间内,医务人员对患者进行伤情严重度定量判断的方法。院前评分主要用于现场分类和急救。这种评分方法的特点是简便易行,有一定的敏感性,能尽快地将伤员分类,保证危重伤员的紧急救治。

1. **创伤指数（trauma index，TI）** 1971 年由 Kirkpatrick 等提出,根据受伤部位、受伤类型及循环、呼吸和意识状态五个方面对患者进行评分(表 7-1),每项指标为 4 级记分(1、3、5、6 分)。各项积分相加,即为 TI 值。TI 值:5~9 分为轻伤;10~16 分为中度伤;>17 分为重伤,约有 50% 的死亡率;21 分以上者病死率剧增;29 分以上者 80% 于 1 周内死亡。现场急救时可将 TI>10 分的伤员送往创伤中心或大医院。TI 应用方便,但不十分精确。

表 7-1 创伤指数（TI）

分值	1	3	5	6
受伤部位	四肢	背部	胸部	头、颈、腹
受伤类型	撕裂伤	挫伤	刺伤	钝器伤 子弹伤
循环状态				
外出血	有			
血压（mmHg）		60~97	<60	测不到
脉搏（次/分）		100~140	>140	<50
呼吸状态	胸痛	呼吸困难	发绀	无呼吸
意识状态	嗜睡	恍惚	半昏迷	深昏迷

2. **创伤记分（trauma score，TS）** 1981 年由 Champion 等提出,选择的生理参数如下:循环(包括收缩压和毛细血管再充盈)、呼吸(频率和幅度)、意识(格拉斯哥昏迷指数,GCS),每项 0~5 分,5 项分值相加为 TS(表 7-2)。总分为 1~16 分,分值越低伤情愈重。1~3 分者生理紊乱严重,死亡率高达 96%;4~13 分者生理紊乱显著,失治容易死亡,积极治疗可能存活,抢救价值很大;14~16 分者,生理紊乱小,存活率高达 96%。TS 的伤员拣伤分类标准为 TS≤12 分。

表 7-2 创伤记分（TS）

分值	0	1	2	3	4	5
呼吸次数（次/分）（A）	0	<10	>35	25~35	10~24	
呼吸幅度（B）	浅或困难	正常				
循环收缩压（mmHg）（C）	0	<50	50~69	70~90	>90	
毛细血管充盈（D）	无充盈	充盈迟缓	正常			
意识状态 GCS（E）			3~4	5~7	8~10	11~13	14~15

注:TS=A+B+C+D+E

3. **修正的创伤记分（revised trauma score，RTS）** 由于 TS 灵敏度相对较低,易于遗漏严重患者,特别对颅脑伤患者的严重性估计不足,因此提出了修正的 TS,即 RTS。RTS 是在 TS 基础上,将呼吸幅度、毛细血管充盈两项指标废除,增加了格拉斯哥昏迷评分（GCS）的权重。RTS 评分愈低伤情愈重(表 7-3)。RTS 总分为 0~12 分。RTS>11 分诊断为轻伤;RTS<11 分诊断为重伤;RTS<12 分应送到创伤中心。

表 7-3 修正的创伤记分（RTS）

分值	4	3	2	1	0
意识状态 GCS	13～15	9～12	6～8	4～5	3
呼吸（次/分）	10～29	>29	6～9	1～5	0
收缩压（mmHg）	>89	76～89	50～75	1～49	0

4. 院前指数（pre-hospital index，PHI） 为 Kochler 经前瞻性研究后发表的方法。根据收缩压、脉搏、呼吸和意识四项生理指标。每项以 0～5 分计算，最高总分为 20 分（表 7-4）。总分 0～3 分为轻伤，死亡率为 0，手术率为 2%；总分 4～20 分为重伤，死亡率为 16.4%，手术率为 49.1%。伴胸、腹穿通伤另加 4 分（总分 0～24 分）。分数越高代表伤情越重，与其他生理指标相反。

表 7-4 院前指数（PHI）

分值	0	1	2	3	5
收缩压（mmHg）	>100	86～100	75～85	0～74	
脉搏（次/分）	51～119			≥120	≤50
呼吸（次/分）	正常			浅或费力	<10 或需插管
意识状态	正常			模糊或烦躁	言语不能理解

5. CRAMS 评分 包括循环、呼吸、胸腹压痛、运动、语言五方面功能。按照各参数表现评定为 0～2 分，共 3 级。相加的积分为 CRAMS 值（表 7-5），总分为 10 分，总分愈高伤情愈轻。

表 7-5 CRAMS 评分

分值	2	1	0
循环	毛细血管充盈正常，收缩压 >100mmHg	毛细血管充盈迟缓，收缩压 85～99mmHg	毛细血管无充盈，收缩压 <85mmHg
呼吸	正常	>35 次/分	无自主呼吸
胸、腹压痛	无压痛	胸或腹压痛	连枷胸、板状腹或深穿刺伤
运动	遵嘱动作	只有疼痛反应	无反应
语言	回答切题	错乱、无伦次	发音听不懂或不能发音

（二）院内评分

院内评分是指患者到达医院后，根据损伤类型及其严重程度对伤情进行定量评估的方法。它可用于预测预后，比较各医疗单位救治水平。

1. 简明创伤分级法（abbreviated injury scale，AIS） 是对器官、组织损伤进行量化的评分方法，其目的是为了便于资料收集与积累和计算机输入。由诊断编码和损伤评分两部分组成。1976 年 AIS 以手册形式正式出版，以后于 1980、1985 和 1990 年分别进行了修订。在 AIS-90 字典中，每一个伤员的伤情都可用一个 7 位数字表示（图 7-1）。第 6 位与第 7 位数字之间用小数点隔开，记为"××××××.×"。小数点前的 6 位数为损伤的诊断编码，小数点后的 1 位数为伤情评分（有效值 1～6 分）。左起第 1 位数字表示身体区域，用 1～9 分别代表头、面、颈、胸、腹、脊柱、上肢、下肢和未特别指明的部位。左起第 2 位数代表解剖类型，用 1～6 分别代表全区域、血管、神经、器官（包括肌肉、韧带）、骨骼及头、意识丧失（loss of consciousness，LOC）。左起第 3、4 位数代表具体受伤器官代码，该区各个器官按照英文名词的第一个字母排序，序号为 02～99。左起第 5、6 位数表示具体的损伤类型、性质或程度（按轻重顺序），从 02 开始，用 2 位数字顺序编排以表示具体的损伤。同一器官或部位，数字越大代表伤势越重。左起第 7 位（即小数点后面一位）表示伤情严重性的代码，共分为六级，即 AIS1 为轻度伤；AIS2 为中度伤；AIS3 为较严重伤；AIS4 为严重伤；AIS5 为危重伤；AIS6 为极重伤。AIS9 是对不明确器官或部位的损伤编码。在创伤研究中发现 AIS 评分值与各系统损伤严重度记分之间呈非线性关系，不能由后者简单相加或平均求得，对两个或两个以上部位的创伤也很难进行评定与比较，故仅适用于单个损伤的评定。

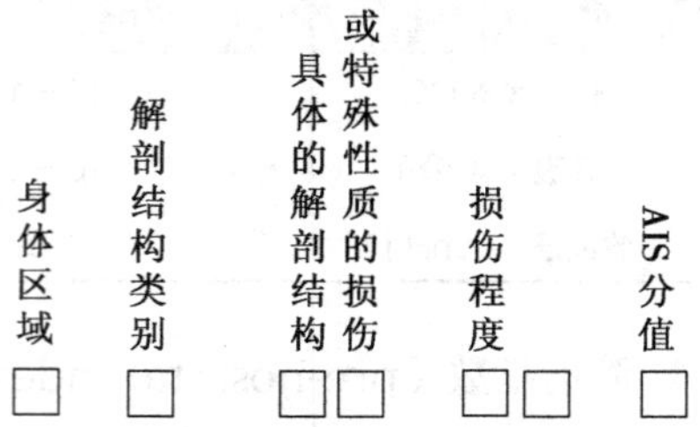

2. 损伤严重度评分（injury severity score，ISS） 其评分方法将人体分为 6 个区域（表 7-6），选择其中损伤最严重的 3 个区域，计算每一区域最高 AIS 值的平方和。ISS 的分值范围为 1~75 分。一般将 ISS-16 作为重伤的解剖标准。ISS 评分为 16 分时死亡率约 10%，ISS 增加时死亡率增加；ISS<16 分定为轻伤，死亡率较小；>16 分为重伤；>25 分为严重伤。

图 7-1　AIS-90 的数字编码

身体区域	解剖结构类别	或具体的解剖结构　特殊性质的损伤	损伤程度	AIS 分值
□	□	□　□	□	□

表 7-6　ISS 的区域编码

编码	区域
1	头部或颈：脑、颈髓、颅骨、颈椎骨、耳
2	面部：口、眼、鼻和颌面骨骼
3	胸部：内脏、横膈、胸廓、胸椎
4	腹部或盆腔内脏器、腰椎
5	肢体或骨盆、肩胛带
6	体表

注：ISS 所分区域不必与 AIS 的区域相一致

（三）ICU 评分

目前常用的 ICU 患者定量病情的评估方法是急性生理学及慢性健康评分（acute physiology and chronic health evaluation，APACHE），它有三个版本。APACHE I 于 1981 年提出，因其指标过多，不易完整记录，已被废弃。其改进型 APACHE II 评分法于 1985 年提出，其评分由 A（入 ICU 后第 1 个 24 小时内最差的 12 项生理参数评分，APS 分）、B（年龄分）、C（慢性疾病分）三项之和构成（表 7-7、表 7-8）。APACHE II 分值最大 71 分，分值越大，伤情越重。但实际上 55 分以上者基本没有。当 APACHE II >20 时，院内预测死亡率为 50%，所以 20 分为重症点。

表 7-7　APACHE II APS 部分评分（A）

生理参数	高于正常值				0	低于正常值			
	+4	+3	+2	+1		+1	+2	+3	+4
肛温（℃）	≥ 41	39~40.9		38.5~38.9	36~38.4	34~35.9	32~33.9	30~31.9	≤29.9
平均动脉压（mmHg）	≥160	130~159	110~129		70~109		50~69		≤ 49
心率（次/分）	≥ 180	140~179	110~139		70~109		55~69	40~54	≤ 39
呼吸（次/分）	≥ 50	35~49		25~34	12~24	10~11	6~9		≤ 5
A-aDO$_2$（mmHg）	≥ 500	350~499	200~349		< 200				
PaO$_2$（mmHg）					>70	61~70		55~60	< 55
Na$^+$（mmol/L）	≥ 180	160~179	155~159	150~154	130~149		120~129	111~119	< 110
K$^+$（mmol/L）	≥ 7	6~6.9		5.5~5.9	3.5~5.4	3~3.4	2.5~2.9		< 2.5
肌酐（μmol/L）	≥ 309	169~308	133~168		53~132		< 53		< 2.0

生理参数	高于正常值					低于正常值			
	+4	+3	+2	+1	0	+1	+2	+3	+4
血细胞比容	≥ 0.60		0.50 ~ 0.599	0.46 ~ 0.499	0.3 ~ 0.459		0.20 ~ 0.299		< 0.20
WBC（10⁹/L）	≥ 40		20 ~ 39.9	15 ~ 19.9	3 ~ 14.9		1 ~ 2.9		< 1

GCS 评分＝15-GCS 实际得分

注：若伴有肾功能衰竭，肌酐加倍记分

表7-8　APACHE Ⅱ 年龄分（B）和慢性疾病分（C）

年龄（岁）	分值	合并慢性病	分值
≤44	0		
45 ~54	2	择期手术后	2
55 ~64	3		
65 ~74	5	非手术或急症手术后	5
≥75	6		

APACHE Ⅲ是 1991 年提出的 ICU 评分法，它是 APACHE Ⅱ 的改进型。APACHE Ⅲ 的数据库大于 APACHE Ⅱ。收集的指标更多，且更为客观，但在数据的收集上较 APACHE Ⅱ 更为烦琐。由于 APACHE Ⅲ 应用时间尚短，对其特点和长处有待进一步研究。

严重创伤结局研究（major trauma outcome study，MTOS）是近 30 年来创伤研究的重要课题，广泛用于指导和帮助创伤救治、比较救治结局、评价新技术的效果、监测医院在减少人员和经费时对患者救治水平的影响。Champion 等利用 MTOS 数据库资料，提出了预测存活概率（probability of survival，Ps）的 TRISS（trauma and injury severity score）法和 ASCOT（a severity characterization of trauma）法。目前用这两种方法计算 Ps 是评定创伤程度和预测创伤结局最常用的精确方法，已成为院内评分的趋势。TRISS 法把 ISS、RTS 和年龄因素结合起来预测伤员的 Ps。根据钝伤或穿通伤采取不同权重系数，以 Ps＝0.5 为评估结局的标准，Ps≥0.5 预测生存可能性大，Ps<0.5 预测死亡的可能性大。对 Ps≥0.5 的患者，如果出现死亡，应查明原因，对 Ps<0.5 的患者，如果救治成功，应总结经验。ASCOT 法也是一种生理变化和解剖部位相结合的预后评估方法，与 TRISS 比较，年龄分段更细致，用解剖要点（anatomic profile，AP）分类法取代 ISS，对患者的全部严重损伤给予较多权重，使同一区域内多处伤得到体现，用逻辑函数和回归权重进一步确认头部创伤和昏迷对预测患者结局的重要性。因此目前认为该法在预测 Ps 方面优于 TRISS 法。

三、创伤患者救治与护理

创伤患者往往为多部位多脏器的多发性损伤，病情危重，伤情变化迅速，死亡率高，在外科急诊中是最主要的。常见的有交通事故伤、高空坠落伤、刀伤、暴力伤、爆炸创伤、塌方创伤等。而急诊医护人员能否对急性创伤的重危伤病员及时做出准确的诊断和处理，不仅直接影响到伤员的生命，而且直接关系着患者的预后及生存质量。因此，必须争分抢秒做好医疗救护工作，降低致残率和死亡率，为提高患者抢救成功率打下良好的基础。

（一）创伤的救治原则

1. 早期救治　临床上，严重创伤的患者，尤其是多发伤患者存在三个死亡高峰：第一死亡高峰多发生在伤后数分钟，约占 50%，主要死因为脑、脑干、高位脊髓的严重创伤或心脏、主动脉等大血管撕裂，常常没有抢救时机；第二死亡高峰出现在伤后 72 小时内，约占 30%，主要死于颅内血肿、血气胸、肝脾破裂等，如及时抢救,可挽救患者的生命;第三个死亡高峰约在伤后数天或数周出现,约占死亡人数的20%,主要死于严重感染和多器官功能衰竭。因此,要迅速、准确、有效的处理严重的多发伤,就要求急诊科室必须有一套对多发伤抢救的规范程序,同时应具备各种具体的抢救方案。

2. 选择恰当的手术时机　多发伤患者病情严重,病情变化快,发病机制错综复杂,病变之间相互影响,易形成恶性循环,及时进行正确有效的手术,可阻断恶性循环,挽救患者的生命,如果处理不当,则会贻误或加重病情,因此,严格掌握手术适应证及把握手术时机异常重要。

手术时机有2种,即择期手术和急诊手术。前者是指能够选择最佳时间实施的常规手术;后者是指对突发急诊病例,包括外伤及急性病,如阑尾炎、胆结石及动脉瘤等,不能选择手术时机而被迫实施紧急手术。一般将外伤急诊手术分为急诊早期、一般和晚期手术三类。早期是在伤后1.5小时内实施手术;一般是在1.5~6小时实施手术;晚期则是超过6小时实施手术。通常需要抢救手术的如实质脏器损伤破裂及大中血管的破裂出血,血流动力学不稳定者等须立即进行手术,不能拖延;对实质脏器的破裂出血,但血流动力学稳定者等,可行急诊手术;对闭合性骨折需要内固定的患者,最好等生命体征稳定后再安排择期手术。

3. 创伤抢救的基本程序及处理原则

(1)基本程序:创伤抢救的基本程序包括5部分,即保持呼吸道通畅并给予及时充分的通气供氧;及时给予补液、输血、扩充血容量及细胞外液,纠正休克;监测心泵功能;紧急控制明显或隐蔽性活动性出血;分秒必争进行紧急手术等。

(2)创伤的处理原则:严重创伤患者的处理过程包括三个阶段:早期以抢救生命为主;中期则以防止感染及多脏器功能衰竭等并发症为主;后期则主要是治疗各种后遗症或矫正各种畸形。严格掌握手术时机,及时合理安排手术顺序,通常按抢救手术、急诊手术及择期手术的顺序进行。按先颅脑、再胸腹、后脊柱四肢手术进行;先无菌后有菌部位手术。

(二)创伤患者的护理

1. 护理评估

(1)健康史:详细了解患者的受伤原因、时间、地点和部位,重点了解患者的伤后表现及有无危及生命的损伤、现场救治情况及转运途中伤情的变化等;患者有无高血压、糖尿病等慢性病史;患者是否有糖皮质激素及细胞毒类药物等药物过敏史。

(2)症状及体征:了解受伤部位,详细检查受伤处有无伤口、出血;有无血肿、青紫、瘀斑、肿胀、疼痛及功能障碍;仔细检查有无合并伤及其他器官和脏器的损伤等;观察患者有无意识障碍、生命体征情况及尿量情况,有无休克的发生和其他并发症;了解各种辅助检查的结果有无异常。

2. 护理措施

(1)抢救生命:启动创伤现场急救护理的基本程序:现场急救是院前急救中的重要环节,其质量的好坏直接影响患者的生命。配合医生迅速对患者伤情做出初步评估,找出危及生命的急迫问题,立即就地救护。急诊救护原则为首先要抢救生命,主要包括心跳和/或呼吸骤停、窒息、大出血、张力性气胸和休克。保持呼吸道通畅,迅速建立有效的静脉通路,及时包扎伤口,严密观察病情安全转送。根据患者存在的主要问题和重要脏器的功能状况及各部位伤情的轻重安排抢救顺序。

1)迅速护理评估,准确判断伤情。根据患者的意识状态、生命体征、面色、受伤部位及程度、出血量多少、骨折情况等,迅速做出正确的判断。对于创伤者迅速脱离危险环境,对于心跳呼吸骤停者立即实行心肺脑复苏,争分夺秒为进一步救治赢得时间和机会。

2)心肺复苏:对于心跳呼吸骤停者,立即给予胸外心脏按压和人工呼吸。

3)积极保持呼吸道通畅:立即解开衣领。开放气道,托起下颌使舌根上抬取出异物清除口腔内分泌物、积血及呕吐物等,保持呼吸道通畅,防治窒息。及时给予供氧,以提高组织中的血氧含量,必要时给予紧急气管插管或气管切开,及时使用呼吸机。

4)止血及封闭伤口:立即采用手指压迫、加压包扎、扎止血带等方法迅速控制伤口大出血;立即封闭胸部开放性伤口。

5)如有条件,现场立即开放静脉通路,快速补液。

6)严密监测生命体征及意识的变化。

(2)迅速包扎和固定:及时用无菌敷料或清洁布包扎伤口,减少污染、压迫止血、减轻疼痛。如有腹腔内脏脱出,应先用干净器皿保护后再包扎,切勿轻易还纳,以防污染。对于肢体骨折或脱位的患者立即给予固定,以减轻疼痛,防治再损伤,也方便搬运。可使用夹板、就地取材或利用患者自身肢体、躯干固定。对于较重的软组织损伤也应局部固定制动。

(3)迅速安全转移伤员:对患者进行现场初步处理后,应快速将患者转至有相应条件的医院及科室,转运的基本条件是在搬动及运送途中,要保持呼吸道、供氧通道、静脉通道及各种引流管通畅,加强途中监护,做好病情监测及护理,发现变化及时给予处理。

(4)维持有效循环血量,纠正休克。

1)立即建立2组以上静脉通路,快速补液扩充血容量,以保证组织血流灌注,条件许可时最好使用静脉留置针,对病情危重的患者,可实施深静脉插管,以保证快速补液及输血,并有利于监测中心静脉压,指导补液。血容量补足后可根据医嘱使用血管活性药物,以扩张小动脉、小静脉,降低外周血管阻力。

2)密切监测病情变化,注意患者的意识、呼吸、血压、脉搏、中心静脉压及尿量的变化,并准确记录。

3)注意保暖,严重创伤性休克患者体温偏低,大量输入低温的液体或冷藏库血,可使体温大幅度下降,直接影响休克的复苏,因此应注意给患者实施保暖措施。

4)对脑水肿的患者要控制输液量,防治颅内压升高,必要时用脱水剂降低颅内压。但在使用脱水剂之前要监测血压,避免因脱水加重休克。

(5)缓解疼痛:对于肢体受伤的患者及时给予绷带、夹板、石膏及支架等维持有效的固定和制动,避免由于活动而加重疼痛。疼痛严重者遵医嘱给予镇静止痛剂。

(6)妥善处理伤口:对于开放性伤口,及时给予清创处理,将患肢抬高固定,注意伤口有无出血及感染等征象,注意引流是否通畅,肢端循环情况,及时更换伤口敷料,遵医嘱使用破伤风抗毒素及抗生素等;对于闭合性伤口,有软组织损伤,应抬高和平放受伤肢体,12小时内给予局部冷敷和加压包扎,有利于止血止痛;伤后12小时改用热敷、理疗或药物外服,有利于血液循环,促进炎症的消散。注意观察皮下血肿的变化,伤情稳定后进行功能锻炼。

(7)并发症的观察及护理:观察患者受伤部位的出血、疼痛及伤口修复等情况,对于肢体损伤严重的患者,应定时测量肢体周径,严密观察末梢循环、肤色及温度。特别是对于闭合性内脏损伤的患者,注意观察有无休克及创伤后各种并发症的发生。若伤口发生感染,及早行清创术,并给予抗生素及破伤风抗毒素等药物,及时引流,定时换药。对于发生挤压综合征的患者,早期禁止将患肢抬高、按摩及热敷;及时配合医师行切开减压,清除坏死组织;遵医嘱给予使用碳酸氢钠及利尿剂,防治肌红蛋白阻塞肾小管。对肾衰竭进行腹膜透析和血液透析的患者应做好相应护理。

第二节　颅脑损伤

问题与思考

机械通气患者如何进行格拉斯哥评分?

颅脑损伤是指头部因遭受外来直接或间接暴力所造成的损害。在平时及战时均常见,仅次于四肢伤,占全身各部位损伤的 10%~20%。居第二位,但其病死率及致残率均居首位。平时主要因交通事故、坠落、跌倒所致。

一、病因及分类

(一)病因

颅脑损伤在平时多为工矿事故、交通事故、高空坠落、跌倒、外物打击等伤及头部所致,战时多见于火器伤。常与身体其他部位的损伤合并存在。

(二)分类

临床上颅脑损伤常有以下三种分类方法:

1. **按伤情程度** 可分为轻、中、重、特重型颅脑损伤,为目前国内最常用的分类法。①轻型颅脑损伤:临床上此类损伤常为单纯的脑震荡。主要表现为:原发性昏迷时间在半小时以内;有轻度头痛、头晕、恶心等症状,偶有呕吐;神经系统和脑脊液检查多无明显改变;CT 检查无明显异常;格拉斯哥计分为 13~15 分;②中型颅脑损伤:临床上有明确的颅骨骨折及轻度的脑挫裂伤。主要表现为:昏迷时间在 12 小时以内;有轻度神经系统的阳性体征;生命体征有轻度改变;常出现颈项强直或脑膜刺激征;格拉斯哥计分为 9~12 分;③重型颅脑损伤:临床上表现为广泛性粉碎性颅骨骨折和重度脑挫裂伤。出现急性颅内血肿、脑干损伤及脑疝者等。主要表现为:深昏迷,昏迷时间通常超过 12 小时,意识障碍逐渐加重,或曾一度清醒后再度出现昏迷;神经系统阳性体征明显;格拉斯哥计分 3~8 分;④特重型颅脑损伤:临床表现为严重的脑干伤或脑干衰竭者,伴有去大脑强直或伴有其他部位的脏器损伤、休克等。主要表现为:伤后 3 小时内出现重型颅脑损伤表现,同时有去大脑强直状态的症状;已有晚期脑疝,包括双瞳孔散大,生命体征严重紊乱或呼吸接近停止;格拉斯哥计分为 3~5 分。

2. **按组织与外界是否相通** 可分为开放性和闭合性颅脑损伤。前者大多由于锐器或火器直接损伤造成,伴有头皮裂伤、颅骨骨折、硬脑膜破裂及脑脊液漏;后者多见于钝性暴力或者间接暴力所致,伴或不伴有头皮、颅骨损伤,但是脑膜完整,无脑脊液漏。

3. **按损伤发生后脑组织的变化** 分为原发性和继发性脑损伤。原发性脑损伤是指暴力作用于头部时立即发生的脑损伤,主要有脑震荡、脑挫裂伤和原发性脑干损伤;继发性脑损伤是指受伤一定时间后出现的脑受损病变,主要表现为脑水肿和颅内血肿。

二、护理评估与判断

(一)病史及诱因

详细了解受伤过程,有无发生工矿事故、交通事故、高空坠落、跌倒、外物打击等;如遭受外物打击,还应了解力度大小、方向、外物性质及速度。详细了解患者当时有无意识障碍,其程度及持续时间,患者有无进行性遗忘,受伤当时有无口鼻、外耳道出血或脑脊液漏发生,有无头痛、恶心、呕吐等症状;以及患者既往健康状况。

(二)症状与体征

1. **颅脑损伤的表现**

(1)意识障碍:伤后判断有无脑损伤的重要依据是有无发生原发性昏迷。

(2)头痛及呕吐:颅脑外伤出现头痛多由蛛网膜下腔出血、颅内血肿、脑血管痉挛及颅内压的高低引起,也可因着力点头皮损伤。若患者出现持续性剧痛并进行性加重,则提示颅内有继发性出血。呕吐则是头部外伤的常见症状之一。患者的早期呕吐是自主神经功能紊乱所致,如频繁呕吐则是颅内血肿形成的表现。

(3)眼球及瞳孔的改变:若支配眼球运动的神经受损,将出现眼球运动及位置异常,常有复视;若双眼运动不协调,出现眼球分离、歪斜情况则表示中脑损伤。若中脑损伤还可表现为双侧瞳孔大小不等,一侧或双侧时大时小。桥脑损伤,双侧瞳孔极度缩小,光反应消失,伴有中枢性高热;小脑幕切迹疝则表现为意识障碍加重,对侧瞳孔早期正常,晚期随之散大;如患者处于深度昏迷,双侧瞳孔均散大,对光反应消失则为濒死状态。

(4)肢体偏瘫:如伤后一侧肢体少动或不动,对疼痛刺激反应迟钝或无反应,锥体束征阳性,并进行性加重,则可能为血肿压迫运动中枢或血肿引起脑疝,脑疝晚期则表现为大脑强直。

(5)生命体征的改变:患者脑损伤时,会立即出现意识障碍、面色苍白、四肢松软等一过性改变;如为脑休克则伴有呼吸减慢、脉搏细弱、节律不齐、血压下降,数分钟后恢复正常;如为脑干损伤则表现为呼吸、脉搏、血压紊乱,持续时间长并无恢复迹象;如患者持续低血压可能有复合伤及内出血存在;如患者伤后生命体征恢复正常,继之血压又逐渐升高,脉压增大,呼吸及脉搏减慢,则是颅内压进行性增高,是颅内继发性血肿的表现。

2. 根据伤情其症状及体征表现如下

(1)脑震荡:指头部受到外力作用后立即发生短暂的脑功能障碍,经过较短时间可自行恢复。无肉眼可见的病理改变,但在显微镜下可见神经组织结构紊乱。其临床表现为:

1)意识障碍:是最突出的表现,伤后即刻出现,时间一般超过30分钟。

2)头痛、头晕、恶心、呕吐。

3)逆行性遗忘:当患者从昏迷中苏醒后,对受伤经过回忆不起来。

4)情绪反应:表现为情绪不稳定,易激动、抑郁、流泪或表情淡漠。

5)伤后出现皮肤苍白、出冷汗、呼吸微弱、心动过缓、血压下降及肌张力减退等。

(2)脑挫裂伤:指暴力直接作用于头部,致使脑组织发生可见的实质性损伤。其临床表现为:

1)意识障碍:是脑挫裂伤最突出的表现,伤后立即出现,大多超过半小时,病情严重者持续昏迷,其程度和损伤程度及持续时间和范围有关。

2)神经损伤后定位征:瞳孔散大、偏瘫、单瘫、失语等。

3)颅内压增高征:轻度颅脑损伤颅内压增高不明显,严重者发生脑水肿或继发性颅内血肿,可出现剧烈头痛、喷射性呕吐,并伴有血压升高,并可使早期意识障碍程度加重。

4)生命体征改变:下丘脑损伤可有"中枢性高热",伤后可出现呼吸节律紊乱,心率及血压波动明显等严重的生命体征紊乱。

5)脑膜刺激征:脑挫裂伤合并有蛛网膜下腔出血可出现颈项强直及克氏征阳性。

(3)颅内血肿:指外伤后颅内出血积聚于某部位达到一定体积,对脑组织构成压迫,引起相应的临床症状,为继发性脑损伤。

1)分类:根据出血来源和部位的不同分为:①硬膜外血肿:血液聚集于颅骨和硬脑膜之间,约占颅内血肿的30%~40%;②硬脑膜下血肿:血液聚积在硬脑膜下腔,约占颅内血肿的45%~53%,是临床最常见的颅内血肿;③多发性血肿:指颅脑损伤后颅内同时形成两个以上不同部位或类型的血肿,约占颅内血肿的14%~21%;④脑内血肿:指出血聚集在脑实质内,约占颅内血肿的5%左右。根据颅内压增高和早期脑疝症状所需的时间分为:①急性型:3天内出现症状;②亚急性型:3天至3周出现症状;③慢性型:3周以后才出现症状。

2)临床表现:①意识障碍:可由原发性脑损伤所致,也可因血肿导致颅内压增高、脑疝引起。如伤后即刻发生的意识障碍称原发性意识障碍,典型的意识障碍是在原发性意识障碍之后,经过中间清醒期,再度出现意识障碍,并逐渐加重。如原发性颅脑损伤较严重,或血肿形成较迅速,也可不出现中间清醒期。②颅内压增高及脑疝表现:剧烈头痛、恶心、呕吐,一般成年人幕上血肿大于20ml,幕下血肿大于10ml,即可引起颅内压增高症状。瞳孔大小不等,患侧瞳孔缩小,随着病情进展,患侧瞳孔散大,对光反射迟钝或消失。晚期,对侧动眼神经受到挤压,也会出现相应变化;颅内压增高也可致脑组织受压,机体代偿而出现血压升高、脉搏缓慢有力、呼吸深慢。若血肿继续增大,机体失代偿,则会出现血压下降、脉搏细弱、呼吸不规则,甚至会出现呼吸心跳停止。③颅骨骨折:大多数硬膜外血肿都会伴有,以颞骨骨折多见。④脑内血肿除进行性加重的意识障碍外,若血肿累及重要脑功能区,可出现偏瘫、失语、癫痫等症状。

3. 伤情判断

(1)根据格拉斯哥昏迷评分判断:分为轻(13~15分)、中(9~12分)、重(3~8分),这是目前国际通行的病情判断标准。要排除癫痫、醉酒及服用大量镇静剂所致的昏迷。

(2)根据生命体征判断:重症颅脑损伤患者出现血压升高、心率减慢、呼吸减慢,血氧饱和度下降,表示病情危重,是颅内高压中晚期的表现。

(3)根据瞳孔改变判断:对于继发性动眼神经损伤患者,当出现双侧瞳孔大小不等对光反射消失时,说明小脑幕切迹疝已形成,脑干受压时间较长,预后差。

(4)根据监护指标判断:大多数重症颅脑创伤患者有低血压和低氧血症,若患者平均动脉压低于90mmHg,血氧饱和度低于90%,提示预后差。导致血氧饱和度下降的主要原因是:舌后坠和痰液堵塞气道所致的气道不畅;颅内高压;肺不张,肺功能差气体交换功能减退及皮肤颜色改变和末梢血运导致血氧饱和度检测误差;此外,也可根据颅内压监护协助判断脑部病情变化趋势及脑组织的代偿能力,以利于及时发现颅内高压。

(三)辅助检查

首选CT检查明确受伤的部位、范围及程度;MRI检查有助于明确诊断。

三、主要护理措施

(一)急救处理原则

轻型颅脑损伤:卧床休息,留观12~24小时,每2小时观察意识、瞳孔及生命体征1次,给予镇静、止痛等对症处理。

中型颅脑损伤:绝对卧床休息,禁食,48~72小时内严密观察意识、瞳孔及生命体征,完善相关检查及术前准备,必要时手术治疗。

重型及特重型颅脑损伤:绝对卧床休息,头高体位,禁食,48~72小时内严密观察生命体征,随时检查意识和瞳孔变化,给予吸氧、输液、止血、脱水等处理,尽快完善术前准备,急诊开颅探查。

(二)急救护理措施

1. 保持呼吸道通畅

(1)体位:应保持呼吸道通畅及充分供氧,头部抬高15°~30°,半卧位,以利于颅内静脉回流,减轻脑水肿。防止颈部过度屈曲和伸展。意识不清的患者取侧卧位或侧俯卧位,以利口腔分泌物的排出。

(2)及时清除呼吸道分泌物及其他血污:颅脑损伤患者常有不同程度的意识障碍,正常的咳嗽反射及吞咽功能丧失,不能有效排出呼吸道分泌物,血液、脑脊液及呕吐物易导致误吸。

(3)开放气道:深昏迷患者要抬起下颌,避免舌后坠。舌后坠和咳嗽反射减弱可引起呼吸道阻塞而致缺氧和二氧化碳潴留,从而加重脑水肿,因此,应及时清除呼吸道分泌物,如有舌后坠及时用舌钳将舌拉出,以保持呼吸道通畅。如吸痰效果不好,呼吸困难加重,可立即行气管插管和气管切开,或使用呼吸机辅助呼吸。人工气道的建立有助于解除呼吸道梗阻,改善脑缺氧,降低脑水肿,应加强对气管插管和气管切开患者的护理,保持室内温湿度适宜,湿化气道,避免痰液黏稠不易咯出。同时,应防止颈部过曲、过伸或扭曲。预防呼吸道感染,使用有效抗生素,防止肺部并发症的发生。

2. 妥善处理伤口,控制出血 开放性头部伤口要先做简单的包扎,不宜直接用血管钳在伤口内进行钳夹,以免损伤正常的脑组织、血管及神经。

3. 严密监测病情变化

(1)观察意识状态:患者的意识状态是判断颅脑损伤程度及颅内压升高与否的重要指征之一,观察意识状态既要判断有无障碍,又要注意其程度及变化。意识障碍的程度可视为脑损伤的轻重;意识障碍出现的迟早和有无加重,可作为区别原发性与继发性脑损伤的重要依据。因此,应密切观察患者的意识障碍程度,及时发现病情变化并给予处理。如意识逐渐恢复是病情好转的标志;出现进行性意识障碍,说明有进行性脑受压存在,提示颅内血肿继续增大或脑水肿加重,应立即报告医生及早处理。如伤后出现中间清醒期,则是硬膜外血肿的典型表现。动态的病情观察是鉴别原发性与继发性脑损伤的主要手段,应每15~30分钟观察记录一次。包括意识、瞳孔、生命体征、神经系统体征,其中意识观察最为重要。意识障碍可分为以觉醒度改变为主的意识障碍,包括清醒、模糊、浅昏迷、中昏迷和深昏迷五级;以及以意识内容改变为主的意识障碍,包括意识模糊、谵妄。

(2)观察生命体征变化:严密监测生命体征,伤后应每15~30分钟测量血压、脉搏、呼吸一次,测量时应先测呼吸再测脉搏、血压,最后观察意识,避免患者躁动而影响准确性。如出现呼吸深慢,脉搏缓慢,血压升高,多提示颅内压升高,则是脑疝的早期表现;如昏迷加深并出现呼吸浅促,脉搏细弱,血压下降则是病情危重的标志,应立即报告医生尽早处理并配合抢救。

(3)观察瞳孔变化:瞳孔的改变是颅脑损伤患者病情变化的重要指征之一,如瞳孔时大时小,双侧交替变化,对光反射消失,伴有眼球歪斜是中脑受损的表现;若双侧瞳孔极度缩小,对光反射消失,伴有中枢性高热是桥脑损伤的标志;若双侧瞳孔散大,光反射消失眼球固定则是脑干损伤的征象;若出现双侧瞳孔大小不等则是颅内血肿发生的征象,应积极做好术前准备;患者双侧瞳孔散大、对光反射消失常为死亡前征象,应立即做好抢救准备。因此,应密切观察患者的病情变化并详细记录,为医生提供准确的病情动态信息,给予及时处理,挽救患者生命。

(4)观察肢体运动:注意观察患者肢体活动情况,有无自主运动,活动是否对称,观察肢体有无瘫痪及其瘫痪程度,是伤后立即瘫痪还是原发性瘫痪加重,如果同时伴有意识障碍加重多为继发性脑损伤。原发性脑损伤引起的偏瘫,在受伤时出现,不会继续加重。继发性脑损伤引起的偏瘫,则在伤后逐渐出现。若同时还有意识障碍进行性加重表现,则考虑为小脑幕切迹疝。

4. 积极防治休克

(1)建立静脉通路:颅脑损伤患者常有呕吐、高热、大汗等,容易引起代谢紊乱,同时由于早期对水盐摄入的限制、利尿脱水及激素的使用等干扰生理平衡,患者常有不同程度的失水。因此,颅脑损伤患者来诊后切勿被血压无改变的假象所迷惑。仍要立即建立静脉通道,积极抗休克治疗,给予平衡盐液,并尽快输入胶体溶液和血液,预防及治疗休克。

(2)严密监测生命体征及尿量变化:每5~10分钟测量血压、脉搏、呼吸一次,并观察尿量变化,如出现血压下降,脉压减小,脉搏增快,尿量少则提示休克的出现,即使在血压正常的情况下也要做好治疗休克的防范措施。

(3)严格控制输液量和速度:在脑外伤急性期,常有不同程度的水钠潴留,补液过快可致颅内压增高。而自主神经系统受损者也易引起肺水肿。因此,为预防及减轻脑水肿及肺水肿的发生,应限制钠盐的摄入量,成人补液量为每日2000ml。同时,补液期间严密观察24小时出入水量,并监测电解质变化。

5. 脱水的治疗与护理 颅脑损伤后常出现脑水肿,脱水治疗可减轻脑组织中的水分,使脑体积缩小,降低颅内压。20%甘露醇快速静脉点滴是最为重要的降颅内压的方法。可按 0.5~1.0g/kg 快速静滴,30 分钟内滴完,也可与利尿剂如呋塞米联合使用以促进脱水,减轻脑水肿;也可使用 25%浓缩白蛋白,提高血浆胶体渗透压,达到脱水的目的等。

脱水期间,应遵医嘱给药,密切观察尿液变化,以判断脱水效果。但在给药前必须测量血压,预防低血压的发生。对于血容量不足者,需慎重脱水,必须在补足血容量的基础上进行。避免在休克时进行脱水治疗,因为此时脱水不但不能改善脑水肿反而会加重休克。在脱水过程中,严格记录液体出入水量,并监测电解质变化,严防药液外渗而致组织坏死。脱水剂应按医嘱定时、反复使用,停止使用前应逐渐减量或延长使用时间,避免突然停药而引起颅内压反跳。

6. 躁动及高热患者的护理

(1)躁动患者的护理:颅脑损伤的患者常由于脑水肿、呼吸道不通畅而致缺氧、尿潴留及疼痛而引起躁动,因此,躁动是患者常见的临床表现。尤其是当患者由安静转入躁动时,或者由躁动转入安静时,都应严密观察,及时找出原因给予对症处理。切勿随意应用镇静剂,以免掩盖病情不利观察。同时,对于躁动患者不宜使用约束,应设专人护理,避免患者挣扎而升高颅内压。

(2)高热患者的护理:颅脑损伤患者常伴有中枢性高热,需要给予物理降温。常用降温方法有:冰帽等。若物理降温法无效,可采用冬眠疗法。常用冬眠合剂 I 号(氯丙嗪、异丙嗪、哌替啶)、冬眠合剂 II 号(异丙嗪、哌替啶、氢化麦角碱)等。

7. 脑脊液漏患者的护理

(1)对于脑脊液漏患者仰卧头高位,抬高头部,可借助颅内压增加脑组织的重力压闭漏孔(硬膜),以达到减少或阻止脑脊液外流,促进伤口愈合的目的。同时,防止脑脊液反流而引起逆行颅内感染。

(2)在协助患者翻身变换体位时应动作轻柔、缓慢,始终使患者头部处于高位。避免用力咳嗽、打喷嚏,以防止脑脊液反流;对于便秘者给予缓泻剂和富含纤维素食物,以保持大便通畅预防便秘,防止突然用力排便而增高颅内压,导致脑脊液漏出增加。咳嗽频繁者可给予止咳剂。

(3)对于脑脊液漏患者严禁使用棉球堵塞外耳道,注意保持外耳道清洁,每 4 小时用 75%的酒精消毒外耳道和耳郭 1 次,然后,用无菌干棉球轻放于外耳道口,下垫无菌治疗巾,并及时更换浸湿的敷料及无菌巾,以防止感染。同时,对于脑脊液伤口漏的患者,还应保持内层伤口的敷料无菌,及时更换外层伤口敷料,按时换药,并观察脑脊液的渗出情况。

(4)保持鼻腔清洁,嘱脑脊液漏患者勿抠鼻、擤鼻等,定时应用无菌棉签擦拭,并在鼻前庭处放一无菌棉球,及时更换浸湿的棉球。

(5)加强心理护理,患者由于脑脊液漏而出现精神紧张,再加上体位活动受限,而导致精神紧张加重,甚至失眠,因此,应加强患者的心理护理,缓解焦虑等不良情绪,改善其睡眠,以促进其体力的恢复。

案例7-1 ●

女性,28 岁,于 1 小时前因车祸(具体情况不详)被急诊送入医院。意识不清,呈中度昏迷状态,压眶刺激下表现为四肢过伸,刺激单侧下肢表现为被刺激侧肢体屈曲,左侧瞳孔 4mm,右侧 6mm,头颅 CT 示右颞顶硬膜下血肿,弥漫性脑肿胀。

思考: 1. 根据所学知识,你如何对患者进行护理评估?该如何实施救护?

2. 请问颅脑损伤的患者应采取什么体位?为什么?

第三节 胸部创伤

问题与思考

1. 引起"连枷胸"的原因是什么?
2. 临床上将气胸分为哪几类?

胸部损伤是常见的外科急症,平时、战时均可发生,又因胸部面积较大,常常由于来自外界的打击如车祸、挤压伤、摔伤及锐器伤等导致损伤。胸部外伤在严重创伤和多发伤中其发生率仅次于四肢和颅脑创伤,约占全身创伤的1/4。胸腔内有心脏、大血管、气管及肺等重要器官,严重的胸部创伤可导致呼吸循环衰竭,若不及时处理可导致患者死亡。因此,准确、迅速及时的救护是提高严重创伤抢救成功率挽救患者生命的关键。

一、病因及分类

根据暴力性质不同,胸部损伤可分为钝性伤和穿透伤;根据伤口是否穿破全层胸壁,造成胸膜腔与外界沟通,而分为闭合性和开放性损伤。

1. **闭合性损伤** 多是由于暴力挤压、冲撞及钝器撞击所导致的胸部组织和脏器损伤,可发生软组织挫裂伤或肋骨骨折,甚至严重的患者可发生胸腔脏器及血管损伤破裂而出现血胸、气胸或膈肌破裂。如果暴力挤压胸部可导致静脉压急骤升高,甚至头颈部及胸部毛细血管破裂而窒息。

2. **开放性损伤** 多为刀刃等利器所致,战争时则以火器及弹片伤多见。临床上将开放性伤中穿透胸膜或纵隔者称为穿通性开放伤,又称胸腔伤。此类损伤可根据伤道不同而导致心、肺、大血管及腹部等内脏的合并损伤,而引起血胸、气胸、血气胸、心脏压塞及胃肠穿孔等而危及患者的生命;仅伤及胸壁者称为非穿通性开放伤,此类损伤可无内脏损伤,但是,火器性非穿通伤则可由于局部冲击而致内脏损伤。

二、护理评估与判断

(一)病史及诱因

1. **健康史** 了解患者的一般情况,包括年龄和性别、职业、经济状况、社会及文化背景。

2. **受伤史** 详细了解病史对判断患者的伤情、确定受伤部位具有重要意义。在收集病史资料时,向患者或目击者详细询问受伤的时间、部位、暴力大小、受伤的方式和受力点,是摔伤、撞击伤? 还是挤压伤、震荡伤或刺伤? 伤后有无昏迷、胸痛、呼吸困难、咯血、休克、恶心呕吐及昏迷等。不同的受伤方式揭示不同的伤因,其所受伤的部位、受伤性质及受伤程度是不同的。注意患者既往有无心肺疾病,特别是慢性阻塞性肺疾病、支气管哮喘、风湿性心脏瓣膜病及冠心病等。

(二)症状及体征

观察患者有无意识障碍,生命体征是否平稳,肢体活动是否受限,有无发绀、胸壁挫伤、连枷胸、开放性伤口、颈静脉怒张、气管移位及皮下气肿等。重点观察有无呼吸循环功能障碍。胸部开放性损伤观察损伤的部位、胸壁缺损及损伤通道,有无异物存留,有无胸腔及腹腔脏器损伤;对于胸部闭合性损伤,重点观察有无内脏损伤,有无活动性出血存在,有无空腔脏器破裂等。

1. 临床上胸部外伤常见的症状及体征表现为

(1)胸痛:胸痛是胸部创伤的主要症状,疼痛部位常位于伤处,可有压痛,在深呼吸、咳嗽时疼痛加重。

(2)咯血:胸部创伤患者出现咯血常表明肺或支气管损伤。如气管、大支气管破裂会导致大量咯血并伴有气胸或皮下气肿;如为血性泡沫样痰则提示为肺爆震伤。

(3)呼吸困难:胸部外伤的患者常有不同程度的呼吸困难,重症患者可出现端坐呼吸,烦躁不安。常见原因为:疼痛影响呼吸运动;大量血胸、气胸或血气胸压迫造成肺萎缩;血液、分泌物或误吸阻塞支气管和肺泡导致气道不通畅或损害;胸壁软化造成反常呼吸运动;肺实质损伤,如肺挫裂伤等;急性失血性休克;创伤后呼吸窘迫综合征等。

(4)休克的表现:胸部严重创伤的患者由于大量出血、心脏挫裂伤或心包填塞所致心排血量减少及胸膜肺休克均可致休克。患者表现为表情淡漠、烦躁不安、皮肤湿冷、面色苍白或发绀;脉搏细速、血压下降、脉压减小;尿少或无尿等。

(5)体征:患侧呼吸运动减弱和消失;多根肋骨骨折可导致局部胸壁软化,称为"连枷胸"或"外伤性浮动胸壁",因浮动胸壁在呼吸时与其他部位正常胸壁活动相反,故称之"反常呼吸";而开放性气胸时由于两侧胸膜腔压力不等使纵隔移位,称之为"纵隔摆动";心包填塞可致颈静脉怒张;若患者出现皮下气肿,叩诊呈鼓音,呼吸音消失,则提示为张力性气胸。

2. 临床上根据损伤部位不同,症状体征表现也不相同

(1)肋骨骨折:肋骨骨折是指肋骨的完整性和联系性中断,是最常见的胸部损伤,约占61%~90%,多以第4~7肋骨多见,因其长而薄,最易折断。多因直接或间接暴力所致。直接暴力所致骨折,断端可陷入胸腔,导致肋间血管、胸膜或肺损伤,而引起血气胸;而间接暴力则是胸部前后受挤压而导致的骨折,多为肋骨中段折断,使骨折断端向外。肋骨骨折在临床上表现为:

1)疼痛:患者出现受伤胸壁肿胀,可有畸形;常于受伤处疼痛,并伴有压痛,在深呼吸及咳嗽或转动体位时疼痛加重。有时可触及骨折断端和骨摩擦感。

2)气短或呼吸困难:患者疼痛时,可使胸廓活动受限,呼吸浅快。如果患者有多根多处肋骨骨折存在,则会出现胸壁软化,引起反常呼吸运动,从而有进一步加剧疼痛,而导致呼吸困难加重、发绀和严重的低氧血症,部分患者可引起皮下气肿。

3)严重者会出现休克表现。

(2)气胸:由外伤导致肺、支气管或食管破裂或胸壁穿透伤、胸膜破损,空气进入胸膜腔而造成胸膜腔呈积气状态,称气胸,又称创伤性气胸。在胸部外伤中气胸的发病率仅次于肋骨骨折。临床上根据气胸的性质可分为闭合性气胸、开放性气胸和张力性气胸三类。

1)闭合性气胸:多并发于肋骨骨折,多因肋骨断端刺破肺,空气进入胸膜腔所致,胸膜伤口自行闭合,胸膜腔不再和外界相通,称为闭合性气胸。临床表现为:①胸闷、胸痛、气促和呼吸困难:其程度随积气量和肺萎缩程度而不同。肺萎缩在30%以下者为小量气胸,影响呼吸和循环功能较小,临床上多无明显呼吸循环功能紊乱的症状;肺萎陷在30%~50%者为中量气胸,肺萎陷超过50%者,为大量气胸。中量和大量气胸可致患者出现胸闷、胸痛和呼吸困难等症状。②患侧胸廓饱满,气管向健侧移位,叩诊呈鼓音,听诊呼吸音减弱或消失。

2)开放性气胸:多并发于因刀刃、锐器、弹片或火器所导致的胸部穿透伤。胸膜腔通过胸壁口与外界大气相通,外界空气随呼吸自由出入胸膜腔。临床表现为:①气促、明显呼吸困难、口唇发绀、鼻翼煽动,严重者出现休克等;②患侧胸壁可见伤道,可闻及空气进入呼吸道的吸吮样声音;颈部和胸部皮下可触及捻发音,叩诊患侧胸部呈鼓音,心脏向健侧移位,听诊呼吸音减弱或消失。

3)张力性气胸:胸壁裂口与胸膜腔相通,且形成活瓣,气体随每次吸气时从裂口进入胸膜腔,呼气时活瓣关闭,空气只能进不能出,致使胸膜腔积气不断增多,压力不断升高,导致胸膜腔内压力高于大气压,又称为高压性气胸。主要与较大的肺泡破裂、较深的肺裂伤或支气管破裂有关。主要临床表现为：①患者主要症状为：极度的气急和呼吸困难、发绀、烦躁不安、大汗淋漓、意识障碍、昏迷、休克，甚至窒息等；②主要体征表现为：颈静脉怒张，气管向健侧移位，患侧胸部饱满，肋间隙增宽，呼吸运动减弱，出现皮下气肿；叩诊呈鼓音；呼吸音减弱和消失。

4）血胸：血胸是指胸部损伤导致的胸膜腔积血。可与气胸同时存在，统称为血气胸。多由于肋骨断端或利器损伤胸部而刺破肺、心脏或血管而导致胸膜腔积血。临床上根据损伤部位、程度及范围不同而发生不同的病理变化。当肺裂伤时，由于循环压力低，出血量少而缓慢，多能自行停止；若肋间血管、胸廓内血管或压力较高的大动脉损伤出血时则不易停止；当患者心脏和大血管受损破裂，则出血量多而急，极易造成有效循环血量急剧减少而致循环衰竭而在短期内死亡。临床上根据出血速度及量的多少表现不同：①小量血胸：成人在 0.5L 以下，患者症状不明显；②中等量血胸为 0.5~1.0L，大量血胸在 1.0L 以上，尤其是急性出血时，则表现为面色苍白、脉搏细速、血压下降、四肢湿冷、末梢血管充盈差等低血容量休克的症状和体征。也可伴有呼吸困难、气管向健侧移位、肋间隙饱满、患侧胸部叩诊呈鼓音，呼吸音减弱和消失等，心脏向健侧移位；③感染的表现：血胸患者常合并感染，表现为疲乏、寒战、高热、大汗等。

5）心脏破裂：是一种穿透性心脏损伤，大多数有锐器、刃器、火器（子弹或弹片）等穿透胸壁而伤及心脏所致，偶有钝性暴力撞击前胸，胸骨或肋骨断端移向心脏所致。心脏破裂的常见部位分别是：右心室、左心室和右心房，最常见的是右心室破裂。左心房及心包内大血管破裂较少见。临床表现为：①胸壁伤口出血：见于开放性胸部损伤导致心脏破裂者，患者胸壁伤口不断涌出鲜血。②低血容量性休克表现：患者面色苍白、呼吸浅快、皮肤湿冷、脉搏细速、血压下降等低血容量休克表现，甚至死亡。③颈静脉怒张及心脏压塞征：多见于闭合性胸部损伤，患者出现低血容量外可伴有颈静脉怒张和 Beck 三联征（beck'third）：静脉压增高，>1.4kPa（15cmH$_2$O）；脉搏微弱，心音遥远；血压下降，脉压差减小，甚至动脉血压难以测出。④心律失常和心力衰竭表现。

（三）辅助检查

血常规检查有无血红蛋白和血细胞比容下降；胸部 X 线检查可明确有无肋骨骨折及其部位、性质、血胸、气胸及肺萎缩；诊断学穿刺可助判断有无血胸、气胸或心包积液等。

（四）心理-社会状况

了解患者伤后的情绪变化，有无恐惧及焦虑心理，了解患者及家属对损伤及预后的认知程度，并了解其家庭经济状况及工作环境。

三、主要护理措施

约80%以上的胸部损伤患者可以通过急救处理使伤情得到控制而挽救其生命，而有 10%~15% 的患者需要给予外科手术处理。因此，对胸部创伤的患者进行早期迅速的急救至关重要。

（一）急救护理

1. 现场救护

（1）对呼吸、心跳停止的患者，应立即现场进行心肺复苏术。

（2）保证气道通畅，改善通气功能：及时清除口腔及呼吸道分泌物或异物；给予氧气吸入，紧急情况采用气管插管或气管切开，建立人工气道，给予人工通气。

（3）立即去掉患者的污染衣裤，暴露受伤部位，及时用胸带包扎固定胸部，以减轻疼痛及控制反常呼吸，避免胸部损伤的加重。

（4）搬动胸部创伤的患者时，应双手平托患者的躯干部，注意保护受伤部位，抬、搬、放动作要协调、轻柔一致，切勿牵拉扭曲，避免再损伤。

(5)立即备好器械包：包内有胸部固定带、胸腔穿刺包、胸腔引流装置、吸氧管、吸痰器、气管切开包、静脉切开包、输液管、输血管、注射器及各种抢救药品等。

2. 积极纠正休克

(1)立即给患者取中凹卧位，抬高头胸部以利于胸腔引流，减少肺部的压迫以促进肺扩张，有利于呼吸，抬高下肢有利于血液循环。

(2)迅速建立两组静脉通路，快速补充血容量。若不易静脉穿刺，可做下肢大隐静脉切开或锁骨下静脉穿刺，必要时加压输血输液。

(3)在抢救休克的同时，迅速排出胸腔内的积气和积液，避免呼吸、循环衰竭。

3. 严密监测病情，备好急救药品和器械

(1)密切观察患者病情，及时监测患者有无神志改变，有无呼吸困难、发绀等缺氧改变。

(2)密切监测血压变化，准确判断病情，准确记录24小时出入水量。注意活动性、进行性出血征象及伴有其他脏器的破裂。若有以下情况则提示出血继续存在。

1)经输血输液补足血容量后，升高的血压又迅速下降或血压不升。

2)脉搏细速，血压持续下降，脉压减小。胸腔穿刺抽出的血很快凝固，或胸腔血液凝固抽不出，而病情继续加重，X线检查表现为胸内阴影继续增大。

3)血常规检查红细胞、血红蛋白及红细胞压积进行性降低。

4)胸腔闭式引流液量≥5ml/(kg·h)，且持续3小时以上。

(3)协助医师尽快明确有无复合伤存在并了解其性质，在胸部创伤未确诊前，绝对禁食禁饮。

(4)备好急救药品和器械，尽快完成各项检查。若患者疑有心脏压塞应迅速配合医师行心包穿刺术或心包开窗检查术，尽快解除心脏压塞。

（二）肋骨骨折的护理

1. 闭合性肋骨骨折的护理

(1)固定胸廓，限制肋骨断端活动，减轻疼痛。可用多条胸带、弹性胸带或宽胶布条叠瓦式固定。

(2)减轻疼痛：立即给予止痛剂，也可给予1%普鲁卡因做肋间神经阻滞或骨折部位封闭。

(3)积极处理并发症，维持正常的胸廓运动，可用加厚棉垫加压包扎，制止反常呼吸运动，促进患侧肺复张。

(4)建立人工气道：对于闭合性多根肋骨骨折、咳嗽无力、痰液不能有效咯出及呼吸衰竭的患者，及时给予气管插管或气管切开。

(5)给予抗生素使用，预防感染。

2. 开放性骨折

(1)对于胸膜穿透者，给予胸腔闭式引流。

(2)积极清创与固定，彻底清洁胸壁骨折处的伤口，分层缝合后包扎固定，对于多根多处肋骨损伤的患者，清洁后用不锈钢丝内固定。

3. 密切观察病情变化，定时监测生命体征。若体温>38℃，及时报告医生。对于开放性损伤患者，及时更换创面敷料，保持敷料清洁干燥及引流管通畅，遵医嘱使用抗生素，预防感染。密切观察神志、胸腹部活动，呼吸频率和节律，有无气促、发绀和呼吸困难，如有异常及时通知医师处理。

（三）气胸的护理

1. 不同类型气胸的护理

(1)张力性气胸：发生张力性气胸，是可迅速致死的急危重症，应紧急排气治疗，立即用粗针头在患侧锁骨中线与第2肋间连线处刺入排气，针尾连一橡皮指套，在其顶部剪一个小口，使之成为活瓣排气针，吸气时防止气体再次进入；也可采取胸腔闭式引流，以排出气体，促进肺复张；若胸腔引流管内持续不断溢出大量气体,而呼吸困难难以改善,可能存在支气管和肺的严重损伤,应立即做术前准备,配合医师行手术探查并修复裂口。

(2)开放性气胸:对于开放性气胸者,应紧急用无菌敷料封闭伤口,使其变为闭合性气胸,如5~6层大块凡士林油纱布、纱布、棉垫或其他清洁的器材封闭胸壁伤口,再用胶布或绷带包扎固定,迅速转送至医院;如现场无消毒敷料,应随手取物,也可用手掌堵住伤口,以待进一步处理。

(3)闭合性气胸:对闭合性气胸积气较多者,应立即穿刺抽气或胸膜腔闭式引流;对疑有胸腔内器官损伤和进行性出血者,应立即做术前准备,进行开胸探查手术止血、修复创伤并取出异物;立即给予吸氧,积极补充血容量,纠正休克;遵医嘱使用抗生素,防治感染。

2. 密切监测病情 严密监测并记录生命体征,观察患者有无气促、呼吸困难、发绀等缺氧表现,监测呼吸频率、节律和幅度,气管有无移位,皮下气肿有无改善等,如有异常及时配合医师处理。

3. 止痛,减轻患者不适

(1)遵医嘱使用止痛药物。

(2)当患者咳嗽咯痰时,协助和指导患者及家属用双手按压患侧胸壁,以减轻其咳嗽时疼痛,缓解不适。

4. 积极预防肺部和胸腔感染

(1)监测体温变化,每4小时测量1次,如有异常及时配合医师处理。

(2)严格执行无菌操作:保持胸壁伤口敷料清洁干燥,并及时更换;保持胸腔闭式引流通畅,避免引流管受压、扭曲,及时更换引流瓶;指导患者有效咳嗽咳痰,帮助患者翻身叩背,指导其做深呼吸,促进肺扩张,减少肺不张及肺部感染等并发症。

(3)加强气管切开和气管插管的护理:对于气管插管和气管切开及使用人工呼吸机的患者加强呼吸道管理,保持呼吸道清洁、湿化与通畅,以有利于气体交换。

(4)遵医嘱合理有效使用抗生素。

5. 胸腔闭式引流的护理

(1)目的

1)排除胸腔内的气体、液体,以促使肺膨胀,尽快恢复呼吸循环功能,减少并发症。

2)观察引流液的性质、性状,判断胸腔内有无继续漏气、出血,有无消化液、食物、粪便的污染,以利及早给予处理。

3)为手术做准备:在有胸腹联合伤时,采用气管内麻醉下进行开腹探查手术前,应先在患侧胸腔做好胸腔闭式引流术,以防止在加压呼吸中突然发生张力性气胸导致休克。

(2)物品准备:胸腔闭式引流包1个、胸腔闭式引流管1副、无菌闭式引流封瓶1套、10~20ml注射器1副、1%普鲁卡因1支、无菌手套1副。

(3)手术方法与配合:患者取坐位或半坐卧位,充分暴露手术部位(气胸患者在锁骨中线外侧第2肋间置管,液胸患者在腋中线第7~9肋间置管);术者戴无菌手套,护士准备无菌手术盘,将胸腔闭式引流包打开,并将注射器、胸腔闭式引流管置于手术无菌盘内;协助医师常规消毒;铺无菌洞巾;协助医师做局部浸润麻醉;术者在引流部位做2cm大小的切口,并用血管钳分开各肌层达胸膜腔,并用血管钳夹持引流管置入胸膜腔,然后,用三角针1号线将引流管固定在皮肤上,引流管周围切口覆盖无菌纱布,并用胶布固定;最后引流管接无菌水封瓶或无菌闭式引流袋。

(4)护理要点

1)操作中保持严格无菌,防治胸腔感染;引流管不可太软、太细,并防止引流管扭曲、打折、受压、脱出,以保持引流通畅。

2)体位:胸腔闭式引流术后常置患者取半卧位,以利呼吸和引流。指导患者深呼吸运动并进行有效咳嗽,以利于积液的排出,尽快恢复胸膜腔负压,促使肺扩张。

3)注意保持引流管道的密闭和无菌,使用前注意检查引流装置是否密封,在胸壁伤口引流管周围用油纱布严密包盖,更换引流瓶时,应先用双钳夹闭引流管,以防止空气进入胸膜腔。

4)保持引流通畅:胸腔闭式引流主要靠重力作用引流,水封瓶液面应低于引流管胸腔出口平面60cm,在任何情况下引流瓶都不能高于患者的胸腔,以防止引流液逆流入胸膜腔而造成感染,并将来自胸腔的引流管的玻璃管浸入液面下2cm,以防止空气进入胸腔;定时由上向下挤压引流管,每30~60分钟1次,以防治血块或纤维素凝块堵塞管腔;检查引流管是否通畅,最简单的方法是观察引流管是否继续排出气体和液体,并观察长玻璃管中的水柱是否随呼吸上下波动,必要时可让患者做深呼吸或咳嗽以利观察。水柱波动的大小可以反映出残腔及胸腔内负压的大小。水柱上下波动正常值为4~6cm,如水柱无波动,而患者出现胸闷、气促,气管向健侧移位等肺受压的表现,说明引流管被血块堵塞,应立即进行挤捏或使用负压间断抽吸引流瓶短玻璃管,促使其通畅,并及时通知医师。

5)妥善固定:运送患者时应用双钳夹管,若患者下床活动时,应将引流瓶位置低于膝关节,保持密封。

6)密切观察引流液的量、颜色、性状、水柱波动范围,并准确记录。开始时为血性,以后颜色为浅红色,不易凝血。若引流量多,颜色为鲜红色或红色,性质较黏稠,易凝血,则疑为胸腔内有活动性出血。若引流管中有胃液、肠液、胆汁,或有新鲜咽下的食物,则表示有胸腹联合伤,可能存在胃、肠、食管及膈肌破裂。水封瓶应按规定更换,并作好标记,准确记录引流量。

7)脱管的处理:若患者的引流管从胸腔滑脱,应立即用手捏闭伤口处皮肤,消毒后用凡士林纱布封闭伤口,并协助医生做进一步处理。如引流管连接处脱落或引流瓶损坏,立即用双钳夹闭胸壁导管,按无菌操作方法更换整个装置。

8)拔管指征:胸腔置管引流48~72小时后,若引流量明显减少且颜色变淡,24小时引流液量<50ml,脓液<10ml,X线胸片示肺膨胀良好、无漏气,患者呼吸困难消失即可拔管。拔管方法:嘱患者先深吸一口气后屏气即可迅速拔管,并立即用凡士林纱布和厚敷料覆盖封闭胸壁伤口,再用宽胶布或胸带包扎固定。

9)拔管后观察:拔管后24小时内观察患者有无胸闷、呼吸困难、切口漏气、渗液、出血及皮下气肿等症状,若有异常及时协助医师处理。

6. 手术治疗指征　对于开放性伤口、严重的血气胸和胸腔脏器损伤者应进行清创和开胸手术。临床上出现下列状况为手术指征:

(1)通过补充血容量或抗休克处理,伤情无明显好转者。

(2)胸腔闭式引流血量≥200ml/h,并持续2~3小时以上者。

(3)胸膜腔穿刺抽出血液很快凝固或抽不出,且胸部X线检查显示胸膜腔阴影继续增大者。

案例7-2

　　某男,20岁,以"胸痛、胸闷、气短20分钟"为主诉入院。20分钟前,因与同伴发生口角,被对方用尖刀插入右侧胸部。伤后20分钟被救护车急诊送入院。查体:P:110次/分,R:28次/分,BP:85/60mmHg,右侧胸部压痛明显。X线提示:右侧4、5、6多发肋骨骨折,右肺萎陷40%,右侧胸腔积气,气管、纵隔向左移位。

　　思考:1. 你认为该患者发生了什么情况?

　　2. 针对上述情况,你认为现场应采取哪些急救措施?

　　3. 请你为该患者制定主要的护理措施。

第四节　腹部损伤

问题与思考

腹部损伤的分类及其观察要点有哪些？

腹部损伤是指各种机械性致伤因素引起的腹壁和/或腹内脏器的损伤。在平时或战时都较为常见,其发生率在平时约占各种损伤的 0.4% ~ 1.8%;战时高达 50% 左右。腹部损伤包括腹壁损伤和腹腔脏器损伤,其特点常为多个脏器伤;休克发生率高;腹部闭合伤的漏诊、误诊率高,死亡率达 20% ~ 30%,故正确的诊断,及时有效的处理,是腹部创伤救治成功的关键。

一、病因及分类

（一）病因

1. 外力因素　腹部损伤的类型、严重程度、是否涉及腹腔内脏器、涉及哪些脏器等取决于暴力的强度、速度、着力部位及力的作用方向及作用方式等因素。开放性损伤多由刀刺、枪弹、弹片等各种锐器或者火器伤所致,其常见受损的腹腔脏器依次为肝脏、小肠、胃、结肠、大血管等;闭合性损伤多由高处坠落、碰撞、冲击、挤压、拳打脚踢等钝性暴力所致,常见受损腹腔脏器依次为脾脏、肾脏、小肠、肝、肠系膜等。

2. 内在因素　包括腹部解剖特点、内脏原有病理情况及功能状态。如肝脏、脾脏及肾脏的组织结构脆弱、血供丰富、位置比较固定,当受到暴力打击后,容易破裂,尤其是原有病理状况已存在;当上腹部受到挤压时,胃窦、十二指肠水平部或胰腺被压在脊柱上而断裂;肠道的固定部分(上段空肠、末段回肠、粘连 -+ 的肠管等)比活动的部分易受损;空腔脏器在充盈时(饱餐后、膀胱未排空等)比排空时更易破裂;胰腺、十二指肠、膈、直肠等由于解剖位置较深,损伤发生率较低。

（二）分类

临床上根据伤情有以下两种分类方法:

1. 根据损伤后腹壁是否完整,腹腔与外界是否相通分类　分为开放性损伤和闭合性损伤;并且又根据腹膜是否破裂分为穿透伤和非穿透伤。穿透伤是指腹壁伤口穿透腹膜者,多伴有腹腔脏器损伤;非穿透伤是指无腹膜损伤者,偶可伴有腹腔脏器损伤;后者多因高处坠落、碰撞、挤压等钝性暴力造成。

2. 根据损伤腹腔脏器的性质分类　分为腹腔实质性脏器损伤和空腔脏器损伤。前者主要指脾、肾、肝、胰脏等。实质脏器位置比较固定,组织脆弱、血供丰富,受到暴力打击后比其他内脏更容易破裂。后者主要指小肠、胃、结肠、膀胱等。上腹部受到碰撞、挤压时,胃窦、十二指肠被挤压在脊柱上而断裂;上段空场和末段回肠位置比较固定易发生损伤;膀胱充盈时受外力容易发生破裂。

二、护理评估与判断

（一）病史及相关因素

1. 一般状况　包括患者的年龄、性别、职业及饮食状况;女性患者要询问月经情况,如有无停经、有无月经过期、有无不规则阴道出血等。

2. 受伤史　详细询问患者受伤的原因、时间、地点、部位、姿势及伤情;了解致伤物的性质与暴力的方向和强度;详细了解患者受伤至就诊之间的病情变化及已采取的急救措施及效果;重点了解患者受伤后有无腹痛及其特点、部位、程度和持续时间，有无放射性疼痛及进行性加重；患者意识状态，有无昏迷等。

3. 既往史 了解患者有无高血压、冠心病、糖尿病、结核病等疾病；有无腹部手术史及药物过敏史等。

（二）症状及体征

腹部损伤患者的症状与体征根据致伤的原因、受伤器官、损伤部位和程度不同而异。临床上实质性脏器损伤主要表现为失血性休克；而空腔脏器损伤则主要表现弥漫性腹膜炎、感染性休克。常见症状及体征如下：

1. 实质性脏器损伤

（1）症状

1）腹痛：多呈持续性，不剧烈。如果肝、胰破裂时，由于大量胆汁、胰液或血液进入腹腔而导致化学性、弥漫性腹膜炎，则会出现明显的腹痛及腹膜刺激征，同时，还由于膈肌受刺激而使疼痛放射至肩背部。

2）失血性休克：当肝、脾、肾、胰等器官损伤时，主要症状为腹腔内出血或腹膜后血肿，患者主要表现为面色苍白、四肢湿冷、脉搏细速、血压下降、脉压变小、尿少等失血性休克的症状和体征；当患者肝或脾被膜下及实质内破裂时，则可在伤后数小时或数周内，由于被膜下血肿增大或在较小外力的作用而突然发生被膜破裂，导致急性大出血并出现失血性休克的症状；当肝破裂时血液可通过胆管进入十二指肠则会出现柏油样便或呕血等消化道出血的症状。

（2）体征：患者有典型的腹部压痛、反跳痛和肌紧张等腹膜刺激征，并伴有明显的腹胀，部分患者腹部可有移动性浊音，当肝脾被膜下破裂伴血肿时，则可触及腹部包块。

2. 空腔脏器损伤

（1）症状：当肠、胃、胆囊及膀胱等器官破裂时，患者主要表现为弥漫性腹膜炎的症状，如出现持续性剧烈的腹痛，伴恶心、呕吐，继之出现发热、脉搏增快、呼吸急促等全身性感染的症状和体征，甚至发生感染性休克；当患者空腔脏器损伤时，则会有不同程度的出血，胃十二指肠损伤时可出现呕血，如患者肠受损伤则会出现鲜红色血便等。

（2）体征：出现典型的腹膜刺激征，其程度与空腔脏器内容物不同有关。一般情况下，胃液、胆汁、胰液刺激性最强，症状重，肠液刺激症状较轻；若腹腔内有游离性气体，则肝浊音界缩小，肠鸣音减弱或消失，若患者继发性腹腔内感染则会有腹胀；当患者直肠损伤时，直肠指检则会有直肠内出血，还可触及破裂口。

3. 腹部不同部位脏器损伤的症状、体征及伤情判断

（1）腹腔实质脏器损伤：当患者实质脏器损伤后，则会引起脏器破裂和大血管损伤，主要表现为腹腔内出血，患者出现休克征象及腹膜刺激征。

1）肝脏损伤：主要临床表现为失血性休克及腹腔内出血，如面色苍白，脉搏细弱，血压下降等休克征象；若肝损伤被膜下破裂，会形成被膜下血肿，则于受伤后数小时或数天发生真性破裂，引起迟发性急性内出血。但其早期征象常不典型，必须严密监测病情变化，反复检查腹部情况。若患者伴有肝内较大胆管损伤，则出现胆汁外溢，形成胆汁性腹膜炎，出现急性腹膜炎的征象。

2）脾损伤：脾损伤分为三种类型：真性破裂、被膜完整的中央型破裂、被膜下破裂。其临床表现为：真性破裂最为常见，指脾的包膜及实质均破裂。真性破裂后，患者迅速发生休克和腹膜刺激征，腹部叩诊可出现移动性浊音；当患者被膜下破裂或中央型破裂，则主要表现为上腹部胀痛感，因出血局限于脾被膜内，故无血液流入腹腔所造成的内出血表现。

3）胰腺损伤：胰腺损伤占上腹部创伤的 3%~5%。单纯的胰腺损伤临床上极为少见，常合并有周围脏器的共同损伤，故其临床表现常不典型，可有腹腔内出血、急性腹膜炎等征象。

（2）腹腔空腔脏器破裂：是指胃、肠道损伤受损伤后，空腔脏器破裂内容物进入腹膜腔而致急性腹膜炎和感染性休克的表现。常见空腔脏器损伤如下：

1）胃损伤：临床上分为完全性胃破裂和不完全性胃破裂。前者主要表现为消化道出血和急性腹膜炎的临床征象,如腹痛、呕吐,呕吐物常伴血性液体,或血便。腹部常有压痛、反跳痛和肌紧张,肝浊音界及肠鸣音均消失;后者则主要包括胃壁浆膜下血肿、浆肌层断裂、基层损伤和撕裂、黏膜肌层撕裂和黏膜撕裂等,患者主要表现为腹痛和腹部不适感。

2)十二指肠和小肠损伤:小肠是腹内占位最广的脏器,常因腹部直接受到挫压、挤压或撕裂等钝性暴力被损伤。其临床表现为:若发生在腹膜后的十二指肠破裂,早期无明显症状和体征;当大量消化液进入腹膜腔后,主要表现为腹膜炎症状和体征,如腹痛、恶心、呕吐、腹部压痛、反跳痛、肌紧张,肝浊音界及肠鸣音消失等急性腹膜炎的征象;若小肠损伤后其内容物漏出进入体表或腹腔内,则会造成水、电解质的大量流失而引起水电解质紊乱。

3)结肠损伤:多见横结肠,其损伤发生率低于小肠,由于其含气较小肠为多,故伤后出现气腹的机会多,又因其肠内容物细菌含量多于小肠,易出现腹膜炎,但由于部分结肠位于腹膜后,腹膜炎症状出现较晚,受伤后易造成漏诊,而导致严重的腹膜后感染。

4)直肠损伤:直肠包括盆腔直肠和会阴部直肠两部分。来自臀部、会阴部、大腿的穿透伤可伤及直肠。如盆腔段直肠穿破,则早期可出现轻重不等的腹膜刺激征,患者出现高热、脉搏细速,血常规检查可有白细胞计数增加,核左移或细胞内中毒性颗粒等表现;若会阴部直肠穿破后,则腹膜刺激征不明显。

(三)辅助检查

1. 诊断性腹腔穿刺和腹腔灌洗 诊断准确率可达90%以上。腹腔穿刺点多选择脐和髂前上棘连线的中、外1/3交界处或经脐水平处,若抽到不凝血,提示有实质性器官破裂出血,因腹膜的脱纤维而使血液不凝;如抽出的血液迅速凝固,则多为穿刺针误刺血管或血肿所致;若抽出混浊液体或胃内容物,提示空腔脏器破裂。腹腔灌洗对腹部创伤的诊断率高达98.5%。灌洗后,顺利虹吸出10ml以上的无凝块的血性灌洗液,表明腹腔内有出血,灌洗液可作实验室细胞、生化检查,以判断脏器损伤。

2. 放射线检查 通常拍胸片及腹部平片,以辨别患者有无气胸及膈下积气,有无腹腔内积液;了解某些器官的大小、形态和位置的改变;并有助于了解有无季肋部肋骨骨折及肠腔有无积气和液气平面等肠麻痹征象。如果立位腹部平片出现游离气体,提示胃肠道穿孔;若腹膜后积气提示腹膜后十二指肠或结肠穿孔。CT检查:能清晰显示肝、脾、胰、肾等实质性脏器的包膜是否完整、脏器大小及有无出血或渗出。

3. 超声检查 主要用于诊断实质性脏器的损伤,确诊率高达90%左右,能提示脏器损伤的部位及程度;如空腔脏器破裂或穿孔,则会发现腹腔内积液和积气。

4. 实验室检查 若实质性脏器破裂,血常规可见红细胞、血红蛋白、红细胞比容等数值明显下降,白细胞计数升高;当胰腺损伤时,血、尿和腹腔穿刺液中淀粉酶含量常升高。当空腔脏器破裂时,白细胞计数和中性粒细胞计数明显增高;若尿常规检查发现尿中有红细胞,则常提示有泌尿系统损伤。

三、主要护理措施

腹部损伤应在较短时间内争取手术探查,伤后2小时内获得正确治疗者,90%可望治愈,随着时间的延迟,死亡率明显提高。故要降低死亡率,首先应尽力缩短伤后至确定性手术的时间,同时要提高抢救及诊治技术,防止漏诊。

(一)现场救护

要注意检查有无呼吸道阻塞和呼吸道功能障碍、心搏骤停、开放性气胸及大出血等危及生命的因素,应及时清除呼吸道分泌物和异物,保持呼吸道通畅;如有开放性气胸、明显的外出血等立即威胁患者生命的情况时,应迅速予以处理;如有四肢骨折,搬动前初步给予固定;对于心搏骤停的患者,立即进行心肺复苏;对于开放性腹部损伤及大出血的患者及时止血,并用干净的纱布、毛巾、被单等包扎腹部伤口并给予固定;对于已脱出的肠管,用消毒或清洁的器皿覆盖保护,也可用温开水浸湿的干净纱布覆盖,适当包扎后及时送医院抢救。禁止将脱出的内脏器官强行回纳腹腔，以免加重感染。

（二）非手术疗法的护理

对于暂时不能确定有无腹腔内脏器损伤；收缩压>90mmHg，心率<100 次/分等血流动力学稳定；未发现其他内脏的合并伤；无腹膜炎的症状和体征；生命体征稳定及已证实为轻度实质性脏器损伤的患者，可实施非手术治疗。但必须做好以下处理：

1. 维持体液平衡，积极防治休克。

（1）对有休克早期症状或休克者，快速建立 2~3 条静脉输液通道；快速输入平衡盐溶液。并立即进行血型鉴定及交叉配血试验，尽快输血及输液以恢复血容量使血压回升。对于大出血的患者及时止血。

（2）准确记录出入量：准确记录 24 小时的尿量、输液量、呕吐量及胃肠减压量。严密监测中心静脉压，并结合中心静脉压的变化，调整输液的速度和量。

（3）合理选择血管：输液静脉最好选用上肢，因为腹部伤可能有下腔静脉系统的血管损伤，用下肢输血可能会增加内出血。

（4）取休克体位：休克患者抬高头胸部 20°~30°，下肢抬高 15°~20°，可增加回心血量改善脑血流量，并有利于呼吸。

（5）严密监测病情变化

1）注意观察全身情况：包括体温、脉率、呼吸和血压的测定，注意有无休克征象，观察患者脱水症状有无改善：如患者的神志、皮肤黏膜的弹性及颜色；尿量、尿比重及颜色。准确记录 24 小时的尿量、输液量、呕吐量及胃肠减压量。监测中心静脉压，并结合血压的变化，调整输液的速度和量。对于单纯腹壁损伤的患者症状和体征通常较轻，患者神志清楚、局部有压痛、皮下瘀血及血肿，无腹肌紧张及全腹压痛。如果伤及内脏器官，则随出血量的增加，脉搏会逐渐加快，变弱，血压也随之下降，最后患者出现休克；对于胃肠道破裂的患者，脉搏及血压的影响则与损伤部位有关；当胃、十二指肠破裂出血时，由于腹膜受化学性胃肠液的强烈刺激，患者早期即出现脉率加快，血压下降等休克的表现，但经过较短时间后多可好转，继之，在细菌性腹膜炎明显时又再度恶化；若回肠、结肠破裂，则由于肠内容物刺激性较小，早期可无血压及脉搏的改变。因而，应采取有重点的体格检查，包括腹部压痛、反跳痛和肌紧张的程度及范围，患者是否有肝浊音界的改变及移动性浊音，直肠指检是否有阳性发现等；还应注意腹部以外部位有无损伤。注意

2）注意监测实验室检查指标：若腹腔内有实质性脏器破裂出血时，则表现为红细胞、血红蛋白、血细胞比容等数值下降，白细胞计数略见升高，当空腔脏器破裂时，则白细胞计数可明显上升。而尿常规检查则有助于发现泌尿器官的损伤。当胰腺损伤时，表现为血尿淀粉酶数值多有升高。

（6）积极寻找病因：及时做好急症手术前准备。

2. 有效缓解疼痛

（1）取舒适体位，减轻疼痛：协助患者取舒适体位，如患者腹痛剧烈、面色苍白、皮肤湿冷、恶心呕吐等，取平卧屈膝位，使腹部肌肉松弛，减轻疼痛。患者要绝对卧床休息，禁止随意搬动患者，避免加重疼痛。

（2）止痛药物的使用：对于腹痛剧烈，且已明确诊断的患者，可酌情使用镇痛剂，也可使用患者自控止痛泵（PCA），以减轻损伤所致的不良刺激而致的神经源性休克。对于诊断不清的患者，禁止使用吗啡等止痛剂，以免掩盖病情。

（3）积极使用抗生素，防止感染所致的疼痛。

（4）禁食禁饮和胃肠减压：对于腹部损伤后有可能引起胃肠道穿孔或肠麻痹的患者，在未明确诊断前要绝对禁食禁饮；对疑有空腔脏器损伤的患者，及早进行胃肠减压，以减少胃肠内容物的漏出，而减轻疼痛；同时，还要禁止灌肠，以防止肠内容物漏出，而加重疼痛，并积极给予静脉营养。

（5）观察疼痛变化：严密观察疼痛的性质、程度、时间、规律、伴随症状和诱发因素，尤其要注意疼痛与生命体征变化的关系。

3. **积极控制感染** 对于可能存在的腹腔内感染,联合使用抗生素防治感染。

4. **积极做好手术准备** 对于腹部损伤严重的患者,在非手术治疗的同时,积极做好手术准备。

（三）手术患者的护理

1. **手术适应证** 对于已确诊为腹腔内空腔脏器破裂;明显的腹膜刺激征或腹膜刺激征进行性加重及范围扩大;患者出现烦躁不安、脉搏细速、血压不稳等休克表现;患者膈下有游离气体或腹腔穿刺抽出不凝血液、胆汁或胃肠内容物及在非手术治疗期间病情无明显好转且加重者,立即给予手术治疗。常用手术方法为剖腹探查术,当明确损伤部位或器官后再给予针对性处理。主要处理方法包括探查、止血、修补、切除、清除腹腔内残留液和引流等。

2. **积极做术前准备** 密切监测生命体征,维持呼吸循环功能,保持气道通畅;充分给氧,积极处理威胁生命的合并伤,积极抗休克治疗,积极处理并发症;取舒适体位,不随便搬动伤者以免加重病情,应采用半坐卧位或斜坡卧位,合并休克者需采用抗休克卧位;运送途中使伤员仰卧,双膝处于半屈位,衣物垫于膝下,以减少腹壁张力减轻伤员痛苦;留置胃管及尿管,持续胃肠减压,记录 24 小时尿量;禁食、禁水,以免加重腹腔感染,为手术做好准备。

3. **手术方法的选择** 对于有腹膜炎体征、未明确原因的休克、肠鸣音消失、内脏膨出等应及时手术,常选用手术探查的方法。手术探查的原则是先查出血,后探穿孔。探查后,先处理出血性损伤,后处理穿破性损伤;对穿破性损伤,先处理污染重的损伤,后处理污染轻的损伤;原发病灶处理后,对腹腔污染严重者,应用大量生理盐水反复冲洗,吸净液体后放置腹腔引流管。

4. **术后患者的护理**

(1)体位:无休克者可采取半坐卧位。以利于改善呼吸、循环,减轻腹痛、腹胀;有利于腹腔渗液流入盆腔,便于局限、吸收、引流,控制感染。

(2)监测生命体征:术后立即测量脉搏、呼吸、血压,之后定时连续观察,直至麻醉作用基本消失或病情平稳。当血压下降时,注意检查有无活动性出血,积极配合医师纠正休克、控制出血。如果术后体温逐渐升高或持续高热不退或下降后数日又升高,说明感染未控制或有继发性感染。

(3)观察出血情况:观察伤口及各种引流管有无出血现象。伤口敷料被浸湿应及时更换,如持续多量出血,应考虑手术所致的出血并发症,及时处理。

(4)观察肠蠕动恢复情况:术后肠蠕动恢复需 24~72 小时。术后生命体征平稳者,鼓励其尽早下床活动,促进肠蠕动恢复。

(5)各种管道的护理:必须保持管道通畅,以充分发挥其诊治作用。在纠正休克中要重点保证输液通道通畅,做到及时、准确、快速、有效地输液输血及各种急救药物的滴注。对胃管、胸腔引流管、尿管等的护理观察,除保证置管牢固和通畅外,还要密切注意引流液的量、颜色、性状。

(6)镇静止痛:适当应用止痛剂,采用镇痛泵止痛等。

(7)预防感染:协助其翻身叩背,鼓励患者咳嗽、排痰,预防肺部感染,加强口腔护理,保持床单位清洁、平整、舒适,预防压疮发生。

5. **加强护理,积极防治并发症** 腹腔内器官损伤后的主要并发症是损伤部位的再出血和腹腔内感染或脓肿的形成。故对此类患者,要严密观察病情及各项辅助检查的动态变化,加强护理,积极防止并发症。

(1)内出血患者的护理

1)给患者取舒适体位:常取平卧位,应禁止随意搬动患者,避免诱发或加重内出血。

2)严密观察腹腔内活动性出血的指征:若出现下列现象提示腹腔内有活动性出血,应立即通知医生并配合处理:①腹腔引流管间断或持续引流出鲜红的血液;②出现面色苍白、肢端温度下降、呼吸及脉速增快,血压不稳定或下降;③腹痛缓解后又突然加重,并且出现烦躁不安等表现;④血常规检查显示红细胞计数、血红蛋白及血细胞比容均下降。

3）迅速扩充血容量，积极纠正休克：在输血、输液的同时做好腹部急症手术准备，抗休克的同时进行手术止血。

（2）腹腔脓肿患者的护理

1）取合理体位：术后给患者取平卧位；待麻醉清醒及生命体征平稳后取半卧位；使残留液体流入盆腔，避免形成膈下脓肿，若已形成膈下脓肿但体积较小时，患者可取半坐卧位。

2）严密监测病情变化：①严密监测病情变化：在行剖腹探查术后数日，如果患者体温持续升高或体温下降后再次升高，血常规检查显示白细胞计数及中性粒细胞比例明显升高，并伴有腹痛、腹胀、呃逆及直肠或膀胱刺激征等症状时，常提示腹腔脓肿已形成；②加强引流的护理：认真检查胃肠减压管和腹腔引流管是否通畅，是否妥善固定；注意观察引流液的量、颜色、性质并详细记录，及时更换引流袋。若腹腔引流管引流液较多且浑浊或伴有异味，则提示已发生腹腔内感染，应及时报告医生并配合处理。当胃肠蠕动恢复，肛门排气后给予拔除胃肠减压管。

3）积极防治感染：①遵医嘱按时按量使用抗生素；②对于腹腔脓肿及时给予腹腔穿刺抽脓，脓肿较大时可穿刺置管引流或手术切开引流；③支持疗法：给予患者高蛋白、高热量、高维生素饮食，不能进食者应给予肠内外营养治疗；④对于盆腔较小的脓肿尚未形成时，可给予物理透热疗法，也可用 40～43℃ 温水保留灌肠。

案例7-3

> 某男，48 岁，以"左上腹部被损伤 4 小时，病情加重 40 分钟"急诊收住。4 小时前患者在家移动物品时被重物撞击到左上腹部，感觉疼痛但能忍受，未休息，40 分钟前突感左上腹疼痛加重，难以忍受，并伴头晕、心慌、出冷汗、面色苍白。家属急送入急诊科。
>
> **思考**：1. 根据你所具备的知识，你认为该患者发生了什么情况？
>
> 2. 在给该患者进行护理评估时，你重点评估哪些内容？
>
> 3. 对该患者应采取哪些救治及护理措施？

第五节　四肢损伤和骨盆损伤

一、四肢损伤

问题与思考

> 如果疑似四肢骨折的患者，病情如何判断？急救措施有哪些？

四肢损伤包括上肢和下肢的骨折、关节脱位及软组织损伤引起的挤压综合征等。骨折是指骨组织的完整性或连续性发生中断。在骨折时一般会伴有周围软组织、骨膜、韧带、肌腱、血管、神经及关节的损伤；关节损伤包括关节脱位和周围韧带损伤。在日常生活、生产、交通运输中，四肢的创伤较多见，在战时占伤员总数的 70% 左右。如救护不当，不但增加伤员痛苦，并可导致伤残率增高或致生命危险，给家庭、社会造成极大负担。因此，对此类患者应给予及时、迅速、准确、全面的处理，以维护患者的生命，减少伤残率，提高生存质量。四肢损伤的病因包括直接外力和间接外力。前者是指外力直接作用于骨骼，使受力部位发生骨折;后者是指外力间接作用与骨骼而导致骨折。它又可分为垂直外力、传导外力、扭转外力、积累性外力和肌牵拉力等。

临床上骨折的分类方法有以下三四种:

1. 根据骨折损伤的程度 分为开放性骨折和闭合性骨折。前者是指骨折附近的皮肤或黏膜破裂,骨折端与外界相通;后者是指骨折处皮肤或黏膜完整,骨折断不与外界相通。

2. 根据骨折损伤的程度 分为不完全性骨折和完全性骨折。前者是指骨的连续性和完整性只有部分中断;后者是指骨的连续性或完整性完全中断。此类骨折常表现为稳定性差,易造成脱位、重叠旋转、成角或嵌插畸形等。

3. 根据骨折的稳定程度 分为稳定性骨折和不稳定性骨折。前者是指骨干的线性或嵌插骨折;后者是指骨的斜行、螺旋及粉碎性骨折。

4. 根据骨折伤后时间 分为新鲜骨折和陈旧性骨折。伤后 3 周以内的骨折为新鲜骨折;伤后 3 周以上的骨折为陈旧性骨折。

【护理评估与判断】

(一)病史与诱因

1. 一般情况 患者的年龄、性别、职业、运动爱好,有无饮酒等。

2. 外伤史 详细了解患者受伤的原因、受伤部位、受伤时间、受伤的体位和环境等;如交通事故伤、重物砸伤、高处坠落伤、机械损伤等直接或间接暴力综合作用而造成的严重创伤。了解外力作用的方式、方向和性质,外伤作用特点为严重暴力或连续重复暴力,造成多部位的骨折与脱位;了解患者伤后的功能障碍、伤情进展情况及急救处理经过等。

3. 既往健康状况及用药史 了解患者既往健康状况有助于判断患者的相关因素及愈合,如有无骨折史、骨肿瘤病史、骨质疏松史等;了解患者近期有无服药,有无药物过敏史。

(二)症状与体征

1. 骨折的症状和体征

(1)全身症状及体征:骨折可以引起全身状况的改变,如休克、呼吸窘迫综合征等。骨骼和肌肉损伤所特有的全身改变主要为脂肪栓塞和挤压综合征。

1)休克及重要器官损伤的表现:应评估患者有无威胁生命的并发症,有无意识、脉搏、体温、呼吸、血压等变化,观察患者有无意识障碍、皮肤湿冷、脉搏细速、血压下降、脉压减小、尿少等低血容量性休克的症状及体征;评估患者有无头部、胸部、腹部及泌尿系统的损伤等。

2)脂肪栓塞:又称脂肪栓塞综合征,多见于骨干骨折如股骨、胫骨等。主要临床表现为:皮下或黏膜下出现出血点,在前胸、肩部及球结膜处容易发现;呼吸急促、缺氧、发绀;脑部发生栓塞时,表现为神志障碍,昏睡、谵妄或抽搐;血氧分压下降($\leqslant 8kPa/60mmHg$);血红蛋白的下降($\leqslant 10g/L$);X 线胸片可见肺内有絮状阴影,严重者见"暴风雪"样改变。

3)挤压综合征:是肌肉丰富的部位如下肢或躯干长时间受重力挤压,引起肌肉缺血,坏死,继发一系列全身反应。最早出现的体征为肌肉和神经的功能障碍,故应仔细检查受伤远侧的感觉和运动功能,以期发现早期征象。由于大量的肌肉坏死释放毒性代谢产物,患者主要表现为肌红蛋白尿和高血钾。严重者可出现休克、酸中毒和急性肾衰竭。

(2)局部的症状及体征

1)疼痛和压痛:骨折处常有明显的疼痛及压痛。触诊骨折部位常出现剧烈的压痛。

2)肿胀及瘀斑:骨折发生后局部血肿形成,也可由于创伤炎症反应致患处肿胀,2~3 天后肿胀加重,血肿浸润皮下出现瘀斑。

3)功能障碍:骨折可导致局部疼痛及肢体内骨骼支撑作用障碍,而引起肢体不同程度的功能障碍,使活动受限。

4)畸形:骨折后,由于肌肉收缩、肢体重量及不同方向的外力作用导致骨骼的移位,如短缩、分离、成角、侧方及旋转等。

5)骨擦音:由于局部肌肉的痉挛或肢体的位置变动而致骨折的断端碰触而发生的摩擦声音。

6)反常运动:在肢体没有关节的部位,骨折后出现不正常的活动。

(3)骨折的早期并发症

1)休克:常发生于严重粉碎性骨折及开放性骨折并伴有血管与脏器损伤的患者。患者会表现出不同程度的休克症状和体征。

2)血管损伤:多发生在邻近部位的重要动脉和静脉都有可能损伤,如胫骨上骨折可能会伤及胫前和胫后动脉,伸直性肱骨髁上骨折的近端则可能会伤及肱动脉。

3)内脏损伤:肋骨骨折可合并肺实质损伤和肋间血管破裂,而致血胸、气胸等,骨盆骨折则易导致膀胱和尿道损伤等。

4)神经损伤:如常见的上肢骨折可导致桡神经受损伤等。

5)感染:多发生于开放性骨折的患者,可发生骨髓炎等一般感染,也可发生破伤风等特异性感染。

6)骨筋膜室综合征:骨筋膜室是由深筋膜与骨、骨间膜、肌间隙所围成的容量有限的软组织间室。由于骨折形成的血肿和严重软组织水肿,间室内压力升高,使软组织的血液循环障碍,肌肉神经急性缺血而出现一系列症状,常见于前臂掌侧和小腿。主要表现为疼痛、局部肿胀、指或趾屈曲状、活动受限,因动脉供血障碍或静脉回流障碍,皮肤表现为苍白或发绀,远端动脉搏动减弱或消失。

2. 关节损伤的症状和体征

(1)关节脱位:主要表现为局部疼痛、畸形、活动障碍,触诊在正常关节部位变软或空虚,而在附近可触及不正常的骨性隆起,正常关节骨性标志的关系发生改变。

(2)韧带损伤:常与骨折或关节脱位同时发生,症状和体征不突出。若为单纯的韧带损伤,表现为局部疼痛、肿胀和不同程度的活动障碍。

3. 并发症

(1)休克:多见于合并头、胸、腹部伤,多发伤,严重的开放性骨折,多发骨折,如股骨、脊椎、骨盆骨折,广泛软组织撕裂伤,皮肤剥脱,合并脊髓、大血管损伤等。

(2)神经、血管合并伤:如颈部、腰部骨折引起的脊髓损伤,锁骨、肩部骨折引起的高位臂丛损伤,上臂骨折引起的桡神经损伤,膝关节附近骨折引起的腓总神经损伤,肩部骨折引起的腋窝部血管损伤,肘部骨折引起的肱动脉损伤,股骨骨折引起的股动脉、股静脉损伤等均较常见。

(3)感染:多见于骨关节的开放与软组织的挫裂伤,造成异物内留和细菌污染。早期若处理不当,可导致感染,影响骨关节愈合和肢体功能恢复。

(4)脂肪栓塞综合征:是严重创伤与骨折的早期急性危重并发症之一。发生机制可能是损伤肢体或骨髓内脂肪组织成分被挤入撕裂的静脉而进入人体循环。脂肪可进入心、肺、脑、肾、肝、皮肤黏膜、视网膜形成栓塞综合征,严重者可迅速死亡。

(5)创伤后急性呼吸衰竭:严重创伤或骨折、大出血、感染、输液过量、脂肪栓塞、手术后的弥散性血管内凝血、氧中毒等均可发生急性呼吸衰竭。严重的急性呼吸衰竭在吸氧情况下也不易纠正低氧血症,死亡率高达 50%以上。

(6)其他:早期的创伤性休克、心脏呼吸骤停、内脏损伤;中期的 ARDS、ARF、FES、DIC;后期的坠积性肺炎、泌尿系感染、压疮等均是造成死亡的重要因素。晚期并发症主要是骨折愈合异常、缺血性肌挛缩、缺血性骨坏死、关节活动障碍、创伤性关节炎等。

（三）辅助检查

1. **实验室检查**

(1)血常规检查：骨折致大量出血时可见血红蛋白和血细胞比容降低。

(2)血钙、血磷检查：在骨折愈合阶段，血钙和血磷水平常升高。

(3)尿常规检查：脂肪栓塞综合征时，尿液中可出现脂肪球。

2. **影像学检查**

(1)X线：有助于了解骨折的部位、类型和移位等。

(2)CT和MRI：可发现结构复杂的骨折和其他组织的损伤，如椎体骨折、颅骨骨折。

(3)骨扫描：有助于确定骨折的性质和并发症，如有无病理性骨折。

【主要护理措施】

骨折救治包括急救、复位、固定、功能锻炼和预防并发症。

（一）现场急救处理

急救原则为迅速使伤员脱离危险现场，及时处理威胁生命的合并伤，防治创伤性休克，及早输液，保持呼吸道通畅。快抢、快救与快送是减少伤员痛苦，降低死亡率、残疾率，提高治愈率的重要保证。

1. **抢救生命**　骨折患者，尤其是严重骨折者，往往合并其他组织和器官的损伤。应检查患者全身情况，首先处理休克、昏迷、呼吸困难、窒息或大出血等可能威胁患者生命的紧急情况。重点观察多发伤患者有无胸、腹和盆腔脏器的损伤，并给予优先处理。对有呼吸困难和昏迷者，要及时清理口鼻分泌物，保持呼吸道通畅；对呼吸、心跳已停止或濒于停止的患者，立即给予心脏按压、人工呼吸；对急性大出血的患者，必须尽快明确诊断，积极采取有效措施，防止因失血性休克而死亡。对于一般性渗血可加压包扎，四肢的损伤可辅以临时固定及抬高患肢止血。除非有大血管损伤、一时无法制止大出血的肢体损伤，才使用止血带，但必须按止血带操作要求使用，记录止血带开始使用时间并将其置于明显可见的肢体部位，防止阻断血流过久而缺血。

2. **包扎止血**　绝大多数伤口出血可用加压包扎止血。大血管出血时可用止血带止血，最好使用充气止血带，并应记录所用压力和时间。止血带应每40～60分钟放松一次，放松时间以局部血流恢复，组织略有新鲜渗血为宜。若骨折端已戳出伤口并已污染，又未压迫重要血管或神经，则不应该现场复位，以免将污物带到伤口深处。若在包扎时骨折端自行滑入伤口内，应做好记录，以便入院后清创时进一步处理。

3. **伤肢固定**　迅速进行简单有效的固定，四肢损伤的临时外固定包括骨折部位上下两个关节。临时外固定是骨折急救的重要措施。目的是止痛，避免再次损伤软组织、血管神经及脏器，防止休克或避免休克的加重；便于患者的搬运和转送。

4. **严重骨折处理**　严重骨折移位成角畸形，或骨折端已顶于皮下将刺穿皮肤的闭合性骨折，可顺应肢体轴线方向手法轻柔地牵引，初步纠正畸形压迫，以改善局部血运及做好输送固定。开放性骨折骨折端露出伤口处的，不可未经清创即送入伤口内，可暂时用消毒敷料或较洁净的布类临时包盖伤口及固定后转送清创处理。早期应用抗生素及行破伤风注射。

5. **转送患者**　迅速将患者转送至医院，对重伤员宜优先安排。如为开放性骨折，则有污染而感染的危险，应尽量争取6小时内送到医院进行清创、处理，对断离的肢体，更应宜早送至医院，避免离体的肢体发生坏死，失去再植的机会。

6. **严密监测病情变化**　及时观察生命体征、全身状况和意识情况，判断有无危及生命的并发症（如大出血、休克）和颅脑、胸膜部脏器伤；观察损伤部位的血运、感觉、肌力，有无骨折移位损伤或压迫大血管、神经或脊髓损伤的表现，并及时给予相应的检查及处理。

（二）复位的护理

复位是把移位的骨折端恢复到原来的位置，临床可根据对位（两骨折端的接触面）和对线（两骨折端在纵轴上的关系)是否良好衡量复位程度。完全复位到正常解剖位置者,称为解剖复位;虽未达到解剖关系的对合,但不明显影响愈合后功能者称功能复位。复位的时间原则上越早越好,常用的复位方法有手法复位、持续牵引复位及手术复位三种。

1. **手法复位** 又称闭合复位,以功能复位为主。是指用手法使骨折复位的方法。手法复位常需在麻醉下进行,手法应轻柔,患肢经手法牵引和对抗牵引,由骨折的远端向骨折的近端进行复位。该方法常在复位室或手术室进行。常用复位法有:牵引加压法、屈折手法、分骨手法等。

2. **持续牵引复位** 是利用滑车系统的重力作用于肢体远端,以相应的体重作为反作用力对骨折进行复位和固定。临床上适用于不稳定性骨折,如股骨闭合性骨折、胫骨开放性骨折;手法复位或夹板、石膏固定有困难的患者。持续牵引的方法有骨牵引和皮牵引两种方法。骨牵引是指通过贯穿在骨组织内的钢针作牵引,可承受较大的牵引力。常用骨牵引有胫骨结节牵引、跟骨牵引等,适用于成年人股骨骨折及胫腓骨不稳定性骨折;皮肤牵引是指用适当宽度的橡皮胶布或乳胶条贴于患肢两侧,并包扎纱布绑带加固,沿肢体纵轴进行牵引。多用于手法复位失败或者局部有严重肿胀而不适宜手法复位者如肱骨髁上骨折、小儿股骨折及年老体弱无严重移位的不稳定性骨折等。

3. **手术复位** 用于手法复位或牵引复位失败、骨折端两间有软组织嵌入、关节内骨折经手法复位达不到解剖复位、骨折合并主要血管和神经损伤、多处或多段骨折,或陈旧性骨折不能手法复位者。如骨折块连同肌腱断裂和骨间软组织嵌入及手法复位和外固定不能保持对位,如胫腓骨斜型或螺旋型骨折等;局部血液循环差,如股骨颈骨折需行稳定的内固定等。是通过施行手术,切开骨折部位的软组织,暴露骨折段,在直视下将骨折复位。

4. **骨折固定** 良好的固定不仅可保持骨折复位后的位置,还可消除疼痛,便于邻近关节的活动。对复位的骨折进行固定是骨折愈合的必要条件。骨折复位后,为保持骨折端的稳定,须采取固定的方法将骨折维持于复位后的位置。其固定方法包括内固定和外固定。

(1)内固定:是指用各种形式的内固定器材直接作用于骨骼本身。常用的内固定器材有:螺丝钉、接骨钢板、髓内钉等,其他的特殊内固定器材,如 Dick 钉,可吸收螺丝钉等。其适应证为:骨折需要手术复位者;骨折可用手法复位,但外固定难以维持其位置者;严重的开放性骨折及多发伤中的主要骨干骨折等。

(2)外固定:是指由肢体的外部将骨折固定的方法。临床上常用的方法有石膏绷带外固定,石膏托及管形石膏等。即采用石膏夹板的形式做局部固定或超关节固定;小夹板外固定,用于较稳定的成人闭合性骨折,一般不固定关节。临床上常用木制夹板、衬垫及布带作为固定器材,主要适用于上肢骨折;外固定架固定,临床常用于开放性骨折,最常用于胫骨骨折伴严重广泛软组织伤等。

(三)开放性创伤清创术的护理

1. 全身检查及术前准备后,局部伤口以无菌敷料保护,在麻醉下按常规无菌要求清洗伤口周围皮肤、备皮、消毒等。除大血管外,一般不用止血带。清除一切可见的污染物、异物、坏死组织。逐层清除及适当切除污染边缘,不可使污染物进入深部,也不可将未清除干净的外露骨组织等送入深部。

2. 酌情切开,并取创面污染组织送细菌培养、敏感抗生素药物测定及其他必要的检查。清创从创口边缘开始,由浅入深、避免再污染,创口较深时可适当扩大伤口以达到良好暴露及有利引流。尽量减少对组织的损伤,保护神经、肌腱、关节软骨及骨组织并避免不必要的切除。影响血运的血管伤,如为浅表伤则清洗及谨慎清创保护,如为血管断裂、内膜损伤或已有栓塞,则清创后立即重建血运。

3. 彻底止血,去除血肿,尽量减少结扎线头或其他异物存留。清创后再次冲洗创口,一期缝合,根据创伤发生的时间、创伤性质、污染程度、急救处理情况及内外环境条件选用封闭伤口的方法。

4. 对开放性骨折,整复后在清创的基础上选用效果好而较简单的内固定。但预计不能一期愈合的开放性骨折,考虑用骨持续牵引或石膏固定、外固定架固定等其他方法治疗,不用内固定。

5. 由利器切断的神经、肌腱等对功能有影响者在条件允许时争取一期缝合,如为挫裂伤、撕裂伤、烧伤等或条件不允许时,可将断端分别用黑丝线固定于附近软组织中,以便修复。

（四）夹板固定患者的护理

1. 根据骨折部位选择合适规格的预制夹板,并准备质软的固定衬垫。

2. 实施小夹板固定后,如需搬运患者,要充分支托,保持局部固定稳定不动。

3. 夹板外布带捆扎松紧适宜,过紧可造成肢体软组织及血管和神经受压而损伤,过松则会失去固定的意义。

4. 抬高患肢,有利于血液循环,以减轻肿胀和疼痛。

5. 使用夹板固定前后,注意观察患肢远端感觉、运动及血液循环情况,避免发生骨筋膜室综合征。

6. 加强功能锻炼,避免出现并发症。

（五）石膏固定患者的护理

1. **将肢体放在功能位**　保持肢体皮肤清洁,如有伤口,则用消毒纱布、棉垫覆盖,避免用绷带环绕包扎或粘贴橡皮胶;在骨突部加衬垫,以保护骨突部的软组织,保护畸形纠正后固定的着力点,预防四肢肢端发生血液循环障碍。

2. **搬动**　石膏包扎后,在石膏未干透时,易变形断裂,也因易受压而产生凹陷,石膏需干硬后才能搬动患者,且在搬动时只能用手掌托起石膏而不能用手指,以避免形成压迫点。寒冷季节注意保温,未干固石膏需覆盖毛毯时应用支架托起。

3. **体位**　潮湿的石膏容易折断、受压变形。需维持石膏固定的位置直至石膏完全干固,患者需卧硬板床,用软枕妥善垫好石膏。术后 8 小时内患者勿翻身,8~10 小时后协助翻身。将患肢抬高,适当衬垫给骨突部减压:如下肢石膏固定后要用枕垫在小腿下使足跟部悬空,预防足下垂及足外旋。上肢石膏固定后,可用绷带悬吊将前臂抬高,使患处高于心脏水平 20cm。以利静脉血液和淋巴液回流。

4. **促进石膏干固**　夏季可将石膏暴露在空气中,或用电扇吹干,冬天可用电灯烘烤,使用时注意让石膏蒸发的水蒸气散出被罩外,注意用电安全,以免灼伤患者。神志不清,麻醉未醒或不合作的患者在使用烤灯时要有人看护,以免发生意外(有条件的可使用进口高分子石膏绷带,即用即干)。

5. **观察肢体末端血液循环**　仔细观察肢体血液循环障碍的先兆,当出现肢体疼痛难忍、末梢肿胀明显、皮温低于健侧、感觉迟钝、足背动脉或桡动脉搏动减弱中的任何一项时,均应及时给予处理。若患者出现肢体血液循环障碍(皮肤苍白、变冷、发绀、剧痛、感觉消失及麻木等),及时配合医师紧急处理,立即将石膏剪开减压。若指/趾不能主动活动,皮肤感觉减退或消失,但血液循环尚好,表明是神经受压,立即在受压部位开窗减压或更换石膏。若血液循环障碍伴神经受压,必须立即拆除石膏,找出原因予以处理。

6. **观察出血与血浆渗出情况**　切口或创面出血时,血渍可渗透到石膏表面上,可沿血迹的边缘用红笔划图将出血范围定时作标志观察,伤口出血较多时可能从石膏边缘流出,因此要认真查看血液可能流到外面,棉褥是否污染。

7. **观察有无感染征象**　如发热,石膏内发出腐臭气味,肢体邻近淋巴结有压痛等。

8. **预防石膏压迫引起压疮,必要时"开窗减压"**　要警惕不在伤口或患处的压痛点,可能是石膏包扎太紧对局部压迫引起,不能随意用止痛剂,以免引起石膏压迫压疮,必要时作石膏开窗减压。开窗减压后局部用纱布、棉垫垫在窗口皮肤上,外再覆盖原石膏片后用绷带包扎,避免组织水肿。

9. **预防并发症**　预防石膏边缘压迫而致神经麻痹。如小腿石膏位置高可压迫腓骨小头致腓总神经麻痹,应观察有无足下垂、足背麻木等症状;石膏内衬适宜,尤以骨突、关节处,防止压疮的发生。

10. **加强石膏型的保护及功能锻炼**

(1)防折断:石膏干后勿使其受潮。石膏干固后搬动时平托并加以保护,切忌对关节处施加屈折成角力量以免干固后脆性增加而断裂。

（2）保持石膏的清洁,污染后应及时用清水擦干净。

（3）足部行走石膏可用步行蹬保护。

（4）下床行走和功能锻炼:石膏固定未固定的关节应尽量活动,早期可作被动活动,按摩帮助退肿,但尽量应鼓励患者作主动锻炼。向患者及家属讲解石膏肢体功能锻炼的意义和方法。指导患者作石膏固定肢体肌肉的舒缩活动,指导患者石膏固定肢体邻近关节的活动,加强未行石膏固定肢体的主动活动,以促进全身血液循环,防止失用性萎缩。病情允许时鼓励下床活动。先在床边站立,后使用拐杖、助行器短距离行走。石膏拆除后每天按摩肌肉 2~4 次,并督促加强主动活动。

（六）牵引患者的护理

利用滑车系统的重力作用于肢体远端,以相应的体重作为反作用力(即牵引力和反牵引力)对骨折进行复位和固定。适用于四肢长骨的不稳定性骨折,如股骨闭合性骨折等。

1. 卧硬板床,床脚抬高作反牵引,头部稍垫高,保持舒适,患肢置于功能位。

2. 设置对拉牵引　将床头或床尾抬高 15~30cm,利用身体的重量形成与牵引力方向相反的对抗牵引力。

3. 维持有效牵引

（1）皮牵引:牵引重量一般不超过 5kg,通过适宜宽度的胶布或海绵牵引带对患肢的皮肤产生牵引力,间接地经肌肉传递到关节和骨骼。应注意胶布及绷带有无松散或脱落,如有要及时处理。如胶布过敏局部刺痒患者不能忍受,可考虑用海绵带皮牵引或骨牵引。

（2）骨牵引:牵引重量通过穿过骨骼的钢针直接作用于骨骼上,常用的骨牵引有胫骨结节牵引、跟骨牵引等。

（3）保持牵引的有效性:牵引重量应悬空,牵引绳与被牵引的肢体长轴成一直线,经常检查皮肤牵引的胶布或绷带有无松动、滑脱。

（4）滑动牵引的患者,要适当垫高床头、床尾或床的一侧,以保持牵引力与体重的平衡,防止发生诸如下肢牵引者足部抵住床尾栏杆等情况。用托马氏架牵引时,架子上端的环大小要合适。环太大时可跨过髋关节,环太小又达不到髋关节,都起不到固定和支持肢体的作用。

（5）观察患肢指/趾端感觉、运动及血液循环情况:严密观察患者的肢端皮肤颜色、皮肤温度、桡动脉或足背动脉搏动、毛细血管充盈情况及指/趾活动情况以及患者的主诉,如患者有无疼痛、麻木等感觉。检查毛细血管充盈情况。如肢端皮肤颜色变深、温度下降,桡动脉或足背动脉搏动减弱,毛细血管充盈缓慢,被动活动指(趾)引起剧痛或患者感觉肢体疼痛、麻木,表明血液循环障碍,应及时查明原因,如是否包扎过紧、牵引重量过大等,并及时处理。

（6）加强骨穿孔针处的护理,防止钢针眼感染:注意观察牵引局部皮肤有无水泡、炎症。注意保持牵引针眼干燥、清洁。针眼处不需覆盖任何敷料,每日用酒精棉签涂擦 1 次。针眼处如有分泌物或痂皮,应用棉签将其擦去,防止痂下积脓。注意观察牵引针有无左右偏移,如有偏移,不可随手将牵引针推回,应用碘酒和酒精消毒后调至对称;若是牵引针反复发生偏移,可用宽胶布粘贴患肢于牵引架上,防止移动。

（7）防止足下垂:腓总神经损伤和跟腱挛缩均可引起足下垂。下肢牵引时,应在膝外侧垫棉垫,防止压迫腓总神经;胫骨结节牵引时,应准确定位,避免误伤腓总神经。若患者出现足背伸无力,表示腓总神经损伤,应及时查找去除致病原因;给予足底托板或沙袋将足底垫起,以保持踝关节于功能位。若病情许可,每天应主动伸屈踝关节,如因神经损伤或截瘫而引起踝关节不能自主活动,则应作被动足背伸活动,以防止关节僵硬和跟腱挛缩。

　　李某,女性,41岁。因"交通意外致右下肢疼痛伴活动障碍一小时"来院急诊,查体:神志清,痛苦貌,BP:105/55mmHg,心率96次/分,右侧大腿肿胀明显,伤肢较左下肢略短。予暴露伤肢,夹板固定,建立静脉通路并留取血标本,输注平衡液。急诊X线检查提示右股骨干骨折。

　　思考:1. 如何进行护理评估与判断?

　　　　　2. 该患者夹板固定后采取哪些护理措施?

二、骨盆损伤

问题与思考

什么情况下易发生骨盆骨折?骨盆骨折会发生哪些不良后果?

　　骨盆损伤是一种严重创伤,多由直接暴力挤压骨盆所致。常发生于高处坠落、交通意外或地震塌方等灾难事故。骨盆为连接躯干和下肢的枢纽,上与腹部相接,下从耻骨联合下缘向外,横过股骨粗隆,到臀下皱襞,包括外阴和会阴部。盆腔内有泌尿生殖系脏器和消化道末端。骨盆骨折半数以上伴有合并伤或多发伤,且伤部易受大小便污染。最严重的是创伤性失血性休克及盆腔脏器合并伤,如救治不当,死亡率极高。其常见病因为高空坠落、交通事故和意外摔倒等,交通事故和高空坠落多见年轻人,摔倒则是老年人骨盆骨折的最常见原因。

　　临床上根据骨盆骨折的位置、数量和暴力方向等,有下列两种分类方法:

　　1. 按骨折的位置和数量分类

　　(1)骨盆边缘撕脱性骨折:是由于肌肉猛烈收缩造成的骨盆边缘肌附着点撕脱性骨折,此类骨折骨盆环不受影响。多见于青少年运动损伤,常有髂前上棘撕脱性骨折、髂前下棘撕脱性骨折及坐骨结节撕脱性骨折等。

　　(2)骨盆环骨折:骨盆环单处骨折较为少见,多为双处骨折。包括双侧耻骨上、下肢骨折;一侧耻骨上、下肢骨折合并耻骨联合分离;耻骨上、下肢骨折合并骶髂关节脱位;耻骨上下肢骨折合并髂骨骨折;髂骨骨折合并骶髂关节脱位;耻骨联合分离合并骶髂关节脱位等。导致此类骨折往往暴力较大,并发症多。

　　(4)骶尾骨骨折:包括骶骨骨折或尾骨骨折,尾骨骨折通常由滑倒坐地时而发生,长伴骶骨末端骨折,移位多不明显。

　　(5)髂骨翼骨折:多为侧方挤压暴力所致,移位不明显可为粉碎性,不影响骨盆环。

　　2. 按暴力方向分类

　　(1)侧方挤压损伤(LC骨折):侧方的挤压力量可使骨盆的前后部结构及骨盆底部韧带发生一系列损伤,约占骨盆骨折的38.2%。

　　(2)前后挤压损伤(APC骨折):约占52.4%,通常是来自前方的暴力造成的。可分为APC-Ⅰ、APC-Ⅱ、APC-Ⅲ型。

　　(3)垂直剪刀损伤(VS骨折):约占5.8%,通常为高处坠落伤。在前方会发生耻骨联合分离或耻骨支垂直骨折,骶结节和骶棘韧带都断裂,在后方会发生骶髂关节完全脱位,多还带骶骨或髂骨的骨折块,半个骨盆可向前上方或后上方移位。

　　(4)混合暴力损伤(CM骨折):约占3.6%,常常为混合性骨折,如LC/VS,或LC/APC。

在上述四类骨折中以 APC-Ⅲ型骨折与 VS 骨折最严重，并发症也较多。

【护理评估与判断】

（一）病史与诱因

1. **一般状况**　了解患者的年龄、性别、职业、运动爱好，有无饮酒等。

2. **外伤史**　详细了解患者受伤的原因、受伤的部位、受伤的时间、受伤的体位及环境等；是交通事故伤、高处坠落伤，还是重物砸伤、机械损伤等直接或间接暴力综合作用而造成的严重创伤。了解外力作用的性质、方式及方向，是严重暴力还是连续重复暴力，是否造成多部位的骨折与脱位；了解患者伤后的功能障碍、伤情进展情况及急救处理经过等。

3. **既往健康状况及用药史**　了解患者既往健康状况，如有无骨折史、骨肿瘤及骨质疏松等；患者近期患者的服药史及有无药物过敏史。

相关链接

骨盆骨折合并血管损伤的介入治疗

与全身其他部位的骨骼损伤相比，骨盆骨折由于出血隐匿或合并盆腔内脏器的损伤更容易引起患者失血甚至死亡。对于骨盆骨折合并有休克、血压不稳定的患者，还需要进行血管造影检查，及时发现危及生命的血管损伤，并进行合理的介入治疗。

骨盆外伤性动脉损伤的血管造影表现在动脉期可见造影剂的外溢和聚集，在动脉后期外溢更为明显。活动性出血者，造影剂外溢明显且聚集范围广。

介入方法：经一侧股动脉穿刺插管，用猪尾导管置于主动脉分叉处造影，了解出血部位、出血供血动脉及范围，再换用 Cobra 导管作进一步超选择插管，尽可能靠近出血的供血动脉。导管到位后，即可进行栓塞。可选用明胶海绵条、颗粒或金属弹簧圈作为栓塞剂。

当出血来自盆腔脏器时，经导管行髂内动脉栓塞止血术是安全可靠的方法。如出血经保守治疗无效，要尽快争取做血管造影以明确出血部位、尽早控制出血。目前，大多数人认为，无论何种原因引起的盆腔大出血经栓塞治疗后均能取得满意的效果。因此，介入性栓塞治疗已有取代手术探查的趋势。

（二）症状与体征

1. **疼痛**　疼痛广泛、明显，活动下肢或坐位时加重，局部肿胀，可见皮下瘀斑，压痛明显。骨盆挤压分离试验阳性，即从两侧髂嵴部位向内挤压或向外分离骨盆环，骨折处因受到挤压或牵扯而产生疼痛。

2. **患侧肢体缩短**　从脐至内踝患侧缩短，但从髂前上棘至内踝患侧常无缩短，股骨头中心脱位者例外。

3. **合并症**

（1）腹膜后血肿：骨盆各骨主要为松质骨，盆壁肌肉多，血液丰富，骨折后可引起广泛出血。巨大后腹膜血肿可蔓延至膈下、肠系膜。患者常有休克，可有腹痛、腹胀、腹肌紧张等腹膜刺激征的表现。

（2）膀胱或尿道损伤：尿道损伤较膀胱损伤更为多见，患者可有排尿困难、尿道口溢血等现象。双侧耻骨支骨折及耻骨联合分离时，尿道膜部损伤的发病率较高。

（3）直肠损伤：骨盆骨折伴有会阴部开放性损伤时，可并发直肠损伤。

（4）神经损伤：骶骨骨折时，骶$_1$及骶$_2$神经最易受损，可出现臀肌、小腿腓肠肌群的肌力减弱，小腿后方及足外侧部分感觉丧失。

（三）辅助检查

1. **X 线摄片**　骨盆正位片可对 90% 的病例作出诊断。

2. **CT 检查**　有助于确定骨盆环后方的损伤情况以及是否合并髋臼骨折。

3. **腹部 B 超检查**　疑有脏器损伤、出血或腹膜后血肿时可行动态腹部 B 超探查，必要时作诊断性腹腔穿刺。

二、主要护理措施

1. **急救**　优先处理危及患者生命的合并症，对伤口予包扎止血，给予止痛、抗感染药物，快速输液、输血，积极防治休克。

2. **骨盆骨折的处理**　轻者只需卧床休息，对有移位、不稳定性骨盆骨折可采用骨盆兜带悬吊牵引固定、外固定架行骨盆固定或手术切开复位内固定等。对失血较多、经输血扩容后血流动力学仍不稳定的患者可考虑行介入治疗。

3. **合并伤的处理**　留置导尿管，防止尿外渗及感染，如导尿管置入失败可行耻骨上膀胱造瘘。如有直肠损伤，应行剖腹探查，作结肠造口术。

4. **护理要点**

(1)迅速建立静脉通路，选用上肢较大血管，快速输液、输血及遵医嘱使用止痛、抗感染药物。

(2)密切观察病情变化，监测生命体征及尿量、血红蛋白等变化。

(3)保留导尿，观察尿量、有无血尿、腹膜刺激征等。

(4)稳定骨折无需复位者，可卧硬板床，两下肢半屈曲、稍外展、外旋（呈仰卧蛙式姿势），卧床休息4～6周。

(5)生命体征平稳后可进行功能锻炼，包括踝关节的背伸、跖屈运动，股四头肌等长收缩训练，屈髋屈膝练习。

第六节　脊柱损伤

问题与思考

请从脊柱骨折的解剖结构出发，考虑脊柱骨折往往伴随那些并发症？

脊柱骨折（fracture of spine）约占全身骨折的 6.4%，其中中柱和后柱包裹了脊髓和马尾神经，此处损伤可以累及神经系统，特别是中柱的损伤。胸腰段脊柱处于两个生理弧度的交汇处，是应力集中的部分，因此该处骨折十分常见。脊柱骨折可以并发脊髓或马尾神经损伤，特别是脊椎骨折-脱位合并有脊髓损伤者，往往能严重致残甚至致命。脊髓损伤（spinal cord injury）是脊柱骨折的严重并发症，由于椎体的移位或碎骨片突出于椎管内，使脊髓或马尾神经产生不同程度的损伤，多发生于颈椎下部和胸腰段，胸腰段损伤使下肢的感觉与运动产生障碍，成为截瘫；而颈段脊髓损伤后，双上肢也有神经功能障碍，为四肢瘫痪，简称"四瘫"。

一、病因与分类

（一）病因

主要病因为暴力，多数为间接暴力所致，少数为直接暴力。间接暴力多见于从高处坠落时，头、肩、臀或足部着地,由于地面对身体的阻挡,使暴力传导致脊柱造成骨折。而直接暴力所指的骨折则多见于直接撞伤、战伤、爆炸伤等。

(二)分类

1. 颈椎骨折分类

(1)屈曲型损伤:前柱压缩、后柱牵张损伤的结果,分为压缩型、骨折-脱位。

(2)垂直压缩型损伤:多见于高空坠落或高台跳水者,分为 Jefferson 骨折和爆裂型骨折。

(3)过伸损伤:①无骨折、脱位的过伸损伤:常因患者跌倒时额面部着地,颈部过伸所致;②枢椎椎弓骨折:损伤的暴力来自颏部,使颈椎过度仰伸所致。

(4)齿状突骨折:暴力可能来自水平方向,从前至后,经颅骨而至齿状突。

2. 胸腰椎骨折分类

(1)Denis 依据骨折的稳定性将其分为稳定性骨折和不稳定性骨折。

(2)依据骨折的形态分类

1)压缩骨折:单纯性楔形压缩性骨折为脊柱前柱损伤的结果。多因高处坠落时身体猛烈的向前屈曲引起。

2)爆破骨折:脊柱前柱和中柱损伤的结果。多因高空坠落时脊柱保持垂直,胸腰段脊柱的椎体受力最大,因挤压而破碎。

3)Chance 骨折:为椎体水平状撕裂性损伤。这种骨折也是不稳定性骨折,临床比较少见。

4)骨折脱位:又名移动性损伤。通常三个柱均毁于剪力,在强大暴力作用下,椎管的对线对位完全被破坏,脊椎在损伤平面横向移位,脱位程度重于骨折。

5)屈曲牵拉型损伤:前柱部分因压缩力量而损伤,中、后柱则因牵拉的张力而损伤。由于黄韧带、棘间韧带和棘上韧带都有撕裂,因此往往是潜在性不稳定骨折。

二、护理评估与判断

(一)病史及诱因

1. **受伤史** 患者常有严重外伤史,如高处坠落或脊柱遭受重物撞击,塌方事件被泥土、矿石掩埋等。应详细了解患者受伤的时间、原因、受伤方式、着地部位、受伤时姿势及伤后有无感觉、运动障碍等情况;重点评估患者受伤时的体位、症状和体征,有无昏迷史和其他部位的合并伤。

2. **既往史和服药史** 了解患者有无脊柱受伤和手术史,近期有无因其他疾病而服用激素类药物,药物剂量、时间及用法。

(二)症状与体征

因损伤部位、程度、范围、时间及个体差异不同,其临床表现及体征差别较大。

1. **一般症状** 疼痛、压痛、叩痛及传导痛、活动受限等。

2. **神经症状** 即脊髓、马尾或神经根损伤受累的症状。可有肢体完全或不完全瘫痪、大小便功能障碍等。胸段脊髓损伤表现为截瘫,颈段脊髓损伤表现为四肢瘫,上颈椎损伤所致四肢瘫均为痉挛性瘫痪,下颈椎损伤所致的四肢瘫表现为上肢弛缓性瘫痪,下肢痉挛性瘫痪。按脊髓损伤程度可有以下分类。

(1)脊髓震荡:脊髓遭受强烈震荡后因其生理性传导功能受到暂时抑制而发生暂时性弛缓性瘫痪称为脊髓震荡。表现为损伤平面以下感觉、运动、反射完全或不完全丧失,因脊髓无实质性损伤,可在数分钟或数小时内逐渐恢复。

(2)脊髓受压:椎管周围骨和软组织突入椎管或发生血肿,脊髓受机械压迫,伤后也可发生不同程度的弛缓性瘫痪。

（3）脊髓实质受损：多由脊髓直接受锐器损伤或受椎管周围组织的猛烈冲击所致。脊髓实质可有挫伤、裂伤和横断伤等不同程度的损伤，可在不同范围内发生损伤，从而引起不同的症状和体征。

3. 脊髓休克　是脊髓损伤的并发症之一。由于脊髓交感神经系统受损，致全身血管扩张、血液贮留在血管内，机体产生相对性低血容量性休克，表现低血压、心率正常或缓慢、体温正常或稍温（不冷）、皮肤干燥、肤色正常等。

4. 其他症状　肌肉痉挛、腹肌痉挛或假性急腹症、急性尿潴留、发热反应以及休克等全身反应。

（三）辅助检查

1. X 线摄片　是首选检查的方法，有助于明确骨折的部位、类型和移位情况。

2. CT 扫描　凡有中柱损伤或有神经症状者均须作 CT 检查，可以显示出椎体的骨折情况、椎管内有无出血和碎骨片。

3. MRI　用于观察和确定脊髓损伤的程度和范围。

相关链接

神经损伤程度评定方法

目前临床常用的神经损伤程度评定方法是 2000 年美国脊髓损伤学会（American spinal injury association，简称 ASIA）提出的分级：A 级（完全性损伤）：在骶段无任何感觉或运动功能保留；B 级（不完全性损伤）：损伤平面以下包括骶段都有感觉功能，但无运动功能；C 级（不完全性损伤）：损伤平面以下包括骶段都有感觉功能，且至少一半的关键肌腱肌力<3 级；D 级（不完全性损伤）：损伤平面一下存在运动功能，至少一半的关键肌腱肌力≥3 级；E 级（正常）：感觉和运动功能正常。

三、主要护理措施

（一）急救原则

1. 优先处理危及生命的合并损伤。

2. 卧硬板床、置中立位，切忌过多翻身。

3. 保持呼吸道通畅，及时清除呼吸道分泌物，给氧。颈椎骨折伴呼吸困难时应作气管切开，不宜作气管插管，避免引起脊髓损伤。

4. 建立静脉通路，发生脊髓休克时应加快输液速度，必要时遵医嘱使用血管活性药物如多巴胺、间羟胺等。

5. 手术行减压、脊髓探查、内固定等。有报道干细胞移植治疗脊髓损伤有一定疗效。

（二）护理要点

1. 卧硬板床，置中立位，翻身时应采用轴线翻身法，即保持头、颈、胸、腰在同一水平线翻动，忌过多翻身和任意翻动。

2. 保持呼吸道通畅，及时清除气道分泌物，预防肺部感染。

3. 密切观察生命体征及病情变化，及时记录。维持正常体温，脊髓损伤者对环境温度的变化，丧失调节和适应能力，常产生高热或低温，可达40℃以上或35℃以下。对高热患者，使用物理方法降温，对低温患者，采用物理升温的措施，注意保暖并避免烫伤。

4. 留置导尿管者，做好保留导尿护理，预防泌尿系感染。

5. 伴截瘫者做好肢体功能锻炼，预防肢体挛缩畸形及失用性萎缩。

（三）固定与搬运

脊柱骨折伤者从受伤现场搬运至院内的方式至关重要，若处理不当就可能引起或加重脊髓损伤，造成严重后果。正确的方法是采用脊椎板、硬担架或木板、门板运送，疑有颈椎骨折者予颈托固定，两侧沙袋制动或使用头部固定器。将伤员移动时必须小心谨慎，一般需3~4人，先使伤员双下肢伸直，担架或木板放在伤员一侧，三人用手将伤员平托至担架或木板上，或二三人采用滚动法，使伤员保持平直状态，呈一整体滚动至担架或木板上（图7-2）。平托法：一人指挥，动作一致，平抬平放，保持脊柱在一轴线上，绝不可使颈部或躯干扭转或弯曲。切忌一人抬上身，一人抬腿或用搂抱的搬运方法（图7-3）。

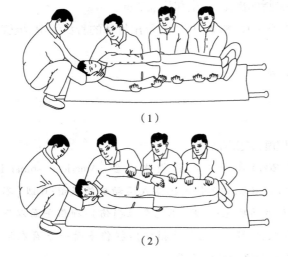

（1）

（2）

图7-2　脊柱骨折患者正确搬运方法
（1）平托法；（2）滚动法

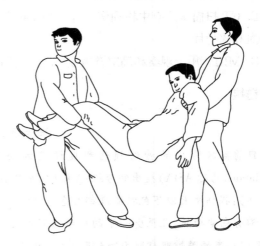

图7-3　脊柱骨折患者不正确搬运方法

（四）预防并发症

无论是损伤早期还是晚期，均应积极预防由脊髓损伤而发生的各种并发症，如压疮、肺部感染、深静脉血栓形成、泌尿系统感染、关节僵硬和畸形等。

（五）心理护理

患者或因高空作业，或因交通事故，都是由于意外而遭到不幸。强烈而突然的身心打击，造成机体的唤醒不足，使身心功能及社会活动突然发生障碍或崩溃。在此过程中，我们针对患者心理变化的不同阶段，及时做好患者心理疏导和心理支持工作，使其顺利度过心身调节过程，建立新的人生观、价值观。

（六）截瘫的康复与护理

早期正确地指导和帮助截瘫患者进行功能锻炼，内容包括终身健康自我管理、生活自理能力的训练及适当的职业训练等。

案例7-5

　　张某，男性，28岁，工人。不慎从3.5米高处坠落，后颈部、肩部着地，昏迷约5分钟后苏醒，主诉头部、颈部疼痛，四肢不能活动，失去感觉。患者入院后，体格检查：T:38℃，枕部及后颈部肿胀、压痛，双肩胛后背部以下、前胸第2肋以下、双上臂肩关节8cm以下皮肤感觉完全消失，四肢肌力0级，腹壁反射、膝反射、跟腱反射均消失，MRI、X线片示颈4椎体骨折前脱位。

　　思考：1. 其同事迅速拦了辆出租车，将患者送往医院急诊，请问这种做法是否妥当？

　　2. 首先应对该患者采取哪些急救措施？

轴线翻身法考核评分标准

达标原则：

掌握相关知识，熟悉操作处理流程，操作顺序正确、熟练，保护患者，注意节力原则。

项目	项目分类	操作流程	标准分	扣分细则	得分
操作前评估和准备（20分）	准备	1. 护士准备：服装整洁，洗手，戴口罩	2	不符合要求扣2分	
		2. 环境准备：宽敞，安全，便于操作	2	环境不符合要求扣2分	
		3. 物品准备：软枕两个，护栏，翻身卡，必要时备颈托	3	物品准备少一项扣1分	
	核对	核对患者，向患者做好解释目的及配合方法，取得合作	3	未解释扣3分，解释不全面酌情扣分	
	评估	1. 患者病情，意识状态及配合能力	5	未评估扣5分，评估不全面酌情扣分	
		2. 患者损伤部位、伤口和管路情况	5	未评估扣5分，评估不全面酌情扣分	
操作过程（60分）	翻身过程	1. 查对患者，再次解释	3	未查对扣2分	
		2. 操作者位于患者合适位置，对侧放置护栏	3	不正确扣3分	
		3. 松开被尾	3	未做扣3分	
		4. 检查患者身上导管并安置妥当	6	未做扣6分，不规范酌情扣分	
		5. 嘱患者双手臂环抱于胸前，双膝屈曲（若四肢活动障碍的患者应协助其摆放体位）	5	不正确扣5分，不规范酌情扣分	
		6. 一位护士固定患者头部，沿纵轴向上略加牵引，使头、颈随躯干一起缓慢移动	6	不正确扣6分	
		7. 第二位护士将双手分别置于肩部、腰部	6	不正确扣4分	
		8. 第三位护士将双手分别置于腰部、臀部，使头、颈、肩、腰、髋保持在同一水平线上	10	不正确扣10分	
		9. 将患者平移至护士同侧床旁，翻转至侧卧位：置舒适卧位（患者无颈椎损伤时，可由两位护士完成轴线翻身，省去固定患者头部的护士）	5	不符合要求扣5分	
		10. 观察患者受压部位皮肤情况	2	未观察扣2分	
		11. 一位护士于近侧将一软枕放于患者背部支持身体，另一软枕放于两膝之间并使双膝呈自然弯曲状	5	不符合要求扣5分，不规范酌情扣分	
		12. 若有引流管、尿管等管路的患者，应注意防止各种管路脱出，妥善固定各种管路并保持通畅	6	不符合要求扣6分，不规范酌情扣分	

项目	项目分类	操作流程	标准分	扣分细则	得分
操作后处理（10分）	操作后	1. 帮助患者取舒适卧位并询问是否舒适，交代注意事项	4	未做扣4分，不全面酌情扣分	
		2. 整理床单位，洗手	2	未做扣2分	
		3. 填写翻身卡，正确记录时间、卧位、全身皮肤情况	4	未做扣4分，记录不全酌情扣分	
质量评价（10分）	操作规范及相关知识	1. 操作顺序正确、熟练、动作轻稳，使用节力原则，过程中注意观察患者意识、呼吸情况并保护患者隐私	3	不规范酌情扣分	
		2. 评估患者及时、准确、全面。患者持续性治疗不受影响	3	一项做不到位扣1分	
		3. 提问回答切题、流畅、完整	4	酌情扣分	
总分	100	得分			

第七节　多发伤

问题与思考

什么情况属于多发伤，与复合伤有什么区别？如何进行急救？

多发伤（ultiple trauma or polytrauma）是指同一致伤因素引起的两个或两个以上解剖部位或脏器的严重损伤，且至少有一处损伤是危及生命的。多发伤以交通事故、高处坠落及爆炸伤最为常见，其发生率占全部创伤的1%~8%，战时更高至18%。多发伤患者伤情严重、复杂、变化快，涉及多个专科；休克、严重低氧血症、感染等并发症发生率高，极易发生多脏器功能衰竭，死亡率高；容易漏诊、误诊。因此，多发伤的急救以维持生命、最大限度减轻创伤和防止发生并发症为目的。

多发伤需与多处伤、复合伤、联合伤相区别，多处伤是指同一解剖部位或脏器发生两处或两处以上的创伤；复合伤是指两种以上的致伤因素同时或相继作用于人体所造成的损伤；联合伤是指创伤造成膈肌破裂，既有胸部伤，又有腹部伤，又称胸腹联合伤。

一、护理评估及判断

（一）病史及诱因

包括患者的一般状况、受伤史、既往史等。

1. **一般状况**　包括患者的年龄、性别、婚姻、文化、职业、饮食及睡眠等。女患者应了解月经情况。

2. **受伤史**　通过简单迅速地询问患者、目击者或现场救护人员可初步估计是否有潜在的严重伤害；详细了解受伤时间、地点、部位、受伤类型；受伤的原因是刺伤、砍伤、挤压伤、高处坠落，还是交通事故伤等；通过了解受伤时的姿势，发现一些"隐蔽"部位的创伤，如高空坠落者，脚先落地时可引起跟骨、踝部骨折，常合并脊柱和脊髓损伤；重点观察有无危及生命的损伤，如有无心搏骤停、气道不畅或阻塞、大出血或活动性出血，胸腹部有无伤口存在，有无闭合性内脏器官的损伤和颅脑损伤的迹象；现场采取何种处理措施，是否得到妥善处理。

3. **既往史**　有无昏迷史，如患者短暂意识丧失后，继而清醒，提示有脑震荡；若患者有昏迷-清醒-昏迷

（中间清醒期），提示有硬膜外血肿；若患者昏迷逐渐加重，呼吸、心率减慢，血压升高，则提示有脑疝形成；此外，还要了解患者是否存在维生素 D 缺乏、甲状腺功能亢进症、骨质疏松症、肿瘤等。

（二）症状及体征

因损伤的原因、部位、程度不同，症状体征各异。临床上常见症状与体征如下。

1. 症状

（1）疼痛：根据损伤部位和程度不同，疼痛程度也不同，疼痛常在活动时加重，制动后减轻，多在受伤后 2～3 天疼痛逐渐减轻。但在内脏器官受损伤所致的疼痛常常定位不准确，而严重损伤并发休克时，患者常常不能主诉疼痛。

（2）发热：对于中重度损伤的患者，常会出现中等程度的发热，一般不超过 38.5℃。如果是中枢性发热，体温可高达 40.0℃，同时，患者可伴有呼吸和脉率增快。

（3）感染发生率高：创伤应激引发全身炎症反应综合征（SIRS），导致机体免疫功能低下，尤其是细胞免疫功能受到抑制，机体易感性增高；伤口污染严重，肠道细菌移位，以及侵入性导管的使用等均可引发感染。同时，易产生耐药菌并易引起真菌感染。严重创伤及多发伤的处理较困难，如颅脑外伤时可有血压升高，但伴有内脏损伤出血时，则可出现血压下降，此时严密观察伤情，及时进行各项相关检查及鉴别，发现病情变化及时给予处理。

（4）气促和呼吸困难。

2. 体征

（1）意识障碍：患者意识是否清醒，有无烦躁、神志淡漠或昏迷。

（2）生命体征不稳定：有无脉率增快、脉压减小、尿量减少等症状；有无口唇青紫或面色苍白。创伤常合并休克、严重创伤或多发伤时，常并发低血容量性休克，尤其是胸腹联合伤。多发伤休克的另一特点是低血容量性休克，可能与心源性休克同时存在（由胸部外伤、血气胸、心包填塞、心肌挫伤、创伤性心肌梗死等所致）。

（3）创口和出血：开放性损伤患者，多有创口或创面。因此，应观察伤口有无出血，出血量，创面的大小及出血量与受伤的部位及程度有关。

（4）活动与功能障碍：患者有无合并伤，如骨折及其他器官的损伤，患者能否自述病史、行走或活动。

（5）压痛和肿胀：是否有血肿或留有异物；损伤部位有压痛，局部组织可有肿胀，并伴有红、青紫、瘀斑或血肿，严重肿胀者可致远端组织及肢体血液循环障碍。

（6）严重创伤和多发伤的影响面大，受伤脏器对机体的打击不是简单的"1＋1＝2"的影响，而是严重影响全身状况，甚至危及生命。

（7）严重创伤并发症多，易引起多器官功能衰竭，衰竭的脏器数越多，死亡率越高。

（三）伤情判断

多发伤严重程度视其损伤严重度评分（injury severity score, ISS）的分值而定，凡 ISS＞16 分者为严重多发伤。凡具备下列伤情两条以上者，即可确定为多发伤：

1. 头部伤 颅骨骨折，伴有昏迷的颅内血肿、脑挫伤、颌面部骨折。

2. 颈部伤 颈椎损伤，颈部外伤伴大血管损伤、血肿。

3. 胸部外伤 多发性肋骨骨折，血气胸，肺挫伤，膈肌破裂，心脏、大血管、纵隔损伤。

4. 腹部损伤 腹腔内脏器损伤、出血，腹膜后血肿。

5. 骨盆骨折伴休克。

6. 脊柱骨折伴脊髓、神经损伤。

7. 泌尿生殖系统损伤 肾破裂，膀胱破裂，尿道断裂，子宫、阴道破裂。

8. 四肢长骨干骨折。

9. 四肢广泛性损伤、毁损伤。

多发伤的三个死亡高峰

第一死亡高峰:出现在伤后数分钟内,为即时死亡。死亡原因主要为脑、脑干、高位脊髓的严重创伤或心脏主动脉等大血管撕裂,往往来不及抢救。

第二死亡高峰:出现在伤后6~8小时之内,这一时间称为抢救的"黄金时间",死亡原因主要为脑内、硬膜下及硬膜外的血肿、血气胸、肝脾破裂、骨盆及股骨骨折及多发伤大出血。如迅速及时,抢救措施得当,大部分患者可免于死亡。这类患者是抢救的主要对象。

第三死亡高峰:出现在伤后数天至数周,死亡原因为严重感染或器官功能衰竭。无论在院前或院内抢救多发伤患者时,都必须注意预防第三个死亡高峰。

二、主要护理措施

(一)救护原则

对于多发伤患者伤情复杂时,其救治原则是优先抢救生命,再实施其他治疗措施,及恢复机体结构和功能的完整性,必须做到迅速、准确、有效。

严格掌握手术时机,及时合理安排手术顺序:多发伤患者均有两个以上部位需要手术处理,手术是抢救成功的关键。根据各部位创伤对患者生命威胁的程度决定手术的顺序:①颅脑创伤需手术处理,伴有胸腹内脏伤者,应分组同时进行;②胸腹联合伤,可同台分组行剖胸、剖腹术;多数情况下,胸腔无大出血,但有肺组织挫裂伤及漏气,应作胸腔闭式引流,再行剖腹探查术;③有四肢开放性骨折时,需在剖腹、剖胸手术结束时进行清创术、外固定术。对闭合性骨折可择期处理。

(二)现场救护

先治疗后诊断,或者边治疗边诊断;首先抢救三种可迅速致死而又可逆转的危重情况,即通气障碍、循环障碍及大出血等。一般来说,必须优先抢救的是心搏呼吸骤停、窒息、大出血、张力性气胸和休克。

1. **尽快脱离危险环境** 使伤员迅速安全地脱离危险环境,排除可以继续造成伤害的因素。搬运时动作要轻稳,切忌生拉硬拽,避免再度损伤或继发性损伤。在不影响急救的前提下,救护人员要协助伤员,将其置于舒适安全的体位,并注意保暖。

2. **解除呼吸道梗阻** 呼吸道梗阻和窒息是伤员死亡的主要原因,应及时解除梗阻。立即松开衣领,清除口鼻腔内异物、血块和分泌物等,有舌后坠者,使用口咽通气管或使用拉舌钳将舌牵出固定,以保持呼吸道通畅。

3. **现场心肺复苏** 心跳、呼吸停止的伤员立即予以心肺复苏。

4. **控制活动性出血** 对大量出血的伤员,必须积极采取各种方法控制出血。最有效的紧急止血法是加压包扎、填塞止血等,对四肢大血管出血不止者,可用止血带止血。

5. **处理胸部开放性创伤** 对开放性气胸,应迅速用无菌棉垫封闭胸部开放性伤口;对张力性气胸,应尽快在伤侧锁骨中线第2肋间置入带活瓣的穿刺针排气减压;对连枷胸伴反常呼吸者,应固定胸壁。

6. **抗休克** 临时止血的同时,迅速建立静脉通路,使用粗套管针快速补充等渗盐水、平衡盐液等,必要时考虑应用抗休克裤,尽快恢复有效循环血量是抢救成功的另一关键措施。

7. **处理伤口** 包扎伤口,避免暴露,伤口内异物不要随意除去,对外露的骨折断端、肠管、肌肉组织、内脏等,严禁回纳入伤口,以免增加继发性感染。如有脑组织膨出,应在伤口周围加垫圈保护,严禁加压包扎。

8. **保存好离断肢体** 伤员离体的肢体应先用无菌敷料或干净布包好后置于无菌或洁净的无漏孔塑料袋内,扎紧袋口,再放入注满冰水混合液的塑料袋内低温(0~4℃)保存,并防止冰水浸入离断创面,切忌将离断肢体浸泡在任何液体中。离断肢体应随同伤员一起送往医院,以备再植手术。

9. 骨折固定　对骨、关节损伤、肢体挤压的伤员要用夹板进行临时固定,既可减轻疼痛,又能防止继发性血管神经损伤。

10. 转运和途中救护　对伤员进行认真检查和初步急救护理后,必须迅速转送到医院进一步检查和治疗。要根据伤情轻重缓急有计划地进行转运,决定伤员转运的基本条件是在搬运及运送途中,确保伤员不会因此而危及生命或使病情急剧恶化。力求快速、安全,尽量缩短途中时间,保证途中救护工作不间断。

（三）启动紧急救护程序（VIPCO）

创伤急救最有效的措施是手术治疗,但在手术前必须稳定呼吸、循环功能,为实施手术创造条件。急救措施按 VIPCO 顺序进行。

1. V（ventilation）　主要是保持呼吸道通畅和充分给氧。方法有清除口鼻腔内异物、血块、分泌物等,托起下颌开放气道,简易呼吸气囊加压给氧,气管插管、气管切开接呼吸机辅助通气,对血气胸、开放性气胸、张力性气胸等,及时行胸膜腔闭式引流术。

2. I（infusion）　输液、输血以扩充血容量,稳定循环。方法有建立有效静脉通路,快速输入晶、胶体液及血制品;纠正酸碱失衡;应用血管活性药物;进行血流动力学监测,判断血容量和心功能;纠正低体温。

3. P（pulsation）　监测心泵功能。仔细观察严重多发伤患者病情变化及临床体征,进行连续心电图和血流动力学监测,以判明有无心源性休克。在补充有效循环血量的同时积极纠正泵衰竭的原因,如心脏压塞、心肌挫伤等。

4. C（control bleeding）　控制出血。对明显的外出血可采用加压包扎止血、指压止血、止血带止血等有效措施;对骨盆骨折所致后腹膜出血者可采用血管栓塞疗法。

5. O（operation）　急诊手术治疗。严重多发伤手术处理是创伤治疗中的决定性措施,而且手术控制出血是最有效的复苏措施。危重伤员应抢在伤后的黄金时间(伤后 1h)内尽早手术治疗。

（四）抗休克护理

1. 取休克体位,血压不平稳者平卧或根据受伤部位选择合适的体位,下肢未受伤者可抬高下肢,以促进静脉血液回流。

2. 立即建立 2 条以上静脉通路,以上肢粗直血管或颈内、锁骨下静脉等中心静脉为宜,使用 16～18 号套管针进行穿刺,常规留取血标本作血型鉴定、交叉配血、血常规、血生化检验等检查。快速输液输血,以平衡盐溶液、血浆代用品、全血为佳。监测血压、尿量、中心静脉压,为补充液体提供依据,既可防止液体过量,也可避免输液不足。

（五）缓解疼痛

1. 制动骨与关节损伤时加以固定和制动可减轻疼痛刺激。

2. 体位多取平卧位,肢体受伤时应抬高患肢,有利于受伤部位静脉血回流并减轻肿胀,从而减轻局部疼痛。

3. 镇静、止痛根据疼痛强度,遵医嘱合理使用镇静及止痛药物,同时注意药物疗效及不良反应。

（六）病情监测

1. 严密监测生命体征,抓住抢救时机。注意患者的神志、瞳孔、面色、肢端循环、生命体征等变化,如体温是否升高,皮肤的温度及颜色等,如发现异常应及时处理,并保持液体通畅,有留置尿管的患者注意观察尿量,评估休克状况。对生命体征不稳定者,定期监测呼吸、尿量等并认真作好记录。经积极抗休克仍不能有效维持血压时,应注意检查是否有活动性出血存在,并积极准备手术。如发现心搏骤停,立即给予心肺复苏,并及时的准确记录输液量、尿量及性质等病情变化及各种抢救措施。

2. 全面细致的观察及了解各种外科体征及表现。由于外伤受力部位、方式、力量及体位不同,可造成的伤害也不相同,要严密观察,给医生诊断提供病情动态依据。

3. 严密监测尿液颜色及量,既可反映血容量,又可了解有无泌尿系统损伤;对疑有空腔脏器损伤者留置胃管作胃肠减压,并观察胃液的颜色、形状及量。

4. 加强气道管理。保持呼吸道通畅,充分给氧。密切观察患者的呼吸情况,有无呼吸困难或反常呼吸等。及时清除呼吸道异物、血块及分泌物,准备好气管插管及气管切开的用物,必要时作气管插管或气管切开。有血气胸者,协助医生行胸膜腔闭式引流术。

(七)积极做好术前准备

严重多发伤患者大多数都需要手术治疗,必须分秒必争在积极抢救的同时做好备皮、备血、皮试等相关术前准备,为手术抢救赢得宝贵时间。

(八)心理护理

多发伤患者因意外受伤,起病急,对于突如其来的伤痛,患者表现为紧张、恐惧、焦虑等多种情绪反应,担心今后能否继续正常工作和生活,甚至会对生活失去信心,因此针对不同的心理状况,要有针对性的给予安慰,使其树立战胜疾病的信心,积极配合检查与治疗。

案例7-6

郭某,男性,40岁,因车祸致头、胸、腹、肢体外伤30分钟后救护人员到达现场,伤员当时是浅昏迷,呼吸急促(38次/分)伴口唇严重发绀,脉搏摸不到,手足发冷,血压测不到,左上胸有一气体露出的伤口,右大腿有骨外露伴出血。

思考:1. 该伤员是否属于多发伤?
2. 救护人员到达现场应开展哪些救护?
3. 对该患者重点评估的内容有哪些?

理论与实践

创伤包扎操作评分标准

达标原则:

正确评估,肢体摆放合理,包扎松紧适宜,掌握相关知识,熟悉方法和处理流程。

项目	项目分类	操作流程	标准分	扣分细则	得分
操作前评估与准备(33分)	准备	1. 衣帽整洁,洗手,戴口罩	3	不符合要求扣3分	
		2. 治疗盘、无菌手套、无菌纱布、绷带、三角巾	5	准备不全一项扣2分	
	核对	1. 核对医嘱或处置卡片	3	未核对扣3分	
		2. 核对患者,自我介绍,说明包扎目的、作用	5	未核对扣5分;未自我介绍及未说明目的、作用扣3分	
	评估	评估患者的身体状况,受伤原因及场所、创伤面积、深度、有无骨折及血管损伤、环境安全。	5	未评估扣5分,评估不全面酌情扣分	
	病人准备	1. 协助患者取舒适体位,暴露受伤部位,包扎伤肢取功能位。	3	未取功能位扣3分	
		2. 告知包扎的方法及可能带来的不适	3	未告知扣3分	
		3. 告知合作的方法及护理要点	3	未告知扣3分	
		4. 边操作边解释,注意患者反应及心理护理	3	未做扣3分	

项目	项目分类	操作流程	标准分	扣分细则	得分
操作过程（47分）	1. 头部三角巾包扎	1. 三角巾底边中点在眉弓上部	4	位置不正确扣3分	
		2. 拉顶角到枕后	4	不到位扣3分	
		3. 将底边从耳上向后扎紧，压住顶角	5	做不到位扣5分	
		4. 颈后交叉，经耳上拉至前额，拉紧打折	5	做不到位扣4分	
		5. 患者取合适体位，暴露受伤部位	5	未做或做不到位扣5分	
	2. 前臂绷带螺旋回返形（反折形）包扎	1. 螺旋状缠绕，后周遮盖前周 1/2 ~1/3	5	做不到位扣4分	
		2. 在螺旋形的基础上每周反折成三角形	6	做不到位扣5分	
		3. 每个反折点对齐	5	做不到位酌情扣分	
		4. 包扎松紧度合适，整齐美观	5	做不到位酌情扣分	
		5. 操作后查对	3	未查对扣3分	
操作后（10分）	操作后处理	1. 协助患者穿衣取舒适体位	3	未做扣3分	
		2. 告知患者护理注意事项，有变化及时告知医护人员	4	未告知扣4分，不全面不具体酌情扣分	
		3. 处理用物，洗手，记录	3	未做每一项扣1分	
质量评价（10分）	评价	1. 操作熟练，包扎牢固、整齐、节力	3	不熟练，不规范扣3分	
		2. 沟通恰当，态度和蔼	3	沟通不恰当，态度不和蔼扣3分	
		3. 关爱患者，患者舒适，肢体保持功能位	4	未做扣4分，做得不到位酌情扣分	
总分	100	得分			

（桑文凤　郝春艳）

学习小结

严重创伤具有伤势严重、病死率较高、损伤部位较多、伤情变化快和病情复杂等特点，创伤处理不当或者稍有延误都会增加病死率、致残率。因此早期到达进行基础生命支持、早期高级创伤生命支持、早期确定治疗和早期康复四个环节都是同等重要，缺一不可。所以要求学生应具备较全面、扎实的专业素养，熟练掌握相关抢救技术，并熟悉各种创伤的并发症、严重创伤的临床表现和病理变化，对无法确诊的患者应进行全身情况的严密观察，不应被局部、表面的现象所误导。

复习参考题

1. 简述颅脑损伤患者的临床表现。
2. 简述闭合性气胸、开放性气胸、张力性气胸的区别。
3. 简述腹部损伤患者的急救护理要点。
4. 骨折患者局部症状与体征有哪些？

第八章　ICU 的建设与管理

8

学习目标	
掌握	重症医学的概念；院内感染相关概念；ICU 院内感染防控策略；ICU 患者的护理评估；危重症患者信息分类及收集。
熟悉	ICU 救治特点，常用院内感染率及其计算；手卫生指征；危重症患者信息管理系统的运用。
了解	ICU 人力配备；ICU 环境病原菌定植监测部位及方法；危重症患者信息管理的发展方向。

第一节 概述

问题与思考

ICU 是如何建立与发展的?

重症医学(critical care medicine,CCM)是研究危及生命的疾病状态的发生、发展规律及其诊治方法的临床医学学科。重症护理着重于护理患者在面临重大疾病危及生命时生理的或者心理的反应。ICU(intensive care unit,ICU)是重症医学、重症护理的临床基地,它对因各种原因导致一个或多个器官与系统功能障碍危及生命或具有潜在高危因素的患者,及时提供系统的、高质量的医学监护和救治技术,是医院集中监护和救治重症患者的专业科室。因此重症患者的救治直接反映医院的综合能力,体现医院整体医疗实力,是现代化医院的重要标志。

一、ICU 的建立与发展

ICU 是医学发展的产物。19 世纪,英国某些医院就开始将危重患者集中起来进行抢救,以后各国医院先后成立了不同形式的抢救室。1958 年美国在巴尔的摩市立医院建立了具有麻醉外科、内科等各科室参与的具有现代规模的 ICU,1960 年麻醉复苏室初步建立,用来护理重大手术的患者。经过 50 多年的发展,ICU 已成为 21 世纪代表整个医疗水平的具有现代化设施技术和高科技的综合救治单位。我国自 20 世纪80 年代开始建立 ICU,目前各大医院已经广泛建立 ICU,床位数量已经由原来的几张扩充到几十甚至过百。

二、ICU 的救治特点

1. **监测救治手段集中** ICU 集中采用了各种可能优先得到的医护监测和加强救治手段,从而对患者进行了强化监测、监护、诊断、评估、救护与治疗,但这并不意味着在 ICU 不重视对有关床边资料的收集与综合分析。通过收集相关资料并进行分析,ICU 医护人员可在加强监护的基础上再评估诊断及救护方案。因此,ICU 是对病情监测→认识→评估→判断→救治→再监测→再认识→再判断→再救护→再救治的动态深化过程,是其他病房所不具有的特点。

2. **患者的疾病常涉及多个脏器** ICU 患者的疾病常涉及多个脏器,并且呈序贯性发生损害。因此,治疗患者时必须采用序贯阶梯治疗方案,同时从整体观点来解决 ICU 发生的病情演变,这就要求 ICU 医护人员必须具有全局思维能力,具备相当丰富的经验和较高的判断力,既有危重病、急诊急救医学专业知识,又要有全科临床理论与实践能力,这是 ICU 对 ICU 医护人员的特殊能力要求。

3. **特别注意各脏器功能之间的平衡与协调** 当 ICU 患者处于病程的危重期时,由于原发病因不同,在对多脏器功能进行全面支持治疗的同时,还要特别注意各脏器功能之间的平衡与协调。

4. **既要治疗原发病,又要治疗和及时处理并发、继发病症** 在监测病情变化的同时,ICU 必须处理好原发病与继发病症的救治之间的关系,既要治疗原发病,同时又要治疗和及时处理并发、继发病症。

5. **在监护下采用新的治疗手段** 在做支持治疗和替代治疗的同时,ICU 还常常会在进行监护下采用新的治疗手段对患者施行救治,这就对 ICU 医护人员提出了更高的要求,是其他病房所不具备的特点。

某医院现有床位 1500 张,计划新建一个 ICU。

思考:1. 应建设多少床位?

2. 建设 ICU 过程中护理管理者应该关注哪些问题?

第二节 ICU 的创建与规范

问题与思考

ICU 的建设规范及人员配备有哪些要求?

一、环境

1. **规模** ICU 的病床数量根据医院等级和实际收治患者的需要,一般以该 ICU 服务病床数占医院病床总数的 2%~8% 为宜,可根据实际需要适当增加。从医疗运作角度考虑,每个 ICU 管理单元以 8 到 12 张床位为宜,床位使用率以 65%~75% 为宜,超过 80% 则表明 ICU 的床位不能满足医院的临床需要,应该扩大规模。

2. **位置** ICU 应该设置于方便患者转运、检查和治疗的区域并考虑接近主要服务对象病区、手术室、影像学科、检验科和血库等。在横向无法实现"接近"时,应该考虑楼上楼下的纵向"接近"。

3. **床单位** 应多设计单间或分隔式病房,病室通风、采光好。每个 ICU 最少配备一个单间病房,面积为 $18\sim25m^2$;开放式病床每床的占地面积为 $15\sim18m^2$;每个 ICU 中的正压和负压隔离病房的设立,可以根据患者专科来源和卫生行政部门的要求决定,通常配备负压隔离病房 1~2 间。鼓励在人力资源充足的条件下,多设计单间或分隔式病房。建筑装饰必须遵循不产尘、不积尘、耐腐蚀、防潮防霉、防静电、容易清洁和符合防火要求。每个单间的空气调节系统应该独立控制。温度应维持在 (24 ± 1.5)℃ 左右。单间每床 1 套,开放式病床至少每 2 床 1 套感应式洗手设施和手部消毒装置。

4. **辅助用房** 辅助用房面积与病房面积之比应达到 1.5∶1 以上。基本辅助用房包括医师办公室、主任办公室、工作人员休息室、中央工作站、治疗室、配药室、仪器室、更衣室、清洁室、污废物处理室、值班室、盥洗室等。有条件的 ICU 可配置其他辅助用房,包括示教室、家属接待室、实验室、营养准备室等。

5. **整体布局** 建立完善的通讯系统、网络与临床信息管理系统、广播系统。ICU 的整体布局应该使放置病床的医疗区域、医疗辅助用房区域、污物处理区域和医务人员生活辅助用房区域等有相对的独立性。通过不同的进出通道,实现包括人员流动和物流在内的合理的医疗流向,以最大限度减少各种干扰和交叉感染。

6. **通道设计** ICU 的设计要求应该满足提供医护人员便利的观察条件和在必要时尽快接触患者的通道。

7. **建筑材料选择** 除了患者的呼叫信号、监护仪器的报警声外,电话铃声、打印机等仪器发出的声音均属于 ICU 的噪音。在不影响正常工作的情况下,这些声音应尽可能减少到最小的水平。根据国际噪音协会的建议,ICU 白天的噪音最好不要超过 45 分贝,傍晚 40 分贝,夜晚 20 分贝。地面覆盖物、墙壁和天花板应该尽量采用高吸音的建筑材料。

二、ICU 的人员配备

1. **医师** ICU 专科医师的固定编制人数与床位数之比为(0.8~1)∶1 以上,ICU 专科人员必须占 60% 以上。专职医师应具备:经过危重病医学相关技术的培训,较高的心血管内科、呼吸科、麻醉科等专科知识,专门的操作技术(如气管插管、气管切开、胸腔穿刺、腹腔穿刺、心肺复苏技术、临时起搏器、腹膜透析以及建立各项血管通路的技术等)。ICU 日常工作中可有部分轮科、进修医师。ICU 医师组成应包括高级、中级和初级医师,每个管理单元必须至少配备一名具有高级职称的医师全面负责医疗工作。

2. **护士** ICU 固定护士的编制人数与床位数之比为(2.5~3)∶1 以上,护士必须经过严格的专业培训,熟练掌握重症护理基本理论和技能,经过专科考核合格后,才能独立上岗。

3. **医疗辅助人员** ICU 可以根据需要配备适当数量的医疗辅助人员、相关的技术与维修人员。

三、ICU 的管理

1. **制度** ICU 必须制定各类人员的工作职责,建立健全各项规章制度,规范诊疗常规。除执行政府和医院临床医疗的各种制度外,应该制定以下符合 ICU 相关工作特征的制度,以保证 ICU 的工作质量,主要包括:医疗质量控制制度;临床诊疗及医疗护理操作常规;患者转入、转出 ICU 制度;抗生素使用制度;血液与血液制品使用制度;抢救设备操作、管理制度;特殊药品管理制度;院内感染控制制度;不良医疗事件防范与报告制度;疑难重症患者会诊制度;医患沟通制度;突发事件的应急预案、人员紧急召集制度。

2. **患者的收治** 收治 ICU 患者需根据收治标准并经 ICU 医师会诊同意。ICU 的患者由 ICU 医师负责管理。患者的相关专科治疗情况,ICU 医师应该与专科医师共同协商处理。经会诊,一旦决定患者转入 ICU,即应电话通知 ICU 值班医师和护士,并扼要说明患者的诊断、治疗、病情发展及转入目的,以便根据病情轻重,做好相应的准备工作,包括呼吸器、吸痰器、心电监护、除颤起搏器、气管切开包和各种急救药品等。

3. **ICU 的收治范围** 包括:①急性、可逆、已经危及生命的器官功能不全,经过 ICU 的严密监护和加强治疗短期内可能得到康复的患者;②存在各种高危因素,具有潜在生命危险,经过 ICU 严密的监护和治疗可能减少死亡风险的患者;③在慢性器官功能不全的基础上,出现急性加重且危及生命,经过 ICU 的严密监护和治疗可能恢复到原来状态的患者;④需要器官功能支持的器官捐献等待受体的患者、慢性消耗性疾病的终末状态、不可逆性疾病和不能从 ICU 的监护治疗中获得益处的患者,一般不是 ICU 的收治范围。

4. **ICU 医护人员的业务与道德素质要求** ICU 专职人员,无论是医师或护理人员,均应得到不断学习交流的机会,形成"实践-学习-再实践-提高"的良性循环。医护人员在专业发展上,既有分工,又有协作,同时引入竞争机制,营造出积极向上的良好气氛,不断地总结经验与教训,在实践中形成一支具有精湛医护技术水平,良好职业道德和高效率工作作风的抢救队伍。

ICU 护士素质包括要有多专科疾病的医疗、护理知识,掌握人体主要脏器病理生理改变过程,总体分析与认识患者病情,掌握各种监护仪器的使用、管理,分析各监护参数与图像的临床意义,熟悉 ICU 特殊的危重患者监护记录方法,掌握心肺脑复苏技术和复苏药物的使用。具有吃苦耐劳、勤于思考、应变力强、冷静沉着的心理品质。

5. **ICU 病室管理**

(1)探视管理:ICU 应进行必要的人员限制与管理。一般不主张探视人数过多、时间过长,病室内无家属陪住。减少对正常医护工作的干扰。护士在患者入 ICU 之初应向患者及家属介绍主管医师、责任护士交代病室环境和探视管理制度。

（2）ICU 设备管理：ICU 仪器应由专人负责，一般不得外借或挪用，每班均要对仪器设备进行交接和记录。ICU 医护人员都应熟悉各种仪器的性能，掌握仪器的操作、消毒及管理。及时进行仪器的清洁、消毒，定期检查和维修。一旦发生故障，要及时报告、记录，由专职技师负责排除。搬动机器时应先关机，注意防震或磁场干扰。对各种仪器、设备应建立档案，登记造册，保存说明书及维修卡等。ICU 抢救器械应做到专人负责，定位置、定数量、定品种，以保证应急使用。注意防潮、防热、防腐蚀。

（3）ICU 安全管理：由于 ICU 应用多种仪器设备，安全用电是十分突出的问题，需引起足够警惕，避免发生漏电和意外事故，注意防火。严格按照操作规程使用仪器。仪器正确连接电源，妥善安装地线。严格电源系统管理，设有稳压、照明、大功率用电及备用电源四套装置为妥。应由专职人员负责用电及检查维修。要备有足够的消防器材，设安全门及安全楼梯。

相关链接

ICU 人员编制

ICU 人员编制：国内外尚未有统一规定。配备的医护人员应能对复杂、急症患者进行高质量处置，熟练使用各种设备，具备扎实的专业知识，并能担负教学、培训、科研等任务。根据规模大小，病房应至少配备一名经验丰富的、具有副高以上专业技术职务任职资格的医师担任主任，全面负责医疗工作和质量建设，管理若干专职医师。ICU 的护士长应当具有中级以上专业技术职务任职资格，在重症监护领域工作 3 年以上，具备一定管理能力。一般综合性 ICU 要求医师人员与床位数的比例为 0.8∶1 以上，护士人数与床位数之比应为 2.5~3∶1。

ICU 必配设备：每床配备完善的功能设备带或功能架，提供电、氧气、压缩空气和负压吸引等功能支持，最好有不间断电力系统（UPS）和漏电保护装置，配备适合 ICU 使用的病床，配备防褥疮床垫。每床配备床旁监护系统，进行心电、血压、脉搏、血氧饱和度、有创压力监测等基本生命体征监护。三级医院的 ICU 应该每床配备 1 台呼吸机，每床配备简易呼吸囊（复苏呼吸气囊）。每床应配备输液泵及 2 个以上微量注射泵，另配备一定数量的肠内营养输注泵。以及不同数量的其他设备：心电图机、血气分析仪、除颤仪、血液净化仪、连续性血流动力学与氧代谢监测设备、心肺复苏抢救装备车（车上备有喉镜、气管导管、各种接头、急救药品以及其他抢救用具等）、体外起搏器、纤维支气管镜、电子升降温设备、简易生化仪和乳酸分析仪、脑电双频指数监护仪 BIS、输液加温设备胃黏膜二氧化碳张力与 pHi 测定仪、呼气末二氧化碳、代谢等监测设备、体外膜氧合（ECMO）等。为便于安全转运患者，每个 ICU 单元至少配备便携式监护仪 1 台、便携式呼吸机 1 台。

第三节　ICU 的院内感染防控

问题与思考

ICU 要监测的感染类别有哪些？如何预防感染暴发？

过去 10 年中，严重感染发生率增加了 91.3%，并以每年 1.5%~8.0% 的速度上升。虽然器官支持技术及抗感染治疗取得长足进步，但感染性休克患者病死率仍高达 30%~70%，是 ICU 患者最主要的死亡原因。

一、相关概念

1. 院内获得性感染 院内获得性感染是指住院患者在医院内获得的感染,包括在住院期间发生的感染和在医院内获得出院后发生的感染,但不包括入院前已开始或者入院时已处于潜伏期的感染。医院工作人员及家属在医院内获得的感染也属医院感染。

常见的类型:上呼吸道感染、下呼吸道感染、血源性感染、胃肠道感染、皮肤感染、切口感染、泌尿系感染、腹腔感染、肝炎等。

院内感染可对患者、医院等各个方面产生不良影响。

(1)患者方面:增加患者的住院费用,延长住院时间,甚至导致患者死亡;导致耐药菌的出现与传播,引起抗菌药物选择压力增大。

(2)医院方面:如院内感染暴发,则需关闭病房,由此可带来巨大的经济损失和不良声誉,可能造成重大的公共影响。

2. ICU 常见院内获得性感染 重症患者由于器官功能衰退、侵入性操作较多、免疫屏障破坏以及抗菌药物反复使用等容易发生院内感染,一旦发生院内感染病死率明显增高。ICU 院内感染的主要类型为呼吸机相关性肺炎(VAP)、血管内导管相关血流感染(CRBSI)、导尿管相关尿路感染(CAUTI)、腹腔感染、切口感染等。其中以三管(气管导管、血管内导管、导尿管)引发的感染为重症医学科院内感染监控的重点。

在美国,CRBSI 控制目标为"零容忍"。在我国,目前尚无明确的限定值,但已作为 ICU 质量控制的指标之一和感控检查的重点。国家已开始建立健全全国医院感染监控网络,通过不断反馈与比较,不久的将来必定会出台各种导管相关感染率的控制目标。

3. 医院感染暴发 医院感染暴发是指在医疗机构或其科室的患者中,短时间内发生 3 例以上同种同源感染病例的现象。

4. 疑似医院感染暴发 疑似医院感染暴发指在医疗机构或其科室的患者中,短时间内出现 3 例以上临床症候群相似、怀疑有共同感染源的感染病例;或者 3 例以上怀疑有共同感染源或感染途径的感染病例现象。

5. 耐药菌的防控 耐药菌的产生与抗菌药物的不合理使用有直接关系。2011 年 4 月 7 日为第 60 个世界卫生日,其主题是:"抵御耐药性:今天不采取行动,明天就无药可用"。自 2011 年起,卫生部已对各级医院的抗菌药物种类进行了限制,并颁发了相应的抗菌药物临床应用管理规范,并督导医疗过程中的具体执行情况。反复的培训和抗菌药物合理使用的不定期检查将有助于改善抗菌药物滥用的现状。

多重耐药/泛耐药菌(MDR/PDR)的防控与清除是 ICU 院内感染控制中的难点,除持续的手卫生监控外,设备的消毒也非常重要。很多院感的暴发与设备的污染相关。在国外,当一名患者转出后,其床边所有的仪器设备都将移出进行彻底的消毒。但在国内限于空间和经济的限制,在设备消毒方面仍存在很大欠缺,也是院内感染发生和暴发流行的潜在危险,有待于不断改善。

相关链接

耐药菌的几个相关术语

关于描述耐药菌的几个术语"mutidrug resistant(MDR)""extreme drug resistant 或 extensive/extensively drug resistant(XDR)"和"pandrug resistant(PDR)"的定义,国内外尚有些争议。为便于不同医疗机构和国家的流行病学监测数据收集和比较,2010 年,美国、瑞典、以色列、希腊、荷兰、瑞士、澳大利亚等国家的一些专家共同提出了关于 MDR、XDR、PDR 术语国际标准化的建议(草案),并于 2012 年在 Clin Microbiol Infect 上正式发表。简言之,1 类以上超过 3 种抗菌药物不敏感称 MDR(多重耐药),仅 1~2 种药物敏感称 XDR

（泛耐药），对所有可获得的药物均不敏感称 PDR（全耐药）。

美国联邦医疗保险与医疗救助服务中心规定，自 2008 年 10 月 1 日后出院的患者，如出现以下八类情况，将不再支付给医院相关费用：①手术留下异物；②空气栓塞；③配血不合；④导尿管相关尿路感染；⑤压疮；⑥CRBSI；⑦手术部位感染—冠状动脉搭桥术后纵隔感染；⑧医院内获得的外伤—骨折、脱臼、颅脑损伤、挤压伤、烧伤等。

二、院内感染防控

1. **ICU 患者院内获得性感染的危险因素**　ICU 患者由于病情重，有创性操作多，反复抗菌药物使用，免疫力低下，更易发生医院获得性感染，且较难控制。常见的危险因素有患者个体因素和医源性因素两大类。患者个体因素包括：免疫功能低下、病情危重（休克、大出血、重大手术、多脏器功能衰竭）、严重的多发性创伤、原发病、营养不良、年龄、缺乏或丧失自理能力、服用药物等；医源性因素包括：长期使用各类抗菌药物使细菌耐药、各种侵入性操作（机械通气、动静脉置管测压、血液净化、静脉营养、留置尿管等）、与护理人员频繁接触引起的交叉感染等。

2. **院内获得性感染防控的基本环节**　院内获得性感染防控的基本环节包括三个方面。

（1）控制感染源：包括外源性的（如感染患者及其分泌物、病原菌携带者）和内源性的（如口咽部胃肠道的反流误吸）。

（2）切断传播途径：传播途径分为接触传播（最常见的方式，有直接和间接之分）、空气传播和呼吸道飞沫传播。对于接触传播需要做好手卫生，必要时戴手套；对于呼吸道飞沫传播则需要戴口罩，而空气传播则需要更强的个人防护措施，如手套、口罩、护目镜、防水围裙、长外衣等，且宜单间隔离，有条件置于负压病房。

（3）保护易感人群：管理好周边的患者，尤其免疫功能低下者。提高免疫力、减少有创操作、积极营养支持以及抗菌药物合理使用，将有助于患者避免获得或继发院内感染。

3. **病原菌的主动筛查**　病原菌的主动筛查包括：

（1）入住 ICU 患者的常规筛查，包括留取咽拭子、痰、血、分泌物以明确是否已携带 MDR 病原体。

（2）对 ICU 环境和物品，如呼吸机、监护仪、呼吸囊、空气等进行定期标本培养，尤其在病区院感暴发时进行监测。

（3）对医护人员的手部进行拭子培养，明确手卫生情况以及判断病原菌是否经手传播。

4. **医院感染暴发及处置**　医院感染暴发传播常见方式为共同来源、带菌者传播、交叉感染、空气传播或其他方式。

（1）出现医院感染暴发流行趋势时，临床科室经治医师立即报告科主任，同时报告医院感染管理科，确认后及时报告分管院长，并通报相关部门。

（2）经医院调查证实出现以下情况时，医院应于 12 小时内报告本市医院感染质控中心、卫生行政部门和疾病控制中心。包括 5 例以上疑似医院感染暴发以及 3 例以上医院感染暴发。

（3）当地卫生行政部门接到报告后，应当于 24 小时逐级上报至省级卫生行政部门。

（4）省级卫生行政部门接到报告后组织专家进行调查，确认发生以下情形的，应于 24 小时内上报至卫生部。包括 5 例以上医院感染暴发；由于医院感染暴发直接导致患者死亡；由于医院感染暴发导致 3 人以上人身损害后果。

（5）发生以下情形时应当按照《国家突发公共卫生事件相关信息报告管理工作规范（试行）》的要求进行报告。包括 10 例以上的医院感染暴发事件；发生特殊病原体或新发病原体的医院感染；可能造成重大公共影响或严重后果的医院感染。

5. 医院获得性感染防控基本要求

（1）ICU应建立由科主任、护士长与兼职感控人员等政策的医院感染控制小组，全面负责本科室医院感染管理工作。

（2）制定并不断完善ICU医院感染管理相关规章制度，并落实于治疗、护理工作实践中。

（3）定期研究ICU医院感染预防与控制工作存在的问题和改进方案。

（4）医院感染管理专职人员应对ICU医院感染预防与控制落实情况进行督查，做好相关记录，并及时反馈检查结果。

（5）应针对ICU医院感染特点建立人员岗位培训和继续教育制度。所有工作人员包括医师、护士、进修人员、实习学生、保洁人员等，应接受医院感染预防与控制效果知识与技能的培训。

（6）抗菌药物的应用和管理应遵循国家相关法规、文件和指导原则。

（7）医疗废物的处置应遵循《医疗废物管理条例》《医疗卫生机构医疗废物管理办法》和《医疗废物分类目录》的有关规定。

（8）医务人员应向家属宣讲医院感染预防和控制的相关规定。

6. 医院获得性感染防护具体要求

（1）工作人员管理

1）人员数量：科室必须保证有足够的医护人员。医师和护士人数与ICU床位数之比为0.8～1∶1和2.5～3∶1以上。

2）配备足量、方便取用的个人防护用品：如医用口罩、帽子、手套、护目镜、防护面罩、隔离衣等。

3）医务人员正确使用防护用品：①口罩：工作人员进行无菌操作时、接触已有或可能有传染性呼吸道感染患者时、可能出现患者体液喷溅时应戴口罩；②鞋套或更鞋：必要时进入病室可穿鞋套或更换专用鞋，不穿露脚趾的拖鞋；③工作帽：通常工作人员接触患者时，不必戴帽子。无菌操作或可能会有体液喷溅时，必须戴帽子；④手套：工作人员接触患者黏膜和非完整皮肤、进行无菌操作时，须戴无菌手套；接触患者血液、体液、分泌物、排泄物，或处理被其污染的物品时，应戴清洁手套。护理患者后要摘除手套，护理不同患者或医护操作在同一患者的污染部位移位到清洁部位时应更换手套。特殊情况下如手部有伤口、给HIV/AIDS患者进行高危操作，应戴双层手套。

4）严格执行手卫生规范　手卫生包括洗手、卫生手消毒、外科手消毒。

相关链接

手　卫　生

1. 洗手指征　①接触患者黏膜、破损皮肤或伤口前后，接触患者的血液、体液、分泌物、排泄物、伤口敷料之后；②直接接触患者前后及接触不同患者之间，穿脱隔离衣前后；③戴手套前、脱手套后（戴手套不能替代洗手）；④进行无菌操作前后，处理清洁、无菌物品之前，处理污染物品之后；⑤处理药物及配餐前；⑥手上有可见的污染物或者被患者的血液、体液等蛋白性物质污染后。

2. 卫生手消毒　（1）指征：①检查、治疗、接触免疫功能低下的患者之前；②出入隔离病房、重症监护病房等重点部门前后；③需双手保持较长时间抗菌活性时；④为不同患者进行诊疗之间，从同一患者污染部位移动到清洁部位时，手部无明显污染物时；⑤接触具有传染性的血液、体液和分泌物以及被传染性致病微生物污染的物品后；⑥双手直接为传染病患者进行检查、治疗、护理或处理传染患者污物之后。

（2）方法：①取2～3ml的速干手消毒剂于掌心；②涂抹手的所有皮肤，揉搓方法参照六步洗手法，揉搓时间至少15秒；③揉搓时，保证手消毒剂完全覆盖手部皮肤，直至手部干燥；④符合上述消毒原则第5、6条者，应先洗手，然后再进行卫生手消毒。

3. 外科手消毒原则　①先洗手、后消毒;②进行各类手术前均应进行外科洗手和外科手消毒;③手术中和不同患者手术之间、手套破损或手被污染时,应重新进行外科洗手和外科手消毒。

5)工作服:科室工作人员需穿工作服进入科室工作区,保持服装清洁。接触特殊患者如 MRSA 感染或携带者,或工作服可能被患者的血液、体液、分泌物、排泄物等污染时,应穿隔离衣。

6)工作人员患感冒、腹泻等可能会传播的感染性疾病时,应避免接触患者。

7)医护人员每年应接受医院感染控制相关知识的培训,卫生保洁人员应接受消毒隔离知识和技能的培训。

（2）患者管理

1)应将感染、疑似感染与非感染患者分开安置。

2)在标准预防的基础上,应根据疾病传播途径(接触传播、飞沫传播、空气传播),采取相应的隔离与预防措施。对于疑似有传染性病原体感染或重症感染的患者,应隔离于单独房间。对于经空气传播的感染,如开放性肺结核,应隔离于负压病房。

3)多重耐药菌、泛耐药菌感染或定植患者,应有醒目的标识,尽量隔离于单独房间,如房间不足,应将同类耐药菌感染或携带者集中安置。

4)对于重症感染、多重耐药菌感染或携带者或其他特殊感染患者,应分组护理,固定人员。

5)接受器官移植等免疫功能明显受损患者,应安置于单间病房且有保护性隔离醒目标识。

6)医务人员不可同时照顾负压隔离室内的患者和保护性隔离的患者。

7)如无禁忌证,应将所有患者床头抬高 30° 及以上。

8)重视患者的口腔护理。对存在医院内肺炎高危因素的患者,采用氯己定漱口或口腔冲洗,每日四次。

（3）访视者管理

1)明示探视时间,限制探视人数,尽量减少不必要的访客探视。

2)若被探视者为隔离患者,建议穿访客专用的清洁隔离衣。必要时可穿鞋套或专用鞋。

3)探视呼吸道感染患者,应戴一次性口罩。对于疑似患有强传染性疾病如禽流感、SARS 等的患者,应避免探视。

4)进入病室探视患者前,和结束探视离开病室时,应洗手或用酒精擦手液消毒双手。

5)探视期间,尽量避免触摸患者周围物体表面。

6)访客有疑似或证实呼吸道感染症状时,或婴、幼儿童,应避免进入 ICU 探视。

（4）建筑布局的要求

1)ICU 应位于方便患者转运、检查和治疗的区域。

2)放置病床的医疗区域、医疗辅助用房区域、污物处理区域和医务人员生活辅助用房区域等,应相对独立。

3)每个 ICU 管理单元,至少配置 1~2 个单人房间,用于安置隔离患者。设置病床数量不宜过多,以 8 到 12 张床位并尽量多设单间或分隔式病房为宜。

4)ICU 每病床使用面积不得少于 $15m^2$,床间距应在 1 米以上;单人房间的每床使用面积不少于 $18m^2$。

5)配备足够的手卫生设施。医疗区域建议每 2 张床设置 1 个洗手池,单人房间应设置洗手池。采用脚踏式、肘式或感应式等非手接触式水龙开关,并配备擦手纸等干手设施。每张病床旁须放置手部消毒装置(酒精擦手液)1 套。

6)具备练好的通风采光条件,医疗区域内温度维持在 24℃ ± 1.5℃,相对湿度维持在 30%~60%。装饰应遵循不产尘、不积尘、耐腐蚀、防潮防霉、防静电、容易清洁和消毒的原则。

7）不应在室内摆放干花、鲜花或盆栽植物。

7. 医务人员职业暴露预防

（1）医务人员应采用标准预防。

（2）在进行侵袭性诊疗、护理、实验操作等过程中，要保证充足的光线，并特别注意防止被针头、缝合针、刀片等锐器刺伤或划伤。

（3）禁止将使用后的一次性针头双手重新盖帽，如需盖帽只能用单手盖帽，禁止用手直接接触污染的针头、刀片等锐器。手术中传递锐器建议使用传递容器，以免损伤医务人员。

（4）使用后的锐器应当直接放入耐刺、防渗透的利器盒中，以防刺伤。

（5）医务人员进行有可能接触患者血液、体液的诊疗、护理和实验操作时必须戴手套，操作完毕，脱去手套后立即洗手或进行手消毒。

（6）在诊疗、护理、实验操作过程中，有可能发生血液、体液飞溅到医务人员的面部时，医务人员应当戴口罩、防护眼镜；有可能发生血液、体液大面积飞溅或者有可能污染医务人员的身体时，还应当穿戴具有防渗透性能的隔离衣或者围裙。

（7）处理污物时严禁用手直接抓取污物，尤其是不能将手伸入垃圾袋中向下压挤废物，以免被锐器刺伤。

（8）所有被血液、体液污染的废弃物均应焚烧处理。

8. ICU 环境病原菌定植监测

（1）对象或部位：医疗环境中病原菌的污染或定植是导致院内感染暴发的重要传播途径之一，定期对医疗环境进行病原菌定植及其药物敏感性的监测有利于明确院内感染暴发的流行环节，并有利于采取有效的手段减少或控制由此产生的院内感染。

（2）监测范围需涵盖以下方面

1）科室工作人员：包括各级医师（本科室医师、进修医师、轮转医师、实习医师）、各级护士和病区护工。

2）患者所在病房及其床单元区域物品：如门把手、床栏、床单、枕头、床垫、床旁椅等、血压袖带、脉氧手夹。

3）公用医疗器械：如转运呼吸机或病房使用呼吸机表面、呼吸机管路、呼吸机排风扇和呼吸机模肺，呼吸囊，指脉氧监护仪，抢救箱，监护仪表面，CRRT 排风扇，支气管镜及其存放柜等。

4）医护辅助用品表面：如洗涤槽、洗手液、屏风、湿化器、垃圾箱等。

5）医护工作区域物品表面：如护士站桌面、医护使用电脑桌面、计算机键盘、电话等。

6）病房空气和空调出风口等。

9. 重症医学科环境病原菌定植监测 监测频率依据各科室及所在单位具体情况、院内感染暴发流行情况而定，通常每 3 到 6 个月进行监测，如果有院内感染暴发流行，应及时采样。标本留取方法如下。

1）医护人员手表面：被检人五指并拢伸直，将浸有无菌生理盐水采样液的咽拭子在双手指曲面从指根端来回涂擦各两次（一只手涂擦面积约 30cm²），并随之转动采样咽拭子。将咽拭子放入装有 10ml 采样液的试管中送检。

2）一般物体表面：咽拭子在被测物体表面往返涂抹 5 次，并随之转动咽拭子，被采面积<100cm²，取全部表面；被采面积>100cm²，取 100cm²。然后装入 10ml 采样液的试管中送检。

3）环境：利用自然沉降法，采用普通营养琼脂平板。在采样点将平板盖打开，使平板在空气中暴露 5 分钟后送检。

4）呼吸机管路、模肺：利用自然沉降法，采用普通营养琼脂平板。将呼吸机打开，在呼吸机出口处，将平板盖打开，使平板在出气口处暴露 5 分钟后送检。

ICU 患者临床病情分类标准

分类		分类标准
级别	分值	
A 类	1 分	只需要常规观察,而不需加强护理和治疗,(包括手术后只需观察的患者)。这类患者常在 48 小时内从 ICU 中转出
B 级	2 分	病情稳定,但需要预防性观察,而不需要加强护理和治疗的患者,例如某些患者因需要排除心肌炎、梗死以及因需要服药而在 ICU 过夜观察
C 级	3 分	病情稳定,但需要加强护理和/或监护的患者,如昏迷患者或出现慢性肾衰的患者
D 级	4 分	病情不稳定,需要加强护理和治疗,并且还需要经常评价和调整治疗方案的患者。如心律不齐、糖尿病酮症酸中毒(但还未出现昏迷、休克、DIC)
E 级	5 分	病情不稳定,而且处在昏迷或休克,需要心肺复苏或需要加强护理治疗,并且需要经常评价护理和治疗效果的患者

每周一次(时间相对固定),按当时患者的病情进行评定。每次评定后记录各等级(A、B、C、D 及 E 级)的患者数。每月统计平均值,结合病情严重程度评分调整后的各指标可更准确地评价不同月份和医院间的感染率差异

10. 医院感染的监测

(1)应常规监测 ICU 患者医院感染发病率、感染部位构成比、病原微生物等,做好医院感染监测相关信息的记录。

(2)应积极展开目标性监测,包括呼吸机相关性肺炎,血管内导管相关性感染、导尿管相关尿路感染、多重耐药菌监测,对于疑似感染患者,应采集相应标本做微生物检验和药敏试验。

(3)早期识别院内感染的暴发,实施有效的干预措施。

(4)每季度对物体表面、医务人员和空气进行消毒效果监测,当怀疑医院感染爆发、ICU 新建或改造以及病室环境的消毒方法改变时,应随时监测。

(5)应对监测资料进行汇总,分析医院感染的发病趋势、相关危险因素和防控工作存在的问题,及时采取积极的预防与控制措施。

(6)宜采用信息系统监测。

三、呼吸机相关性肺炎的预防

呼吸机相关肺炎)是指机械通气 48 小时后或停止机械通气 48 小时内发生的肺实质感染性疾病。随着重症患者的增多和机械通气的广泛应用,其发病率不断上升。患者一旦发生 VAP,平均机械通气时间和住院时间均延长,治疗费用明显增加,患者病死率高达 30% 左右。预防和控制 VAP 的发生,是降低机械通气并发症、节约医疗资源和改善重症患者预后的必然要求,应引起重症医学工作者的高度重视。

目前被广泛推荐的 VAP 防控措施包括:

1. 每天评估呼吸机及气管插管的必要性,尽早脱机或拔管。

2. 控制环境因素、防止交叉感染 定期对重症医学科病房空气、医护人员、医疗器械和各种装置进行病原菌定植监测,定期进行环境和医疗器械的消毒。医护人员在接触患者前后严格洗手、戴手套和口罩、严格无菌操作,避免手污染和器械污染。

3. 保持患者口腔卫生 加强患者牙齿和口腔清洁,每 6~8 小时一次,减少口咽部细菌定植。

4. **人工气道气囊压力监测和保持** 维持人工气道气囊压力在 $25\sim30cmH_2O$，防止口鼻腔内容物和胃内容物反流和误吸。

5. **声门下吸引** 应用带有声门下吸引的人工气道，并保持吸引通畅，减少声门下内容物误吸。

6. **加强呼吸机管路的管理** 积水杯处于最低位，及时清除冷凝水，防止管路积水。指南不建议定期更换呼吸机管道。但当管道内有血、呕吐物或呼吸道分泌物时应及时予以更换。《中华人民共和国卫生行业标准（WS310.1-2016）医院消毒供应中心》要求呼吸机管路及配件一人一用一消毒或灭菌，长期使用着应每周更换。

7. **半卧位** 仰卧位是发生 VAP 的独立危险因素。没有禁忌证的患者，应采取 30° 的半卧位，既具有临床可操作性，又有利于预防 VAP 的发生。尤其在进行肠内营养过程中及之后一段时间，应保持患者处于半卧位。

8. **避免不必要的应激性溃疡预防用药** 胃液 pH 值和胃内细菌检出率显著相关，使用制酸剂后胃液 pH 值升高，胃内细菌检出率升高。因此对于发生消化道出血危险性低的机械通气患者，尽量避免使用应激性溃疡预防用药；当患者存在应激性溃疡出血的高危因素时，考虑用预防用药，优选制酸剂，而不使用硫糖铝。

9. **浅镇静，避免机械通气患者深镇静** 持续镇静及镇静程度过深均增加 VAP 的发生。对于机械通气患者，应实施浅镇静，维持 RASS 评分 0～-2 分，防止镇静过深。每天评估镇静药物使用的必要性。

10. 有高风险发生深静脉血栓患者，采取适当预防 DVT 的方法（双下肢抗压泵或弹力袜）可减少 VAP 的发生的风险。

11. 注意纠正鼻胃管和胃肠营养所带来的误吸，选用小号鼻胃管或小孔经导管进行胃肠道喂养，防止胃过度充盈。

12. 进行气道相关的操作应严格执行无菌操作规程。气管插管宜选择经口插管。气管切开患者保持切开部位清洁、干燥。气道湿化使用无菌水，不提倡常规气道内滴湿化液，按需吸痰，呼吸道感染患者使用密闭式吸痰管。

13. 加强对 ICU 医护人员进行呼吸机相关性肺炎的教育和培训。

四、 中央导管相关性血流感染的预防

对于重症患者，血管内置管往往不可或缺，成为快速输液、应用血管活性药物、进行血流动力学监测、静脉营养支持以及血液净化的重要途径。但由于本身病情的严重性、皮肤黏膜的破坏、长时间的保留导管等，使血管内导管相关感染，尤其血管内导管相关血行感染也随之发生，延长了患者住院时间，增加患者的病死率，加重医疗负担。预防和控制血管内导管相关感染，是降低血管内导管使用并发症、节约医疗资源和改善重症患者预后的必然要求，应引起重症医学工作者的高度重视。

1. **概念**

（1）导管相关血流感染（catheter related blood stream infection，CRBSI）：是指带有血管内导管或者拔除血管内导管 48 小时内的患者出现菌血症或真菌血症，并伴有发热（>38℃）、寒颤或低血压等感染表现，除血管导管外没有其他明确的感染源。实验室微生物学检查显示：外周静脉血培养细菌或真菌阳性；或者从导管段和外周血培养出相同种类、相同药敏结果的致病菌。

（2）中央导管相关性血流感染：特指带有中央静脉导管患者出现的导管相关血流感染。

（3）中央导管：末端位于或接近心脏或下列大血管之一的用于输液、输血、采血、血流动力学监测的血管内导管，这些大血管包括：主动脉、肺动脉、上腔静脉、下腔静脉、头臂静脉、颈内静脉、锁骨下静脉、髂外静脉、股静脉。

2. **中央导管相关性血流感染预防** 目前较多采取集束化的防控措施，包括：

（1）反复的教育培训，提高防护意识。

（2）建立中心静脉置管操作规范与核查表。经过培训合格确认有资质的医师才可进行独立置管操作。在每次操作前填写中心静脉穿刺置管术操作与监测记录单。

（3）严格手卫生，定期督查与考核。在执行各种操作，尤其与血液相关的操作时，严格进行洗手和卫生手消毒。不定期检查手卫生的依从性。

（4）置管时采取最大的无菌屏障。行血管内置管时，医师洗手后穿无菌隔离衣，戴帽子、口罩、手套，穿刺点周围 15cm 严格消毒，周边加铺大的无菌治疗巾。

（5）非隧道式导管穿刺点选择尽量避免股静脉。除紧急情况或患者体位受限，非隧道式中心静脉导管穿刺点选择尽量避免股静脉置管。

（6）每日评估留管的必要性，及时拔除不必要的导管。

（7）碘伏或 2%氯己定乙醇溶液皮肤消毒。采用碘伏消毒皮肤，并注意待干后再行穿刺，优选 2%氯己定乙醇溶液。

（8）严格接口消毒。当接口打开时采用碘伏或 70%酒精严格消毒，尽量减少接口开放的次数。

（9）采用分隔膜式输液接头，减少回血，降低感染率。

（10）如无感染征象时，不宜常规更换导管；不定期对穿刺点涂抹送微生物检测。当怀疑中央导管相关血流感染时，如无禁忌，应立即拔管，同时送导管尖端、静脉血进行微生物检测。

（11）条件许可建议超声引导下置管。

3. 置管及护理要点 深静脉置管操作者应经过培训考核合格，取得深静脉置管资质的医师方可独立进行此项操作。并注意以下问题：

（1）置管前准备

1）明确置管指征：①需要开放静脉通路，但又不能经外周置管者；②需要多腔同时输注几种不相溶药物者；③需要输注有刺激性或高渗性药液者；④需要血流动力学监测的危重患者；⑤需要为快速容量复苏提供充分保障的患者；⑥进行血液净化、放置肺动脉漂浮导管和临时起搏器。

2）排除禁忌证：深静脉置管无绝对禁忌证，相对禁忌证有：①肝素过敏；②穿刺部位感染；③严重凝血功能障碍；④溶栓患者。

3）签署知情同意书。

4）器械和物品准备：常规包括一次性消毒包、碘伏、无菌手套、导管包、面积大的无菌单、利多卡因、稀释肝素盐水、治疗车、测压装置，术前适当镇静镇痛，术前清洗穿刺点，颈内或锁骨下静脉穿刺时降低呼吸机 PEEP 水平。

5）选择使用的导管：选择原则：①在能满足管理患者需要的前提下，中心静脉导管的端口或者腔道应尽量少；②导管留置时间预计超过 5 天的患者，如果此前实施了感染控制综合措施仍不能避免 CLABSI 发生的，可使用含氯己定/磺胺嘧啶银或者米诺环素/利福平浸渍的中心静脉导管。

6）穿刺点选择：①共有三个穿刺点可选择，分别是颈内静脉、锁骨下静脉及股静脉。其中锁骨下静脉穿刺相对于其他二者，可能有更多的机械性并发症，例如气胸、锁骨下动脉破裂、锁骨下静脉破损、锁骨下静脉狭窄、血胸、血栓、空气栓塞以及导管错位，但是，锁骨下静脉穿刺置管是三者中引起导管相关性血流感染发生率最低的，而股静脉的感染发生率则是最高的。因此，应权衡利弊从而减少感染性并发症；②尽量避免使用股静脉作为成人中心静脉通路；③对于血液透析患者和终末期肾病患者避免使用锁骨下静脉作为穿刺部位，以免发生锁骨下静脉狭窄。

（2）穿刺步骤：①术前：洗手、戴口罩、帽子、手套，严格执行无菌操作。使用碘伏或 70%酒精消毒，有条件时使用浓度大于 0.5%的氯己定消毒术区皮肤。应等消毒剂充分干燥后再穿刺，碘伏消毒需待干 2 分钟。最大化无菌屏障措施：在佩戴帽子、口罩、无菌手套的基础上穿无菌手术衣，以及全身覆盖无菌消毒巾;②局部浸润麻醉,试穿;③静脉穿刺,确认穿刺针尖在中心静脉内:将钝头传感探头通过穿刺针阀门或将针筒脱开针头,如有搏动血流常提示穿入动脉;或接换能器观察压力波形来判断;以 seldinger 法置入导管,确定置入深度,肝素水冲洗导管并封管;④妥善固定导管,有条件时使用免缝合装置固定装置;选择适当敷料覆盖穿刺点,若患者易出汗或插管部位有出血或渗出,应首选纱布,不要在插管部位使用抗生素药膏或乳膏;⑤手术后处理(器械处理、利器处理、医疗垃圾处理),洗手,书写记录,报告穿刺并发症,开立术后医嘱。颈内静脉和锁骨下静脉置管行床边胸片确认导管深度(导管尖端位于上腔静脉近右心房处)。

(3)深静脉导管穿刺点护理

1)经过培训且有能力进行外周和中心静脉置管和维护的人员才能从事此操作。

2)注意手卫生及无菌操作:换敷料前后,应执行手卫生程序,维护导管应持续无菌操作。更换导管敷料时可佩戴清洁或无菌手套。

3)皮肤消毒:使用碘伏或 70% 酒精消毒,有条件时使用浓度大于 0.5% 的氯已定消毒皮肤。①消毒方法:使用 0.5% 碘伏溶液以穿刺点为中心由内向外作圆周状消毒 2 遍,等待皮肤晾干(约 2 分钟),注意清除导管与皮肤间积存的血液、污渍;②消毒面积应大于敷贴面积。

4)敷料的选择:局部敷料可选择:无菌纱布、无菌透明贴膜、半透性敷料。①患者多汗,或者置管部位有出血或渗出,应使用纱布直到问题解决,无菌纱布 8 层,大小为 8cm×10cm。②无菌透明贴膜粘贴时穿刺点周围皮肤处于伸展状态,贴膜中心置于穿刺点上方,向四周平压。颈内静脉留置导管的患者应嘱其头部偏向对侧,股静脉置管的患者,应保持同侧肢体外展 45°,减少局部皮肤皱褶,增加透明贴膜与皮肤结合的紧密度,以减少粘贴后的不适感或局部形成张力性水泡。③去除无菌透明贴膜时:一手指压穿刺点,另一手由贴膜外侧向外方向撕开,降低贴膜黏度,使贴膜松动,然后沿导管方向从穿刺点的远心端向近心端揭除贴膜,避免导管移动滑出。

5)敷料更换时间:①纱布每 2 日更换一次;②贴膜每周更换 1 次;③当置管部位敷料潮湿、松弛或者有明显污染时应及时更换。

6)观察穿刺点局部情况:每天动态观察有无穿刺点局部感染症状(导管入口处红肿、触痛、硬结、有脓性分泌物或弥漫性红斑)及全身症状,如有异常应及时汇报处理并记录。

7)每天评价导管留置的必要性:达到治疗目的、病情允许后应尽早拔除中心静脉导管,缩短导管留置时间。

(4)深静脉导管输注装置管理规范

1)医务人员操作前后应洗手或消毒双手。

2)连续使用的输注装置的更换时间:①不输注血液、血液制品或脂肪乳:4~7 天更换一次。②输注血液、血液制品或脂肪乳:输液开始后的 24 小时内更换,输注丙泊酚时每 6 或 12 小时更换输液瓶时更换输液管。

3)接口护理:使用前用 0.5% 碘伏消毒 2 次,然后连接输液器;局部区域清洁,可用无菌巾包裹,24 小时更换一次,污染后及时更换;应减少不必要的附加装置;避免不必要的断开管路。

4)使用静脉药物前注意检查药液的质量及有效期,不符要求者不得使用。

5)输液过程管理:保持导管通畅。每次输液前应先抽回血。见回血后方可接上输液管路,输液过程加强巡视,防止导管受压、打折或输液器与导管接头脱开。

6)尽量避免自中心静脉导管采血和输血。

7)正确封管:每日输液结束后先用生理盐水 5~10ml 冲洗管腔,再用 12.5U/ml 肝素钠盐水作脉冲式封管;但对于有些不宜用肝素的疾病及对肝素过敏者可使用生理盐水封管;封管时不要抽回血,关闭水止阀时支点位于注射器侧,避免接触患者侧,以免接触导管形成正压,离开后回血至导管内。

8)导管脱出后勿再送入血管,并做好标记。

9)中心静脉置管深度、通畅与否等作为交接班的内容。

五、导尿管相关泌尿系统感染的预防

1. **概念** 导尿管相关尿路感染主要是指患者留置导尿管后,或者拔除导尿管48小时内发生的泌尿系统感染。

2. **预防导尿管相关泌尿系统感染的措施**

(1)严格掌握留置导尿的适应证,减少不必要插导尿管及不必要延长留置时间。

1)留置导尿管的适应证包括:①解除尿路阻塞;②患者允许神经源性膀胱功能失调和尿潴留的患者导尿;③泌尿道手术或生殖道手术的患者;④危重患者需要准确记录尿量。

2)不适宜留置导尿管的情况为:①患者能够自主排尿;②仅为获得尿培养或某种诊断检查如尿电解质而采集尿标本;③对尿失禁患者留置导尿管代替一般护理;④急性尿道炎、急性前列腺炎、急性附睾炎为其禁忌证。

(2)如病情评估允许,应优先选择非侵入操作式导尿,行非侵入引留尿液与植入导尿管序贯治疗方法相结合,必要时插入导尿管。

(3)导尿管插管前准备与插管时的措施:严格遵守无菌操作流程,按照导尿管操作常规执行尿管留置:①要求只有掌握无菌插管正确技术和导管护理的人员(如医院工作人员、家属或患者)才能操作导管;②应用无菌技术和无菌器材插管和护理导尿管;③尽量避免不必要的留置导尿;④仔细检查无菌导尿包,如过期、外包装破损、潮湿,不得使用;⑤根据年龄、性别、尿道情况选择合适的导尿管口径、类型,通常成年男性选16F,女性选14F;⑥规范手卫生和戴手套的程序;⑦尽可能选择单包装的灭菌润滑剂;⑧常规的消毒方法:用0.25%~0.5%碘伏消毒尿道口及其周围皮肤黏膜,程序如下:男性自尿道口、龟头向外旋转擦拭消毒,注意洗净包皮及冠状沟;女性先清洗外阴,其原则由上至下、由内向外,然后清洗尿道口、前庭、两侧大小阴唇,最后会阴、肛门,每一个棉球不能重复使用;⑨插管过程严格执行无菌操作,动作要轻柔,避免尿道黏膜损伤;⑩对留置导尿患者,应采用密闭式引流系统。

(4)每日评估留置尿管的必要性,尽早拔出导尿管。

(5)做好导尿管的日常维护,防止滑脱,保持尿道口及会阴部清洁。

(6)采尿标本和更换导尿管频率:①采集尿标本做微生物检测时应在导尿管侧面以无菌操作方法针刺抽取尿液,其他目的的标本应从集尿袋开口采集;②菌尿症监测:不推荐频繁监测。每周常规做一次尿常规检查,如有尿路感染时及时采集标本作尿常规和细菌培养评估感染发生,指导诊治。尿液标本在室温下放置不能超过2小时,应及时送检微生物检验接种;③长期留置导尿管宜定期更换,普通导尿管7~10天更换,特殊类型按照说明书更换;④更换导尿管时同时更换集尿袋;⑤当患者有尿路感染征象时,在开始使用抗菌药物治疗之前就先更换导尿管,对降低留置导尿管相关尿路感染的效果较好。

(7)膀胱功能训练与评估:置管时间大于3天者,宜持续夹闭定时开放,由患者自己控制,当有尿意时放开尿管,流尽尿液后再夹闭尿管,如此反复以训练膀胱收缩功能,促进及早拔管,可结合原发病治疗恢复情况决定拔管。

六、多重耐药菌感染的隔离与预防

控制与预防耐药菌发生的首要条件是限制不合理抗生素的使用,如严格限制广谱抗生素的使用、严格的控制及限制某些抗生素的使用范围、严控联合使用抗生素及循环使用的抗生素。在抗生素的使用上需要定位给药目标,如是治疗确诊患者,还是针对某些感染进行预防给药,亦或是针对怀疑的感染用药。由于院内感染容易导致高死亡率及患病率,因此大多数的重症监护医师仍习惯于对有疑似院内感染的患者

早期使用广谱的抗生素治疗。为避免抗生素的耐药情况,需要设立临床方案,科学评估重症患者的发热同时促进早期确诊院内感染。针对抗生素用药的建议与控制方案将协助医师选择适当的抗生素,在节省医疗费用的同时不影响患者的疗效。

当患者耐药菌株被发现后临床需要做出相应的合理措施,具体包括:①宜使用单人病房,如隔离房间不足,可将同类耐药菌感染或定植患者集中安置,并设醒目标志;②限制探视者和工作人员,进出病房的所有人员(包括医务人员和探视者)必须戴口罩、手套、帽子、眼罩、穿隔离衣,进出病房要注意卫生洗手;③对患者的排泄物、体液、鼻咽分泌物等进行严格消毒处理;④正确运送和管理患者的检验标本;⑤尽可能使用一次性医疗器械和器材,需重复使用的必须进行严格消毒,污染的针头、注射器应进行焚烧;⑥病房每日进行消毒,出院时进行终末消毒。

案例8-2

某患者气道分泌物微生物培养结果为布鲁氏菌,且对氨基糖苷、青霉素、头孢菌素、碳青霉烯类、四环素类、氟奎诺酮及磺胺类等耐药。

思考:请问该如何处理?

第四节 ICU 患者的护理评估

问题与思考

请从量表入手,了解和评估 ICU 患者的病情严重程度、转运、皮肤、疼痛、静脉血栓形成和营养风险。

一、ICU 患者病情严重程度的评估

急性生理学及慢性健康状况评分系统——APACHE Ⅱ(是作为评估 ICU 患者病情严重程度和预后的指标,是目前临床上重症监护病房应用最广泛的危重病病情评价系统(见第七章第三节 ICU 评分)。其主要由急性生理学评分(acute physiology score, APS)、年龄评分(age points)、慢性健康状况评分(chronic health points)3 部分组成,总分为三者之和。理论最高分为 71 分,分值越高病情越重(见表 7-7、表 7-8)。

二、ICU 患者转运的评估

重症患者转运的目的是寻求或完成更好的诊疗措施以及改善预后。根据转运实施的不同地域,转运分为院内转运和院际转运。院内转运是指在同一医疗单位不同医疗区域之间的转运,院际转运是指在不同医疗单位之间的转运。为了确保患者能够被及时安全地转运到目的地,做好转运风险评估十分重要。

(一)转运前评估

1. 转运决策和知情同意 院内转运由主管医师决定,院际转运则需由转出医院和接收医院主管医师共同商议,并且最终应由接收医院主管医师决定。

转运前应将转运的必要性和潜在风险告知，获取患者的知情同意并签字。患者不具备完全民事行为能力时，应当由其法定代理人签字；患者因病无法签字时，应当由其授权的人员签字。紧急情况下，为抢救患者的生命，在法定代理人或被授权人无法及时签字的情况下（例如挽救生命的紧急转运），可由医疗机构负责人或者授权的负责人签字。

2. **转运护送人员** 转运应由接受过专业训练，具备重症患者转运能力的医务人员实施，并根据转运的具体情况选择恰当的转运人员。病情不稳定的患者，必须由 1 名医师参与转运；病情稳定的重症患者，可以由受过专门训练的护士完成。转运人员应接受基本生命支持、高级生命支持、人工气道建立、机械通气、休克救治、心律失常识别与处理等专业培训，能熟练操作转运设备。

3. **转运方式的选择**

（1）院内转运：通常由转运床完成。

（2）院际转运：运输方式的选择需要综合考虑患者的疾病特征、转运距离、转运缓急、转运环境、护送人数、携带设备、准备时间、路况和天气以及患者的经济承受能力等。转运方式通常包括陆路转运及飞行转运。

4. **转运设备和药品** 根据患者的病情需要准备相应的医疗设备和药品，如便携式监测仪、简易呼吸器、负压吸引装置、充足的氧气（足够全程所需并富余 30 分钟以上）、便携式呼吸机、急救药箱（表 8-1、表 8-2）。最好有符合要求的重症转运床，除具有普通转运床的功能外，还应该能携带医疗设备和药品。所有设备和药品应该固定在与患者同一水平面或低于患者水平面。转运床应与救护车上的担架系统匹配。

表 8-1 《中国重症患者转运指南（2010）》（草案）危重患者（成人）转运推荐设备

推荐设备	选配设备	推荐设备	选配设备
气道管理及通气设备		循环管理设备	
鼻导管	环甲膜切开包	心电监护仪及电极	动脉穿刺针
鼻咽通气道/口咽通气道	各种型号的储氧面罩	袖带式血压计及各种型号的袖带	中心静脉导管包
便携式吸引器及各种型号吸引管	多功能转运呼吸机	除颤仪、除颤电极板或耦合剂	压力延长管
各种型号的加压面罩	$P_{ET}CO_2$ 监测器	各种型号的注射器/针	压力传感器
简易呼吸器	球囊外接可调 PEEP 阀	各种型号的静脉留置针	有创压力监测仪
喉镜（弯镜片 2、3、4 号，备用电池、灯泡）	呼吸机螺旋接头	静脉穿刺用止血带	加压输液器
各种型号的气管插管	呼吸过滤器	静脉输液器	输液加热器装置
开口器	湿热交换器	输血器	经皮起搏器
管芯	胸腔闭式引流设备	输液泵及微量泵	
牙垫	便携式血气分析仪	三通开关	
舌钳、插管钳（Magil 钳）		皮肤消毒液	
环甲膜穿刺针		无菌敷料	
氧气瓶及匹配的减压阀、流量表、扳手		其他	
便携式呼吸机		体温计	止血钳/止血带
听诊器		血糖仪及试纸	创伤手术剪
润滑剂		鼻饲管及胃肠减压装置	外科敷料（海绵、绷带）
专用固定气管导管的胶带		约束带	脊柱稳定装置
脉搏血氧饱和度监测仪		电筒和电池	
气胸穿刺针/胸穿包		通讯联络设备	

注：$P_{ET}CO_2$：呼气末二氧化碳分压；PEEP：呼气末正压

表 8-2　《中国重症患者转运指南（2010）》（草案）危重患者（成人）转运配置药物

推荐药物	选配药物	推荐药物	选配药物	推荐药物
静脉输注液体：生理盐水、乳酸林格液、胶体	异丙肾上腺素	毛花苷 C	甘露醇	葡萄糖酸钙
肾上腺素	腺苷	呋塞米	苯巴比妥	硫酸镁
阿托品	维拉帕米	硝酸甘油注射剂	苯妥英钠	碳酸氢钠
多巴胺	美托洛尔	硝普钠	纳洛酮	50%葡萄糖注射液
去甲肾上腺素	沙丁胺醇喷雾剂	氨茶碱	神经肌肉阻滞剂（如司可林、罗库溴铵、维库溴铵）	无菌注射用水
胺碘酮	甲泼尼龙	地塞米松	麻醉性镇痛剂（如芬太尼）	吗啡
利多卡因	肝素	氯化钾	镇静剂（如咪达唑仑、丙泊酚、依托咪酯、氯胺酮）	地西泮注射液

5. 患者的评估

（1）呼吸状况：评估患者的气道安全性，对于高风险的患者，为确保气道的通畅，应积极建立人工气道，转运途中不推荐使用喉罩。机械通气的患者出发前应标定气管插管深度并妥善固定，适当给予镇痛、镇静。换用转运呼吸机以此前相同的呼吸支持条件通气，观察患者能否耐受并维持稳定。如果转运呼吸机不能达到转运前通气状态，应在转运前对患者试行替代参数通气，观察患者能否耐受转运呼吸机并维持恰当的通气及氧合[动脉血氧分压（PaO_2）≥60mmHg，动脉血氧饱和度（SaO_2）≥90%]。

（2）循环状况：转运前应保持两条通畅的静脉通路。低血容量患者难以耐受转运，转运前必须控制活动性出血等导致低血容量的病因，进行有效的液体复苏，必要时使用血管活性药物维持患者循环功能稳定。待血流动力学基本稳定[收缩压（SBP）≥90 mmHg，平均动脉压（MAP）≥65mmHg]后方可转运。

（3）原发疾病状况：转运前对原发疾病需有针对性地进行处理：①创伤患者在转运过程中应使用颈托等保持脊柱稳定，长骨骨折者应行夹板固定；②因高热惊厥、癫痫可严重影响呼吸循环，故转运前必须控制其发作并预防复发；③颅内高压患者需经适当处理使颅内压降至正常水平后方能转运；④肠梗阻和机械通气的患者需要安置鼻胃管；⑤转运时间较长或使用利尿剂的患者，转运前需要安置尿管；⑥如果有指征，在转运前应完成胸腔闭式引流，在转运全程中引流瓶/袋必须保持在患者身体平面下方。

6. 传染性疾病重症患者转运的特殊考虑　随着 SARS、人感染高致病性禽流感、甲型 H1N1 流感的暴发，传染性疾病重症患者越来越多。此类患者的转运要做好充分的评估，除遵守一般疾病患者转运原则外，还必须遵守传染性疾病的相关法规及原则。

7. 转运人员的安全　实施重症患者转运的各类人员在转运过程中均存在人身安全风险，需为所有参与院际转运的相关人员购买相应的保险。

（二）转运中监测

转运期间的监测治疗水平应确保患者的生命安全，尽可能降低转运过程对患者原有监测治疗的影响，转运过程中不应随意改变已有的监测治疗措施。护送人员必须记录转运途中患者的一般情况、生命体征、监测指标、接受的治疗、突发事件及处理措施等，并记入病历。应为接收方提供相关记录，力争做到转运前后监测治疗的无缝衔接。

转运时必须监测心电图、脉搏血氧饱和度、血压及呼吸频率。机械通气患者需要监测气道插管深度、潮气量、气道压力、吸呼比、氧气供应情况等，有条件可监测呼气末二氧化碳分压（$P_{ET}CO_2$）。频繁躁动患者，可适当应用镇痛、镇静剂，但应尽可能保留其自主呼吸。

转运途中应将患者妥善固定，防止意外事件的发生，特别注意防止气管插管的移位或脱出、静脉通道的堵塞和滑脱等。部分特殊患者可能需要监测颅内压。

转运途中,如果患者出现病情恶化,应立即就地抢救。

(三)转运后护理

1. 转运交接 为保证重症患者监测治疗的连续性,当到达接受科室/医院后,转运人员应与接收科室/医院负责接收的医务人员进行正式交接。内容包括:患者病史、重要体征、实验室检查、引流情况、治疗经过,以及转运中有意义的临床事件,交接后应书面签字确认。

2. 转运的质控和培训 应制定转运的质控标准以保证重症患者的转运质量。质控计划应包括建立审查和不良事件报告制度,并定期进行更新和完善。所有参与重症患者转运的人员都应学习上述重症患者转运相关知识,并接受临床培训,通过评估考核合格,才能独立实施重症患者转运,并接受定期再评估。

三、ICU 患者皮肤的评估

预防重症患者皮肤压力性损伤是一项重要的护理工作。正确评估压力性损伤发生的危险因素是预防压力性损伤的必要条件。20 世纪六七十年代起,西方国家相继涌现出多种压力性损伤风险评估表,其中应用比较普遍的有 Braden 评估表、Norton 评估表和 Waterlow 评估表。

(一)Braden 评估表

Braden 评估表(表 8-3)于 1986 年由 Braden 等设计并进行信效度研究,从 1987 年开始用于临床预测和预防压力性损伤,实践证明,有较好的信度和效度,是目前世界上应用最广泛的评估表。

总分范围为 6~23 分,分值越少,患者器官功能越差,发生压力性损伤的危险性越大。评分≤9 分为极高危,需每天评估;10~12 分为高危,需隔日评估;13~14 分为中度高危,需每周评估二次;15~18 分为低度高危,需每周评估一次。评估均由责任护士完成。

表 8-3　Braden 评估表

项目 \ 分值	4	3	2	1
活动	经常步行	偶尔步行	局限于床上	卧床不起
活动能力	不受限制	轻度受限	严重受限	完全不能
摩擦力和剪切力	无	无明显问题	有潜在危险	有
感觉	未受损害	轻度丧失	严重丧失	完全丧失
潮湿	很少发生	偶尔发生	非常潮湿	持久潮湿
营养	良好	适当	不足	非常差

(二)Norton 评估表

Norton 评估表(表 8-4)主要适用于老年患者,5 项内容中以大小便失禁评分的指示作用最好。评分范围为 5~20 分,分数越低,预示发生压疮危险性越高,反之亦然。

表 8-4　Norton 评估表

项目 \ 分值	4	3	2	1
身体状况	好	一般	差	极差
意识状态	清醒	淡漠	模糊	昏迷
活动情况	活动自如	扶助行走	能坐轮椅	卧床不起
运动情况	运动自如	轻度受限	严重受限	运动障碍
大小便失禁	未发生	偶尔发生	大便或小便失禁	大小便均失禁

（三）Waterlow 评估表

Waterlow 评估表（表 8-5）主要适用于监护室的患者。评分<10 分者为无危险，评分≥10 分者为危险，其中 10~14 分者为轻度危险，15~19 分者为高度危险，20 分以上者为极度危险。

表 8-5　Waterlow 评估表

体形	分值	皮肤类型	分值	性别和年龄	分值	特殊危险因素 组织营养不良	分值	药物治疗	分值
中等	0	健康	0	男	1	终末恶病质	8	细胞毒性药	4
超过中等	1	脱屑起皱	1	女	2	心衰	5	大剂量类固醇	4
肥胖	2	干燥	1	14~49	1	外周血管病	5	消炎药	4
低于中等	3	水肿	1	50~64	2	贫血	2		
		湿冷	1	65~74	3	抽烟	1		
		变色	2	75~80	4				
		破损/裂开	3	81+	5				

控便能力	分值	运动能力	分值	食欲	分值	大手术/创伤	分值	神经系统疾病	分值
完全控制	0	自由活动	0	中等	0	腰以下/脊椎	5	糖尿病 多发脑血管意外	4~6
偶尔失禁	1	烦躁不安	1	差	1	手术时间>2 小时	5	运动/感觉	4~6
留置导尿	2	淡漠的	2	鼻胃管/流质	2			硬膜外麻醉	4~6
大便失禁	2	限制的	3	禁食/厌食	3			截瘫	4~6
大小便失禁	3	迟钝	4						
		无法动弹	5						

四、ICU 患者疼痛的评估

疼痛评估包括疼痛的部位、时间、性质、程度、可能改变疼痛的因素和既往有无疼痛史。但临床上最可靠有效的指标是患者的自我描述。国内外应用的疼痛程度单维度评估工具很多，下面介绍几种常用于 ICU 患者疼痛评估的量表以供参考。

1. 0~5 级描述疼痛量表（the 5-point verbal rating scale，VRS-5）　是加拿大 McGill 疼痛量表的一部分，每个分级都有对疼痛程度的描述，易于被医护人员和患者接受。

0~5 级描述疼痛量表：

0 级　无疼痛。

1 级　轻微疼痛：可忍受，能正常生活睡眠。

2 级　中度疼痛：适当干扰睡眠，需用止痛药。

3 级　重度疼痛：干扰睡眠，需用麻醉止痛药。

4 级　剧烈疼痛：干扰睡眠较重，伴有其他症状。

5 级　无法忍受的疼痛：严重干扰睡眠，伴有其他症状或被动体位。

2. 视觉模拟量表（visual analogue scale，VAS）　画一长 10cm 直线，两端分别标明"0"和"10"，"0"端代表无痛，"10"端代表最严重的疼痛（图 8-1），让患者在直线上标出自己疼痛的相应位置，该长度则为患者的疼痛评分值。

3. 0~10 数字疼痛量表（the 11-point numeric rating scale，NRS-11） 0~10 共 11 个点，表示从无痛到最痛，容易被医护人员掌握和被患者理解（图 8-2）。但是其缺点是患者难以掌握其尺度，个体随意性较大。

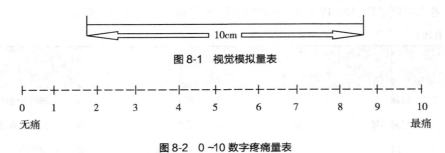

图 8-1 视觉模拟量表

| | | | | | | | | | | |
|0|1|2|3|4|5|6|7|8|9|10|

无痛   最痛

图 8-2 0~10 数字疼痛量表

4. 长海痛尺 上海长海医院根据自己的临床经验所制订的"长海痛尺"，避免了单用 NRS 量表 0~10 数字疼痛量表评估时的困难和随意性过大的问题，同时提高了单用 VRS 量表 0~5 描述疼痛量表时的精准度（图 8-3）。

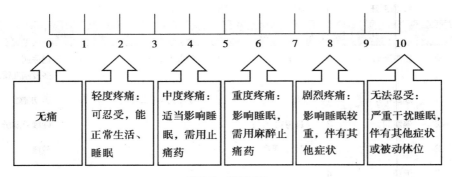

图 8-3 长海痛尺

5. 面部表情评分（face pain scale，FPS） 由 6 种面部表情及 0~10 组成，表情从微笑至悲伤和哭泣来表达疼痛的程度（图 8-4）。患者选择图像来反映最能表达其疼痛的程度。

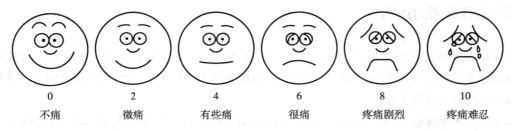

| 0 | 2 | 4 | 6 | 8 | 10 |
| 不痛 | 微痛 | 有些痛 | 很痛 | 疼痛剧烈 | 疼痛难忍 |

图 8-4 面部表情评分图

6. Prince-Henry 评分法 主要用于胸腹部大手术后的患者和气管插管不能讲话的患者，术前训练患者用手势表达疼痛的程度，从 0 分到 4 分共分 5 级（表 8-6）。

表 8-6 Prince-Henry 评分法

分值	描述
0	咳嗽时无疼痛
1	咳嗽时才有疼痛发生
2	深呼吸时即有疼痛发生，安静时无疼痛
3	静息状态下即有疼痛，但较轻，可以忍受
4	静息状态下即有剧烈疼痛，难以忍受

7. 危重症患者疼痛观察工具（the critical-care pain observation tool，CPOT） 适用于无法交流 ICU 患者，是对其客观疼痛行为进行评估的工具（表 8-7）。该观察工具评估患者四个方面的行为：面部表情、动作、肌张力、对机械通气的依从性或发声，通过使用 CPOT 数值范围中的 0~8 来确定疼痛行为的数值。其中，0 代表不痛，8 代表最痛。

表 8-7　危重症患者疼痛观察工具（CPOT）

指标	描述	评分	
面部表情	未观察到肌肉紧张	自然、放松	0
	表现出皱眉、眉毛放低、眼眶紧绷和提肌收缩	紧张	1
	以上所有的面部变化加上眼睑轻度闭合	扮怪相	2
动作	不动（并不代表不存在疼痛）	无体动	0
	缓慢、谨慎的运动，触碰或抚摸疼痛部位，通过运动寻求关注	保护性体动	1
	拉拽管道，试图坐起来，运动肢体/猛烈摆动，不遵从指挥令，攻击工作人员，试图从床上爬出来	烦乱不安	2
肌肉紧张	对被动的运动不作抵抗	放松	0
通过被动的弯曲和伸展来评估	对被动的运动动作抵抗	紧张和肌肉僵硬	1
	对被动的运动动作剧烈抵抗，无法将其完成	非常紧张或僵硬	2
对呼吸机的顺应性（气管插管患者）或发声（拔管后的患者）	无警报发生，舒适地接受机械通气	耐受呼吸机或机械通气	0
	警报自动停止	咳嗽但是耐受	1
	不同步：机械通气阻断，频繁报警	对抗呼吸机	2
	用正常腔调讲话或不发声	正常腔调讲话或不发声	0
	叹息，呻吟	叹息，呻吟	1
	喊叫，啜泣	喊叫，啜泣	2
总分范围		0~8	

五、ICU 患者深静脉血栓形成的评估

（一）Autar 深静脉血栓形成风险评估表

Autar 深静脉血栓形成风险评估表（表 8-8）由 7 个危险因素和危险度分级模块组成，危险因素分别为年龄、体重指数、活动度、创伤风险、特殊风险、外科手术和高危疾病，每个危险因素下设条目并赋值。总分为 28 分，评分 ≤10 分为低风险，10~14 分为中风险，≥15 分为高风险。

表 8-8　Autar 深静脉血栓形成风险评估表

年龄（岁）	分值	体重指数（BMI）	分值	活动度	分值	创伤	分值	外科干预	分值	疾病	分值	特殊危险	分值
10~30	0	20~25	1	受限（自用步行器）	1	头部	1	小型手术	1	溃疡性结肠炎	1	服用避孕药（20~35 岁）	1
31~40	1	26~30	2	非常受限（需帮助）	2	胸部	1	大手术	2	镰刀型贫血病	2	服用避孕药（35 岁以上）	2
41~50	2	31~40	3	坐轮椅	3	头部及胸部	2	急诊手术	3	红细胞增多症	2	妊娠产褥期	3
51~60	3	41 以上	4	卧床	4	脊柱	2	骨盆手术	3	溶血性贫血3	2		

年龄（岁）	分值	体重指数（BMI）	分值	活动度	分值	创伤	分值	外科干预	分值	疾病	分值	特殊危险	分值
61 岁以上	4					骨盆	3	腹部手术	4	慢性心脏疾病	5		
						下肢	4	骨科（腕关节以下）手术	4	心肌炎	6		
								脊柱手术	4	恶性肿瘤	7		

（二）Caprini 血栓风险因素评估表

Caprini 血栓风险因素评估表最初由美国西北大学学者 Caprini 等人于 1991 年研制,随着对疾病病理生理学和临床危险因素不断深入地研究,评估表也发生了更新,至 2010 年形成了较为成熟的风险评估工具。2012 年美国胸科医师学会第九版抗栓和溶栓指南(ACCP9)对 Caprini 风险预测评估模型的评价为:尽管该模型未使用严谨的统计学方法去进一步完善,但是简单易用且合理地对患者进行危险分级。

Caprini 血栓风险因素评估表(表 8-9、表 8-10)适用于外科住院患者,也可用于内科住院患者,但对于内科患者,39 个危险因素中有些危险因素覆盖的是外科情况,并不适用于内科患者。

表 8-9　Caprini 血栓风险因素评估表

A1　每个危险因素 1 分	B　每个危险因素 2 分	C 每个危险因素 3 分	D 每个危险因素 5 分
□年龄 40～59 岁	年龄 60～74 岁	□年龄≥75 岁	□大手术（超过 3 小时）*
□肥胖（BMI >30kg/m²）	肥胖（BMI >40kg/m²）	□肥胖（BMI >50kg/m²）	□选择性下肢关节置换术
□计划小手术	大手术（>60 分钟）*	□大手术持续 2～3 小时*	□髋、骨盆或下肢骨折（1 个月内）
□大手术史	关节镜手术（>60 分钟）*	□浅静脉、深静脉血栓或肺栓塞病史	□中风（1 个月内）
□静脉曲张	腹腔镜手术（>60 分钟）*	□深静脉血栓或肺栓塞家族史	□多发性创伤（1 个月内）
□炎症性肠病史	既往恶性肿瘤	□现患恶性肿瘤或进行化疗	□急性脊髓损伤（瘫痪）（1 个月内）
□目前有下肢水肿		□因子 V leiden 阳性	
□急性心肌梗死（1 个月内）	A2　仅针对女性（每项 1 分）	□凝血酶原 20210A 阳性	
□充血性心力衰竭（1 个月内）	□口服避孕药或激素替代治疗	□血清同型半胱氨酸酶升高	
□败血症（1 个月内）	□妊娠期或产后 1 个月内	□狼疮抗凝物阳性	
□严重肺部疾病,含肺炎（1 个月内）	□原因不明的死胎史,复发性自然流产（≥3 次）,由于毒血症或发育受限原因早产	□抗心磷脂抗体阳性	
□COPD		□肝素引起的血小板减少	
□目前卧床的内科患者		□其他类型血栓形成	
□下肢石膏或支具固定			
□中心静脉置管			
□其他风险			
危险因素总分			

注:①每个危险因素的权重取决于引起血栓事件的可能性。如癌症的评分是 3 分,卧床的评分是 1 分,前者比后者更易引起血栓。
②* 只能选择 1 个手术因素

表 8-10　Caprini 血栓风险因素评分判读

危险因素总分	风险等级	DVT 发生风险
0~1 分	低危	<10%
2 分	中危	10%~12%
3~4 分	高危	20%~40%
≥5 分	极高危	40%~80%，死亡率 1%~5%

六、ICU 患者营养风险的评估

欧洲肠外肠内营养学会（european society for parenteral and enteral nutrition，ESPEN）对营养风险的定义是指现存的或潜在的营养和代谢状况所导致的疾病或手术后出现相关的临床结局的机会。

（一）营养风险筛查 2002

营养风险筛查 2002（nutrition risk screening 2002，NRS2002）适用于住院患者营养风险筛查（表 8-11），主要包括 4 个方面的评估内容：人体测量、近期体重变化、膳食摄入情况、疾病严重程度。其评分由营养状况评分、疾病严重程度评分和年龄调整评分（若患者≥70 岁，加 1 分）3 个部分组成，总分为三者之和，范围为 0~7 分。若 NRS2002 的评分≥3 分，可确定患者存在营养不良风险。NRS 评分正常的患者，可在住院后的一定时间内重复进行，根据结果决定是否给予营养支持治疗。

表 8-11　营养风险筛查 2002（NRS2002）评估表

一、患者情况			
姓名		住院号	
性别		病区	
年龄		床号	
身高（cm）		体重（kg）	
体重指数（BMI）		白蛋白（g/L）	
临床诊断			

二、疾病状态		
疾病状态	分数	若"是"请打勾
骨盆骨折或者慢性病患者，合并有以下疾病：肝硬化、慢性阻塞性肺疾病、长期血液透析、糖尿病、肿瘤	1	
腹部重大手术、中风、重症肺炎、血液系统肿瘤	2	
颅脑损伤、骨髓抑制、加护病患（APACHE>10 分）	3	
合计：		

三、营养状态		
营养状况指标（单选）	分数	若"是"请打勾
正常营养状态	0	
3 个月内体重减轻<5% 或最近 1 个星期食量（与需要量相比）减少 20%~50%（轻度）	1	
2 个月内体重减轻>5% 或 BMI 18.5~20.5 或最近 1 个星期进食量（与需要量相比）减少 50%~75%（中度）	2	
1 个月内体重减轻>5%（或 3 个月内体重减轻>15%）或 BMI<18.5（或血清白蛋白<35g/L）或最近 1 个星期进食量（与需要量相比）减少 70%~100%（重度）	3	
合计：		

四、年龄		
年龄≥70岁加算1分	1	
五、营养风险筛查评估结果		
营养风险筛查总分（相加总和）		
处理		
总分≥3.0：患者有营养不良的风险，需营养支持治疗		
总分<3.0：若患者将接受重大手术，则每周重新评估其营养状况		
评估者：	时间：	

（二）危重症营养风险评分（NUTRIC 评分）

NUTRIC 评分（表 8-12）是国内危重症患者进行营养评估的最常见的营养风险筛查方式,针对危重症患者的基础状况,对患者的营养状况评估进行了优化。该评分分别记录患者的年龄、APACHE Ⅱ 评分值、SOFA 评分值、引发器官功能不全的数量、入住 ICU 前住院时间等五方面内容,分别给予相应的分值,最后各项评分相加得到的总分即为 NUTRIC 分值,0~4 分为低分组,5~9 分为高分组。

表 8-12 NUTRIC 评分（无 IL-6 版）

参数	范围	评分值
年龄（岁）	＜50	0
	50~＜75	1
	≥75	2
APACHE Ⅱ 评分（分）	＜15	0
	15~＜20	1
	20~28	2
	≥28	3
SOFA 评分（分）	＜6	0
	6~＜10	1
	≥10	2
引发器官功能不全的数量（个）	0~1	0
	≥2	1
入住 ICU 前住院时间（d）	0~＜1	0
	≥1	1

第五节　危重症患者信息管理

问题与思考

危重症患者信息分几类?

一、危重症患者信息分类及收集

危重症患者信息具有信息量巨大、种类繁多、需要分析迅速等特点,除了部分主观观察项目外,重症患者信息的采集愈来愈多的是借助于床边的各种监护仪、呼吸机、输液管理系统、连续性肾脏替代治疗（CRRT）等各种医疗仪器设备实时进行收集。按患者入院至出院的全过程可分为患者基本信息、疾病监测信息、病情评估信息、治疗信息、出入量信息、检验检查信息、感染控制信息和患者交接信息。

（一）患者基本信息

包括患者姓名、ID号、科室、床号、性别、年龄、身高、体重、诊断、患者来源、既往史、过敏史、家庭社会关系情况等，一般由患者本人或家属提供。

（二）疾病监测信息

1. 血流动力学监测

（1）动脉血压监测：分有无创和有创两种方式。由于有创动脉血压监测更准确，而且可以持续监测并获得压力波形，所以对危重患者的抢救和治疗更有意义。

（2）中心静脉压监测：中心静脉压（CVP）是指腔静脉与右心房交界处的压力。CVP可反映体内血容量、右心功能与血管张力等综合情况，对指导补血补液的量及速度、防止心脏过度负荷及指导利尿药的应用、动态评估心功能的变化等，具有重要的参考意义。

（3）心排血量（cardiac output，CO）：是每分钟由心脏泵出的血液量，是衡量心室功能的重要指标，受心肌收缩力、前后负荷及心率等因素的影响。现在临床上测量心排血量的方法主要有热稀释法、心脏超声、指示剂稀释法、心阻抗图法、心尖搏动图法等。与心排血量有关的血流动力学指标有心排血量（CO）、心排血指数（CI）、平均动脉压（MAP）、每搏量（SV）、每搏指数（SVI）、每搏变异度（SVV）、外周血管阻力及指数（SVR及SVRI）、胸腔内血容量及指数（ITBV及ITBVI）、全心舒张末期容量及指数（GEDV及GEDI）、血管外肺水及指数（EVLW及EVLWI）、心功能指数（CFI）、全心射血分数（GEF）、肺血管通透性指数（PVPI）等。

（4）周围循环监测：包括毛细血管充盈时间、皮肤温度和中心温度、尿量等。

（5）心电监护：能为早期发现心电改变及心律失常提供可靠信息，临床常用多功能心电监护仪监测，可持续地显示心电波形、心率、呼吸、有创和无创血压值、体温、血氧饱和度的功能参数的数字和图像，通过对心电的监测，还可以对10多种心律失常波形进行自动记录、分析、报警，有"回忆"和"冻结"功能，方便医生护士定期分析病情变化。

2. 呼吸功能监测

（1）通气功能监测：静态肺容量包括潮气量（tidal volume，V_T）、深吸气量（inspiratory capacity，IC）和补吸气量（inspiratory reserve volume，IRV）、深呼气量（expiratory capacity，EC）和补呼气量（expiratory reserve volume，ERV）、残气量（residual volume，RV）与功能残气量（functional residual capacity，FRC）、肺活量（vital capacity，VC）等。动态肺容量包括每分通气量（minute ventilation，V_E）、每分钟肺泡通气量（alveolar ventilation，V_A）、死腔量（dead volume，V_D）等。

（2）气体交换功能监测：氧合作用指标监测包括动脉血氧分压（PaO_2）、动脉血氧饱和度（SaO_2）、混合静脉血氧分压（PvO_2）及静脉血氧饱和度（SvO_2）。氧交换效率的监测包括氧合指数（动脉血氧分压/吸氧浓度）、动脉-肺泡氧分压等。

（3）呼吸运动监测：包括呼吸频率（respiratory rate，RR），呼吸的幅度、节律和呼吸周期比率，胸腹式呼吸活动的观察。

（4）血气分析：有创血气监测包括血pH值、动脉血二氧化碳分压（$PaCO_2$）、碳酸氢根HCO_3^-、动脉血氧分压（PaO_2）、动脉血氧饱和度（SaO_2）等。无创血气监测：脉搏血氧饱和度（pulse oxgen saturation，SpO_2）、经皮氧分压（$PtcO_2$）、经皮二氧化碳分压（$PtcCO_2$）

3. 中枢神经系统监测　包括意识、瞳孔、头痛、神经系统体征、格拉斯哥评分、颅内压、颅内压曲线与压力波、脑电图等。

4. 体液监测 体液容量、电解质组成,渗透压及酸碱度恒定在一定范围内,即保持人体内环境的恒定。临床上某些疾病的发生和发展,常常是由于内环境失控,使体液的渗透压、电解质和酸碱平衡发生紊乱,而内环境的紊乱又可促使病情进一步恶化,甚至威胁生命。因此,了解电解质、渗透压与酸碱平衡的相互关系以及平衡失常的诊治与监护,对于危重症护理有着重要的意义。

(1)水电解质平衡监测:包括水的含量与分布(细胞内液、细胞外液)、电解质含量与分布(钾、钠、钙、镁、氯、碳酸盐、磷酸盐、蛋白质等)、水电解质的平衡。

(2)酸碱平衡的监测:血酸碱度、动脉血二氧化碳分压、碳酸氢根(HCO_3^-)、剩余碱(BE)。

5. 肝功能监测 包括白蛋白及白蛋白/球蛋白、转氨酶、凝血酶原时间、甲胎球蛋白(AFP)、血氨、血浆凝血因子、血脂及脂蛋白、胆红素等。

6. 肾功能监测 包括血清尿素氮、肌酐、尿酸、肾小球滤过率、尿比重等。

(三)病情评估信息

1. 急性生理学及慢性健康状况评分;

2. 营养风险筛查量表;

3. 格拉斯哥昏迷评分;

4. 镇静评分;

5. 疼痛评估(数字法、表情法、非言语疼痛评估);

6. 压疮高风险评估;

7. 非计划性拔管风险评估;

8. 下肢深静脉血栓风险评估;

9. 跌倒/坠床风险评估;

10. 谵妄评估。

(四)治疗信息

1. 药物治疗 医嘱信息、用药记录、泵入用药信息等。

2. 治疗护理 基础护理落实、管道及伤口情况、皮肤情况、体位以及各种治疗护理执行情况等。

(五)液体平衡信息

包括出入量种类及量记录(每小时/每天)、液体平衡动态评估。

(六)检验检查信息

常规、生化、凝血功能、血气分析、心肌酶、免疫功能、感染指标、药物浓度、微生物培养、肿瘤标志物等检验结果信息,X 线检查、超声波检查(B 超)、电子计算机 X 射线断层扫描技术(CT)、磁共振成像技术(MRI)、CT 血管造影术(CTA)等检查结果信息。

(七)感染控制信息

特殊导管留置情况、有创机械通气时间、手卫生执行、微生物培养结果、标本来源、标本留取时间、传染性疾病种类、隔离种类、隔离原因、隔离措施执行信息。

(八)患者交接信息

涉及患者入科、转科、检查、手术交接等环节。如手术交接环节涉及患者信息包括术前交接和术后交接,术前交接患者信息包括意识状态、术前留置管道、术前禁食、备皮、皮肤情况、感觉异常部位、携带物品、术中带药、药物过敏史、手术部位标识等。术后交接患者信息包括手术结束时间、麻醉方式、镇痛泵、术后管道、术中用药、携带物品等。

李某某,男性,65岁,既往有冠心病史10年。因"剧烈心前区疼痛6小时。"入院。入院后查体:意识清楚,急性病容,口唇发绀,颈静脉怒张。双肺未闻及干湿啰音。四肢皮肤温度较低,双下肢轻度浮肿。心电图示 $V_1 \sim V_3$ ST段弓背向上抬高0.3~0.5mV,心肌酶CK及CK-MB均升高,CK-MB/CK>5%,床旁心电监护仪显示心率54次/分,律齐,动脉血压80/50mmHg,呼吸25次/分,血氧饱和度90%。入院后诊断为急性心肌梗死,给予高流量氧疗治疗,经脉搏指示下连续性心排量监测(PiCCO)进行血流动力学监测心排指数(CI)为 $1.8L/(\min \cdot m^2)$ 。

思考: 1. 上述案例中的患者已收集的信息分类属于哪些方面?

2. 根据患者的收集的现有的信息,护士还需要收集哪些方面的信息?

二、危重症患者信息管理系统的运用

信息管理(information management,IM)是人类综合采用技术的、经济的、政策的、法律的和人文的方法和手段以便对信息流(包括非正规信息流和正规信息流)进行控制,以提高信息利用效率、最大限度地实现信息效用价值为目的的一种活动。由于危重症患者病情变化快,监测项目和采样频率要远远高于普通患者,临床信息量巨大,据统计,在ICU医疗监测记录中可能涉及多达236项不同的数据变量,这大大超过了人力所能控制的范围,需要临床信息化系统(CLS)来管理与整合,将计算机信息化技术整合到重症患者监测治疗过程的CLS中。

重症监护病房(ICU)通过先进的监护仪器和抢救设备,对患者进行严密的监测和评估,以及早期积极干预和滴定式治疗。通过CIS记录循环、呼吸、代谢、神经、感染等各方面临床信息,在信息平台的基础上评估疾病严重程度,评价患者对治疗的反应,从而制定下一步的治疗,这种目标-制定-反馈的治疗模式是重症医学的突出特点。重症医学科护理信息系统作为CIS的组成部分,具有产生信息量大、采集数据及时、内容可共享等特点,在CIS中占有重要地位。重症医学科护理信息系统以患者的临床过程为主线,利用全过程、全方位的信息,实现对危重患者科学化、系统化的全程监控,科学地管理重症患者的临床信息。该系统主要由患者床位管理、患者护理、患者评分、液体平衡、循环系统、呼吸系统、泵入药物、酸碱平衡、血气分析、体温单、医嘱、知识库等模块组成。

三、危重症患者信息管理发展方向

功能完备的智能化CIS是重症信息化的发展方向。重症医学信息化系统是以危重症患者信息的采集、存储、展现、分析处理为中心,为临床医护人员和医技科室服务的信息系统,主要包括集成化临床信息系统(ICIS)、医生工作站系统、护理信息系统(NIS)、检验信息系统(LIS)和医学图像管理系统(PACS)等,其核心是ICIS。目前实现重症医学信息化建设的重点和方向是完善ICIS,也就是将ICU患者的所有临床信息与ICIS及其他子系统实现无缝链接,如LIS、PACS、电子病历(EMR)、CPOE、临床决策支持系统(CDSS)和远程医疗支持系统等在此基础上进行分析整合,临床预警,指导临床决策并嵌合临床路径、规范和指南,程序化地指导临床治疗。

(朱艳萍　陈晓燕　谢小华)

本章节学习了重症医学的概念、分类、建设与管理，介绍了院内感染、ICU 常见院内感染如呼吸机相关性肺炎、血管内导管相关感染、导尿更新过尿路感染多药耐药菌感染等相关概念，好发因素以及相应防控策略，学习了常用院内感染率及其计算方法，通过学习，学生能掌握相关概念，防控措施，知晓常用院内感染率及其计算方法。

复习参考题

1. 简述 ICU 的模式。

2. 简述 ICU 的收治范围。

3. 简述呼吸机相关性肺炎及其预防措施。

4. 简述血管内导管相关感染及其预防措施。

5. 危重患者入院后应从哪些方面收集信息？

6. 通过血流动力学监测可以获得危重患者哪些项目的信息？

7. 危重患者的病情评估信息通过哪些评估工具获得？

第九章 　危重症监测与护理

9

学习目标	
掌握	各系统常见危重症的急救护理措施及检测项目。
熟悉	各系统常见危重患者的护理评估与判断。
了解	各系统常见危重症的诱因。

第一节　循环系统危重症监测与护理

一、循环功能监测

问题与思考

结合病理生理学概念,对循环系统中血流运动的规律性进行动态、连续测量的方法和技术有哪些?

(一) 心电监护

心电监护(electrocardiography monitoring)是指长时间、连续的显示、记录患者的心电变化,及时发现和诊断心律失常的一种非侵入性监护技术。它可以准确反映心律失常的性质,为早期诊断和早期治疗提供依据。另外,心电监护也是监测心律、心率、心肌供血、电解质紊乱、心脏压塞和药物反应的重要参考指标。

1. 适用范围

(1)手术患者。

(2)心血管疾病的患者,如:心力衰竭、严重心律失常等。

(3)其他危重患者,如:各种类型的休克、气胸、脑血管疾病、哮喘持续状态、严重电解质紊乱等。

2. 监测与护理

(1)监测前的准备

1)检查监护仪的性能良好、处于备用状态,正确连接各监测导线。

2)清洁胸前部的皮肤、去除油脂,如胸前毛发较多者予以剔除。

(2)正确放置电极片并连接心电监护仪:心电监护仪一般使用模拟双极胸导联,即通过心电监护仪上的胸部三级、四级、五级导联中的两个电极显示双极心电图。

1)五导联电极放置:右臂(RA)和左臂(LA)导联电极分别放置在右、左锁骨的正下方。右腿(RL)和左腿(LL)导联电极分别置于右侧和左侧腋前线肋缘处。胸部(V)电极的放置应根据情况进行选择。如监测 V_1,将胸前导联电极置于胸骨右侧第四肋间,若要监测 V_6 则将胸前导联电极置于第5肋间与腋中线的交叉处。

2)三导联电极放置:右臂(RA)和左臂(LA)导联电极分别放置在右、左锁骨的正下方。左腿(LL)导联电极分别置于左侧腋前线肋缘处。

(3)连接手指末梢血氧饱和度(SpO_2)传感器,避开灰指甲及涂抹指甲油的手指;避免无创血压袖带和 SpO_2 夹放在同一个肢体上防止影响监测;定期更换监测的手指,防止局部长期受压致手指压疮。

(4)无创血压袖带放在健康的肢体侧监测,松紧度以一指为宜;测压的肢体应与患者的心脏在同一水平位置,避免与静脉输液或插导管的肢体同侧;正确设定监测的间隔时间。

(5)监测时的观察

1)持续监测心率和心律,正确、客观地读取监护数值并记录。观察心电图是否有 P 波,P 波、QRS 波、T 波是否规则出现,形态、高度有无异常。

2)正确设定报警限及报警音量。根据患者的具体情况设定报警上下限,常规设置心率报警范围为小于 60 次/分,大于 100 次/分;收缩压报警范围小于 90mmHg,大于 140mmHg;舒张压报警范围小于 60mmHg,大于 90mmHg;平均压报警范围小于 60mmHg,大于 110mmHg;呼吸报警范围小于 8 次/分,大于 30 次/分;血氧饱和度报警范围小于 90%。报警始终处于打开状态,及时处理异常情况:如超出正常报警范围、心律失常等情况。

3. 注意事项

（1）选择最佳的监护导联放置位置,以获得清晰的心电图波形,常规选择Ⅱ导联及V$_5$导联,Ⅱ导联可以获得所有表面导联中电位最明显的P波,有助于识别心律失常和下壁缺血;V$_5$导联可以监测前壁和侧壁缺血。若条件允许应同时监测Ⅱ导联及V$_5$导联。

（2）监护异常的常见原因

1）严重的交流电干扰:可能原因为电极脱落、导线老化断裂、电极片干涸粘贴不牢等,其特点是在导联中可看到一条很有规律的,每秒50~60次的纤细波形。

2）严重的肌电干扰:因为电极放置位置不恰当,如电极放置在胸壁肌肉较多的部位。

3）基线漂移:可能因为患者活动,电极固定不良或监测模式选择错误引起,因此基线漂移时判断心电图ST段时应特别慎重。

4）心电图振幅低:可能原因有正负电极间距离太近、两个电极之一正好放在心肌梗死部位的体表投影区、电极片太松等。为确保大T波在心率测定时不被"重复计数",必须设置合适的信号放大器及记录仪灵敏度。而对装有心脏起搏器的患者,有时需额外的滤波器以避免其起搏波被认为QRS波群。

5）每日检查ECG电极贴片,若有过敏现象及时更换电极或改变位置;做磁共振检查时应取下电极片以免造成皮肤灼伤。

6）监护仪及其传感器表面可用医用酒精擦拭,自然风吹干或用洁净、干爽的布清洁。袖带可以高压灭菌,或者浸入消毒液消毒,但切记要取出橡胶袋。

相关链接

常规心电图检查的电极放置位置

电极名称	电极放置位置
LA	左上肢
RL	右上肢
LL	左下肢
RL	右下肢
V$_1$	第四肋间隙胸骨右缘
V$_2$	第四肋间隙胸骨左缘
V$_3$	V$_2$导联和V$_4$导联连线的中点
V$_4$	第5肋间隙左锁骨中线
V$_5$	第5肋间隙左腋前线
V$_6$	第5肋间隙左腋中线
V$_7$	第5肋间隙左腋后线
V$_8$	第5肋间隙左肩胛下线
V$_9$	第5肋间隙左脊柱旁线
V$_{3r}$	V$_1$导联和V$_{4r}$导联之间
V$_{4r}$	第5肋间隙右锁骨中线
V$_{5r}$	第5肋间隙右腋前线
V$_{6r}$	第5肋间隙右腋中线

（二）血流动力学监测

血流动力学监测（hemodynamic monitoring）是指依据物理学的定律，结合病理生理学概念，对循环系统中血液运动的规律性进行定量的、动态的、连续的测量和分析，从而得到反映心脏、血管、血液、组织的氧输送、氧耗量等功能的指标。一般可将血流动力学监测分为无创性和有创性两大类。无创性血流动力学监测是应用对机体组织不造成损伤的监测手段而获得血流动力学参数，具有安全、操作方便、可重复的优点，但是监测过程中影响因素很多，影响监测结果的准确性。有创性血流动力学监测是指经体表插入各种导管或监测探头到心脏或血管腔内，利用各种监护仪或监测装置直接测定各项生理指标，如有创血压监测、中心静脉压监测、肺动脉压和心排血量监测等。

值得强调地是，任何一种监测方法所获得的数据值都是相对的，各种血流动力学指标经常受到多种因素的影响，因此，单一指标的数值有时并不能反映血流动力学的真正状态，必须重视血流动力学参数的综合评估，包括分析数值的连续性变化；结合临床症状、体征等综合判断以及使用多项数值综合评估某一种功能状态。

1. 有创动脉血压监测　动脉血压（arterial blood pressure）是指血管内的血液对于单位面积血管壁的侧压力，与心脏功能及外周循环有关，是最基本的心血管监测项目。可反映循环血量和外周血管阻力、血管壁弹性等，是衡量循环系统功能的重要指标之一。血压监测可以提供与整个循环状态有关的信息。血压监测分为两类：无创性监测和有创性监测。有创血压监测是重症患者血流动力学监测的重要手段之一，是一种经动脉穿刺置管后直接测量血压的方法，能反映每一个心动周期血压的变化。通过换能器把机械性的压力波转变为电子信号，经放大后由显示屏直接显示动脉压波形，由数字标出 SBP、DBP、MAP 的数值，并可连续纪录、储存，供分析、研究用。

心脏收缩时，左心室射血产生动脉波形的上升支及峰值（图9-1），收缩末期出现短暂的血压下降，直至主动脉瓣关闭血液反流入主动脉。在主动脉或近心端动脉可以监测到"重搏切迹"，"重搏切迹"提示主动脉瓣关闭，心脏收缩期结束，舒张期开始。

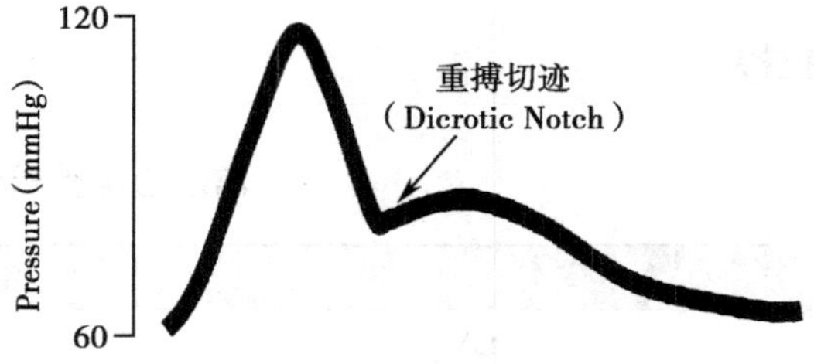

图 9-1　动脉压力波形

血压在心室收缩后短时间达到最大值即收缩压（SBP），在心脏舒张后循环过程中最低的压力即舒张压（DBP），平均动脉压（MBP）指在动脉循环中的持续的压力，计算公式：$MAP = (SBP+2×DBP)/3$。

脉压差是指收缩压和舒张压的差值，随每搏输出量和血管顺应性的变化而变化。在低血容量状态、心动过速、主动脉狭窄、缩窄性心包炎、胸腔积液和腹水过多时脉压差减小；主动脉瓣反流、甲状腺毒症、动脉导管未闭、动静脉瘘、心包缩窄时脉压差增加。

有创动脉血压监测的临床意义：①有创动脉血压监测可提供准确、可靠和连续的动脉血压数据，特别是血管痉挛、休克或体外循环转流的患者，其监测结果更为可靠；②有创动脉血压监测导管的留置为动脉血气标本的留取提供了便利；③压力上升速度反映心肌收缩性的指标，可通过动脉血压波描记并计算。

（1）适用范围：①各种原因的休克：如低血容量性休克、心源性休克、感染性休克等；②应用血管活性药物的患者；③血压不易控制的高血压患者；④需要低温麻醉和控制性降压的患者；⑤嗜铬细胞瘤；⑥心肌梗死和心力衰竭抢救时；⑦需反复抽取动脉血标本作血气分析；⑧严重创伤和多器官功能衰竭患者；⑨心脏大血管手术；⑩无法用无创血压监测的患者。

（2）周围动脉插管途径选择

1）桡动脉：由于桡动脉位置表浅，相对固定，因此穿刺插管比较容易且便于管理。在做桡动脉插管之前需测试尺动脉供血情况以防止置管后出现手部血流灌注障碍，可行艾伦（Allen）试验（图9-2）。具体操作如下:将穿刺侧前臂抬高,用双手拇指分别摸到桡动脉、尺动脉后,让患者做 3 次握拳和松拳动作,然后紧握拳头,测试者用双手拇指压迫阻断桡、尺动脉血流至手部变白后放开,观察手部皮肤转红的时间。若尺动脉通畅,转红时间多在 3 秒左右,5~7 秒属于正常;7~15 秒为可疑,说明尺动脉充盈延迟;大于 15 秒仍未变红说明尺动脉存在供血障碍。大于 7 秒试验即为阳性,不宜选用该侧桡动脉穿刺。

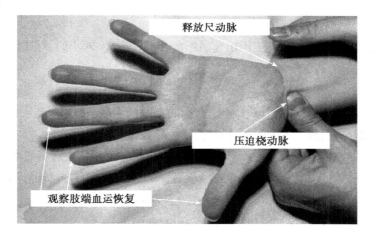

图 9-2　Allen 试验

2)肱动脉:在肘窝部容易摸到,外侧是肱二头肌肌腱,内侧是正中神经。几年来由于测压导管管径细,留置时对肱动脉内血流影响较小,对内膜损伤轻微,因此在肱动脉置管一般不会形成血栓。

3)尺动脉:可代替桡动脉插管,但穿刺成功率较低。

4)股动脉:血管搏动清楚,穿刺成功率高,但管理不方便,潜在感染机会较大,不宜长时间保留。

5)足背动脉:穿刺成功率可达 70%~80%,血栓发生率较桡动脉低,可与桡动脉交替选用。但穿刺前要了解胫后动脉的血供情况,以免引起拇趾缺血性坏死,方法是压迫、阻断足背动脉,然后压迫拇趾数秒钟使大拇指变苍白,放松压迫,观察趾甲颜色转红的情况。若颜色恢复迅速,说明有良好的侧支血流,可以进行足背动脉穿刺。

(3)监测与护理

1)监测前的准备:①观察穿刺部位的皮肤、末梢血运的情况,桡动脉穿刺时,需行 Allen 实验。②准备穿刺相关的物品:动脉穿刺针、肝素封管液、换能器、加压袋、测压模块及导线、仪器性能良好处于备用状态、贴膜、胶布、0.5%碘伏,必要时准备 2%利多卡因。加压袋:配置封管液,装进加压袋中,加压袋内加压300mmHg。换能器排尽气泡备用。③将换能器与监护仪正确连接,监护仪此时显示动脉压力,监测波形为直线。

2)监测时的护理:①将换能器与穿刺导管正确连接,此时监护仪上显示患者的动脉血压波形。②校零:将换能器固定于腋中线第四肋间的位置(图 9-3)(此位置为换能器零点的位置),调节三通使换能器与大气相通,点击监护仪上的校零键,进行校零,待动脉压力监测波形为直线且数值为"0"时,

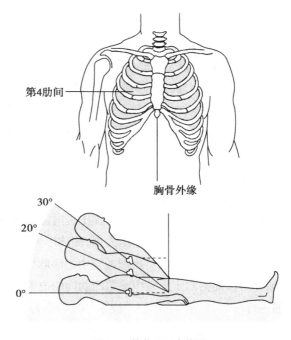

图 9-3　换能器固定位置

关闭三通使换能器与动脉置管相通，进行血压监测。③根据患者的血压调整合适的标尺。④根据患者的个体情况、监测参数的正常范围，正确设定报警限。⑤运用过程中注意监测血压及波形的变化。⑥固定：予透明贴膜、纱布固定（纱布易致导管脱出），贴膜常规7天更换一次，纱布48小时更换一次，如有渗出、潮湿、贴膜卷边等情况需及时更换。⑦保持通畅：保持加压袋内300mmHg的压力，肝素封管液每日更换或用毕及时更换。⑧观察穿刺部位的皮肤是否红、肿、渗血。⑨观察穿刺侧肢体的感觉、颜色、末梢血运的情况。

3）监测后的护理：拔管处常规加压至不出血后予纱布绷带固定24小时；绷带固定期间观察穿刺侧肢体的感觉、颜色、末梢血运的情况。

（4）注意事项

1）保持监测导管在位通畅，换能器导管内无气泡，防止因气栓存在等原因造成监测数据的误差。

2）使用换能器配套装置，禁止人为添加延长管，以免导致监测数据的误差。

3）血栓形成和动脉栓塞：动脉置管血栓形成发生率20%～50%，手指缺血坏死率为1%。插管后暂时性桡动脉搏动减弱或消失的发生率较高，但大多可以恢复。其原因主要为：置管时间过长；导管过粗或质量差；穿刺技术不成熟或血肿形成；严重休克、低心排综合征和高脂血症。

4）局部渗血、出血和血肿：一般加压包扎止血即可。

5）感染：动脉置管期间一般不超过3～4天，严格执行无菌操作和局部消毒。

2. 中心静脉压监测 中心静脉压（central venous pressure，CVP）是指腔静脉与右心房交界处的压力，是反应右心前负荷和血容量的指标。CVP正常值为5～12cmH$_2$O。CVP低于5cmH$_2$O表示心室充盈欠佳或血容量不足，高于15～20cmH$_2$O提示右心功能不全，但CVP不能完全反映左心功能，因此CVP结合其他血流动力学指标，参考价值更高。临床可以通过置入漂浮导管监测中心静脉压，但是因为并发症较多且置管时间较短，所以临床上常规通过置入中心静脉置管获得该数据。

（1）适用范围

1）各类大、中手术，尤其是心血管、颅脑和胸腔等大而复杂的手术；

2）各种类型休克患者；

3）严重创伤及急性循环功能衰竭等危重患者；

4）需要接受大量、快速输血及补液的患者；

5）心功能不全的患者；

6）需长期输液或全胃肠外营养治疗的患者。

（2）测压途径：通过不同部位的周围静脉均可插入导管至上腔静脉部位，由于腹股沟部静脉插管易引起血栓性静脉炎和败血症，经下腔静脉插管的已较少。而且，如果导管尖端未越过膈肌平面，实际测得的可能是腹腔内压，容易造成判断困难。目前多数采用经皮穿刺锁骨下静脉或颈内静脉进行插管，将导管置入上腔静脉。

（3）监测与护理

1）监测前的准备：①穿刺相关的物品准备齐全，协助医生行床旁中心静脉置管术，仪器性能良好，处于备用状态；②加压袋：配置封管液，加压袋内加压300mmHg，换能器排尽气泡；③将换能器与监护仪正确连接，监护仪此时显示中心静脉压力，监测波形为直线。

2）监测时的护理：①将换能器与中心静脉导管的主孔正确连接，此时监护仪上显示患者的中心静脉压波形；②将换能器固定于腋中线第四肋间的位置（此位置为换能器零点的位置），调节三通使换能器与大气相通进行校零，点击监护仪上"校零"键，待压力监测波形为直线且数值为"0"时，关闭三通使换能器与中心静脉置管相通，进行中心静脉压监测；③根据患者的中心静脉压调整合适的标尺；④根据患者的个体情况、监测参数的正常范围，正确设定报警限；⑤运用过程中注意监测中心静脉压及波形的变化；⑥固定：予透明贴膜、纱布固定(纱布易致导管脱出),贴膜常规7天更换一次,纱布48小时更换一次,如有渗出、潮湿、贴膜卷边需及时更换;⑦保持通畅:保持加压袋内 **300mmHg** 的压力,肝素封管液每日更换或用毕及时更换;⑧观察穿刺部位的皮肤是否红、肿、渗血、渗出等情况。

3)监测后的护理:拔管处常规加压至不出血后予无菌纱布覆盖穿刺点。

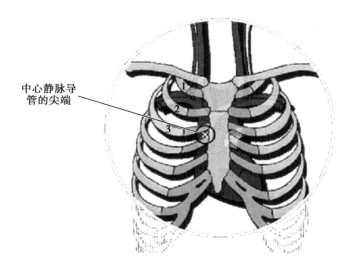

中心静脉导管的尖端

图9-4　中心静脉置管的位置

（4）注意事项

1)判断导管的位置是否正确:插管后需通过 X 线片判断导管的位置,测定中心静脉压时导管尖端必须位于右心房或近右心房的上、下腔静脉内(图9-4)。

2)中心静脉置管可作为输液途径,因此不测压时可持续输液以保持通畅。

3)为防止空气进入管路,管道系统须紧密连接。测压时护士不要离开,因为当 CVP 为负值时,很容易吸入空气。

4)使用呼吸机呼气末正压(PEEP)通气时,吸气压大于 $25cmH_2O$ 时胸膜腔内压力增高,影响 CVP 值,测压时应充分考虑。

5)咳嗽、吸痰、躁动、呕吐、抽搐均影响 CVP 值,应在安静后 10~15 分钟测量。

6)怀疑有管腔堵塞时不能强性冲管,只能拔管,以防血块栓塞。

7)测压管零点必须与右心房中部(胸骨右缘第 4 肋间水平)在同一水平面,体位变动后应重新校正零点。

8)预防感染,严格无菌操作,每日用碘酒和酒精清洁局部,及时更换辅料。

9)预防出血和血肿:穿刺时如果误穿入动脉,应及时做局部的压迫,对于肝素化后或凝血机制不好的患者更应该延长局部压迫的时间。

10)其他:气胸、血胸、气栓、血栓、神经淋巴管的损伤等虽然发病率很低,但后果严重。因此,必须加强预防措施,熟悉解剖,认真操作,一旦发生并发症,应立即采取积极的治疗措施。

（5）中心静脉压变化的意义 CVP 的高低取决于血容量、心功能、静脉血管张力、胸膜腔内压、静脉血回流量和肺循环阻力等因素。在液体输注过程中,CVP 不高,表明右心室能排出回心血量,可作为判断心脏对液体负荷的安全指标。临床中常依据动脉压的高低、脉压大小、尿量及临床症状、体征,结合 CVP 变化对病情作出判断,指导治疗。CVP 变化的原因及处理原则如表9-1。

表 9-1　CVP 变化的原因及处理原则

CVP	动脉压	原因	处理
低	低	血容量不足	补充血容量
低	正常	心功能良好，血容量轻度不足	适当补充血容量
高	低	心功能差，心输出量少	强心、给氧、利尿、纠正酸中毒、适当控制补液，慎用血管扩张剂
高	正常	容量血管过度收缩，肺循环阻力升高	控制补液，使用血管扩张剂
正常	低	心功能差，容量血管过度收缩，血容量可能不足	容量反应评估，据情况适当补液，强心

相关链接

容量反应性评估

（1）补液试验：根据患者情况，取生理盐水 250ml 于 10~15 分钟内静脉滴注。若血压升高而 CVP 不变或升高<2cmH$_2$O 提示血容量不足；若血压不变 CVP 升高>5cmH$_2$O，提示心功能不全。

（2）被动直腿抬高试验：患者取半卧位，下肢放平，然后平躺，给予下肢抬高 45°，保持 3 分钟，在重力作用下大约有 300ml 血液回流入心脏，观察 CVP 与心输出量（CO）的变化。

3. **肺动脉压监测**　漂浮导管（Swan-Ganz catheter）是进行肺动脉压（pulmonary arterial pressure，PAP）和肺毛细血管楔压（pulmonary capillary wedge pressure，PCWP）测量的工具。当左心室和二尖瓣功能正常时，PCWP 仅较左心房高 1~2mmHg，因此 PAP 和 PCWP 分别是反映右心后负荷和左心前负荷的指标。肺漂浮导管监测参数及正常值如下：①PAP：肺动脉收缩压（PASP）为 15~30mmHg；肺动脉舒张压（PADP）为 5~15mmHg；肺动脉平均压（PAMP）为 10~20mmHg。②PCWP：5~15mmHg，小于 5mmHg 提示容量不足；12~15mmHg 提示容量正常或容量不足伴左心功能不全；大于 18mmHg 提示容量过多或伴左心功能不全，有肺水肿发生的危险；③右心房压：1~10mmHg。

肺动脉漂浮导管全长 110cm，每 10cm 有一个刻度，通常为四腔漂浮导管。导管的近端为 3 个腔的连接端和一根热敏电阻的连接线。这三个腔分别为：①开口于导管顶端的肺动脉压力腔，用于测量肺动脉压和采取混合静脉血标本；②开口于距顶端 30cm 的导管侧壁右心房压力腔，用于测量右房压和测量心排血量时注射生理盐水；③充盈导管顶端气囊的气阀端，气囊充盈后基本与导管的顶端平齐（气囊容积 1.25~1.5ml），有利于导管随血流向前推进，并减轻导管顶端对心腔壁的刺激。热敏电阻终止于导管顶端近侧 3.5~4cm 处，并通过导线与测量心排血流的热敏仪相连（图 9-5、表 9-2）。

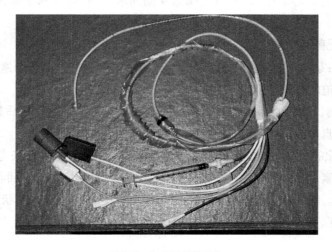

图 9-5　S-G 导管的结构

表 9-2　S-G 导管的结构

导管名称	颜色	功能
肺动脉导管	黄色	测量 PAP
中心静脉导管	蓝色	测量 PAP、CVP
气囊导管	红色	测量 PCWP
热敏电阻导管	白色	测量 CO

（1）适用范围

1）急性左心衰竭的患者；

2）血流动力学极不平稳的患者，如心源性休克等；

3）急性心肌梗死；

4）区分心源性和非心源性肺水肿；

5）各类大手术和高危患者。

（2）禁忌证

1）三尖瓣或肺动脉瓣狭窄；

2）右心房或右心室内肿块（肿瘤或血栓形成）；

3）法洛四联征；

4）完全性左束支传导阻滞。

（3）插管途径

1）颈内静脉：是插入肺动脉漂浮导管的最佳途径，导管可直达右心房。从皮肤到右心房距离最短，并发症少。

2）锁骨下静脉：导管到达右心房距离较短，经锁骨下穿刺需通过锁骨与第 1 肋间之间狭窄的间隙，穿刺并发症较少。

3）肘贵要静脉：经静脉切开后插入导管，但导管经过路途较远，不利于导管通过和调整，插管成功率较低。

4）股静脉：距离心脏较远，不利于导管调整，插管失败率高。诱发局部血栓发生率较高，又靠近会阴区，局部污染机会大，很少使用。

（4）漂浮导管的置入：经导管鞘置入肺动脉漂浮导管，导管经过上腔静脉进入右心房、右心室，最后到达肺动脉，直至气囊在肺动脉被嵌顿。一般是根据压力波形来明确导管尖端所在的位置，漂浮导管自颈内静脉、锁骨下静脉置入（图 9-6），一般导管的长度：右心房 10~15cm；右心室 20~30cm；肺动脉 45~50cm；；肺动脉嵌顿处 50~55cm。

（5）监测与护理

1）监测前准备：①穿刺相关的物品准备齐全，仪器性能良好，处于备用状态；②加压袋：配置封管液，加压袋内加压 300mmHg，换能器排尽气泡；③将换能器与监护仪正确连接，监护仪此时显示肺动脉压力，监测波形为直线。

2）监测时的护理：①将换能器与漂浮导管的肺动脉端正确连接，此时监护仪上显示患者的肺动脉压力监测波形；②将换能器固定于腋中线第四肋间的位置（此位置为换能器零点的位置），调节三通使换能器与大气相通进行校零，待压力监测波形为直线且数值为"0"时，关闭三通使换能器与肺动脉端相通，进行监测肺动脉压力监测；③根据患者的肺动脉压调整合适的标尺；④根据患者的个体情况、监测参数的正常范围，正确设定报警限；⑤运用过程中注意监测肺动脉压力及波形的变化；⑥固定：予透明贴膜、纱布固定（纱布易致导管脱出），贴膜常规 7 天更换一次，纱布 48 小时更换一次，如有渗出、潮湿、贴膜卷边需及时更换；

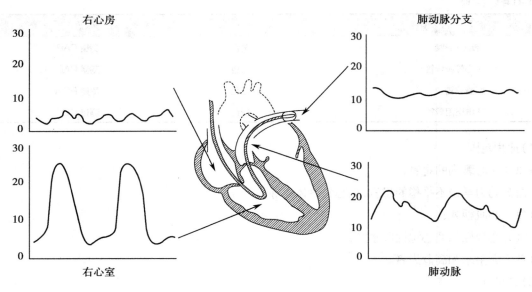

右心房　　　　　　　　　　　　　　　　　　　　　　　　肺动脉分支

右心室　　　　　　　　　　　　　　　　　　　　　　　　肺动脉

图9-6　S-G导管置入途径

⑦保持通畅：保持加压袋内300mmHg的压力，肝素封管液每日更换或用毕及时更换；⑧观察穿刺部位的皮肤是否有红、肿、渗血、渗出等情况。

3）监测后的护理：尽量缩短漂浮导管留置的时间，长期置管易发生栓塞、感染等并发症。拔管后，拔管处常规加压至不出血后予无菌纱布覆盖穿刺点。

（6）并发症及其防治

1）心律失常：插管和导管留置过程中均可发生心律失常，室性早搏和一过性室性心动过速最为常见，主要由于导管顶端刺激心室壁所致。导管通过右心室时发生的室性心动过速，通常只要导管顶端通过肺动脉瓣即自动终止，因此无需处理，仅1.3%～1.5%的导管相关室性心动过速需抗心律失常药物、心前区锤击或转复治疗。导管相关的心律失常多与导管的机械刺激相关，在插管和导管留置时采取以下措施可有效预防和减少心律失常的发生：①心肌缺血、休克、低氧血症、电解质紊乱、酸中毒的患者发生室性心律失常的概率高，术前应尽量给予纠正；②导管到达右心房后，应立即充盈气囊，以减少导管顶端对心内膜的刺激；③导管通过三尖瓣进入右心室后，应快速轻柔地送入导管，使导管向上反折经右心室流出道进入肺动脉，尽量缩短在右心室内的操作时间。

2）导管打结：常见原因是导管在右心室或右心房内缠绕，易发生在扩大的右心房或右心室。如高度怀疑导管打结，应立即在X线下证实，并置入导引钢丝，松解导管结后将其退出体外。如果导管结无法松解或其中含有腱索、乳头肌等心内结构，则需采取外科手术取出导管。

3）肺梗死：通常是小范围而无症状。多数是由于保留导管期间心脏有节律的收缩和血流的推动力促使导管尖端向远端肺部移位。为此，导管保留期间应连续监测PAP。若自动出现了PCWP，表示导管尖端移到了嵌入位，应立即拔出导管2～3cm。每次气囊充气的时间要尽量缩短，完成测量后即放松气囊，排出气体。

4）气囊破裂：导管多次使用、留置时间长或频繁过量充气均会引起气囊破裂。向气囊内注气时阻力感消失，放松时注射器内栓不弹回，常提示气囊已破裂。

5）肺动脉破裂：肺动脉破裂是血流动力学监测中最严重的并发症。典型表现为突然大咯血，多见于高龄、肺动脉高压及其他抗凝治疗的患者。最主要的原因是导管位置过深或气囊偏心等。预防措施：①气囊未充盈时，禁止向前推送导管；②测量肺动脉嵌顿压时，应缓慢充盈气囊，当肺动脉压波形变为肺动脉嵌顿压波形时，应立即停止继续充气；③禁止用液体充盈气囊；④尽量减少气囊充盈、导管嵌入的时间和气囊充盈的次数;⑤导管不可置入过深;⑥一旦发生大咯血,应立即进行气管插管,首选双腔气管插管,保持气道通畅,必要时手术治疗。

6)感染:导管留置期间,穿刺局部出现红、肿、痛或皮温升高,或出现发热、寒战,应考虑肺动脉漂浮导管相关感染,应立即将导管拔除,同时取穿刺局部分泌物、导管血和外周静脉血、导管远端送培养,并做抗菌药物敏感试验,必要时行抗感染治疗。预防措施:①在所有与导管相关的操作中,严格执行无菌操作原则;②插管局部每天常规消毒,更换敷料,敷料被浸湿或污染时随时更换;③尽量缩短导管留置的时间,研究表明,导管留置时间超过 72 小时,导管相关感染的发生率明显增加。

4. 心排血量监测　心排血量(cardiac output)是指心室每分钟排出的总血量,正常时左、右心室的 CO 基本相同。CO 是反映心泵功能的重要指标,主要受心肌收缩性、前心负荷、后心负荷、心率等因素影响。其正常值为 4~8L/min。目前临床常用的心排血量监测方法主要是应用肺动脉漂浮导管行温度热稀释法和脉搏轮廓分析法。

肺动脉漂浮导管应用热稀释法测定心排血量,其基本原理是从肺动脉漂浮导管右房开口快速均匀地注入冷的生理盐水液体,注入的液体混入血液使血温发生变化,血液经右房,右室到达肺动脉,导管远端的热敏电阻感知注射后血液温度变化,心排血量监测仪(图 9-7)描记并处理温度变化曲线,按照 Stewart-Hamilton 公式计算出心排血量。

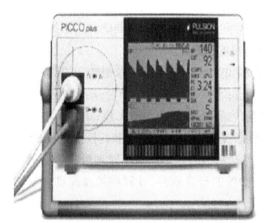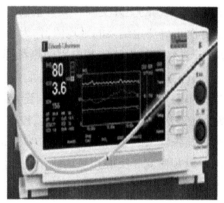

图 9-7　心排血量监测仪

脉搏指示连续心排血量监测(pulse indicator continuous cardiac output,PICCO)是近几年较为广泛使用的血流动力学监测技术。其基本原理是,从中心静脉同时注入温度和染料两种指示剂,在股动脉测定 CO,同时根据两种指示剂的不同特点(温度指示剂可透过血管壁,染料不透过血管壁),测定出血管外肺水等一系列参数的方法。现阶段,在大量临床数据的支持下总结了经验公式,只需用温度进行测量的单指示剂法。从中心静脉注入一定量冷生理盐水(2~8℃)。经过上腔静脉-右心房-右心室-肺动脉-肺静脉-左心房-左心室-升主动脉-腹主动脉-股动脉 PICCO 导管温度探头感受端。计算机可以将整个热稀释过程画出热稀释曲线,并自动对该曲线波形进行分析,然后通过患者的动脉脉搏波形和心率的变化持续算出搏出量,从而获得一系列血流动力学参数,可以更好地反映心脏前负荷,指导临床及时调整心脏容量负荷与肺水肿之间的平衡(图 9-8)。

(1)适用范围:各种原因引起的休克、急性呼吸窘迫综合征、心力衰竭、水中毒、严重感染,重症胰腺炎、严重烧伤以及大手术围手术期患者血管外肺水及循环功能的监测等。

(2)禁忌证:出血性疾病、主动脉瘤、大动脉炎、动脉狭窄、肢体有栓塞史、肺叶切除、肺栓塞、体外循环期间、体温或血压短时间变差过大、严重心律失常、严重气胸等;心内分流。

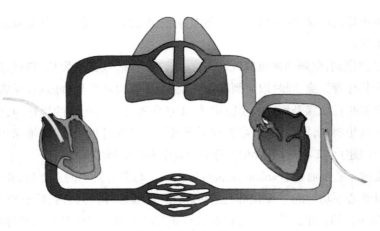

图 9-8　PICCO 脉冲

（3）监测与护理

1）肺动脉漂浮导管应用热稀释法测定心排血量：①确认肺动脉漂浮导管远端位于肺动脉主干,连接肺动脉漂浮导管和心排血量计算机的电缆线,连接注射系统和心排血量计算机的温度探头,并将温度探头与导管右心房端口连接；②用注射器抽吸所需的冰生理盐水的量（10ml 或 5ml）,排尽气泡；③打开注射器和右心房注射端口之间的三通,连续、平稳地快速注射液体,一般在 4 秒内完成注射；④评估心排血量曲线的外观,寻找有连贯、平稳的上升支同时具有平稳下降支的心排血量曲线,以准确测定心排血量；⑤至少重复测定 3 次,取 3 次正确测定结果的平均值,作为心排血量的测定结果。

2）脉搏指示连续心排血量监测应用肺热稀释技术和脉搏轮廓分析技术相结合的监测方法：①将温度探头连接于中心静脉导管腔,一端连接心排血量监测仪；②PICCO 热稀释导管,动脉端连接换能器,监测动脉血压（同本章节有创血压监测法）,另一端连接温度传感器；③校准心输出量：运用热稀释法校准心输出量至少 6~8 小时一次,动脉压力校零后必须校准,如患者病情变化及时校准。校准时静脉端停止输液 30秒以上。注射水温<80℃,4 秒内匀速注入 10~15ml 冰盐水（注：注射冰盐水时勿触摸中心静脉端的温度传感器及导管）。常规监测 3 次取其平均值；④通过监护仪的计算软件,计算相关血流动力学的参数并记录（图 9-9,表 9-3）

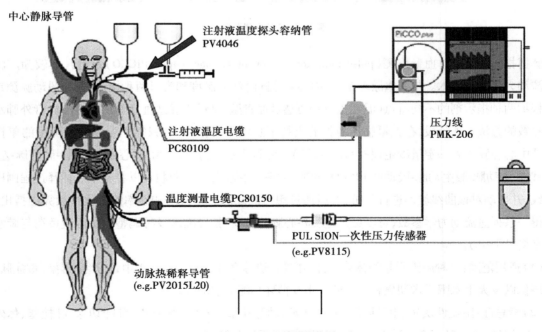

图 9-9　PICCO 检测仪监测

表 9-3　PICCO 监测仪常用参数的正常值范围

参数	缩写	单位	正常范围
心脏指数	CI	L/（min·m²）	3.0~5.0
胸腔内血容积	ITBV	ml/m²	850~1000
全心舒张末期容积指数	GEDI	ml/m²	680~800
全心射血数	GEF	%	25~35
血管外肺水指数	EVLWI	ml/kg	3.0~7.0
肺血管通透性指数	PVPI	—	1.0~3.0
搏出量指数	SVI	ml/m²	40~60
搏出量变异度	SVV	%	≤10
脉压变异度	PVV	%	≤10
外周血管阻力	SVR	Dyn·s·cm⁻⁵·m²	1200~2000

（4）注意事项

1）肺动脉漂浮导管：①注意注射液体的温度：注射液体应与血液的温差在 10℃ 以上；②注射液体的容积：注射液体的容积必须与心排血量监测仪预设液体容积一致，如果注射液体有 0.5ml 的误差，其结果可出现 5% 的误差；③注射速度：应快速、均匀，注射时间以 4 秒为佳；④两次测量的间隔时间：间隔时间恰当，两次间隔时间过短，会发生基线不稳定或基线漂移；⑤中心静脉大量输液时可使肺动脉处血温降低，热稀释曲线下面积假性变小，导致所得心排血量结果高于实际值；⑥呼吸、心率、体位、肢体活动均可使热稀释曲线基线波动，特别是呼吸，因此应在呼吸周期的同一时期测量，一般在呼气末监测。

2）脉搏指示连续心排血量监测：①置管选择：PICCO 导管有 5F、4F、3F 三种型号可供选择，可置于股动脉、肱动脉或腋动脉，一般多选择股动脉；②换能器压力校零：一般 6~8 小时校准一次；每次行动脉压力校准后，都必须通过热稀释法对脉搏轮廓分析法进行重新校正；③PICCO 定标：为了保证脉搏轮廓分析对患者状况有更准确的检测，推荐病情稳定后每 8h 用热稀释法测定 1 次 CO 校正，每次校正根据患者的体重和胸腔内液体量注入 3~5 次冰盐水，4 秒内匀速输入，注射毕立即关闭三通开关；④为获得精确的动脉压力波形应注意避免使用很长的连接管或多个三通，严密观察各个连接处有无松动、脱出及血液反流现象，保持动脉导管通畅；⑤穿刺肢体护理，患者取平卧位，术肢保持伸直、制动，定时给与按摩，促进血液循环，给予翻身时注意妥善固定导管；⑥预防感染：严格执行无菌操作的原则，动脉导管留置一般不超过 7~10 天，长时间动脉留置期间，还需要注意局部缺血和栓塞。

相关链接

PICCO 能获取的临床参数简介表 9-4。

表 9-4　PICCO 能获取的临床参数简介

热稀释参数	
心输出量 CO	中心静脉内注射指示剂后，动脉导管尖端的热敏电阻测量温度下降的变化曲线，通过分析热稀释曲线，使用 Stewart-Hamilton 公式计算出
全心舒张末期容积 GEDV	心脏 4 个腔室内的血容量
胸腔内血容积 ITBV	心脏 4 个腔室内的血容量+肺血管内的血液容量，ITBV＝1.25×GEDV
血管外肺水 EVLW	肺内含有的水量，可以定量判定肺水肿的程度，与 ARDS 严重程度、机械通气天数、住 ICU 时间及死亡率相关
肺血管通透指数 PVPI	血管外肺水 EVLW 与肺血容积 PBV 之比，一定程度上反应肺水肿形成的原因，有助于区分静水压增高性肺水肿与炎性肺水肿

心功能指数 CFI	CO 与 GEDV 的比值
全心射血分数 GEF	经由 GEDV 和 SV 计算得到，在一定程度上反映了心肌收缩功能
脉搏轮廓参数	
脉搏连续心输出量 PCCO	根据心率、压力曲线下面积、形状等参数计算出
每搏量 SV	通过动脉压力波形曲线的形状获得连续性的每搏参数，再通过经肺热稀释法初始校正
每搏量变异 SVV	对于没有心律失常的完全性机械通气患者，SVV 反映了心脏对因机械通气导致心脏前负荷周期性变化的敏感性，可以用于测量扩容治疗是否会使每搏量增加
脉压变异 PPV	反映了脉压随通气周期变化的情况。SVV 和 PVV 是容量预测性指标
系统血管阻力 SVR	（平均动脉压-中心静脉压）/CO
左心室收缩指数 dPmx	动脉压力曲线上数值最大的 dP/dt，反映了左心室压力增加的速度，是心肌收缩力的参数
其他参数	
基础参数	心率、收缩压、舒张压、平均动脉压、中心静脉压
中心静脉血氧饱和度 $ScvO_2$	反映系统氧供和氧耗之间的平衡

5. 主动脉球囊反搏 主动脉球囊反搏（intra-aortic ballon pump，IABP）多用于经药物治疗后仍无法改善的心源性休克或心脏手术后无法脱离体外循环支持的危重患者。它是通过一段时间临时性的心脏辅助手段使心脏功能改善，或为终末期心脏病患者心脏移植术赢得准备的时间，是临床应用比较广泛和有效的机械性循环辅助装置。其工作原理是将带有一个气囊的导管置入降主动脉近心端，在心脏收缩期，气囊内气体迅速排空，造成主动脉压力瞬间下降，心脏射血阻力降低，心脏后负荷下降，心脏排血量增加，心肌耗氧量减少；舒张期，主动脉瓣关闭同时将气囊迅速充盈，向主动脉远、近两侧驱血，使主动脉根部舒张压增高，增加了冠状动脉血流和心肌氧供，全身灌注增加（图 9-10、图 9-11）。

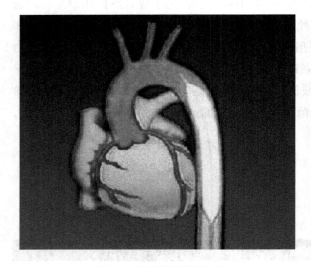

图 9-10　心脏舒张期球囊充气

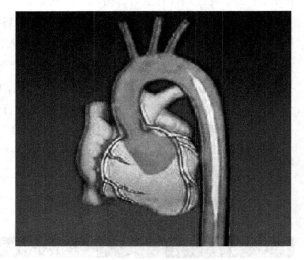

图 9-11　心脏收缩期球囊放气

（1）适用范围

1）各种原因引起的心泵衰竭，如：急性心肌梗死合并心源性休克、围手术期发生的心肌梗死、心脏手术后难纠正的心源性休克；心肌挫伤、病毒性心肌炎等。

2）急性心肌梗死后的各种并发症，如：急性二尖瓣关闭不全、梗死后室间隔缺损、乳头肌断裂、室壁瘤等。

3）内科治疗无效的不稳定性心绞痛。

4）缺血性室性心动过速。

5）其他：高危患者行各种导管及介入和手术治疗，心脏移植前后的辅助治疗，人工心脏的过渡治疗。

（2）禁忌证

1）绝对禁忌证：严重主动脉瓣关闭不全；胸腹主动脉瘤；影响导管插入的外周动脉疾病，如严重钙化的主动脉-髂动脉疾病或周围血管病。

2）相对禁忌证：终末期心脏病；不可逆转的脑损害；主动脉、髂动脉严重病变或感染；出血性疾病；转移性恶性肿瘤。

（3）置管选择：目前有多种型号的导管可供选择，在选择导管时应考虑气囊充气时可阻塞主动脉管腔的90%~95%。临床可以根据患者的体表面积和股动脉的粗细选择不同大小的气囊。经皮股动脉穿刺是目前使用最广泛的方法。插入之前应评价患者股动脉和足背动脉搏动、双下肢皮肤颜色、温度等。

（4）监测与护理

1）监测前准备：①穿刺相关的物品准备齐全，仪器性能良好，处于备用状态；②加压袋：配置封管液，加压袋内加压300mmHg，换能器排尽气泡；③换能器连接测压导线备用。

2）监测时护理：①正确连接导线及反搏仪；②将换能器固定于腋中线第四肋间的位置（此位置为换能器零点的位置），调节三通使换能器与大气相通进行校零，待动脉压力监测波形为直线且数值为"0"时，关闭三通使换能器与动脉置管相通，进行血压监测；③每30分钟定时冲洗测压管路，防止测压管路阻塞和血栓形成；④常规选择ECG触发，以选择R波高尖、T波低平的导联为宜，如为起搏心律可选择起搏触发；转运时可选择压力触发；⑤持续监测心率、心律、BP的变化、循环辅助的效果（心电触发时，监护导线勿脱落）。反搏比例根据患者的病情选择1∶1、1∶2、1∶3；⑥熟悉报警：如触发、漏气、导管位置和系统报警，及时处理；避免球囊反搏仪暂停时间过长；⑦正确执行抗凝治疗：遵医嘱使用低分子右旋糖酐20ml/h维持或者予肝素抗凝治疗（肝素抗凝时监测ACT保持在180~200秒）；⑧观察穿刺侧肢体的感觉、温度、血运、动脉搏动情况，及时发现穿刺侧肢体缺血的征象；⑨观察患者的尿量，如突然锐减则需要评估是否为导管移位所致；⑩患者的体位：平卧位或床头抬高≤30°，IABP辅助期间观察患者心功能改善情况，及时调整血管活性药物的应用剂量。

3）监测后的护理：①拔管时暂停IABP；②拔管后穿刺点压迫30分钟至不出血后予弹力绷带加压包扎穿刺点并予沙袋压迫4~6小时，穿刺侧肢体保持伸直外展；③暂停因IABP治疗期间的抗凝治疗；④穿刺点压迫期间，继续观察穿刺侧肢体的感觉、温度、血运、动脉搏动情况，及时发现穿刺侧肢体缺血的征象；⑤观察患者心功能指标。

（5）注意事项

1）开始反搏前应注意确保所有连接点紧密无泄漏，确保导管延长管的型号与球囊导管相符。

2）通过胸片确认导管的正确位置：导管过深易阻塞左锁骨下动脉开口，过浅易堵塞肾动脉的开口，球囊头端在左锁骨下动脉开口远端2cm处（导管的尖端平第4胸椎水平）。

3）避免充、放气时间不适：①充气过早：导致心脏后负荷增加，心肌氧耗增加；同时主动脉瓣提前关闭，致每搏射血量减少。②充气过迟：舒张反搏压低于理想状态，致疗效欠佳。③排气过早：后负荷未减轻，心肌耗氧未减轻。④排气过迟：左心室的后负荷增加，心排血量减少。

4）妥善固定：当IABP治疗开始后，要按照无菌原则对插管部位进行包扎处理，将主动脉气囊反搏导管固定在患者的大腿上，防止移位。每24小时更换伤口敷料，必要时随时更换。

5）主动脉血管并发症的预防：主动脉血管并发症是最常见的并发症，发生率6%~24%。通常与插入操作有关。应密切观察患者是否出现相关的症状和体征，如突然剧烈的疼痛、低血压、心动过速、血色素下降、肢体末梢凉等,并及时向医生报告。

6)下肢缺血的预防:应注意观察患者穿刺肢体的脉搏、皮肤颜色、感觉、肢体运动、皮肤温度等。在主动脉内气囊导管插入后第 1 小时内每隔 15 分钟判断 1 次,此后每小时判断 1 次。当发生下肢缺血时,应撤除气囊导管。

7)预防血栓、出血、和血小板减少:无论何种原因造成的主动脉气囊反搏泵不工作的时间都应控制在 15 分钟以内,1:3 反搏比例使用时间不超过 1 小时,以免造成血栓形成。正确执行肝素抗凝治疗,监测血小板计数、血红蛋白等指标。

8)预防感染:严格执行无菌操作,注意伤口有无红、肿、热、痛和分泌物。常规预防性使用抗生素。

相关链接

撤离主动脉内球囊反搏的指征

(1)心排血量指数>2.0L(min·m²);

(2)动脉收缩压>90mmHg;

(3)左心房和右心房压<20mmHg;

(4)心律<(100~110)次/分;

(5)尿量>0.5~1.0ml/(kg·h);

(6)无正性肌力药物支持或用量<5g/(kg·min)。

6. 体外膜肺氧合 体外膜肺氧合(extracoporeal membrane oxygennation,ECMO)简称肺膜,是走出心脏手术室的体外循环技术。其原理是将体内的静脉血引出体外,经过特殊材质人工心肺旁路氧合后注入患者动脉或静脉系统,起到部分心肺替代作用,以维持人体脏器组织氧合血供。是一种持续性体外生命支持手段,使心肺得以充分休息,为心、肺病变治愈及功能恢复争取时间。其基本构成结构包括:血管内插管、连接管、动力泵(人工心)、氧合器(人工肺)、空氧混合器、水箱、监测系统等。

(1)适用范围:心脏术后心源性休克;急性心肌梗死并发心源性休克、重症心肌炎、各种原因引起的心跳呼吸骤停。

(2)禁忌证

1)绝对禁忌证:心脏反复停跳,不可逆脑损害;急、慢性不可逆性疾病。

恶性肿瘤;重度中枢神经系统损害;活动性出血或严重凝血功能障碍。

2)相对禁忌证:高龄患者(年龄大于 70 岁);呼吸机使用 14 天以上;进展性肺间质纤维化;难以逆转的感染性休克。

(3)置管方式

1)静脉-动脉(V-A)转流:经静脉将静脉血引出经氧合器氧合,并排除二氧化碳后泵入动脉。成人通常选着股动-静脉,是可同时支持心肺功能的连接方式。

2)静脉-静脉(A-A)转流:经静脉将静脉血引出经氧合器氧合并排除二氧化碳后泵入另一静脉。通常选择股静脉引出,颈内静脉泵入。

(4)监测与护理

1)根据患者的病情正确选择 ECMO 辅助的模式、穿刺部位,建立循环通路。

2)正确安装肝素化管路,将空氧混合气体连接到氧合器上,固定连接,检查渗漏。

3)根据患者的病情正确调整 ECMO 辅助流量(50~60ml/kg·min,静脉动脉模式时,维持循环量要求超过心排血量的 50%),监测血气分析及时调整呼吸机使用参数。

4)根据 ACT 的指标(ACT 常规维持 160~220s)及时调整抗凝剂的剂量,监测凝血功能,观察患者的出血倾向。

5)患者体位:床头抬高≤30°,通过拍摄胸片观察导管的位置,观察穿刺侧肢体的活动度、动脉搏动情况、末梢血运。必要时建立侧支循环。

6)适当的镇静,实施镇静评分的观察,实施每日唤醒计划,定期进行神经系统的评价。

7)严格掌握 ECMO 撤离的适应证,撤离后将体外循环的血液回输患者体内,并予鱼精蛋白中和肝素,使 ACT 恢复正常水平。

8)拔管后穿刺点按压止血,防止出血和血肿形成。

9)密切观察患者的生命体征变化和穿刺侧肢端血运情况。

(5)注意事项

1)循环系统监护:持续心电、有创血压、中心静脉压、血氧饱和度、电解质、出入量、体温监测;使用微量泵静脉输入血管活性药物,根据病情调节剂量、观察尿量及颜色。

2)呼吸系统监护:2~4 小时监测动脉血气分析 1 次;呼吸机设置在正常范围的最小参数,使肺得到充分的休息,并根据血气分析结果及时调整呼吸机各项参数;采用密闭式吸痰,保持呼吸道通畅;定期复查胸部 X 线片,了解肺部情况。

3)ECMO 使用监护:①灌注量监测:需严密监测灌注量,防止灌注量过低而发生并发症;②膜肺监测:观察膜肺进出两端血液颜色的变化,如发现两端颜色为暗红色时及时通知医生,采取两端血标本做血气分析;③管道护理:定时检查管道各接口是否妥善固定,保持管道功能位;④每小时记录离心泵头转速及血流速,观察泵前压力及泵后压力。

4)并发症的预防:出血、栓塞、感染、肢体缺血性损伤、肾功能不全都是可能出现的并发症。因此应定时做凝血常规检查,严密观察动静脉穿刺部位及全身出血情况;每小时观察并记录四肢动脉尤其是足背动脉搏动情况、皮肤温度、颜色、有无水肿等情况,评估患者意识情况,防止脑血栓的发生。

相关链接

ECMO 撤除指征

(1)ECMO 灌注流量减少至机体正常血流量的 10%~25%,血流动力学仍维持稳定。

(2)血管活性药物用量不大,且依赖性小。

(3)心电图无心律失常或心肌缺血的表现。

(4)X 线胸片正常,肺顺应性改善,气道峰压下降。

(5)膜式氧合器的吸入氧浓度已降至 21%,机械通气的 $FiO_2<50\%$,$PIP<30cmH_2O$,$PEEP<8cmH_2O$,血气正常。

(6)在 ECMO 支持 7~10 天后有以下情况,应终止并撤除辅助:不可逆的脑损伤、顽固性出血、肺部出现不可逆损害、其他重要脏器功能严重衰竭。

二、循环系统危重症的护理

(一)急性心力衰竭

急性心力衰竭(acute heart failure,AHF)又称急性心功能不全,指某些突发因素导致心脏在短期内发生心肌收缩力明显降低和(或)心室负荷突然增加,导致心输出量急剧下降,引起体循环或肺循环急性淤血和组织灌注不足的临床综合征。根据受累心脏解剖位置部位的不同、临床表现的差异可分为急性右心衰竭和急性左心衰竭。急性右心衰竭主要由右心室梗死、大面积肺梗死引起,急性左心衰竭以肺水肿或心源性休克为主要表现,临床较为常见。AHF是临床各科均可遇见的急危重症,由于发病急、进展快,处理不及时或不得当可迅速危及生命。

> **案例9-1**
>
> 　　魏先生,男,76岁,因"突发胸闷气喘伴大汗2小时。"入院,患者于2小时前情绪激动时突发胸闷气喘,伴有大汗,端坐位,咳粉红色泡沫痰。入院查体:P:148次/分,T:38.3℃,BP:178/100mmHg,R:38次/分,神志清楚,烦躁,口唇发绀,双肺呼吸音粗,两肺布满湿啰音,心率164次/分,心音低钝,心尖部可闻及舒张期奔马律,二尖瓣听诊区可闻及重度隆隆样舒张期杂音,双下肢浮肿,心电监护示心房颤动心律,SpO$_2$:88%。既往有风湿性心脏病、重度二尖瓣狭窄病史20年。入院诊断:急性左心衰;风湿性心脏病;二尖瓣狭窄(重度);心功能Ⅳ级;肺部感染。给予端坐位,面罩吸氧10L/min,毛花苷C 0.4mg、呋塞米40mg、吗啡2mg静脉注射,硝酸甘油10μg/min静脉泵入,患者症状缓解。
>
> 　　**思考**:1. 请问作为责任护士,应该嘱患者采取什么体位?
>
> 　　　　　2. 如何正确给予氧气吸入?

【护理评估与判断】

1. 病史及诱因

(1)评估患者有无急性弥漫性心肌损害,如急性心肌炎、急性心肌梗死。

(2)评估患者有无严重的心律失常,如持续性心动过速、突发性心房颤动或扑动(房颤或房扑)、严重的心动过缓或房室传导阻滞等,使心脏暂停排血或排血量急剧减少。

(3)评估患者有无急性的机械性阻塞,使心脏阻力负荷加重,排血受阻,如严重的瓣膜狭窄等。

(4)评估患者有无心脏容量负荷骤然升高,如间隔穿孔、乳头肌功能不全、静脉输血或输液过快等。

(5)评估患者有无诱发AHF的诱因,如感染、激烈的体力活动或劳动、过度的情绪激动或紧张、输血或输液速度过快或过量、急性大失血或严重贫血、妊娠或分娩等。

2. 症状与体征

(1)急性左心衰竭:早期表现为肺间质水肿,仅有气促、阵发性咳嗽、心率增快、心尖部奔马率和肺部哮鸣音;后期可发展为肺泡性肺水肿,患者有明显的呼吸困难、咳粉红色泡沫痰,脉搏增快、两肺可闻及广泛性哮鸣音和水泡音。严重者可出现心源性休克。

(2)急性右心衰竭:可表现为胸闷、胸痛、呼吸困难、心悸、咳嗽或咯血、窒息感、出冷汗、烦躁不安、四肢湿冷、血压下降、少尿等。体格检查可发现:低血压、心动过速、双肺呼吸音减低、肺动脉第二心音亢进、颈静脉怒张、肝大压痛、肝颈静脉反流征阳性、下肢浮肿、发绀等。

3. 辅助检查

(1)心电图:有无心房颤动、心房扑动或室性心律失常。

(2)胸部X线:早期可表现为肺间质云絮状影、肺纹理增粗、肺门影模糊,重症时可见蝴蝶形大片阴影由肺门呈放射状向周围扩展,甚至扩展为全肺野模糊阴影。

(3)超声心动图:反映心腔及心瓣膜结构和功能。左室射血分数(LVEF)反映心脏收缩功能,舒张早期和舒张晚期心室充盈速度最大值之比(E/A)可判断心脏舒张功能。

(4)血气分析:可出现氧分压降低、氧饱和度降低、二氧化碳分压降低。

(5)实验室检查:血浆B型利钠肽(BNP)及氨基末端B型利钠肽前体(NT-pro BNP)测定,有助于心衰的诊断和严重程度、疗效及预后的判断。

【主要护理措施】

1. **体位** 患者取端坐位,双腿下垂,以利于呼吸和减少静脉回流。

2. 保持呼吸道通畅,尽快有效地纠正缺氧状态,维持患者的血氧饱和度≥95%。

(1)鼻导管或面罩加压高流量吸氧:氧流量6~8L/min,可用20%~30%的乙醇湿化,以消除气管内泡沫,改善肺顺应性和肺泡通气。

(2)无创辅助通气:包括持续正压通气(CPAP)和双水平正压通气(BiPAP),有助于心源性肺水肿患者氧合,降低呼吸做功,改善肺的顺应性,促进氧的弥散,胸腔内压升高使回心血量减少,减轻左室前负荷。

(3)气管插管机械通气:同步间歇指令通气(SIMV)或压力支持通气(PSV)加呼吸末正压(PEEP)模式。

3. 迅速建立两条静脉通道,遵医嘱正确用药。抢救车、除颤仪、吸引器等备至患者床边。

4. 严密监测病情,持续心电、呼吸、血压、血氧饱和度监测等生命体征变化,注意观察患者的意识、皮肤颜色及温度,观察肺部啰音及咳嗽、咯痰情况。

5. **用药护理和观察**

(1)吗啡:可使患者镇静,减少躁动和心肌耗氧,同时可以扩张周围静脉,减轻心脏负担,应用时注意观察有无呼吸抑制、心动过缓和消化道反应。

(2)利尿剂:可以减轻心脏负荷,降低心室充盈压,有利于体循环和肺循环充血症状的缓解;还可以纠正由代偿机制造成的水钠潴留。首选药物是袢利尿剂,如呋塞米每次0.25~0.50mg/kg,静脉注射,可按需要重复使用。

(3)血管扩张剂:可减少周围小动脉阻力,使心搏出量及心输出量增加;还可以扩张小静脉以减少回心血量,而减少心脏前负荷。使用时要注意监测血流动力学相关指标,如血压、心率等。建议使用微量泵入,以控制滴速。硝酸甘油和硝普钠要现用现配,注意避光,长期使用应避免氢化物中毒。

(4)洋地黄制剂:对室上性快速心律失常引起的肺水肿有显著疗效。宜从小剂量开始,用葡萄糖或盐水稀释后使用静脉注射,推注速度要缓慢,同时观察心率、心律变化。

6. 准确记录24小时出入量,必要时保留导尿。严格遵医嘱控制水分摄入,控制输液速度,尿量<30ml/h及时汇报医生,注意记录呕吐物和汗液量。

7. 保持病室安静,注意为患者保暖和擦汗,保持皮肤清洁舒适,预防压疮。

8. 做好心理护理。

相关链接

与心力衰竭相关的概念介绍

1. BNP(血浆B型利钠肽)和NT-proBNP(氨基末端脑钠肽前体) 心室功能异常或症状性心力衰竭时,血浆BNP大于100pg/ml。阴性时基本不考虑心源性呼吸困难(预测价值98%)。在心力衰竭时,氨基末端脑钠肽前体(NT-proBNP)浓度大约是BNP的4倍。NT-proBNP水平和心力衰竭的严重程度有关。NT-proBNP低于300pg/ml,排除急性心力衰竭的可能(预测价值约98%);NT-proBNP300~1800pg/ml,急性心力衰竭的可能性较低(根据年龄);NT-proBNP大于1800pg/ml,急性心力衰竭可能性高。除急性充血性心力衰竭外,NT-proBNP还受其他因素影响,如急性冠脉综合征、肺栓塞、卒中、房颤、重症肺炎、肾功能不全的患者NT-proBNP水平均可升高。

2. 心力衰竭分期 2001 年由美国心脏病学会及美国心脏学会（ACC/AHA）提出的心力衰竭分期方法，以心衰相关的危险因素、心脏的器质性及功能性改变、心衰的症状等为依据将心衰分为两个阶段和 4 个等级。

心力衰竭高危阶段：

A 级：有发生心力衰竭病危患者，但无器质性心脏病，也无心力衰竭症状；

B 级：有器质性心脏病，但无心力衰竭症状。

心衰阶段：

C 级：有器质性心脏病，既往或目前有心力衰竭症状；

D 级：需要特殊干预治疗的难治性心力衰竭。

3. 美国纽约心脏病协会（NYHA）制定的心功能分级标准 NYHA 根据诱发心力衰竭症状的活动程度将心功能分为 4 级：

Ⅰ级：患者患有心脏病但体力活动不受限制，一般活动不引起心悸、呼吸困难或心绞痛。

Ⅱ级：体力活动轻度受限。休息时无自觉症状，但一般活动即可出现上述症状，休息后很快缓解。

Ⅲ级：体力活动明显受限。休息时无症状，低于平时一般活动量即可引起上述症状，休息较长时间后症状方可缓解。

Ⅳ级：不能从事任何体力活动。休息时亦有心衰症状，体力活动后加重。

4. 急性心力衰竭的发展过程

（1）发病初期：患者觉得呼吸急促，焦虑不安；查体心率加快，皮肤苍白，X 线示肺门有典型阴影。

（2）间质水肿期：呼吸困难进一步加重，但无泡沫痰，有端坐呼吸，皮肤苍白、发绀，心率加快，肺部有哮鸣音，有时伴细小湿啰音。

（3）肺泡水肿期：肺水肿高峰期，极度呼吸困难，严重发绀，吐白色或粉红色泡沫痰。查体双肺满布水泡音和哮鸣音，心率加快，有奔马律。

（4）休克期：若水肿高峰期没有及时救治，患者血压下降，进入休克期。

（5）临终期：心衰的终末阶段，表现为昏迷、休克，严重心律失常，濒于死亡。

5. 急性心衰患者为什么要采取端坐位 端坐位可以使膈肌下降，胸腔容量扩大，同时减轻腹腔脏器对心脏的压迫。还可以使部分血液滞留在下肢和盆腔脏器内，减少回心血量。

6. 心肌梗死后综合征 心肌梗死后综合征（Dressler 综合征）多发生于急性心肌梗死后数日至数周，以发热、心包炎、胸膜炎等非特异性炎症为特征，并有反复发生的倾向。诊断标准：①确诊的急性或陈旧性心肌梗死；②急性心肌梗死后 1~2 周出现发热、胸痛、呼吸困难、咳嗽等症状；抗感染治疗无效，激素治疗有效。

（二）急性冠脉综合征

急性冠脉综合征（acute coronary syndrome，ACS）是指临床症状表现与急性心肌缺血相符合的一种综合征，包括不稳定型心绞痛（unstable angina，UA）、非 ST 段抬高的心肌梗死（non ST-segment elevation myocardial infarction，NSTEMI）和 ST 段抬高的心肌梗死（ST-segment elevation myocardial infarction，STEMI）。其中，STEMI 大多是由于冠状动脉的急性完全性阻塞所致，而 NSTEMI 和 UA 则是由病变血管严重但非完全性阻塞导致。ACS 有着共同的病理生理基础，即动脉粥样斑块不稳定，表面有裂纹、溃疡或血管痉挛导致斑块急性破裂及血栓形成，使心肌发生不同程度的缺血或坏死。

刘先生,男,54岁,因"胸痛6小时"入院。入院时神志清楚,急性痛苦面容,心电监护示:窦性心律,可见室性早搏,心率88次/分,血压120/80mmHg。查心电图 V_1~V_5 导联ST段弓背向上抬高,Ⅱ、Ⅲ、AVF导联ST段下移、T波倒置。急查心肌酶,其中谷草转氨酶420U/L(正常值15-46U/L)、乳酸脱氢酶3978U/L(正常值313~618U/L)、磷酸肌酸激酶1704U/L(正常值30~170U/L)、肌酸激酶同工酶141U/L(正常值2~16U/L)、血清心肌坏死标记物(TNI)>30ng/ml(正常值<0.04)。入院诊断:冠心病;急性广泛前壁心梗 Killip Ⅱ级;高血压病3级(极高危);高脂血症。既往高血压病史6年,最高血压180/100mmHg;高脂血症10年;吸烟1包/日×25年。入院后予绝对卧床休息,吸氧3L/min,吗啡2mg静脉注射,阿司匹林、波立维各300mg嚼服,低分子肝素0.4mg皮下注射Q12h,生理盐水100ml+尿激酶150万U静滴(30分钟内滴完),口服阿托伐他汀、卡托普利、美托洛尔等药物。30分钟后患者主诉胸痛缓解,心电图示ST段回落。

思考: 1. 刘先生出现的心电图改变说明发生了什么部位的心肌梗死?

2. 需要抽血做哪些检查?

【护理评估与判断】

1. 病史及诱因

(1)评估患者此次发病有无明显的诱因,有无体力活动、情绪激动、饱餐、用力排便等。

(2)评估患者有无心绞痛发作史、患病的起始时间、患病后的诊治过程;此次胸痛发作的特征:疼痛的部位、持续时间、有无进行性加重,有无恶心、呕吐、头晕、呼吸困难等伴随症状。

(3)评估患者冠心病危险因素:包括年龄、性别、性格、有无家族史,了解患者有无肥胖、血脂异常、高血压、糖尿病等,有无吸烟、高脂饮食等不良习惯。

2. 症状与体征

(1)胸痛:胸痛是最先出现和最突出的症状。急性心肌梗死患者通常表现为持续剧烈的胸骨后疼痛或紧迫感,休息或含服硝酸甘油不能缓解。部分患者疼痛部位不典型,甚至因疼痛向下颌、颈部、背部、上腹部放射而被误诊为其他疾病。少数患者无疼痛,一开始即表现为休克或急性心力衰竭。不稳定心绞痛胸痛程度相对轻,持续时间数分钟至十余分钟,一般不超过30分钟,休息或含服硝酸甘油可缓解。

(2)心律失常:多发生在急性心肌梗死起病1~2周内,24小时内最多见。各种心律失常中以室性心律失常最多,尤其是室性早搏,是猝死的主要原因。不稳定心绞痛也可引起不同类型的心律失常。

(3)低血压和休克:如患者疼痛缓解收缩压仍低于90mmHg或原有高血压患者血压下降≥25%,伴有烦躁不安、面色苍白、皮肤湿冷、脉搏细速、大汗淋漓、尿量减少(<20ml/h),神志迟钝甚至晕厥者则为休克表现。多在起病后数小时至1周内发生,见于约20%的患者,主要是心源性,为心肌广泛坏死(40%以上)使心排血量急剧下降所致。

(4)心力衰竭:急性心肌梗死可在起病最初几天发生,多为急性左心衰竭,为心梗后心脏舒缩力显著减弱或不协调所致。表现为呼吸困难、咳嗽、发绀、烦躁等。伴有右室心梗患者可一开始就出现右心衰表现,伴有血压下降。

(5)全身症状:胸痛发作时常伴有表情焦虑、烦躁、出汗、乏力等症状。急性心肌梗死患者可出现发热、心动过速、白细胞增高和血沉增快等,由坏死物质吸收所致,体温升高一般在38℃左右,很少超过39℃,持续约一周。

(6)体征:心率多增快也可减慢,心律不齐,听诊心尖部第一心音减弱,可闻及奔马律。

3. 辅助检查

(1) 心电图检查

1) 特征性改变：①UA 患者主要表现为 ST 段压低，其心电图变化随症状缓解而完全或部分消失；②NSTEMI 一般不出现病理性 Q 波，但有普遍性（超过 3 个导联）ST 段压低 ≥0.1mV 或伴对称性 T 波倒置，相应导联的 R 波电压进行性降低；③STEMI 可见宽而深的病理性 Q 波、ST 段呈弓背向上型抬高、T 波倒置。

2) 动态性改变：见于 AMI 患者。①NSTEMI 先是 ST 段普遍压低（除 avR，有时 V_1 导联外），继而 T 波倒置加深呈对称性，ST 段和 T 波的改变持续数日或数周后恢复。②STEMI 心电图演变过程为：在起病数小时内可无异常或出现异常高大两肢不对称的 T 波，为超急性期改变；数小时后，ST 段明显抬高，弓背向上与直立的 T 波连接形成单相曲线，数小时至 2 天内出现病理性 Q 波，同时 R 波减低为急性期改变；Q 波在 3~4 天内稳定不变，以后 70%~80% 永久存在，如果早期不进行干预治疗，抬高的 ST 段可在数天至 2 周内回到基线水平，T 波逐渐平坦或倒置，为亚急性期改变；数周至数月后，T 波呈 V 型倒置两支对称，为慢性期改变。

3) 定位诊断：STEMI 的定位和范围可根据出现特征性改变的导联来判断。V_1~V_3 导联示前间壁心梗，V_3~V_5 导联示局限前壁心梗，V_1~V_5 导联示广泛前壁心梗，Ⅱ、Ⅲ、aVF 导联示下壁心梗，Ⅰ、aVL 导联示高侧壁心梗，V_7~V_8 导联示正后壁心梗，Ⅱ、Ⅲ、aVF 导联伴右胸导联（尤其是 V_4R）ST 段抬高，可作为下壁并发右室心梗的参考指标。

(2) 血清心肌坏死标志物检查：血清心肌坏死标志物是鉴别 UA 和 AMI 的主要标准，UA 患者心肌标志物一般无异常增高，心肌肌钙蛋白 I(cTnI) 或 T(cTnT) 是诊断心肌坏死最特异和敏感的首选指标。需要注意的是，心脏血液标志物对 AMI 的诊断的特异性和敏感性是与该标志物在血液中出现的时间窗密切相关的。

(3) 影像学检查：超声心动图（UCG）可发现缺血时左心室射血分数（LVEF）降低和节段性室壁运动减弱，甚至消失。UCG 还可以评估心脏整体和局部功能、乳头肌功能不全和室间隔穿孔的发生。冠状动脉造影（CAG）可明确冠状动脉狭窄或闭塞的程度、部位，用于考虑行介入治疗者。

【主要护理措施】

1. 院前急救　流行病学研究显示，AMI 死亡者中约 50% 在发病后 1 小时内于院外猝死，原因为恶性致命性心律失常，大多为心室颤动。另外，在急救人员到达现场之前的等待期间里，应指导无阿司匹林过敏、无活动性或最近胃肠道出血史的 ACS 患者嚼服阿司匹林 300mg。急救人员到达现场后应监测生命体征和心律，建立静脉通路，必要时准备 CPR 和除颤。

2. 入院后处理　迅速询问病史，测血压，立即进行 ECG 检查，开放静脉通道，持续心电监护，吸氧，抽血监测心脏标志物。如果 ECG 提示至少 2 个相邻导联出现 ST 段的抬高 ≥1mm 或新出现的束支阻滞，应立刻给予阿司匹林（300mg）嚼服、波立维（600mg）、β 受体阻滞剂（如无禁忌证）和抗凝血酶制剂，在 30 分钟内准备开始静脉溶栓治疗。如果 "door to needle" 的时间超过 30 分钟，病死率将增加。如果行直接 PTCA（冠脉介入治疗）治疗，"door to needle" 的时间应控制在 2 小时以内。

3. 病情观察　持续心电监护，观察患者生命体征和心律、尿量、中心静脉压等变化。护士必须敏锐观察和识别各种心律失常，前壁 AMI 以室性心律失常多见，如频发室早、RonT、室速等；下壁 AMI 以心动过缓、房室传导阻滞等缓慢性心律失常多见。护士应有预见性准备急救药品和仪器，如阿托品、胺碘酮、临时起搏器和除颤仪等，一旦发现无脉性室速或室颤，应立即电除颤。

4. 缓解疼痛　运用工具进行疼痛评分，安抚、鼓励患者使其情绪稳定放松。遵医嘱给予吗啡 3mg 静脉注射，必要时每 5 分钟重复一次，总量不超过 15mg。其主要副作用有呕吐、心动过缓、呼吸抑制。含服或静脉使用硝酸甘油要注意监测血压的变化，避免体位性低血压。

5. 氧疗 根据治疗指南,AMI 患者均应持续吸氧 24 小时,以纠正肺淤血和通气/血流比例失调导致的动脉血氧张力降低,有利于预防心律失常,改善心肌缺血缺氧。24 小时后低氧血症患者应继续吸氧,UA 发作期也应给予吸氧,一般氧流量为 2~4L/min,严重缺氧者给予面罩吸氧或机械通气。

6. 溶栓治疗的护理

(1)治疗前:应询问患者有无脑血管病病史、活动性出血和出血倾向、严重而未控制的高血压、近期大手术或外伤史等溶栓禁忌证;查血常规、出凝血时间和血型。根据医嘱准确、迅速配制并输注溶栓药物。

(2)治疗后:应监测溶栓是否成功的间接指标,如胸痛改善、ST 段回降、再灌注心律失常及心肌酶的变化情况。同时密切监测溶栓的不良反应,一旦出现,应立即向医生汇报并紧急处理,如出血,包括皮肤黏膜出血、血尿、便血、咯血、颅内出血等;是否有过敏反应,如皮疹、发热等。

7. 休息与活动

(1)心绞痛发作时应立即停止正在进行的活动,不稳定性心绞痛者应卧床休息 1~3 天,AMI 急性期严格卧床休息 12 小时。

(2)向患者解释活动的重要性,制定个体化运动方案,活动时严密监测患者的主诉、脉搏、血压及心律变化,心率增加 10~20 次/分为正常反应。出现下列情况时,应减缓活动进程或停止活动:如胸痛、气喘、心悸、头晕、恶心等。

8. 排便护理 排便护理在 AMI 中非常重要。无论是急性期还是恢复期的患者均会因便秘而诱发心律失常、心绞痛、休克等。

(1)合理调整饮食,给予一定的水分,增加富含纤维素食物,如蔬菜、红薯、香蕉等。

(2)加强腹部按摩,避免排便时过度屏气,必要时使用缓泻剂。

(3)允许患者使用床边坐便器,提供隐蔽排便环境,排便前可预防性口服消心痛。

9. 健康教育 督促患者建立健康的生活方式,积极控制危险因素;告知服用药物的作用、剂量、服用方法、不良反应等;帮助患者制定渐进式活动计划,告知运动时注意事项;指导患者和家属掌握心绞痛发作时的应对处理。

10. 加拿大心血管学会（CCS）的心绞痛分级（表 9-5）

表 9-5 加拿大心血管学会（CCS）的心绞痛分级

级别	心绞痛临床表现
Ⅰ级	一般体力活动（例如行走和上楼）不引起心绞痛,但紧张、快速或持续用力可引起心绞痛发作
Ⅱ级	日常体力活动稍受限制,快步行走或上楼、登高、饭后行走或上楼、寒冷或冷风中行走、情绪激动可发作心绞痛,或仅在睡醒后数小时内发作。 在正常情况下以一般速度平地步行 200m 以上或登 2 层或以上楼梯受限
Ⅲ级	日常体力活动明显受限制,在正常情况下以一般速度在一般条件下平地步行 100~200m 或上 1 层楼梯时可发作心绞痛
Ⅳ级	轻微活动或休息时即可引起心绞痛症状

（三）高血压急症

高血压急症(hypertensive emergencies,HE)是指原发性或继发性高血压在疾病发展过程中,或在某些诱因作用下,血压急剧升高(一般超过 180/120mmHg)并伴发进行性靶器官功能不全的一种严重危及生命的临床综合征;包括高血压脑病、颅内出血、急性心肌梗死、急性左心衰竭伴肺水肿、不稳定型心绞痛、主动脉夹层、急性肾功能不全、严重先兆子痫或子痫等。仅有血压显著升高,但不伴有靶器官新近或急性功能损害,则称为高血压亚急症(hypertensive urgencies,HU);如围手术期高血压、急进型恶性高血压等。

吴先生,男,39岁,因"头痛头晕伴呕吐2小时"入院。2小时前开车时突发头痛头晕伴有呕吐,持续不能缓解,遂入院就诊。急诊测血压263/156mmHg,收住CCU。既往高血压病史5年,控制情况不详。否认糖尿病病史,无烟酒嗜好。入院诊断:高血压急症 高血压脑病;高血压病3级(极高危)。入院查体:T:36.8℃,P:130次/分,R:28次/分,BP:220/100mmHg,神志清楚,精神萎靡,心电监护显示:"窦性心动过速",予硝普钠25μg/min静脉泵入,20%甘露醇125ml静脉滴注,呋塞米40mg静脉推注。同时口服氨氯地平、卡托普利等降压药物,完善相关检查。

思考: 根据医嘱给予吴先生硝普钠静脉泵入,为什么同时应用甘露醇和呋塞米?

【护理评估与判断】

1. 病史及诱因

(1)评估有无高血压、糖尿病、早发性冠心病、脑卒中、肾脏疾病等家族史。

(2)评估患者既往血压水平及持续时间;既往或目前降压治疗的疗效和副作用;确定血压水平以及其他心血管疾病的危险因素。

(3)评估有无突然停药、情绪激动、过度劳累、感冒、酗酒等诱发因素,是否曾服用过升高血压的药物或物质,如甘草、感冒药、口服避孕药、类固醇等。

2. 症状与体征

(1)神经系统症状:剧烈头痛,未及时治疗者可持续1~2d。伴烦躁不安、兴奋或精神萎靡、嗜睡、木僵、意识模糊,严重时出现不同程度的昏迷。脑水肿颅内高压者出现喷射性呕吐、颈项强直、视物模糊、偏盲、黑矇,严重者可出现暂时性失明、心率变慢。脑实质受损可出现一过性或游走性的局限性精神神经症状和体征,如暂时性偏瘫、局限性抽搐、四肢肌肉痉挛、失语和刺激过敏等,严重者出现呼吸困难和循环衰竭。

(2)急性肺水肿:血压急剧升高致左心室后负荷过重,突然发生呼吸困难、端坐呼吸、发绀、咳嗽、咳粉红色泡沫痰,重者可从鼻腔流出,患者烦躁不安,大汗淋漓,有窒息感。心率增快,两肺布满湿啰音及哮鸣音。

(3)胸痛、腹痛:冠状动脉痉挛可致心肌缺血,出现心绞痛,严重者发生心肌梗死。主动脉夹层常突发剧烈胸痛,其特点是多位于胸腹中间处,性质多为撕裂样或切割样。颈动脉受压或剥离可引起头晕、晕厥,严重时可有意识障碍。声带及喉返神经和颈星状神经节受压可出现声嘶,甚至出现Horner征。降主动脉夹层动脉瘤可压迫气管支气管,出现呼吸困难,压迫食管可致吞咽困难,急性剥离影响肋间动脉或脊髓根大动脉时可发生截瘫或下半身轻瘫。剥离影响腹腔动脉、肾动脉血流时,可出现腹痛。

(4)肾功能损害:血压急剧升高、小动脉舒缩障碍影响肾脏血液供应,常出现尿频、尿量增多,部分患者突然少尿甚至无尿。尿中出现蛋白和红细胞,凡24h蛋白尿≥0.5g为异常,尿蛋白的多少反应肾功能受损的程度。血尿素氮、肌酐升高。

(5)眼底病变:主要为视网膜小动脉痉挛,严重者可出现视网膜水肿、视网膜脱离或有棉絮状渗出及出血,患者可出现视物模糊或突然失明。

3. 辅助检查

(1)实验室检查:血电解质检查,50%有低血钾;注意有无血清肌酐、尿素氮升高;是否有血尿、蛋白尿;

(2)根据病情进行X线、心电图、超声心电图、CT等影像学检查。

【主要护理措施】

1. 院前急救时的护理 到达现场后立即观察血压、心电、呼吸、意识状态。保持呼吸道通畅,建立静脉通道,遵医嘱给予降压药物,并根据血压变化调整用药速度,吸氧。病情相对稳定后立即护送医院。护送前再次确认血压等生命体征,随时做好急救准备。患者取头高脚低位或平卧位,头偏向一侧,以免呕吐物吸入呼吸道而引起窒息。因患者病情变化快,需向家属交代患者病情、转运的必要性和转运途中可能出现的意外情况,以取得患者家属的理解。安慰患者,烦躁紧张者遵医嘱给予镇静剂,避免紧张造成血压进一步升高。联系医院急诊科(室)、CT 室,告知病情,提前做好相应的检查、抢救准备。

2. 入院后的紧急处理

(1)一般处理:高血压急症患者应立即进入抢救室(或收住 ICU),卧床休息,避免过多搬动,室内保持安静,光线暗淡。有诱发因素应予去除。做好抢救准备,吸痰器、除颤器及抢救药物备用。迅速收集病史要点。

(2)保持呼吸道通畅:及时吸氧,氧流量 4~5L/min,如呼吸道分泌物较多,患者呼吸功能差,应用吸引器吸出。呕吐时头偏向一侧,防止误吸导致窒息。

(3)建立有效静脉通道:立即建立两条以上静脉通路,迅速按医嘱使用降压药及时降低血压,降低血管阻力,解除血管的痉挛状态。一般首选硝普钠,应避光静脉注射,以微量泵控制注入速度。

(4)密切监测生命体征:严密观察脉搏、呼吸、心率、血压、神志、瞳孔、尿量变化,必要时进行动脉内压测定,准确记录 24 小时出入量。如发生异常,随时与医生联系。

3. 用药护理　迅速建立静脉通道,遵医嘱应用降压药物。

(1)常用静脉用降压药有:硝普钠、硝酸甘油、酚妥拉明、尼卡地平、乌拉地尔、拉贝拉尔、艾司洛尔、地尔硫䓬、利尿剂等。

(2)护士要熟悉药物的配置方法,静脉使用微量注射泵或输液泵,根据医嘱的目标血压值调整用药速度。

(3)严密监测血压避免血压骤降。

相关链接

1. 高血压急诊的处理原则

(1)迅速降低血压:首选静脉应用抗高血压药物,通常需要静脉输液泵或微量泵滴注给药,同时严密监测血压和心率。

(2)控制性降压:为避免快速降压而导致重要器官的血流灌注减少,应采取控制性降压,使血压逐渐降至正常。降压目标:①第一目标:在 30~60 分钟内将血压降到第一个安全水平。由于患者基础水平各异,合并靶器官损害不一,这一安全水平必须根据患者的具体情况决定,建议 1 小时内使平均动脉压迅速下降但不超过 25%。一般控制在近期血压升高值的 2/3 左右;②第二目标:在达到第一目标后,应放慢降压速度,加用口服降压药,逐渐将血压降低到第二个目标。在以后的 2~6 小时将血药降至 160/100~110mmHg,根据患者具体情况适当调整;③第三目标:若第二目标血压可耐受且临床情况稳定,在以后 24~48 小时逐步降低血压达正常水平。

2. 高血压急症合并具体靶器官受损的血压控制策略

(1)高血压脑病:降压不宜过快,1 小时内应将收缩压降低 20%~25%,血压下降幅度不可超过 50%,舒张压不低于 110mmHg。

(2)主动脉夹层:一般认为 30 分钟内 SBP 降至 100mmHg 左右最为理想,心率控制在 60~75 次/分。如果患者不能耐受上述治疗或伴有心、脑、肾缺血情况,也应尽量将血压维持在 120/80mmHg 以下,为进一步治疗赢得时机。

(3)急性左心衰竭和肺水肿:一般建议在 1 小时内将血压降至正常水平或 SBP 降低至少 10%~15%,

一般不超过 25%，此后降压的速度应根据患者个体情况评估调整。

（4）急性冠脉综合征：治疗时首选硝酸酯类药物，可以减少心肌耗氧量、改善心内膜下缺血、增加缺血组织周围血供。ST 段抬高心肌梗死患者溶栓前应将血压控制 160/110mmHg 以下。

（5）脑出血：如果 SBP>200mmHg 或 MAP>150mmHg，应在密切监测血压的情况下（每 5 分钟测血压一次），持续静脉输注降压药物以控制血压，一般建议维持 SBP≤180mmHg 或（和）MAP≤130mmHg。如果 SBP>180mmHg 或 MAP>130mmHg，且有颅内压升高的证据或怀疑颅内压升高，应考虑监测颅内压，可间断或持续静脉降压，维持脑灌注>60~80mmHg。

（6）脑梗死伴高血压：当 MAP>130mmHg 或 BP>220/120mmHg，降压速度缓慢，一般 MAP 降低不宜超过 20mmHg，尤其老年人，以免梗死面积扩大。

3. 高血压患者心血管风险水平分层　根据血压水平、心血管危险因素、靶器官损害、合并其他疾患将高血压患者分为低危、中危、高危和极高危四个层次（表 9-6）。

表 9-6　高血压患者心血管风险水平分层

其他危险因素和病史	1 级高血压	2 级高血压	3 级高血压
无	低危	中危	高危
1~2 个其他危险因素（包括①高血压 1~3 级；②性别：男性>55 岁 女性>65 岁；③吸烟；④血脂异常；⑤早发心血管家族史；⑥腹型肥胖；⑦糖耐量受损	中危	中危	很高危
≥3 个其他危险因素，或靶器官损害（左心室肥厚、动脉壁增厚、肌酐轻度升高、微量白蛋白）	高危	高危	很高危
临床并发脑血管病、心脏疾病、肾脏疾病、外周血管疾病、视网膜病变或糖尿病	很高危	很高危	很高危

（四）严重心律失常

严重心律失常（cardiac arrhythmia）是指各种原因所致的突发性心律失常或在原稳定性心律失常的基础上突发性加重，多由于心脏冲动的起源部位、频率、节律、传导速度及激动次序异常所致。可导致严重血流动力学障碍，若不及时处理可危及生命。多见于冠心病、心瓣膜病、心肌病、高血压性心脏病、心力衰竭、肺心病、先天性心脏病等器质性心脏病患者。

严重心律失常主要包括快速性心律失常和缓慢性心律失常两种类型。其中快速性心律失常包括阵发性室上性心动过速、快速心房扑动和心房颤动、室性心动过速、心室扑动和心室颤动；缓慢性心律失常包括严重窦性心动过缓、窦性停搏>3 秒、二度以上窦房阻滞和二度Ⅱ型以上房室传导阻滞。

案例9-4

方女士，女，68 岁，因"头晕乏力 1 天，晕厥 1 次"入院。患者晨起时即感头晕、乏力，尤其突然体位改变时多发，起初未重视，症状反复发作。下午患者于步行时突然出现头晕加重，双眼发黑，随即跌倒在地、呼之不应、伴双眼上翻、四肢抽搐、小便失禁，约数分钟后神志恢复，自觉疲劳，遂来我院就诊。急诊查心电图示：三度房室传导阻滞，心室率 40 次/分，为进一步诊治收住 CCU。既往有糖尿病病史 4 年，未正规治疗。体格检查：T：37.0℃，P：44 次/分，R：20 次/分，BP：130/80mmHg，两肺呼吸音增粗，双肺未闻及干湿啰音。心率 44 次/分，律不齐，各瓣膜听诊区未闻及病理性杂音，周围血管征阴性。四肢无活动障碍，肌力、肌张力正常，生理反射存在，病理反射未引出。辅助检查：心电图：三度房室传导阻滞。入院诊断：心律失常；三度房室传导阻滞；2 型糖尿病。

思考：什么是阿-斯综合征？方女士的情况符合阿-斯综合征诊断吗？需要如何急救？

【护理评估与判断】

1. 病史及诱因

（1）评估患者有无器质性心脏病：如缺血性心肌病，尤其是合并急性冠脉综合症；慢性心力衰竭、心源性休克、心肌病等。

（2）评估患者有无非心源性疾病：如急性坏死性胰腺炎、急性脑血管意外、妊娠高血压综合征等。

（3）评估患者有无电解质紊乱和酸碱平衡失调：低钾血症、高钾血症、低镁血症等。

（4）评估患者是否使用血管活性药物或强心药物：肾上腺素、多巴胺、洋地黄类等。

（5）评估患者是否存在物理、化学因素或中毒：中暑、电击伤、有机农药中毒等。

（6）心理社会评估：情绪激动、过度紧张等，尤其发生心律失常后患者的精神状态。

2. 症状与体征

（1）询问患者有无心悸、头晕、乏力、胸痛、心绞痛、抽搐、晕厥等，判断患者血流动力学是否稳定。

（2）若伴有意识障碍、心肌缺血性胸痛、急性心力衰竭、进行性低血压、休克的症状和体征的情况应立即汇报医生紧急处理。

3. 心电图检查

（1）阵发性室上性心动过速（paroxysmal supra-ventricular tachycardia，PSVT）（图9-12）：①发作时有突发、突止的特点，持续时间长短不一，短则数秒，长则数小时甚至数天；②频率：150~250次/分，节律快而规则；③QRS波群形态一般正常，若伴有束支阻滞或室内差异性传导时，可呈宽QRS波心动过速。发作时可表现为心悸、焦虑、紧张、乏力甚至诱发心绞痛、心功能不全、晕厥甚至休克等。

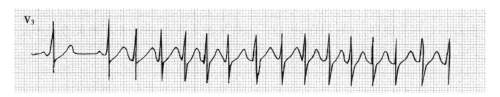

图9-12　阵发性室上性心动过速

（2）心房扑动（atrial flutter，）（图9-13）：大多为阵发性，少数可呈持续性。总体来说，房扑不如房颤稳定，常可转为房颤或者窦性心律。心电图表现：①正常P波消失，代之连续的大锯齿状扑动波（F波）；②多数在Ⅱ、Ⅲ、aVF导联清晰可见；③F波波幅大小一致，间隔规律，频率250~300次/分左右。

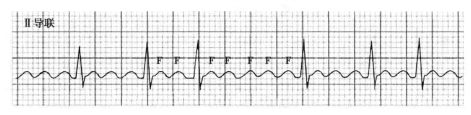

图9-13　心房扑动

（3）心房颤动（atrial fibrillation，）（图9-14）：最常见的心律失常之一。房颤可以是阵发性或持续性，房颤时整个心房失去协调一致的收缩，心排血量降低易形成附壁血栓。心电图表现：①P波消失，代之以连续的形态、波幅、间隔绝对不规则的f波，在Ⅱ、Ⅲ、aVF和V_1等导联清楚，频率为350~600次/分左右；②QRS波与窦性相同，R-R间距绝对不等，当心律<60次/分时为缓慢型房颤，心室率>100~110次/分时为快速型房颤，>200次/分时为极速型房颤（可伴有预激综合症或严重心功能不全等）。

（4）室性心动过速（ventricular tachycardia，VT）（图9-15）：按发作时间长短可分为非持续性室速（发作

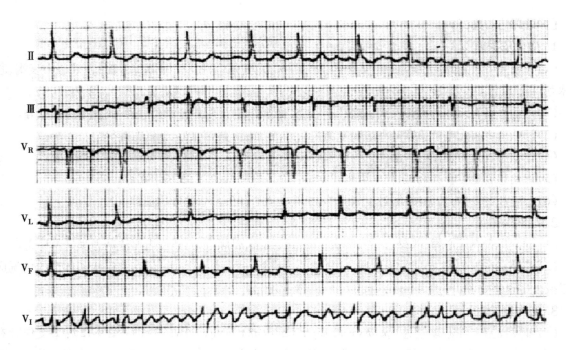

图9-14　心房颤动

时间<30s,常自行终止)和持续性室速(发作时间>30秒,需要药物或电复律方能终止)。前者常无明显症状,后者常伴有明显血流动力学障碍与心肌缺血,可出现低血压、气促,心绞痛和晕厥等,如未进行及时有效治疗,可发展为心力衰竭、休克或室颤。心电图表现:①连续三个或三个以上室早;②频率100~250次/分;③QRS波群形态宽大畸形,时限通常>0.12s;④ST-T波方向与QRS波群主波方向相反。根据发作时QRS波群形态,又可分为单行性室速和多形性室速。

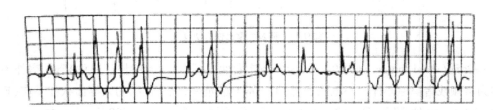

图9-15　室性心动过速

(5)尖端扭转型室性心动过速(torsades de pointes,TDP)(图9-16):是一种严重的室性心律失常,临床上表现为反复发作心源性晕厥或称为阿-斯综合症。心电图表现:①发作时室性QRS波群振幅和方向每隔3~10个心搏围绕基线不断扭转其主波的正负方向,呈周期性改变;②频率160~280次/分;③每次发作持续数秒到数十秒而自行终止,但极易复发或转为室颤;④QT间期常延长,并伴U波出现。

Ⅱ导联

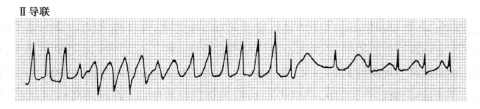

图9-16　尖端扭转型室性心动过速

（6）心室扑动（ventricular flutter）和心室颤动（ventricular fibrillation）（图9-17，图9-18）：是最危险的心律失常，必须立即按照心肺复苏的原则进行抢救，尽早电除颤。①室扑心电图表现：P 波消失，无正常的 QRS-T 波，出现连续和比较规则的大振幅波，频率约 250 次/分；②室颤心电图表现：P-QRS-T 波群完全消失，代之以形态、振幅和间隔绝对不规则的小振幅波，频率约 250~500 次/分。

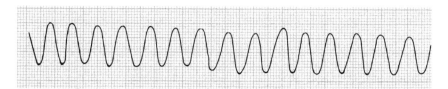

图 9-17　心室扑动

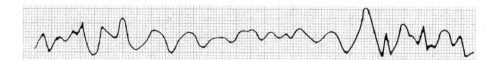

图 9-18　心室颤动

（7）窦性停搏（sinus pause）（图9-19）：指窦房结在一个不同长短的时间内不能产生冲动。心电图表现为比正常 PP 间期显著长的时间内无 P 波或 P 波与 QRS 波群均不出现。

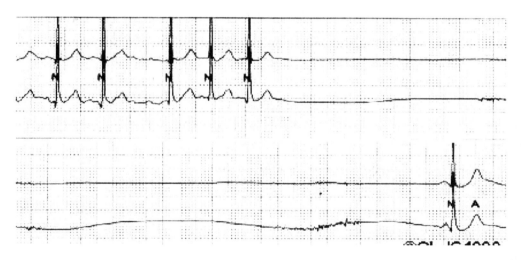

图 9-19　窦性停搏

（8）二度Ⅱ型房室传导阻滞（atrioventricular block）（图9-20）：又称莫氏Ⅱ型房室传导阻滞。心电图表现：P-R 间期恒定（正常或延长），部分 P 波后无 QRS 波群。凡连续出现 2 次或 2 次以上的 QRS 波群脱漏者，可称为高度房室传导阻滞，比如呈 3：1、4：1 传导的房室传导阻滞等。

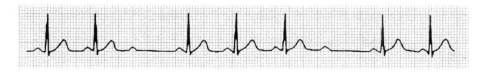

图 9-20　二度Ⅱ型房室传导阻滞

(9)三度房室传导阻滞(图 9-21):又称完全性房室阻滞。心电图表现:①P-P 间期和 R-R 间期有各自的规律性,P 波与 QRS 波群无关(无传导关系);②P 波频率较 QRS 波群频率快;③若房室传导阻滞水平较高,逸搏起搏点位于房室束分叉以上,则为房室交界区逸搏心律,QRS 波群形态正常,心室率 40~60 次/分;若房室传导阻滞水平较低,逸搏起搏点位于房室束分叉以下,则为室性逸搏心律,QRS 波群宽大畸形,心室率一般 20~40 次/分。

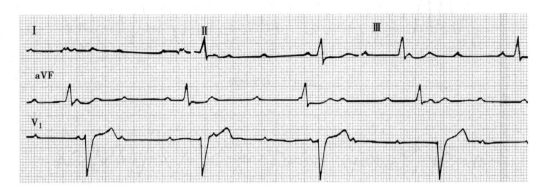

图 9-21　三度房室传导阻滞

【主要护理措施】

1. 一般护理

(1)卧床休息:协助患者取舒适体位。尽量避免左侧卧位,因左侧卧位时患者常能感受到心脏搏动而使不适感加重;出现血压下降、休克症状,协助取中凹位;心力衰竭患者予半卧位,甚至端坐位;出现意识丧失、抽搐,立即予去枕平卧位,头偏向一侧。

(2)保持呼吸道通畅,低氧血症时给予氧疗。

(3)立即描记 12 导联心电图,可协助心律失常的诊断。

(4)严重心律失常者给予心电监护,注意放置电极片时避开除颤及胸前导联的部位。密切监测心律、心率、血压变化。

(5)建立静脉通道,备好急救药品和器材,除颤仪床旁备用。

2. 病情观察　持续心电监护监测患者心律、心率、血压变化,观察有无血流动力学改变,一旦出现室颤、心脏停搏、阿-斯综合症等立即配合抢救。注意了解患者诱发心律失常的原因、发作前的预兆、发作持续时间、伴随症状及患者的心理状态等。

3. 对症护理

(1)心悸:①症状明显时尽量避免左侧卧位,因该卧位时患者感觉的心脏搏动而使不适感加重;②给氧,以 2~4L/min 吸入;③必要时遵医嘱服用 β 受体阻滞剂类药物。

(2)眩晕、晕厥:①评估眩晕、晕厥发生的原因、了解晕厥发生的体位、持续时间及伴随症状、诱因及先兆症状等。②避免剧烈活动和单独活动,一旦出现症状,应立即平卧,以免跌倒。

(3)阿-斯综合征和猝死:阿-斯综合征指即心源性脑缺血综合征,是指突然发作的严重的、致命性缓慢性或快速性心律失常,使心排出量在短时间内锐减,产生严重脑缺血、神志丧失和晕厥等症状。出现时应注意:①指导患者休息和活动,保持安静的生活环境,减少干扰;②备好抗心律失常的药物、抢救药品、除颤仪、临时起搏器等。

4. 用药护理　遵医嘱及时准确给予抗心律失常药物,观察疗效及不良反应并做好记录。

室性早搏的危险分层（LOWN 氏分级）

0 级　无室性期前收缩

Ⅰ 级　偶尔单个出现(<5 次/分或≤30 次/小时)

Ⅱ 级　频发期前收缩(>5 次/分或>30 次/小时)

Ⅲ 级　多源性室性期前收缩

Ⅳ 级　A:反复、多发、成对;B:室性阵发

Ⅴ 级　RonT(T 波峰前 30ms 为心室易颤期)

（五）主动脉夹层

主动脉夹层(aortic dissection,AD)又称主动脉夹层动脉瘤,是由于血液通过动脉内膜的破口进入主动脉壁中层形成夹层血肿,并延伸剥离而引起的严重心血管急征。本病较少见,但预后差,死亡率高。年发病率约 2.6/万~3.5/10 万,约 2/3 为男性,好发年龄 50~70 岁,平均 63 岁。根据主动脉夹层内膜裂口的位置和夹层累及的范围,目前医学上有两种主要的分类方法:DeBakey 分型和 Stanford 分型。

DeBakey 分型将 AD 分为 3 型:Ⅰ 型夹层起自升主动脉并延至降主动脉;Ⅱ 型夹层局限于升主动脉;Ⅲ 型夹层起自降主动脉并向远端延伸。Stanford 分型将 AD 分为 2 型:StanfordA 型相当于 DeBakey Ⅰ 和 Ⅱ 型,StanfordB 型相当于 DeBakey Ⅲ 。

案例9-5

　　艾先生,男,42 岁,因"突发胸背痛 1 小时。"入院。1 小时前无明显诱因突发胸背部撕裂样疼痛,疼痛剧烈,大汗,无腰腹部疼痛,无呼吸困难,无恶心、呕吐,无黑矇、晕厥,无咳嗽、咳痰。急诊胸片提示:纵隔影增宽;胸腹大血管增强 CT:主动脉夹层(Debakey Ⅲ 型)。既往史:高血压病史 20 余年,最高血压 200/110mmHg,控制不佳;否认冠心病、糖尿病病史;吸烟史 20 余年,平均半包/日。入院诊断:主动脉夹层(Debakey Ⅲ 型),高血压病 3 级(极高危)。入院查体:T:36.5℃,P:74 次/分,R:18 次/分,BP:167/87mmHg(右上肢)、153/88mmHg(左上肢)、177/91mmHg(右下肢)、170/90mmHg(左下肢)。入院后给予绝对卧床休息,镇静镇痛,控制血压及心室率在目标范围内。生命体征稳定后行主动脉造影:主动脉夹层(Debakey Ⅲ 型)、降主动脉近段可见破口、假腔和内膜片,撕裂局限于降主动脉,行主动脉腔内隔绝术,手术顺利。两周后顺利出院。

　　思考:1. 艾先生发生的胸背疼痛特点是什么?

　　2. 入院后为了确诊和进一步治疗首先给予患者什么样的治疗和护理?

【护理评估与判断】

1. 病史与诱因

(1)评估患者有无高血压病史,马方综合征等遗传性疾病家族史。

(2)有无情绪波动、精神创伤、饱寒刺激、用力排便等诱因。

2. 症状和体征

(1)突发剧烈疼痛:高达 96%的患者以剧烈疼痛为主诉,疼痛的特点为:①性质:多为刀割样、撕裂样或针刺样;②程度:多为剧烈、难以忍受,可出现烦躁、大汗、恶心、呕吐等伴随症状;③部位:多位于胸骨区,可向肩背部、腹部扩展;疼痛部位往往于夹层病变的起源部位密切相关,以前胸痛为主要表现提示夹层病变累及近端升主动脉;而肩胛间区疼痛则提示降主动脉夹层;颈、咽及下颌疼痛往往提示侵及升主动脉弓;而

后背、腹部及下肢痛则提示腹主动脉夹层形成；④持续时间长。

（2）晕厥：约16%的主动脉夹层患者发生晕厥，部分患者以晕厥为首发表现。

（3）休克：部分患者表现为面色苍白、出汗、四肢皮肤湿冷等休克的临床表现。

（4）夹层血肿延展、压迫引起的相关系统表现：如心血管系统可有急性心肌梗死、急性心脏压塞；神经系统可有头晕、嗜睡、定向障碍；消化系统可有腹痛、恶心、呕吐、黑便；泌尿系统可有腰痛、血尿、少尿等。

3. 辅助检查

（1）实验室检查：血常规可见白细胞增多伴中性粒细胞比例升高；可有血沉增快，血清心肌标志物水平升高等。

（2）心电图：多表现为非特异性 ST-T 改变，近1/3患者的心电图完全正常。

（3）X 线：可出现主动脉增宽，主动脉轮廓不规则，主动脉内膜钙化影异位等。

（4）CT 和 MRI：主动脉 CT 是常用的术前影像学评估方法，主动脉 MRI 是目前诊断和评估主动脉夹层的金标准。

【主要护理措施】

1. 病情观察　安排患者入住 ICU 病房，常规心电监护，严密观察生命体征变化，常规穿刺桡动脉进行有创血压监测。密切观察患者重要脏器是否由于夹层累及而导致供血障碍，如精神、意识、瞳孔大小、四肢动脉搏动和四肢运动情况，有无腹痛、腹胀、恶心呕吐等，如发现休克征象立即汇报医师处理。

2. 对症护理

疼痛：AD 引起的疼痛剧烈，有窒息甚至伴濒死感。可遵医嘱给予镇静镇痛治疗，并评估用药效果。若疼痛消失后再出现应考虑主动脉夹层进一步进展的可能；疼痛突然加重则提示血肿有破裂趋势；血肿溃入血管腔，疼痛可骤然减轻。

恶心、呕吐：剧烈恶心、呕吐是主动脉夹层患者常有症状，可能与消化道应激有关，也可能与胃肠道及肠系膜供血不足有关。应及时清理呕吐物、给予温水漱口，遵医嘱应用抑制胃酸分泌的药物。

3. 用药护理

（1）迅速建立静脉通道，遵医嘱给予降压药物，并观察用药疗效。血管活性药物应用微量泵泵入，加强巡视，谨防药液外渗、静脉炎的发生。

（2）迅速降压，严密监测血压变化，并观察其伴随症状。若两侧肢体血压不对称，以高侧为准。对于主动脉夹层要求15~30分钟内达到目标血压（收缩压100~120mmHg，平均压60~70mmHg，心率60~75次/分）。

（3）用药期间重点观察主动脉夹层撕裂程度、颅内压情况及神志变化。持续血压监测，根据血压变化调节药物的使用剂量和速度。

4. 介入手术后护理

（1）术后严密监测生命体征变化，注意观察心律、心率、血压、血氧饱和度、神志和尿量。

（2）注意手术切口部位有无出血、渗血和远端动脉搏动情况。

相关链接

马方综合征

马方（Marfan）综合征是一种单基因常染色体显性遗传性结缔组织病。临床表现多样，可影响眼睛、心血管系统、呼吸系统、骨骼、皮肤等。马方综合征亦称蜘蛛指（趾）症、细长肢体病、长肢病、指趾过长综合征、长瘦忧郁症、蜘蛛手合并眼晶状体脱位。马方综合征伴有主动脉壁结缔组织的遗传性缺陷，导致主动脉中层囊性坏死，从而容易导致内膜破裂形成夹层血肿，是主动脉夹层发病的高危人群。

第二节　呼吸系统危重症监测与护理

问题与思考

1. 如何对呼吸系统危重症患者进行护理评估与判断,制定有效的护理措施?
2. 重症哮喘发作时一定是双肺满布哮鸣音吗?
3. 重症哮喘与心源性哮喘有什么不同?
4. 重症哮喘与喘息性慢性支气管炎有什么不同?

一、呼吸功能监测

(一)脉搏血氧饱和度监测

动脉血氧饱和度(arterial oxygen saturation,SaO_2)是动脉血气分析中反映血红蛋白携氧能力的数值。脉搏血氧饱和度(SpO_2)监测是一种无创、连续的 SaO_2 监测方法。

原理是血氧仪用发光二极管作为发光器,光敏二极管作为光探测器。通过发光的二极管发出一定波长的红光(660nm)测量去氧血红蛋白(Hb),发出的红外光线(940nm)测量氧合血红蛋白(HbO_2)。HbO_2 和 Hb 对特定波长的光线吸收程度不同,血氧仪将这些信号转换为 SaO_2 和脉搏的数值,故又称双谱法。

1. 适用范围

(1)持续监测 SpO_2。

(2)及时发现患者出现的低氧血症。

(3)指导机械通气患者呼吸模式选择和参数调节。

2. 监测与护理

(1)根据血氧仪型号、肢体末梢温度情况选择放置探针的合适位置。

(2)妥善固定探针。

(3)保持探针所测位置的温度,确保测量数据准确。

(4)定时变换探针位置,避免皮肤损伤。

(5)注意监测 SpO_2 的动态变化,一旦发现 SpO_2 过低,立即查找原因并处理。

3. 注意事项

(1)严重低氧血症,测量的数据可能不准确。此时应密切监测血气分析,复核血气分析与 SpO_2 之间的差异。

(2)末梢循环灌注差会影响监测的准确性(如患者出现低血压、体温过低、贫血等)。

(3)异常血红蛋白会影响监测的准确性(如高铁血红贫血、碳氧血红蛋白等会吸收红光和红外光)。

(4)探针与指甲、血氧仪与心电监护仪接触不良会影响监测的准确性。

(5)皮肤过厚或皮肤色素沉着会影响光的穿透,从而影响监测的准确性。

(6)涂抹指甲油会影响监测的准确性。

(二)呼气末二氧化碳监测

呼气末二氧化碳($ETCO_2$)监测是使用无创技术连续监测 $ETCO_2$ 水平的一项临床检测肺功能的手段。

原理是红外线二氧化碳测量仪发出红外线穿过呼出的气体,部分红外线被气体中的二氧化碳吸收,致余下的红外线强度减弱。红外线二氧化碳测量仪测量出余下的红外线强度,计算出患者呼出的二氧化碳成分。

1. 适用范围

(1)机械通气患者,可为重症患者的呼吸支持和呼吸管理提供明确指标,并可判断气管插管的位置。

(2)各种原因引起的呼吸功能不全。

(3)严重休克、心力衰竭和肺栓塞患者。

(4)神经外科手术患者有颅内高压患者。

(5)行 CPR 的患者。

2. 监测与护理

(1)确保带定标尺的导线、CO_2 模块及监护仪正确连接,避免短路。

(2)检查定标尺上标明的数值与监护仪显示的校准值是否相同,若不符需校准。

(3)确保呼吸机回路、传感器及导线正确连接,监护仪屏幕则显示 $ETCO_2$、吸入最小 CO_2(IM CO_2)、气道呼吸频率(AWRR)的数值及 CO_2 波形。

3. 注意事项

(1)严重通气血流比值(V/Q 比)失调的患者,监测的 $ETCO_2$ 浓度不准确。

(2)红外线二氧化碳测量仪分主流型分析仪和旁流型分析仪两种类型。主流型分析仪是将传感器连接在患者的人工气道上进行监测,适合用于建立人工气道的患者。旁流型分析仪是经取样管经鼻腔从气道内持续吸出部分气体进行监测,适合用于未建立人工气道的患者。

(三)动脉血气监测

动脉血气监测是客观评价患者的氧合、通气及酸碱平衡状况以及肺脏、肾脏和其他脏器的功能,为抢救危重患者提供重要的指标。

原理是血气分析仪利用电极对动脉血中酸碱度(pH)、氧分压(PO_2)、二氧化碳分压(PCO_2)进行测定,然后根据测定结果及血红蛋白值计算出 HCO_3^- 浓度[实际碳酸氢根(AB)和标准碳酸氢根盐(SB)]、CO_2 总量(TCO_2)、氧饱和度(SO_2)、碱剩余(BE)、缓冲碱(BB)等。

1. 主要指标的正常值及临床意义

(1)动脉血氧分压(PaO_2):正常值范围 80~100mmHg。PaO_2 是判断缺氧和低氧血症的客观指标,一般 $PaO_2 < 60$mmHg 可诊断为低氧血症。

(2)动脉血二氧化碳分压($PaCO_2$):正常值 35~45mmHg。$PaCO_2 < 35$mmHg 为过度换气,见于过度通气、低代谢状态,或代谢性酸中毒合并代偿性低碳酸血症。$PaCO_2 > 45$mmHg 为二氧化碳潴留,见于二氧化碳排出障碍或代偿性碱中毒伴代偿性高碳酸血症。若 $PaCO_2 > 50$mmHg 且 $PaO_2 < 60$mmHg 为 Ⅱ 型呼吸衰竭。另外也是主要的呼吸性酸碱平衡失调的指标。

(3)动脉血氧饱和度(SaO_2):正常值 90%~100%。SaO_2 仅仅表示血液中氧与 Hb 结合的比例,多数情况下也作为判断低氧血症的客观指标,但与 PaO_2 不同的是它在某些情况下并不能完全反映机体缺氧的情况。

(4)动脉血酸碱度(pH):正常值 7.35~7.45。是主要的酸碱失衡的诊断指标,但 pH 正常也不能表明机体没有酸碱平衡失调,还需结合其他指标进行综合分析。

(5)动脉血标准碳酸氢根盐(SB)和实际碳酸氢根(AB):正常值 22~27mmol/L。是主要的碱性指标,两者区别在于 SB 不受呼吸因素影响,仅仅反映代谢因素 HCO_3^- 的储备量,不能反映体内 HCO_3^- 的真实含量。而 AB 受呼吸因素影响,反映体内 HCO_3^- 的真实含量。

(6)动脉血 CO_2 总量(TCO_2):正常值 24~32mmol/L。也是重要的碱性指标,主要代表 HCO_3^- 的含量,

<24mmol/L时提示酸中毒,>32mmol/L 时提示碱中毒。

(7)碱剩余(BE):正常值−3~+3mmol/L。代表体内碱储备的增加或减少,<−3mmol/L 提示代谢性酸中毒,>+3mmol/L 提示代谢性碱中毒。

2. 适用范围

(1)机械通气的患者。

(2)心肺复苏后评估。

(3)急性呼吸窘迫综合征、呼吸衰竭患者。

(4)不明原因神志不清者。

(5)急性呼吸困难,气喘,心跳过速者。

(6)术前评估。

3. 监测与护理

(1)严格无菌操作采集动脉血,若是经动脉穿刺,穿刺后务必按压穿刺口,避免出现血肿。

(2)缓慢倾倒采血器 3~5 次,混匀样品后,排除第一滴血,采血器内如果有空气立即排出。

(3)根据血气分析仪提示进行操作,直至显示血气分析结果并打印。

(4)记录血气分析结果并报告医生,如结果异常,遵医嘱及时处理。

4. 注意事项

(1)若用注射器采血,采血前用肝素液湿润,并将肝素液排尽,避免过多的肝素液造成 pH 下降和 PaO_2 升高,过多的肝素也会造成血液稀释,影响血红蛋白和血糖等数值;

(2)现采血现监测,标本放置时间过长,可导致 pH 和 PO_2 下降;

(3)标本注意避免进入空气,空气会影响 PO_2 值;

(4)准确输入数据,尤其体温。pH 值与体温呈负相关,PCO_2 和 PO_2 与体温呈正相关;

(5)准确进行动脉穿刺采血,若误穿静脉,血气分析结果将与临床不符。因此必须全面了解病情,仔细分析结果,必要时重新采血检查;

(6)血气分析仪电极必须定时校正及更换。

(四)呼吸波形监测

机械通气支持时有四个基本参数:压力、容积、流速和时间。这些参数相互组合后就构成了各种通气波形,包括压力-时间、容积-时间和流速-时间曲线及压力-容积环、流速-容积环和压力-流速环。此节主要讲述压力-时间、流速-时间和容积-时间曲线,即呼吸波形(见图 9-22、图 9-23、图 9-24)。

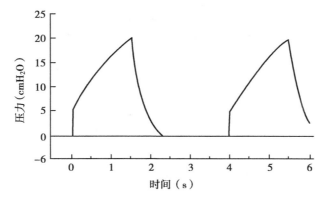

图 9-22 压力-时间曲线

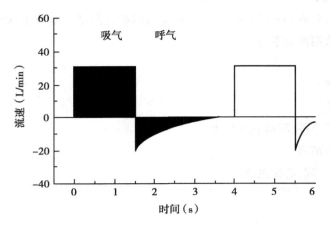

图 9-23　流速-时间曲线

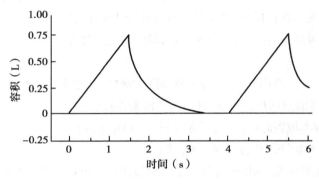

图 9-24　容积-时间曲线

1. **压力-时间曲线**　压力-时间曲线反映了气道压力随时间逐步变化的曲线,纵轴为气道压力,单位为 cmH_2O ;横轴是时间,以秒为单位。

(1)自主呼吸时的压力-时间曲线,见图 9-25。

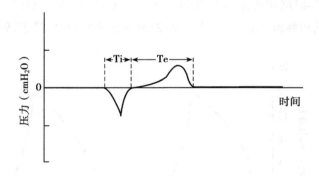

图 9-25　自主呼吸时的压力-时间曲线

(2)定容型通气时的压力-时间曲线(见图 9-26)的临床意义:

1)呼气阻力的增高使得呼气肢呈线性下降而非指数下降。

2)平均气道压直接受吸气时间的影响。

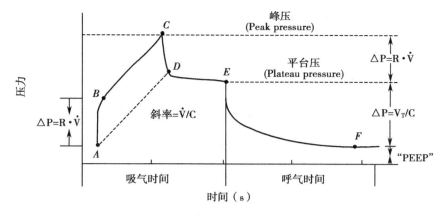

图 9-26　定容型通气的压力-时间曲线

R＝气道阻力　C＝顺应性　V_T＝潮气量　$\dot{V}$＝流速

（3）定压型通气时的压力-时间曲线（见图 9-27）的临床意义：

1）呼气阻力的增高使得呼气肢呈线性下降而非指数下降。

2）当设置外源性 PEEP 时，呼气末压回到基线压+PEEP 水平。

3）回路出现泄漏时，气道压无法达到预置压力水平。

4）吸气肢曲线呈扇形提示吸气流速不足。

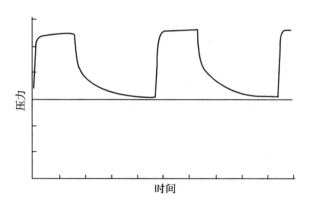

图 9-27　定压型通气的压力-时间曲线

2. 流速-时间曲线　流速-时间曲线反映了吸气流速和呼气流速各自的变化形式,纵轴为流速,单位是 L／min,横轴为时间,单位是秒。

呼吸机释放的容积等于流速曲线下的面积。吸气相流速形态取决于设置的通气模式所影响,而呼气相流速的变化可反映系统的顺应性和全部阻力的情况。目前呼吸机控制的流速波形主要有八种,分别为方形波、递增波、50%递增波、指数递减波、线性递减波、50%递减波、正弦波和调整正弦波。其中方形波和递减波是临床上最常用的标准波形,其他流速波形到目前为止尚无在治疗上取得特别成功的证明。

（1）自主呼吸时的流速-时间曲线见图 9-28。

（2）定容型通气的流速-时间曲线（图 9-29）

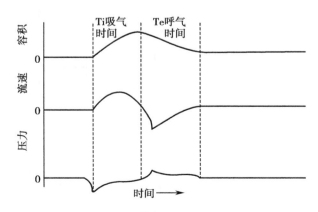

图 9-28　自主呼吸时的流速-时间曲线

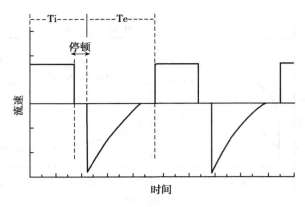

图 9-29　定容型通气的流速-时间曲线

（3）定压型通气的流速-时间曲线（图 9-30）

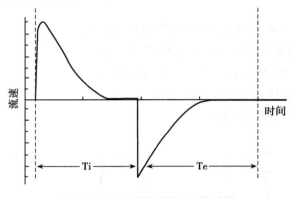

图 9-30　定压型通气的流速-时间曲线

3. 容积-时间曲线　在吸气相和呼气相中，容积-时间曲线在呼吸机释放的容积内平缓变化，曲线纵轴为容积，单位为毫升，横轴为时间，单位为秒。

（1）恒定流速波形通气的临床意义：

1）呼气阻力的增高如动态气道阻塞导致呼气肢呈线性递减。

2）在平台期吸入气体在肺内重分布。

3）吸气开始后曲线突然降至基线提示回路出现泄漏。其容积-时间曲线见图 9-31。

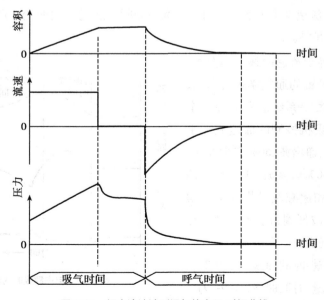

图 9-31　恒定流速波形通气的容积-时间曲线

（2）指数递减流速波形通气的临床意义：吸气开始后曲线突然降至基线提示回路出现泄漏。其容积-时间曲线见图9-32。

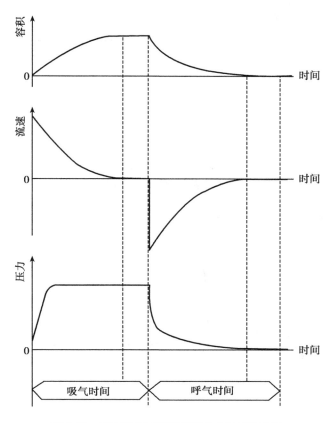

图9-32　指数递减流速波形通气的容积-时间曲线

4. 常见病理状态时的波形改变

（1）黏性阻力增高

1）恒定流速定容型通气，见图9-33，图9-34，图9-35。

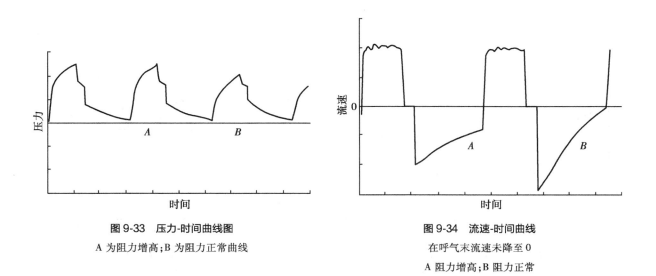

图9-33　压力-时间曲线图

A为阻力增高；B为阻力正常曲线

图9-34　流速-时间曲线

在呼气末流速未降至0

A 阻力增高；B 阻力正常

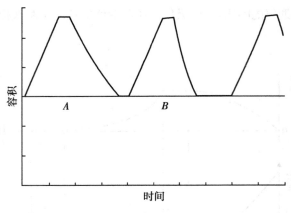

图 9-35 容积-时间曲线

A 缓慢降至基线；B 下降迅速

2）递减流速定压型通气，见图 9-36、图 9-37、图 9-38。

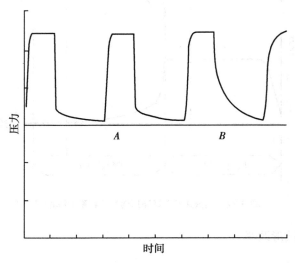

图 9-36 压力-时间曲线

A 为阻力增高；B 为阻力正常

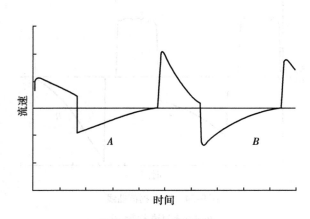

图 9-37 流速-时间曲线

A 吸气流速在整个吸气相缓慢下降，

B 呈指数递减 A 吸气终止时流速尚未降至 0

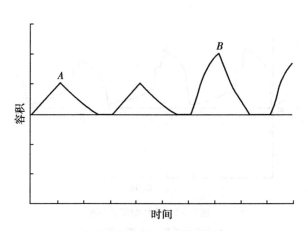

图 9-38 容积-时间曲线

A 为线性下降；B 呈指数递减

（2）顺应性减退

1）恒定流速定容型通气，见图9-39、图9-40、图9-41。

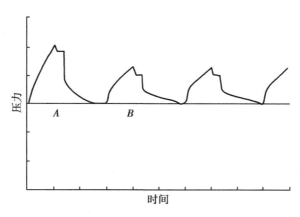

图9-39 压力-时间曲线

A为顺应性减退，B为顺应性正常

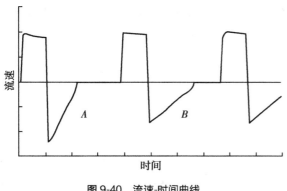

图9-40 流速-时间曲线

呼气时斜率A大于B

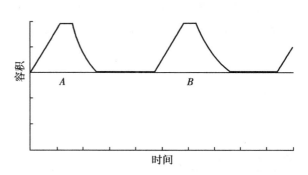

图9-41 容积-时间曲线

A为顺应性减退，B为顺应性正常

2）递减流速定压型通气，见图9-42、图9-43、图9-44。

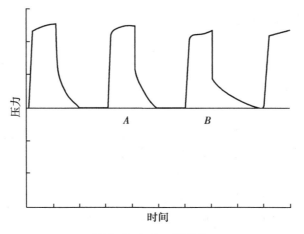

图9-42 压力-时间曲线

气道压先快速下降，随后A呈线性递减而B呈指数递减

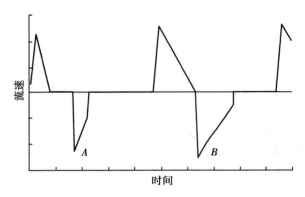

图 9-43 流速-时间曲线

吸气时:A吸气流速迅速降低,多在吸气终止前降为0,B流速下降较慢;

呼气时:A呼气流速快速降至0,B则下降较慢

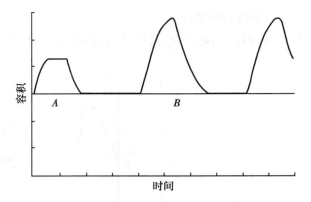

图 9-44 容积-时间曲线

吸气时:吸入潮气量A小于B,A由于吸气流速过早降至0而出现平台;

呼气时:A与B相似

5. 常见呼吸机所致故障的排除

(1)呼吸回路泄漏:图9-45、图9-46显示了当呼吸机管道回路出现泄漏时的通气波形,此时气道峰压降低,呼出潮气量少于吸入潮气量。在泄漏时,可有一个或多个输出参数报警:

1)低吸气峰压。

2)低平均气道压。

3)低分钟通气量。

4)低呼出潮气量。

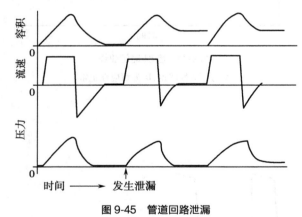

图 9-45 管道回路泄漏

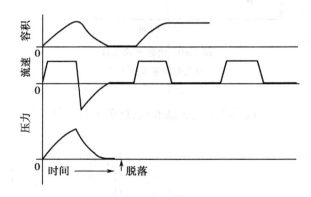

图 9-46 管道连接完全脱落

(2)通气回路阻塞

1)通气回路部分阻塞:部分阻塞可导致呼气流速降低,呼气时间延长,在压力波形中也可发现吸气终止后压力回到基线的时间延长。部分阻塞时呼吸机报警系统可能不报警,这取决于阻塞的程度;严重时气道压无法回到基线水平,见图9-47。

2)通气回路完全阻塞:通气回路呼气端完全阻塞时,呼吸机自动延迟下一次通气直至气道压出现下降,完全阻塞时可由多项报警启动:①高吸气峰压;②高平均气道压;③高呼气膜基线压;④低分钟

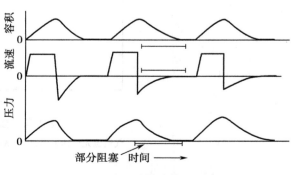

图 9-47 通气回路部分阻塞

通气量;⑤低呼吸频率。见图9-48。

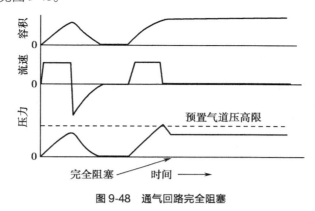

图9-48 通气回路完全阻塞

二、呼吸系统危重症的护理

（一）重症肺炎

重症肺炎是感染性疾病死亡的常见原因之一。有研究表明,在年龄大于65岁的肺炎患者中有10.7%死于重症肺炎及相关的并发症。重症肺炎的定义目前尚有争论,有学者认为需要ICU治疗的肺炎即为重症肺炎。

【护理评估与判断】

1. 病史及诱因 评估患者有无COPD、糖尿病等慢性病史,是否使用过抗生素、激素、免疫抑制剂等,是否吸烟、酗酒、长期营养不良等。有无着凉、淋雨、劳累等诱因。

2. 症状与体征

(1)一般肺炎的临床表现:评估患者是否出现寒战、发热、咳嗽、咳痰、胸痛等。

(2)各器官功能损害表现:评估患者有无呼吸困难等低氧血症表现,心率快、休克、微循环灌注障碍等循环系统不稳定,嗜睡、烦躁、意识不清、昏迷、抽搐等神经系统损害表现及尿少等肾衰竭表现。

3. 辅助检查

(1)血常规:了解白细胞、中性粒细胞、淋巴细胞计数是否增高。

(2)胸部X线检查,必要时行胸部CT。

(3)病原学检测:呼吸道分泌物培养、病毒血清学及血真菌抗原检测等。

(4)动脉血气分析:判断患者低氧血症程度,评估治疗效果。

【主要护理措施】

1. 感染性休克的护理

(1)病情观察与监测:①给予心电监护,严密观察生命体征变化;②观察患者精神和意识状态;③观察皮肤有无发绀、肢端湿冷;④观察记录患者出入量,监测尿量及尿比重。

(2)补充血容量:①快速建立静脉通道,遵医嘱予平衡液以维持有效血容量,降低血液黏滞度;②当观察患者口唇红润、肢端温暖、收缩压>90mmHg、尿量>30ml/h以上时,表明血容量已补足,应及时报告医生。

(3)用药护理:①遵医嘱予多巴胺、间羟胺等血管活性药物,根据血压调整滴速,以维持收缩压在90～100mmHg为宜;②使用抗生素时,注意药物疗效及不良反应。

2. 呼吸困难的护理

(1)保持呼吸道通畅:遵医嘱予雾化吸入稀释痰液;必要时予口咽部吸痰;待患者精神状态好转,指导有效咳嗽咳痰。

（2）吸氧:遵医嘱予吸氧,改善缺氧状况;行血气分析,判断其低氧血症程度,以指导进一步治疗。

（3）病情观察:观察患者呼吸频率、深度等;观察患者咳嗽咳痰情况,详细记录痰液的量、颜色、性质。

3. 体温过高的护理

（1）一般处理:①保证患者安静卧床休息,必要时予镇静药;②嘱患者多饮水,流质饮食,补充足够热量、蛋白质和维生素等;③遵医嘱静脉补液;④监测体温变化。

（2）降温护理:①予冰袋置于额头、腋下、腹股沟等处降温;②必要时予冰帽降温;③患者大汗应及时予更换衣服,避免受凉。

（3）用药护理:遵医嘱使用抗感染药物,观察药物疗效及不良反应。

相关链接

2007 年 ATS 重症肺炎诊断标准

2007 年美国胸科学会(American thoracic society, AST) 重症肺炎诊断标准见表 9-7。

表 9-7 2007 年 ATS 重症肺炎诊断标准

肺炎合并出现下列征象	
主要指标	1. 需要有创机械通气治疗
	2. 脓毒性休克并需要使用血管活性药物
次要指标	1. 呼吸频率≥30 次/分
	2. 氧合指数 $PaO_2/FiO_2 \leqslant 250$
	3. 多肺叶渗出
	4. 意识障碍
	5. 氮质血症 BUN≥20mg/dl
	6. 低白细胞, WBC 计数<4.0×10^9
	7. 低血小板, 血小板<10.0×10^9
	8. 低温: 中心体温<36℃
	9. 低血压需要积极液体复苏

注:若出现主要指标的 1 项或次要指标的 3 项则可诊断为重症肺炎

（二）重症哮喘

哮喘是由多种细胞(包括气道的炎性细胞)及细胞组分参与的气道慢性炎症性疾病。

随着哮喘发病率的逐年上升,重症哮喘的发生率也明显升高,重症哮喘已经成为临床常见的危重症之一。重症哮喘尚缺乏统一的名称和定义,有学者将其命名为潜在致死性哮喘、哮喘持续状态、难治性哮喘、危重型哮喘等。美国胸科学会将哮喘持续状态定义为:哮喘从发作初期即出现严重的气道阻塞或发作后哮喘病情加重,且对常规治疗无效的急性发作性哮喘。潜在致死性哮喘则定义为:严重的急性发作哮喘,伴有严重的气道阻塞症状、通气不足和高碳酸血症。

【护理评估与判断】

1. **病史及诱因** 评估患者支气管哮喘史,用药情况,是否停用维持治疗药物或自行减量;评估患者有无哮喘家族史;评估患者哮喘发作前是否有感染、接触过敏原、环境因素改变等。

2. 症状与体征

（1）先兆症状:评估患者发作前几天或几周是否有哮喘症状控制不佳的表现,如需要反复加大吸入 β_2 受体激动剂的剂量、喘息发作次数增多、夜间发作频繁等。

（2）发作时症状:①评估患者有无明显的呼吸困难,不能平卧,被动体位,甚至端坐呼吸;②是否大汗淋滴、烦躁不安。

（3）发作时体征：①查体患者是否出现三凹征或胸腹矛盾运动；②是否出现口唇、甲床发绀；③听诊呼吸频率是否>30 次/分，双肺是否满布哮鸣音，呼吸音延长；④心率是否>120 次/分，是否出现奇脉。

3. 辅助检查

（1）血常规：有无嗜酸性粒细胞、中性粒细胞增高。

（2）动脉血气分析：有无 PaO_2 下降、$PaCO_2$ 增高，有无呼吸性酸中毒、代谢性酸中毒。

（3）肺功能监测：①呼吸峰流速（PEF）是一项很有诊断价值的指标，PEF<100L/min 提示重度哮喘发作，PEF<60L/min 提示小气道阻塞非常严重，随时可能出现生命危险；②观察有无 FEV_1、$FEV_1/FVC\%$ 等下降。

（4）X 线胸部平片：①是否表现为过度通气的影像；②是否出现肺纹理增多和炎性浸润阴影；③注意观察有无气胸、肺不张等并发症的征象。

（5）痰液检查：痰涂片有无嗜酸性粒细胞，痰培养有无病原菌。

【主要护理措施】

1. 给氧　遵医嘱给予鼻导管或面罩吸氧，吸入氧浓度一般不超过 40%；吸入氧气应温暖湿润，避免气道干燥和寒冷气流的刺激而加重气道痉挛；给氧过程中，监测动脉血气分析，若 PaO_2<60mmHg、$PaCO_2$>50mmHg，患者出现神志改变，应准备进行机械通气。

2. 建立静脉通道　遵医嘱及时、充分补液，纠正水、电解质和酸碱平衡紊乱；补液时密切注意患者的心功能、肺部啰音、尿量等变化，以免出现心力衰竭。

3. 促进排痰　患者发作时无力排痰，且痰液黏稠，遵医嘱给予雾化吸入化痰药物以稀释痰液；必要时予负压吸痰。

4. 心理护理　给予患者心理疏导和安慰，消除其过度的紧张状态。

5. 用药护理　遵医嘱使用 β₂ 受体激动剂和（或）糖皮质激素吸入剂，及抗胆碱药物、茶碱类药物等，注意药物的不良反应；急性发作过后告知患者各种药物的用法、用量及注意事项，并指导患者正确使用药物吸入技术。

6. 病情观察　①观察患者意识状态、呼吸频率、深度及节律等；②监测呼吸音、哮鸣音变化；③监测动脉血气分析及肺功能情况，了解病情和治疗效果。

相关链接

由于哮喘急性发作其程度轻重不一，病情加重可在数小时或数天内出现，甚至可在数分钟内即危及生命，故应对病情作出正确评估，以便给予及时有效的紧急治疗。哮喘急性发作时的病情轻重程度可根据临床表现、体征、实验室检查等分为 4 级，见表9-8。

表9-8　哮喘急性发作时病情严重程度的分级

临床特点	轻度	中度	重度	危重
气短	步行、上楼时	稍微活动	休息时	
体位	可平卧	喜坐位	端坐呼吸	
讲话方式	连续成句	单词	单字	不能讲话
精神状态	可有焦虑，尚安静	时有焦虑或烦躁	常有焦虑、烦躁	嗜睡或意识模糊
出汗	无	有	大汗淋漓	
呼吸频率	轻度增加	增加	常>30 次/分	
辅助呼吸肌活动及三凹征	常无	可有	常有	胸腹矛盾运动

临床特点	轻度	中度	重度	危重
哮鸣音	散在，呼吸末期	响亮，弥漫	响亮，弥漫	减弱，乃至无
脉率（次/分）	<100	100~120	>120	脉率变慢或不规则
奇脉	无，<10mmHg	可有，10~25mmHg	常有，>25mmHg	无，提示呼吸肌疲劳
最初支气管扩张剂治疗后 PEF 占预计值或个人最佳值	>80%	60%~80%	<60% 或 <100L/min 或持续时间<2 小时	
PaO_2（吸空气，mmHg）	正常	≥60	<60	<60
$PaCO_2$（mmHg）	<45	≤45	>45	>45
SaO_2（吸空气，%）	>95	91~95	≤90	≤90
pH 值				降低

（三）肺栓塞

肺栓塞(pulmonary embolism，PE)是指各种栓子阻塞肺动脉系统为其发病原因的一组疾病或临床综合征的总称，包括肺血栓栓塞、脂肪栓塞综合征、羊水栓塞、空气栓塞等。肺血栓栓塞(pulmonary thromboembolism，PTE)是指来自静脉系统或右心的血栓阻塞肺动脉或其分支所致的疾病，以肺循环和呼吸功能障碍为其主要临床病理生理特征。PTE 是最常见的 PE。

【护理评估与判断】

1. 病史及诱因

（1）病史：①评估患者是否存在先天性凝血因子、抗凝因子和纤溶系统异常的疾病；②评估患者是否有静脉血栓栓塞史或深静脉炎、下肢静脉回流障碍（如严重静脉曲张）等；③评估患者是否有恶性肿瘤、近期经历下肢骨折；④评估患者是否患有心血管疾病如脑卒中、急性心肌梗死等；⑤评估患者有无高脂血症、糖尿病等。

（2）危险因素：①评估患者是否长时间不活动，如长期卧床、治疗性制动、长途旅行等；②评估患者近期是否经历大手术、妊娠；③评估患者是否使用中心静脉导管、人工假肢植入、使用雌激素如口服避孕药等；④评估患者年龄、体质指数。

2. 症状与体征

（1）临床症状：评估患者是否存在：①呼吸困难：是否为突然发生，是否活动后明显；②胸痛：是胸膜炎性胸痛还是心绞痛性胸痛；③咯血：观察咯血量、颜色、性质；④焦虑、烦躁和惊恐感；⑤咳嗽：评估是否咳嗽、咳痰；⑥晕厥：评估是为一过性还是反复发作；⑦心悸、腹痛等。

（2）体征：①呼吸系统：呼吸频率是否加快，是否出现口唇发绀；听诊双肺是否闻及哮鸣音和细湿啰音；是否合并肺不张和胸腔积液的相应体征；②循环系统：是否心率加快；听诊是否闻及肺动脉瓣区第二心音亢进及收缩期杂音、三尖瓣反流性杂音；是否存在右心衰体征如颈静脉怒张、肝大伴压痛、肝颈回流征(+)等；③下肢静脉炎或栓塞的体征：是否可见患肢肿胀、周径增粗、局部压痛及皮温升高等。

3. 辅助检查

（1）常规血液检查：①血常规：白细胞是否增多；②血沉是否增快；③血浆 D-二聚体监测：>500mg/L 对诊断 PTE 有一定指导意义，<500mg/L 则强烈提示无急性 PTE，有排除诊断价值，但应注意临床不同检测方法取得的数值价值不同。

（2）动脉血气分析：是否出现 PaO_2 下降、$PaCO_2$ 下降、肺泡-动脉血氧分压差 $P_{(A-a)}O_2$ 增加。

（3）影像学检查：①X 线胸部平片：是否出现以胸膜等为基底的楔形高密度与中央肺动脉增密；②CT 检查：CT 增强检查是否可见充盈缺损、"轨道征"、附壁缺损；螺旋 CT 增强检查是否可见肺动脉栓子表现、肺内血管改变、非梗死性肺渗出、"马赛克"征、胸膜增厚及胸腔积液征等；③肺动脉造影：是否可见血管管腔内充盈缺损、肺动脉完全阻塞造成的截断现象、"剪枝征"及肺血管分布不均匀等，该方法是诊断肺栓塞最可靠的方法，但属有创性检查，存在并发症风险，故不作为首选检查和常规检查；④放射性核素扫描：观察肺灌注显像是否可见肺叶、肺段或多发亚肺段放射性系数或缺损，通气显像正常或接近正常。

（4）心电图检查：观察是否出现窦性心动过速、$V_1 \sim V_4$ 导联非特异性 ST-T 改变，观察心电图的动态改变有助于诊断。

（5）超声心动图检查：是否可见右心室和（或）右心房扩大、室间隔左移和运动异常、近端肺动脉扩张、三尖瓣反流和下腔静脉扩张等。

【主要护理措施】

1. 急救护理

（1）保持患者绝对卧床休息，抬高床头，避免下肢过度屈曲，指导患者进行深慢呼吸等方法减轻恐惧感。

（2）给氧：根据缺氧严重程度选择合适的给氧方式，并行动脉血气分析，明确低氧血症程度，指导进一步治疗。

（3）用药护理：①严重胸痛使用吗啡 5~10mg 皮下注射；②遵医嘱静脉注射阿托品，减低迷走神经兴奋性；③使用扩张支气管药物舒张支气管；④遵医嘱及时、正确给予抗凝药物，监测疗效与不良反应，尤其注意有无出血现象。使用肝素或低分子肝素前应测定基础活化的部分凝血活酶时间（APTT）、凝血酶原时间（PT）及血常规，期间需定时测定 APTT、血常规，注意血小板计数；使用华法林前几周注意观察皮肤情况，期间复查 INR 值，根据 INR 的结果调整华法林的用量。

（4）病情监测：①给予心电监护，严密监测生命体征、血氧饱和度；②观察动脉血气分析结果动态改变；③监测患者有无嗜睡、意识模糊等脑缺氧表现；④观察患者有无颈静脉充盈、下肢水肿等右心功能不全表现；⑤监测心电图的动态改变。

2. 溶栓治疗的护理

（1）密切观察出血征象：如皮肤瘀紫、血管穿刺处出血过多、血尿、腹部或背部疼痛、严重头痛、神志改变等。

（2）溶栓期间严密监测血压并监测血小板、D-二聚体、PT、APTT 等。

（3）溶栓治疗前留置外周静脉套管针，避免反复穿刺血管。

（4）若有出血予氨基己酸治疗，严重者补充纤维蛋白原或输新鲜全血。

（5）患者溶栓后待 APTT 值降至低于正常值 1.5 倍时即开始序贯抗凝治疗。

3. 预防再栓塞

（1）避免再栓塞的危险因素：①卧床患者嘱其进行适当的床上肢体活动，穿抗加压弹力抗栓袜，不在腿下放置枕头等；②病情允许鼓励患者下地走动；③嘱患者保持大便通畅，避免用力。

（2）观察下肢深静脉血栓形成的征象：测量双侧下肢周径，并观察有无局部皮肤颜色的改变。

相关链接

肺栓塞的相关知识

1. **目前国内外大多数专家推荐使用的 PTE 诊断标准**

（1）肺动脉造影阳性。

（2）核素肺灌注/通气显像高度可疑。

（3）核素肺灌注/通气显像中度可疑+彩色多普勒检查发现下肢深静脉血栓。

（4）临床表现高度可疑+彩色多普勒检查发现下肢深静脉血栓。

满足以上4项标准之一者即可确诊为PTE。

2. 肺栓塞临床类型　急性肺栓塞临床表现多样，根据临床紧急处理情况主要分为两类：

（1）大面积肺栓塞：临床多以休克和低血压为主要表现，即表现为收缩压小于90mmHg，或者较基础值下降幅度大于40mmHg，持续15分钟以上。但同时必须排除新发的心律失常、低血容量或感染中毒所致的血压下降。部分患者发生猝死。

（2）次大面积肺栓塞：常有胸骨后疼痛及咯血，当患者原有的心肺疾病代偿功能很差时可发生晕厥及高血压。部分患者的超声心动图有右心功能不全表现。

3. 溶栓治疗的适应证及禁忌证

（1）适应证：大面积肺栓塞，栓塞面积超过两个肺叶者；肺栓塞伴有休克；原有心肺疾病的次大面积肺栓塞致循环衰竭；右心功能障碍的次大面积肺栓塞；有症状的肺栓塞。

（2）绝对禁忌证：活动性内出血；近期（14天内）自发性颅内出血。

（3）相对禁忌证：①未控制的重症高血压180/110mmHg；②严重肾病和肝病；③近期（10天）外科大手术；④不能用压迫止血部位的血管穿刺、器官活检或分娩；⑤2个月内的缺血性脑卒中，1个月内的神经外科手术或眼科手术；⑥10天内的胃肠道手术，5天内的严重创伤；⑦近期心肺复苏术；⑧感染性心内膜炎，心包炎，妊娠，出血性视网膜病；⑨动脉瘤，左心房血栓；⑩肺栓塞并发咯血；⑪年龄>70岁；⑫血小板计数<100×10⁹/L，或者PT大于对照值50%；⑬潜在性出血性疾病。

（四）急性呼吸窘迫综合征

急性呼吸窘迫综合征（ARDS）是急性肺损伤（ALI）的严重阶段，两者为同一疾病过程的两个阶段。ALI和（或）ARDS是由心源性以外的各种肺内外致病因素导致的急性、进行性缺氧性呼吸衰竭，临床上以呼吸急促、呼吸窘迫、顽固性低氧血症为特征。病理生理改变以肺顺应性降低、肺内分流增加及通气/血流比值失调为主。

【护理评估与判断】

1. 病史及诱因　评估患者是否存在严重感染、休克、烧伤、急性重症胰腺炎、弥漫性血管内凝血等，有无严重误吸、肺挫伤、大量输血、体外循环等。

2. 症状与体征

（1）是否急性起病，在直接或间接肺损伤后12~48小时内发病。

（2）是否出现进行性呼吸窘迫、气促、发绀，常规吸氧后低氧血症难以纠正。

（3）双肺是否可闻及湿啰音，或呼吸音减低。

3. 辅助检查

（1）X线胸部平片：是否早期无明显异常，病情进展后出现双肺普遍密度增高，透亮度减低，肺纹理增多、增粗，可见散在斑片状密度增高阴影。

（2）动脉血气分析：有无PaO_2、$PaCO_2$下降，pH增高，氧合指数（PaO_2/FiO_2）是否下降。

【主要护理措施】

1. 机械通气的护理

（1）呼吸机参数设置及监测：①由于ARDS患者大量肺泡塌陷，肺容积明显减少，常规或大潮气量通气易导致肺泡过度膨胀和气道平台压过高，加重肺及肺外器官的损伤。故采用肺保护性通气，即小潮气量通气（采用6~7ml/kg）；②适宜的呼气末正压（PEEP）能使塌陷的小气道和肺泡重新开放，减轻肺泡水肿，从而改善肺泡弥散功能和通气/血流比例，减少分流，达到改善氧合功能和肺顺应性的目的，但PEEP可增加胸腔正压，减少回心血量，影响通气/血流比例，故需从低水平开始，逐渐增加到合适水平，一般为10~18

cmH_2O,以维持$PaO_2>60mmHg$;③监测吸气末平台压不超过$30\sim35cmH_2O$,以避免气压伤。

（2）气道管理:①妥善固定气管插管,防止移位、脱位;②保证吸入气体的加温和湿化,使吸入气体的温度在$32\sim36℃$,相对湿度100%;③保持呼吸道通畅,按需吸痰:应用密闭式吸痰,避免中断PEEP,以避免已打开的肺泡再次塌陷而出现严重低氧血症;④有效密闭气道,监测气囊压力:保持气囊压力在$20\sim30cmH_2O$;⑤做好患者的口腔护理,防止误吸。

（3）声门下吸引:声门下是指建立人工气道患者,气囊上到声门下间隙的部位。运用可冲洗气管插管或气管切开套管,通过声门下吸引能有效地减少呼吸机相关性肺炎的发生。根据患者声门下分泌物的量、性状等选择不同的吸引方法。对于声门下分泌物较多且黏稠的患者应采用持续声门下吸痰;对声门下分泌物较少的患者,可采用间歇声门下吸痰。

1）持续声门下吸引:将气管导管附加吸引管腔连接一次性痰液收集器,收集器的另一端连接于墙式负压吸引装置,用恒定负压($<-90mmHg$)进行持续吸引。

2）间歇声门下吸引:每次进行气道内吸痰后,均用10mL注射器抽吸冲洗管。

3）声门下冲洗:对于声门下分泌物较为浓稠的患者可协助医生采用生理盐水冲洗,在进行冲洗前要测定气囊压$>30cmH_2O$,冲洗抽吸完将套管气囊压调整至原来的压力水平,每次用注射器注入$2\sim5mL$,用注射器抽吸出液体大于注入相同的液量,才能进行下一次的冲洗,否则要反复抽吸和接持续负压吸引。

4）预防声门下吸引并发症:观察吸引出的分泌物的性质、量并记录,患者是否出现刺激性咳嗽或声门下吸出血性液体,警惕气因负压过大引起气管黏膜的干燥、损伤。

2. 病情监测

（1）意识和生命体征的监测,必要时进行血流动力学监测。如意识和生命体征逐渐好转,表明机械通气有效。

（2）仔细观察患者痰液的色、质、量的变化,为治疗提供重要依据。

（3）液体平衡状态:观察和记录每小时尿量和出入量,严格掌握出入量平衡。避免容量负荷过重导致心衰及肺部渗出增加;需避免容量不足导致痰液黏稠和肾前性肾功能损害。

（4）实验检查结果:监测动脉血气分析和生化检查结果,了解电解质和酸碱平衡情况。

相关链接

2011年德国柏林第23届欧洲危重症医学年会上,相关专家对ARDS标准进行修正,ARDS柏林标准由此诞生(表9-9):

表9-9 ARDS柏林标准

柏林标准	ARDS		
	轻度	中度	重度
起病时间	一周内急性起病的已知损伤或新发的呼吸系统症状		
低氧血症程度	P/F: $201\sim300$ 并 $PEEP\geq5cmH_2O$	P/F: ≤200 并 $PEEP\geq5cmH_2O$	P/F: ≤100 并 $PEEP\geq10\ cmH_2O$
肺水肿来源	不能被心功能不全或液体过负荷解释的呼吸衰竭[1]		
X线胸片	双肺浸润阴影[2]	双肺浸润阴影[2]	至少累及3个象限的浸润阴影[2]
其他生理紊乱	无	无	$V_{ECorr}>10L/min$; 或 $C_{RS}<40ml/cmH_2O$

注:（1）如果没有危险因素,需要客观指标评估

（2）通过专业影像学培训,不能用胸腔积液、结节、肿块、肺叶塌陷完全解释 $V_{Ecorr}=V_E\times PaCO_2/40$（校正分钟通气量）

V_E:呼出潮气量;C_{RS}:呼吸系统顺应性

（五）呼吸衰竭

呼吸衰竭是指各种原因引起的肺通气和（或）换气功能障碍,以致在静息状态下亦不能维持足够的气

体交换,导致低氧血症伴(或不伴)高碳酸血症,进而引起一系列病理生理改变和相应临床表现的综合征。由于临床表现缺乏特异性,明确诊断需依据动脉血气分析,若在海平面、静息状态、呼吸空气条件下,$PaO_2<60mmHg$,伴或不伴 $PaCO_2>50mmHg$ 并除外心内解剖分流和原发于心排血量降低等因素所指的低氧,即可诊断为呼吸衰竭。

【护理评估与判断】

1. 病史及诱因　参与肺通气和肺换气的任何一个环节的严重病变,都可导致呼吸衰竭。

(1)评估患者是否存在气道阻塞性疾病:慢性阻塞性肺疾病、重症哮喘、异物痉挛性瘢痕、痉挛肿物、气管-支气管炎症等都可引起气道阻塞和通气不足,或伴有通气/血流比值失调,导致缺氧和二氧化碳升高。

(2)评估患者是否存在肺组织病变:肺炎、肺结核、肺水肿、弥漫性肺纤维化等均可导致肺泡减少,有效弥散面积减少、肺顺应性降低、通气血流比值失调,导致缺氧或者合并二氧化碳潴留。

(3)评估患者是否存在肺血管病变:肺栓塞、肺血管炎等导致通气血流比值失调,部分血未经过氧合直接流到肺静脉,导致低氧血症。

(4)评估患者是否存在胸廓和胸膜病变:胸外伤造成连枷胸、严重气胸等均可影响胸廓运动和肺膨胀,造成通气减少和气体分布不均,导致肺通气和肺换气功能障碍,引起呼吸衰竭。严重的脊柱畸形、大量胸腔积液或伴有胸膜粘连肥厚、强直性脊柱炎等随着病情发展也可引起呼吸衰竭。

2. 症状与体征

(1)呼吸困难:评估患者的呼吸频率、深度,有无明显呼吸困难,呼吸频率增加等,观察有无口唇、指甲发绀。

(2)精神-神经症状:观察患者有无烦躁不安、嗜睡、昏迷、抽搐等。

(3)循环系统表现:①评估患者有无心动过速,血压下降;②观察有无体表静脉充盈、皮肤潮红、温暖多汗、血压升高等 CO_2 潴留表现;③观察有无颈静脉怒张、下肢水肿等右心衰竭表现。

(4)消化和泌尿系统表现:观察患者有无上消化道出血、尿量减少等。

3. 辅助检查

(1)动脉血气分析:$PaO_2<60mmHg$,伴或不伴 $PaCO_2>50mmHg$ 为判断呼吸衰竭的主要指标。

(2)影像学检查:X 线胸片、胸部 CT 和放射性核素肺通气/灌注扫描等均可协助分析呼吸衰竭的原因。

(3)其他检查:①尿常规检查是否尿中可见红细胞、蛋白及管型;②血生化检查是否出现低血钾、高血钾、低血钠等;③肝肾功能检查丙氨酸氨基转移酶、尿素氮有无升高。

【主要护理措施】

1. 无创正压辅助通气的护理

(1)患者宣教:①向患者解释 NPPV 治疗的安全性和必要性,取得患者配合,尽早上机,提高疗效;②指导患者深而慢、有节律地用鼻腹式呼吸,吸气用鼻,呼气张口,注意配合呼吸机呼吸;③教会患者简单的非语言沟通方法如写字、手势等,指导患者减少吞咽动作和讲话,避免口腔干燥,气体进入胃肠道引起胃胀气不适;④教会患者戴鼻面罩、摘除鼻面罩的方法;⑤鼓励患者多饮水、指导其间歇摘下面罩行有效咳嗽,排出痰液。

(2)保持呼吸道通畅:①患者取半卧位或坐位,保持头、颈、肩在同一水平,头稍向后仰,有效开放气道;②协助患者翻身、拍背,遵医嘱雾化吸入化痰药物,稀释痰液,促进痰液的排出。

(3)NPPV 参数调整:遵循循序渐进原则,开始使用时,根据患者的耐受情况调节吸气压(IPAP)、呼气压(EPAP)。初次 EPAP 可设在 $0\sim4cmH_2O$,IPAP 在 $8\sim10cmH_2O$,吸呼比设在 $1:2$,$FiO_2 35\%$,使用过程中可适当降低压力参数。

（4）确保呼吸回路密闭性：尽量选择合适的鼻面罩，减少漏气，待病情好转后可换用鼻罩通气以增强耐受性。

（5）病情监测与观察：①监测患者的神志、生命体征、出入量、SpO_2 以及血气分析等，呼吸、心率、血压、SpO_2 是反映无创通气疗效的重要指标。若病情恶化，SpO_2 持续低于 90%，应立即行气管插管机械通气。②上机后半小时至 1 小时内注意观察是否存在人机对抗。③加强夜间巡视，因为患者睡梦中常有不自主举动，易造成氧气管脱落或摘除面罩，危及患者的生命。④观察患者鼻梁、鼻翼两侧是否出现皮肤红肿，甚至破溃，为预防皮肤破溃，可在局部受压处贴软水胶式敷料（安普贴）。

2. 用药护理

（1）遵医嘱使用化痰药、解痉药、降压药等，注意观察有无出汗、头痛不适，低血压等不良反应。

（2）遵医嘱注射胰岛素，监测血糖变化，预防出现低血糖，及时送检血生化，监测水、电解质酸碱平衡。

相关链接

呼吸衰竭的分类

（1）按动脉血气分析分类：①Ⅰ型呼吸衰竭：仅有缺氧，无二氧化碳潴留，血气分析特点为 $PaO_2 <$ 60mmHg，$PaCO_2$ 降低或者正常，主要见于肺换气障碍疾病如严重的肺部感染、ARDS；②Ⅱ型呼吸衰竭：既有缺氧，又有二氧化碳潴留，血气分析特点为 $PaO_2 < 60$mmHg，$PaCO_2 > 50$mmHg，常见于肺泡通气不足疾病。

（2）按起病急缓分类：①急性呼吸衰竭：由于某些突发的致病因素如严重肺疾病、创伤、休克、急性气道阻塞等，使肺通气和（或）肺换气功能迅速出现严重障碍，在短时间内引起呼吸衰竭。因机体不能很快代偿，若不及时抢救会危及患者生命。②慢性呼吸衰竭：由于呼吸和神经肌肉系统的慢性疾病，导致呼吸功能损害逐渐加重，经过较长时间发展为呼吸衰竭。另一种临床上较常见的情况是在慢性呼吸衰竭的基础上，因合并呼吸系统感染、气道痉挛或出现胸腔积液、气胸等情况，病情急性加重，在短时间内出现 PaO_2 显著下降和 $PaCO_2$ 升高，成为慢性呼吸衰竭急性加重，归属于慢性呼吸衰竭，但其病理生理改变和临床表现兼有急性呼吸衰竭的特点。

案例9-6

患者，女，26 岁，因"发热、气促 3 天"入住呼吸内科，入院后检验结果：WBC：13.75×10^9/L，NEUT%：0.90%；胸片结果：双肺肺炎、双肺片状高密度阴影。今日上午 8 点因气促加重，T：38℃，P：130 次/分，R：35 次/分，BP：140/80mmHg，SpO_2：70%，立即行气管插管，予呼吸机辅助呼吸，取 P-SIMV 模式，PS：$12cmH_2O$，PEEP：$8cmH_2O$，RR：16bpm，FiO_2：60%。上午 9 点急查动脉血气分析示：pH：7.46，PaO_2：65mmHg，$PaCO_2$：30mmHg，HCO_3^-：22mmol/L，BE：3mmol/L，氧合指数 107mmHg。

思考：1. 护士应首先给患者做什么护理评估？

2. 主要护理措施有哪些？

表 9-12 动脉血气分析标本采集操作流程及考核评分标准

达标原则：

正确连接，动脉血气分析标本采集符合要求，正确判断酸碱失衡类型，掌握动脉血气分析主要指标正常值及其临床意义，熟悉动脉血气分析标本采集流程。

项目		总分	操作要求	评分				备注
				A	B	C	D	
血气分析	仪表	2	仪表端庄，服装整洁	2	1	0	0	
	操作前评估	5	评估患者病情、意识、生命体征、出凝血功能等	5	4	3	1	
	准备	7	1. 准备物品齐全，放置有序	5	4	3	0	
			2. 患者体位舒适	2	1	0	0	
	核对、解释	4	1. 床边两人核对	2	1	0	0	
			2. 解释操作目的、注意事项、配合技巧及采血后注意事项	2	1	0	0	
	选择采血部位	7	1. 快速手消毒液消毒双手	2	1	0	0	
			2. 选择采血部位，垫小枕以便充分暴露穿刺部位	5	4	3	1	
	消毒皮肤与操作者手指	10	1. 常规消毒皮肤 以动脉搏动最强点为中心，环状由内向外，范围直径不少于 5cm	5	4	3	1	
			2. 操作者消毒左手示指和中指	5	4	3	1	
	采血	30	1. 再次核对患者床号、姓名	5	3	2	1	
			2. 进针：示指和中指摸清动脉搏动最强点，在搏动最强点进针	10	8	6	4	
			3. 见鲜红色动脉血回血后固定针头，采集 1.5~2ml 血后拔针，压迫穿刺部位 5~10 分钟	10	8	6	4	
			4. 快速手消毒液消毒双手，再次核对医嘱	5	3	2	1	
	观察与宣教	10	1. 观察 穿刺点周围有无血肿形成	5	3	2	1	
			2. 健康教育 对患者进行健康宣教	5	3	2	1	
	整理	5	整理床单位，清理用物、消毒液擦手	5	3	2	1	
	标本送检	5	再次核对后将标本按要求送检	5	4	3	1	
	综合素质	15	手法熟练	3	2	1	0	
			按时完成	3	2	1	0	
			沟通能力	3	2	1	0	
			动手能力、条理性	3	2	1	0	
			心理素质	3	2	1	0	
总分			得分					

第三节 神经系统危重症监测与护理

问题与思考

神经功能监测有几种方法？适用于哪些患者？

一、神经功能监测患者

（一）脑电图监测

脑电图（electroencephalography,EEG）描计的是脑细胞群的自发性、节律性的生物电活动,主要反映皮质锥体细胞产生的突触后电位的总和。EEG 须连续监测,对脑功能状态、病变部位、治疗及预后判断都有一定价值。

EEG 监测方法有：①动态脑电图监测（AEEG）：患者携带一盒式磁带记录器,存储来自头皮的脑电信号,可同时记录 4 或 8 导联脑电信号和 1 导联脑电图,24 小时后在主机上分析。优点是患者可自由活动,资料可重复应用；缺点是导联少,不能观察患者发作时的临床表现；②多导联睡眠监测：包括脑电图、心电图、肌电图、眼电图和呼吸图同步监测。优点是用于睡眠分期的判断和婴幼儿重症疾病的监测；缺点是患者活动受限；③视频脑电图,电极按 10/20 系统安装,身旁带有前置放大器、导联选择器和编码仪。经 PCM（pulse-code modulation,脉冲编码调制）译编仪将数字信号转变为脑电信号输入主机显示在监护仪上,室内有摄像机可同步回放。优点是检测导联多,可同时观察到患者的发作情况,资料可重复应用；缺点是患者活动受限。下面重点介绍视频脑电图。

1. 适用范围

（1）用于脑缺血、缺氧的监测。

（2）用于昏迷患者的监测。EEG 对判断昏迷的严重程度,特别对判断患者的病情及预后有重要意义；视频脑电图对于鉴别非典型的癫痫发作与假性癫痫发作具有重要价值。

（3）用于脑功能判断与预测预后。

（4）用于诊断、监测大脑癫痫放电及预后评估。动态 EEG 对无抽搐样发作性癫痫进行诊断具有较好的优越性,可及时发现病情变化及时处理。

2. 监测与护理

（1）脑电图监测目前通用国际 10 或 20 导联系统,电极数量根据目的不同从 8 个至 16 个不等,以 16 导联居多,电极数量的选择应根据不同的目的而定,重症患者监测最好不少于 8 个。各电极安放位置如下：

Pz：位于前额正中；

Cz：头顶正中,双侧外耳道连线与经过眉心正中枕骨粗隆正中线的相交点；

Dz：枕骨粗隆连线线的中点；

Fp_1、Fp_2（左右额极）：位于 Pz 旁 10%,向上 10% 的距离,一般正对瞳孔下方；

C_3、C_4（左右中央区）：位于 Cz 旁 20% 距离；

T_3、T_4（左右中颞）：位于左右外耳道上方 10% 的距离；

O_1、O_2（左右枕区）：位于枕外粗隆向外,向上各 10% 的距离；

F_3、F_4（左右额区）：位于 Fp_1、Fp_2 与 C_3、C_4 之间；

P_3、P_4(左右顶区)：位于 C_3、C_4 与 O_1、O_2 之间；

F_7、F_8(左右前颞区)：位于 Fp_1、Fp_2 与 T_3、T_4 之间；

T_5、T_6(左右后颞区)：位于 T_3、T_4 与 O_1、O_2 之间；

A_1、A_2(耳电极)：置于左右耳垂上或乳突上。

每次描记至少 30 分钟。

(3)癫痫持续状态患者需尽早开始视频脑电图监测；脑损伤后昏迷患者在发病后 1~7 天开始短程脑电图监测。

(4)短程脑电图监测时间需 0.5~2 小时,多用于昏迷患者的预后评估；长程脑电图监测至少为 24~48 小时,主要用于癫痫持续状态和非惊厥性痫症(nonconvulsive seizures,NCS)的诊治。

(5)在记录最平稳时段给予声音刺激(耳边呼唤)或疼痛刺激(按压甲床),观察是否存在 EEG 反应性。

3. 注意事项

(1)电极放置要准确无误,要求两侧对称,并与 EEG 监测仪正确连接。

(2)电极与患者头皮连接是否完好,尽量减少电极阻抗。

(3)注意 EEG 是否存在心电及脉搏的干扰。

(4)脑电监测仪和前置放大器尽可能远离各种干扰源,避免各种电源线或电缆与 EEG 电极导联交叉。

(5)对于应用长程(数天)脑电图监测患者,24~48 小时后暂停脑电图监测(暂停时间为 12~24 小时),清洁电极处皮肤,如患者不能暂停脑电图监测,可微调电机位置,以避免头皮破溃或感染。

(二)颅内压监测

颅内压(intracranial pressure,ICP)是指颅内容物(脑组织、脑脊液、血液)对颅腔内壁的压力,正常成人为 5~15mmHg。颅内压增高是指颅内压持续超过 15mmHg($20cmH_2O$),并持续超过 5 分钟。多种重症神经系统疾病,如颅脑创伤、脑血管疾病、脑炎、脑膜炎、静脉窦血栓、脑肿瘤等,多伴有不同程度的颅内压升高。颅内压升高可使患者出现意识障碍,严重者出现脑疝,并可在短时间内危及生命。在 ICU 中颅内压监测对判断病情、指导降颅压治疗方面有重要的临床意义。

1. 适用范围

(1)急性颅脑创伤。

(2)脑血管意外。

(3)颅内肿瘤：颅内压监测对颅内肿瘤患者术前、术中和术后均可应用。

(4)其他脑功能受损的疾病。

(5)禁忌证：有凝血异常；感染或穿刺点附近感染。

2. 监测与护理

(1)有创颅内压监测

1)操作方法：根据传感器放置位置的不同,可将颅内压监测分为脑室内、脑实质内、硬膜下、硬膜外测压；还有腰椎穿刺脑脊液测压。按其准确性和可行性依次排序为：脑室内导管>脑实质内光纤传感器>硬膜下传感器>硬膜外传感器。

2)脑室内压力监测：是目前测量颅内压的金标准。导管法常用脑室作为监测部位,主要为侧脑室,一般选择右侧脑室为置放脑室导管的部位。它能准确地测定颅内压与波形,便于调零与校准,可行脑脊液引流,便于取脑脊液化验与脑内注射药物,安装技术较简单。无菌条件下,选右侧脑室前角穿刺,与发际线后 2cm(或眉弓上 9cm)、中线旁 2.5cm 处颅骨钻孔,穿刺方向垂直于两外耳道连线,深度一般为 4~7cm,置入内径为 1~1.5mm 的塑料导管,将导管置入侧脑室前角,将导管的颅外端与传感器、换能器及监测仪相连。将传感器固定,并保持在室间孔水平。如选用光导纤维传感器须预先调零,持续监测不会发生零点漂移。如选用液压传感器,则监测过程中应定时调整零点。

3)脑实质压力监测:电子传感器或光导纤维传感器常用脑实质作为监测ICP的部位,任何脑实质的部位ICP均可反映颅内的压力状况。颅内结构的复杂性使各个部位存在一定的压力梯度,临床上一般选择右额叶脑皮质进行ICP监测。

4)腰椎穿刺测压:是较为常用的颅内压监测方法,但只能测定一次结果,不能对ICP进行动态观察。是通过腰2至骶1(以腰3~4为主)椎间隙穿刺测定颅内压。正常侧卧位脑脊液压力为7~20cmH$_2$O(5~15mmHg)或40~50滴/分钟。

(2)无创颅内压监测:颅内压监测方法最初多为有创的,但技术条件要求高、价格昂贵,且并发症多;近年来无创颅内压监测有了很大发展并成为新的热点。

经颅多普勒(Transcranial Doppler, TCD):TCD波动指数(pulsatility index, PI)与ICP水平密切相关。TCD监测的指标是血流速度,最常用到的是监测大脑中动脉(MCA),临床上可用TCD观察脑血流动力学变化,从而间接监测ICP,因此,可以利用TCD进行连续监测ICP,并可评价药物对ICP的治疗作用。

(3)颅内压监测的护理

1)确保监测装置正常(有创监测):正确连接,妥善固定,保持通畅;监测前性能测定;及时校订"0"点;患者平卧或床头抬高10°~15°。

2)确保ICP监测准确:及时发现和排除外界干扰;对症处理,如躁动时用镇静剂;当ICP>15mmHg时,合理使用脱水药。

3)观察数据变化并记录:及时观察并记录;异常时及时报告医生处理;合理调节脱水剂、利尿剂及其使用时间。

4)把握ICP与病情的联系密切观察病情变化;准确判断,抓住抢救时机。

3. **注意事项**

(1)调零:ICP监测系统的组成包括光导纤维及颅内压力换能系统或外部充液换能系统。颅内换能ICP监测系统常将换能器置于ICP导管内,因而无需调零;而外部充液换能系统,因换能器置于颅外,需要将液体充满导管,并需将换能器固定在正确的位置以便调零。外部传感器正确的调零位置应与颅内导管或螺栓的尖端相对。脑室内导管的外部传感器的体表标志应对应室间孔位置,建议以耳尖和外眦的假想连线中点为零参照点的位置。

(2)测定数据失真

1)基线漂移或结果失真:此类问题常发生在电子传感器或其相应的连接系统,如脑室穿刺套管针的连接管出现轻微渗漏。光纤导管ICP监测系统的基线漂移不应超过1mmHg/d,而且基线趋于向压力升高方向漂移,如果确信光纤导管的读数存在错误,应立即拔除并在无菌状态下更换另一新的导管。

2)信号消失:监测系统中导管中液体阻力增加可使ICP信号消失。阻力增加的原因有:①导管系统中存有气泡;②脑室导管或空心螺栓出现阻塞或漏液;③光纤导管损坏等。

(3)注意引流过度:行控制性持续性闭式引流术时,压力控制在15~20mmHg很重要,不能将颅内压过度降低,否则会引起脑室塌陷。

(4)避免颅内压增高:应避免非颅内情况而引起的颅内压增高,如呼吸道不通畅、躁动、体位不正、高热等。

(5)有创颅内压监测时,预防并发症的发生:如感染、颅内出血、医源性颅内高压、脑实质损伤等。

(三)脑电双频谱指数监测

脑电双频谱指数(bispectral index, BIS)是应用非线性相位锁定原理对原始EEG波形进行处理并量化的持续脑电图监测技术,能反应大脑皮层功能状况。BIS在ICU是更为及时、客观、量化的镇静指标;通过BIS以期用最小的镇静药物剂量达到最佳的镇静效果。

1. **适用范围** BIS 在 ICU 主要用于镇静水平的监测,评估意识状态、镇静深度较敏感的指标,同时可作为评估重症患者脑功能及总体预后的客观指标。

2. **监测与护理**

(1)患者额部、颞部皮肤用乙醇进行清洁、脱脂。

(2)将 BIS 转换器(电极片)贴在患者额颞相应的部位,传感器与数字信号转换器连接,将转换器固定于患者头部附近。

(3)将转换器与 BIS 监护仪连接,开始进行监测。

(4)监测数值范围为 0~100,数值越大,患者越趋于清醒,数值越小,则提示患者大脑皮层的抑制越严重。BIS 值在 85~100 表示清醒状态;65~84 表示镇静状态;40~64 表示适当的麻醉状态;低于 40 表示深度催眠和各种意识不清的麻醉状态并可能呈现爆发抑制。

3. **注意事项**

(1)BIS 传感器、转换器及连线等,尽量不要与其他传导物体连接,以减少干扰。

(2)BIS 能够为临床提供许多有价值的趋势信息,但 BIS 像主观评分一样也需要个体化,BIS 用于 ICU 镇静监测应该主观和客观评估相结合。

(3)BIS 不推荐用于小儿镇静监测。

(4)由于 BIS 受肌肉活动的影响较大,因此在患者烦躁或其他原因导致患者的"体动"均可使 BIS 值假性增高。

(5)低血糖、低血容量、低体温以及中枢神经系统的疾病会导致 BIS 值下降。

(四)脑死亡判定方法

脑死亡是包括脑干在内的全脑技能丧失的不可逆转的状态。

1. **先决条件** 昏迷原因明确的不可逆性深昏迷。

2. **监测与护理**

(1)临床判定:以下 3 项必须全部具备。

1)深昏迷:①拇指分别强力压迫患者两侧眶上切迹或针刺面部,不应有任何面部肌肉活动;②格拉斯哥昏迷量表(GCS)测定昏迷评分为 3 分。

2)脑干反射全部消失:瞳孔对光反射、角膜反射、头眼反射、前庭眼反射、咳嗽反射、消失。

3)无自主呼吸:必须依靠呼吸机维持通气,通过观察胸腹部无呼吸运动和自主呼吸诱发试验(apnea test)证实无自主呼吸。①先决条件:肛温 ≥36.5℃(如体温低下,可升温);收缩压 ≥90mmHg 或平均动脉压 ≥60mmHg(如血压下降,可用药物升压);PaO_2 位于基础水平,肺通气功能正常者为 35~45mmHg(不足时,可减少每分钟通气量);PaO_2 ≥200mmHg(不足时应吸入 100% 纯氧 10~15 分钟)。②试验方法及步骤:脱离呼吸机 8 分钟;将输氧导管通过气管插管插至隆突水平,输入 100% 纯氧 6L/min;观察腹部及胸部有无呼吸运动;8 分钟内测 $PaCO_2$ 不少于 2 次。③结果判定:若 $PaCO_2$ ≥60mmHg 或超过基线水平 20mmHg,仍无呼吸运动,即可确定无自主呼吸。

(2)确认试验:以下 3 项中至少有 1 项为阳性。

1)短潜伏期体感诱发电位(short-1atency somatosensory evoked potential,SLSEP):正中神经 SLSEP 显示双侧 N_9 和(或)N_{13} 存在,P_{14}、N_{18} 和 N_{20} 消失。

2)脑电图:脑电图显示电静息。

3)TCD:显示颅内前循环和后循环血流呈振荡波、尖小收缩波或血流信号消失。

以上 3 项确认试验至少具备 2 项。

(3)脑死亡判定时间:临床判定和确认试验结果均符合脑死亡判定标准者可首次判定为脑死亡。首次判定 12 小时后再次复查,结果仍符合脑死亡判定标准者,方可最终确认为脑死亡。

3. 注意事项

(1)任何刺激必须局限于头面部;三叉神经或面神经病变时,不应轻率判定为深昏迷;颈部以下刺激时可引起脊髓反射;脑死亡时不应有去大脑强直、去皮质强直、痉挛或其他不自主运动。

(2)若脑干反射5项中有不能判定的项目时,应增加确认试验项目。

(3)自主呼吸诱发试验期间如出现严重低氧血症、低血压、心律失常或其他危险时,应立即终止试验。为了避免自主呼吸激发试验对下一步确认试验的影响,须将该试验放在脑死亡判定的最后一步。

自主呼吸激发试验至少由2名医师(一名医师监测呼吸、血氧饱和度、心率、心律和血压,另一名医师管理呼吸机)和1名护士(管理输氧导管和抽取动脉血)完成。

二、神经系统危重症的护理

问题与思考

对于癫痫持续状态的患者,需要采取哪些主要护理措施?

(一)急性脑血管疾病

脑血管疾病(cerebrovascular disease,CVD)是指各种原因导致的急慢性脑血管病变。其中,脑卒中(stroke)是指由于急性脑局部血液循环障碍所致的局限或全面性脑功能缺损综合征或称急性脑血管病事件,包括脑梗死、脑出血、蛛网膜下腔出血等,本节重点介绍蛛网膜下腔出血。

蛛网膜下腔出血:多种病因所致颅内血管破裂后,血液流入蛛网膜下腔称为蛛网膜下腔出血(subarachnoid hemorrhage,SAH)。临床上通常分为外伤性与非外伤性两类,非外伤性SAH又称自发性SAH。自发性又可分为原发性和继发性两类。凡出血系由于脑表面上的血管破裂,血液直接流入蛛网膜下腔者,称原发性SAH;如系脑实质内出血,血液穿破脑组织而流入脑室及蛛网膜下腔者,则属继发性SAH。SAH最常见病因为动脉瘤破裂,其次是动静脉畸形(arteriovenous malformation,AVM)和动脉粥样硬化。动脉瘤可能与遗传和先天发育缺陷有关,同时随着年龄增长因动脉粥样硬化、高血压和血涡流冲击等因素影响,动脉壁弹性减弱,管壁薄弱处逐渐向外膨胀突出,形成囊状动脉瘤。脑动静脉畸形(AVM)是发育异常形成的畸形血管团,血管壁处于破裂临界状态,激动或不明诱因可导致破裂。

【护理评估与判断】

1. 病史及诱因　原发性SAH病因以颅内动脉瘤为最常见(约占50%～85%),其中先天性粟粒样动脉瘤约占75%,还可见高血压、动脉粥样硬化所致梭形动脉瘤及感染所致的真菌性动脉瘤等。血管畸形次之,其中动静脉畸形(AVM)占血管畸形的80%,多见于青年人。其他病因有烟雾病(moyamoya)、颅内肿瘤、血液系统疾病和抗凝治疗并发症、吸食可卡因和垂体卒中等。近1/3患者有诱因如突然用力、兴奋、激动、屏气、大便、饮酒等。

2. 症状与体征

(1)头痛:80%～90%的患者最突出的症状是剧烈的局限性劈裂样头痛,多数患者是在意识恢复清醒后才诉头痛。常伴颈项与背痛,面色苍白与全身冷汗。

(2)恶心、呕吐:头痛常伴恶心、呕吐。多为喷射性、反复性。

(3)意识障碍:多数起病时立即发生,持续数分钟至数小时,甚至数日。

(4)精神障碍:如定向障碍,谵妄,幻觉或淡漠、嗜睡,木僵等。多数在2～3周内恢复。

(5)癫痫发作:局灶性或全身性癫痫发作,可作为SAH的首发症状。

(6)脑膜刺激征:以颈项强直最常见,Kernig征、Brudzinski征均可阳性。

（7）眼底改变:视盘水肿、视网膜下出血与玻璃体膜下出血。

（8）脑神经障碍:以一侧动眼神经麻痹最常见,亦偶见其他脑神经受累。

（9）局限性脑损害征:暂时性或持久的局限性神经体征,如偏瘫、偏身感觉障碍、失语等,原因主要是脑水肿、脑血管痉挛。

（10）并发症

1）再出血:是 SAH 的急性严重并发症,病死率约为 50%。出血后 24 小时内再出血危险性最大,表现为:在病情稳定或好转的情况下,突然发生剧烈头痛、恶心呕吐、意识障碍加深、抽搐、原有症状及体征加重或重新出现等。确诊主要依据上述表现、CT 显示原有出血的增加或腰椎穿刺脑脊液含血量增加等。

2）脑血管痉挛:是死亡和致残的重要原因。大约 20%～30% 的 SAH 患者出现脑血管痉挛,引起迟发性缺血性损伤,可继发脑梗死。表现为意识改变、局灶神经功能损害（如偏瘫、失语等）,动脉瘤附近脑组织损害的症状通常最严重。

3）脑积水:约 15%～20% 的 SAH 患者会发生急性梗阻性脑积水。急性脑积水于发病后 1 周内发生,由于血液进入脑室系统和蛛网膜下腔形成血凝块阻碍脑脊液循环通路所致,属畸形阻塞性脑积水;轻者表现为嗜睡、精神运动迟缓和记忆损害,重者出现头痛、呕吐、意识障碍等。

3. 辅助检查

（1）CT 检查:首选 CT 平扫检查,可检出 90% 以上的 SAH,并可确定脑内出血或脑室出血,伴脑积水或脑梗死,对病情进行动态观察。CT 增强可发现大多数 AVM 和大的动脉瘤。

（2）MRI 检查:可检出脑干小 AVM,MRI 对直径 3～15mm 动脉瘤检出率达 84%～100%。

（3）脑脊液（CSF）检查:腰椎穿刺 CSF 呈均匀血性是 SAH 的特征。头颅 CT 阳性者不必作腰穿,需注意腰穿可诱发脑疝形成的风险,患者尤其是昏迷和伴视盘水肿患者,更应慎重。腰椎穿刺的最早时间是发病 8 小时后。

（4）脑血管影像学检查:血管造影（DSA）是检出动脉瘤或 AVM 的最好方法。造影时机一般选择在 SAH 头 3 天内或 3～4 周后,以避开脑血管痉挛和再出血高峰期。螺旋 CT 血管显像（CTA）对动脉瘤具有较高的敏感性和特异性,CTA 还可弥补 DSA 的不足,对于动脉瘤壁钙化、动脉瘤腔内血栓、动脉瘤导致脑实质出血的倾向及动脉瘤与骨性结构的关系等 CTA 具有一定优势。

【主要护理措施】

1. **体位**　在血流动力学稳定情况下,床头抬高 15°～30° 以减少脑血流回流量,进而降低脑灌注。

2. **吸氧**　给予持续低流量吸氧,及时清除呼吸道分泌物及呕吐物,改善脑组织的缺氧状态;有必要时行气管插管,保持呼吸道通畅,维持正常的血氧饱和度。

3. **体温调节**　进行亚低温治疗可控制中枢性高热或通过降低体温从而减少脑组织的代谢,同时加强体温监测,注意做好皮肤护理防止皮肤冻伤的发生。如有高热,可配合物理降温或药物降温,对于运动障碍的患者往往同时感觉障碍,评估患者身体感觉障碍的部位和程度,注意肢体保暖,但慎用热水袋。

4. **严密病情观察**　密切观察神志、瞳孔及对光反射,行心电监护,监测生命体征变化。观察有无颅内高压和脑疝先兆,若有意识障碍,头痛剧烈,瞳孔大小不等,血压升高,呼吸、脉搏减慢,此时,有可能再次出血或脑疝形成,应立即报告医生,同时做好抢救准备。

5. **缓解疼痛**　必要时遵医嘱给予止痛和脱水降颅压药物,密切观察有无药物不良反应。

6. **监测动脉血气、电解质的变化**　监测呼吸功能和代谢的改变,严格记录 24 小时出入水量,以维持水、电解质和酸碱平衡。

7. **加强营养**　危重患者在发病 24 小时内,由于应激导致循环障碍,致使消化功能减弱,且常伴有呕吐,易导致吸入性肺炎,因此暂禁食。补充营养时,在消化道功能正常的情况下最好经鼻胃管或鼻肠管给予肠内营养。

8. 预防并发症 防止再出血,防治脑血管痉挛,预防常见并发症,如呼吸道感染、消化道出血、泌尿系统感染、压力性损伤、深静脉血栓和肺栓塞形成等。护理措施包括绝对卧床休息、镇痛、抗癫痫、安定剂、导泻药物使患者保持安静,避免情绪激动;加强气道管理和基础护理。

案例9-7

　　李某,男,50岁,高血压糖尿病史12年,一直通过饮食和口服药控制血糖和血压。一天如厕后,突然觉得头痛不能忍受,恶心、呕吐一次,家人发现随呼叫救护车送入医院。入院查体:心率118次/分,呼吸28次/分,血压220/126mmHg。瞳孔等大等圆,对光反射灵敏,无明显颈项强直,肢体活动自如,Glasgow评分:睁眼反应4分。语言反应4分,运动反应4分。当患者准备行急诊CT时,突然意识发生改变,呼唤无应答处于昏迷状态,呼吸不规则,瞳孔对光反应迟钝。立即给予气管插管、呼吸机辅助呼吸、脱水降颅压等抢救并收入ICU。CTA结果显示颅内大脑中动脉瘤破裂,蛛网膜下腔出血并进入脑室系统伴有阻塞性脑积水。神经外科医生予患者急行脑室引流术+大脑中动脉瘤夹闭术,术后予以脱水降颅压治疗,治疗5天后患者病情稳定,转入病房。

　　思考:

　　1. 初步判断患者属于什么诱因引起的蛛网膜下腔出血?

　　2. 蛛网膜下腔出血的主要症状与体征是什么?

　　3. 蛛网膜下腔出血患者为什么要进行亚低温治疗?对于这种疾病的患者,我们应注意预防哪些并发症?

（二）癫痫持续状态

　　癫痫持续状态(status epilepticus,SE)或称癫痫状态,持续时间超过大多数同种发作类型患者绝大部分发作的时长而无停止征象或反复发作、期间意识状态不能恢复至基线的发作。癫痫持续状态是由于终止癫痫的机制失灵或有了新的致病机制导致了异常(t_1时间后)的痫性发作。癫痫持续状态可能有长期后果(t_2时间后),依发作类型和发作持续时间不同(表9-11),造成的长期损伤不同,包括:神经元死亡、神经元损伤、神经元网络改变。任何类型的癫痫均可出现癫痫状态,其中全面强直-阵挛发作最常见,危害性也最大。

　　全面强直-阵挛发作脑的病理生理变化最突出,变化为永久性损伤,而损伤的主要原因是继续性癫痫发作。

表9-11 不同发作类型的 t_1 和 t_2 值

发作类型	t_1（可能导致持续发作时间）	t_2（可能导致长期后果时间）
强直-阵挛发作	5分钟	30分钟
伴意识受损的局灶性发作	10分钟	>60分钟
失神性癫痫持续状态	10~15分钟	未确定

【护理评估与判断】

　　1. 病史与诱因 癫痫状态最常见的原因是不恰当地停用抗癫痫药物或因急性脑病、脑卒中、脑炎、外伤、肿瘤和药物中毒、重金属中毒等引起。不规范的抗癫痫药物治疗、感染、精神因素、过度疲劳、孕产和饮酒等均可诱发。低血糖、糖尿病酮症酸中毒都可引起癫痫持续状态。

　　2. 症状与体征 典型的全身痉挛性癫痫持续状态(generalized convulsive status epilepticus,GCSE)表现为阵发性或持续性肌肉节律性强直、阵挛或强直-阵挛,发作时意识障碍,发作间期意识障碍不恢复,患者同时伴有心动过速,呼吸加快,血压改变,发热,酸中毒,腺体分泌增多等全身改变。GCSE常常伴随外伤,包括舌咬伤、肩关节脱位、头颅外伤和面部外伤。

　　3. 辅助检查 神经系统、心肺功能及有关实验室检查:如血常规、血药浓度、血生化、动脉血气分析等。

必要时进行影像学检查。

（1）血常规检查：可除外感染或血液系统疾病导致症状性持续状态。

（2）血液生化检查：可排除代谢性脑病癫痫持续状态。

（3）EEG 监测：临床所见的 GCSE 发作与 EEG 的异常活动一致，有助于癫痫发作和癫痫状态的确诊。

【主要护理措施】

1. 防止缺氧 应立即使患者侧卧，头偏向一侧，尽量让分泌物和呕吐物流出口腔外，清理呕吐物以防误吸；留置胃管行胃肠减压，防治胃潴留发生反流及误吸；有条件者安置口咽通气道或气管插管，吸氧、吸痰，必要时机械通气。

2. 防止损伤 抽搐发作时专人守护，床档保护，防止坠床。按压时注意力量强度，不可用力按压其身体，防止关节脱臼或骨折，防止自伤和他伤。

3. 建立大静脉通道 给予甘露醇快速静滴，防治脑水肿；静脉注射 50% 葡萄糖，预防低血糖，之后以生理盐水或葡萄糖维持，纠正水、电解质及酸碱平衡紊乱。

4. 降温 高热患者给予物理降温，必要时给予药物降温或进行亚低温治疗，减轻脑水肿和脑损伤。

5. 有效控制癫痫 应选择速效、强有力的抗癫痫药物、安全、对心肺无抑制作用的药物；密切观察用药后起效时间和药物效应持续时间，预测患者有可能发生再次发作的时间，提前给予安全保护以防意外的发生；监测用药前、用药中、用药后相关指标。

相关链接

难治性癫痫持续状态

难治性癫痫持续状态（refractory status epilepticus，RSE）尚无被广泛接受的统一定义。以往文献所采用的定义，或规定应用最少数量（如两种或三种）的一线抗癫痫药物后，仍不能控制发作，或规定尽管已用抗癫痫药物，但发作仍持续进行的最短时间来定义（如至少 1 小时或至少 2 小时）。RSE 的患者通常一般情况差，相当部分患者具有引起 SE 的多种病因。与非 RSE 患者相比，住院期间 RSE 患者更易出现严重并发症，包括呼吸衰竭、发热、肺炎、低血压、菌血症等。另外，RSE 组在 ICU 治疗时间及总住院时间均较长，日后功能恢复也较差。

RSE 患者治疗最常用的药物是麻醉药物（咪达唑仑和丙泊酚）和非麻醉药物（地西泮、巴比妥类和丙戊酸），麻醉类药物对呼吸抑制的作用时间较非麻醉药物短，但治疗需重症监护的时间较非麻醉药物长，且死亡率较高。

案例9-8

杨某，男，16 岁，有头部外伤史，与同学去学校途中，突然出现意识障碍，牙关紧闭，口吐白沫摔倒在地，10 分钟后由"120"急诊送入医院。入院后查体：患者意识障碍仍未恢复，舌咬伤，大汗淋漓，持续性节律性肌肉强直，P：140 次/分，R：25 次/分，BP：140/85mmHg，T：40℃。血常规检查：WBC：$12×10^9$/L；动脉血气分析：pH：7.34，PaO_2：110.8mmHg，$PaCO_2$：45mmHg，BE：-4.6mmol/L。GLU：18mmol/L，电解质及肝肾功能指标基本正常。初步诊断：全身痉挛性癫痫持续状态。立即给予紧急性支持性治疗护理：建立大静脉通道、给予苯二氮䓬类药物应用、头部冰袋降温、安置口咽通气道、吸氧、纠正异常生化值等，30 分钟后患者清醒，生命体征趋于平稳。

思考：

1. 如何判断该患者癫痫持续状态？

2. 对于癫痫持续状态的患者，如何有效控制癫痫？

（三）重症肌无力及其危象

重症肌无力（myasthenia gravis，MG）是一种由乙酰胆碱受体抗体（AchR-Ab）介导的，细胞免疫依赖及补体参与的神经-肌肉接头传递功能障碍的获得性自身免疫性疾病。主要由于神经-肌肉接头突触后膜上乙酰胆碱受体（AChR）受损引起。临床主要表现为部分或全身骨骼肌无力和极易疲劳，具有活动后加重、休息后减轻和"晨轻暮重"等特点。若在起病过程中急骤发生延髓肌和呼吸肌严重无力，出现呼吸困难，以致不能维持换气功能者为重症肌无力危象。大约有 14.41% 的重症肌无力出现危象，下面我们重点讨论重症肌无力危象。

Osserman 根据发病年龄、肌无力受累程度、范围和病情严重性，将成年重症肌无力分为五型（表9-12）：

表 9-12　成年患者重症肌无力分型

分型	依据
Ⅰ 眼肌型	病变仅限于眼外肌，出现上脸下垂和复视
ⅡA 轻度全身型	可累及眼、面、四肢肌肉，生活可自理，无明显咽喉肌受累
ⅡB 中度全身型	四肢肌群受累明显，眼外肌麻痹，咽喉肌无力明显，但呼吸肌受累不明显
Ⅲ 急性重症型	急性起病，常在数周内累及延髓肌、肢带肌、呼吸肌，肌无力严重，需气管切开
Ⅳ 迟发重症型	病程 2 年以上，常由Ⅰ、ⅡA、ⅡB 型发展而来，症状同Ⅲ型，常合并胸腺瘤
Ⅴ 肌萎缩型	少数患者肌无力伴肌萎缩

【护理评估与判断】

1. 病史及诱因　感染、过度劳累、情绪波动、精神创伤、妊娠、月经期、分娩、手术等为常见诱因，甚至可诱发 MG 危象。成年型肌无力的 4 型即急性进展型，急性发病，常在数周内累及呼吸肌、延髓肌、颈肌、面肌和躯干肌，肌无力严重，易出现重症肌无力危象，此型病死率高。

2. 临床症状与体征　重症肌无力危象有三种表现形式：

（1）肌无力危象（myasthenic crisis）：为最常见的危象，多由于抗胆碱酯酶药物（ChEI）用量不足引起。出现咽喉肌及呼吸肌无力，吞咽困难甚至不能进食，呼吸困难，端坐呼吸，呼吸频率加快；由于咳痰无力，气管内大量分泌物不能排除而加重缺氧，患者烦躁不安，甚至发生严重发绀。肌肉注射新斯的明后可使症状明显缓解，静脉注射依酚氯铵后症状减轻有助于诊断。

（2）胆碱能危象（cholinergic crsis）：由于长期应用 ChEI 和或用量过大引起，静脉注射依酚氯铵无效或症状加重。表现为全身肌力减弱，包括咽喉肌及呼吸肌无力，出现胆碱能危象。此种危象应用 ChEI 无效，甚至使症状更加严重。胆碱能危象除有呼吸衰竭等肌无力危象表现之外，还有流泪、全身大汗、唾液增多、咽喉及气管内大量分泌物，肌束震颤或肌肉抽搐、痉挛、瞳孔缩小、腹痛、腹泻、恶心、呕吐等，患者焦虑不安、精神错乱、甚至意识障碍、昏迷等。注射阿托品后可使症状改善。停止使用 ChEI 24~72 小时后临床症状好转。

（3）反拗危象（brittle crisis）：又称为无反应性危象，可因长期应用 ChEI 或 ChEI 的剂量逐渐加大，或因感染、分娩、手术、创伤等诱因而致 AChR 过度疲劳，对乙酰胆碱失去反应。临床表现与胆碱能危象相似，但发生此型危象时如应用或停用 ChEI 等均无效。

3. 辅助检查

（1）血、尿、脑脊液检查正常。常规肌电图检查基本正常。

（2）重复神经电刺激为常用的具有确诊价值的检查方法。90% 的 MG 患者低刺激时为阳性，且与病情轻重相关。

（3）AChR 抗体检测对 MG 的诊断具有特征意义。85%以上全身型 MG 患者血清 AChR 抗体明显升高。

（4）胸腺影像学检查如胸部 X 线,尤其是胸腺 CT 和 MRI 有助于胸腺增生、肥大及胸腺瘤的发现。

（5）其他辅助检查:

1）肌疲劳试验(Jolly 试验):受累随意肌快速重复收缩,如连续眨眼 50 次,可见眼裂逐渐变小;令患者仰卧位连续抬头 30~40 次,可见胸锁乳突肌收缩力逐渐减弱出现抬头无力;举臂动作或眼球向上凝视持续几分钟,若出现暂时性瘫痪或肌无力明显加重,休息后恢复者为阳性;若咀嚼肌力弱可令重复咀嚼动作 30 次以上,如肌无力加重以致不能咀嚼为疲劳试验阳性。

2）抗胆碱酯酶药:依酚氯铵试验和新斯的明试验诊断价值相同,用于 MG 诊断和各类危象鉴别。

依酚氯铵 10mg 稀释至 1ml,先静脉注射 2mg(0.2ml),若无不良反应且 45 秒后肌力无提高,将剩余 8mg(0.8ml)于 1 分钟内缓慢注入。若出现恶心、呕吐、多汗和多涎等症状,可事先用阿托品 0.8mg 皮下注射对抗。

结果判定:多数患者注入 5mg 后症状有所缓解,若为肌无力危象,呼吸肌无力在 30~60 秒内好转,症状缓解仅持续 4~5 分钟;若为胆碱能危象会暂时性加重并伴肌束震颤;反拗危象无反应。判定依酚氯铵试验阳性应包括客观的肌肉收缩力增强、眼睑下垂和复视等明显减轻或消失。

新斯的明试验有时较依酚氯铵试验更可取,因作用时间长,对结果可进行精确和重复的判定。肌内注射甲基硫酸新斯的明 0.5~1.0mg。

结果判定:通常注射后 10~15 分钟症状改善,20 分钟达高峰,可持续 2~3 小时。

【主要护理措施】

1. 保持持呼吸道通畅　患者发生肌无力危象的临床特点为进行性呼吸肌无力,不能维持正常的换气功能,患者需保持呼吸道通畅,改善通气量,使动脉血氧分压维持在正常水平。一旦发现呼吸肌麻痹,应立即给予气管插管,呼吸机辅助呼吸,如短期内症状不改善,则及时行气管切开。

2. 预防肺部并发症　加强呼吸道管理,机械通气期间注意湿化气道,给予雾化吸入,按需吸痰,注意无菌操作,保持呼吸道通畅,预防肺不张和肺部感染等并发症。

3. 加强营养,维持水与电解质平衡　患者往往因吞咽功能障碍而有营养不良及程度不等的脱水、低钠、低钾或代谢性酸中毒,对维持其神经肌肉兴奋的传递有影响。可给予肠内营养或肠外营养,以保证足够的营养素摄入。

4. 药物应用的观察　在肌无力危象时,抗胆碱酯酶药物的效果常呈进行性减退,加大药量后,易出现从一种危象到另一种危象,护士应有所警惕。应用大剂量的肾上腺皮质激素不能缓解危象,而会使危象加重。此外,大量应用肾上腺皮质激素可产生高血压、高血糖、水钠潴留、皮肤痤疮等副作用,尤其容易继发感染性疾病。护士应注意观察副作用的发生情况,及时通知医生处理。

5. 心理护理　护士应对患者进行耐心、细致地交流,可以准备了护患交流卡片并进行健康指导。护士做每项操作前,应向患者解释操作的目的、用途,以取得患者配合。当患者的病情稍有好转时,应告知患者,帮助患者建立信心。

6. 应注意避免或减少重症肌无力危象的诱发因素。

7. 积极对症处理,防治肺部感染,维持水、电解质及酸碱平衡。

8. 根据不同类型的危象采取相应的急救药物,密切观察大量皮质激素等药物治疗的作用及其副作用,争取短期内改善重症肌无力危象的症状。

　　李某,男,46岁,教师,双侧眼睑下垂,晨轻暮重一周,最近工作繁忙,连续加班,感觉极其疲惫,自觉喉头发紧,呼吸困难,咳痰无力,紧接着出现端坐呼吸,缺氧发绀,急诊收入ICU治疗。立即给予气管插管,呼吸机辅助呼吸,肌肉注射新斯的明后可使症状明显缓解,急查血、尿、脑脊液检查正常,AChR抗体检测明显升高,胸腺CT发现胸腺瘤,临床诊断:重症肌无力危象,医生予抗胆碱酯酶药物治疗,联合应用激素冲击疗法、胸腺切除、血浆置换疗法进行综合治疗后症状缓解。

　　思考:

　　1. 重症肌无力危象有哪三种表现形式?此患者属于哪一种?

　　2. 对于此患者,护士需做哪些主要护理工作?

(四)急性炎症性脱髓鞘性多发性神经病

　　急性炎症性脱髓鞘性多发性神经病(acute inflammatory demyelinating polyneuropathy,AIDP)又称急性炎症性脱髓鞘性多发性神经根炎、吉兰-巴雷综合征或格林-巴利综合征(Guillain-Barre syndrome,GBS),是一种自身免疫介导的周围神经病,临床上主要累及脊神经、神经根、脑神经。以对称性四肢软瘫,腱反射减低或消失,伴或不伴有感觉障碍为主要临床特征。严重病例可因呼吸肌瘫痪而危及生命。各年龄组均可发病,但以儿童和青壮年多见,病前可有非特异性病毒感染或疫苗接种史,部分患者病前有空肠弯曲菌感染史。分子模拟(molecular mimicry)学说是导致GBS发病的最主要的机制之一。该学说认为病原体某些组分与周围神经某些成分的结构相同,机体免疫系统发生识别错误,自身免疫性细胞和自身抗体对正常的周围神经组分进行免疫攻击,致周围神经组织小血管淋巴细胞、巨噬细胞浸润,神经纤维脱髓鞘,严重病例可继发轴突变性。

【护理评估与判断】

　　1. **病史及诱因**　大多数患者在起病前1~3周有上呼吸道或消化道感染症状及疫苗接种史。GBS确切病因不明,可能与空肠弯曲菌(campylobater jejui,CJ)感染有关。以腹泻为前驱症状的GBS患者感染率高达85%。此外,GBS还可能与巨细胞病毒、EB病毒、肺炎支原体、乙型肝炎病毒、HIV感染、手术、器官移植等有关。临床观察发现白血病、淋巴瘤、器官移植后使用免疫抑制剂或患者有系统性红斑狼疮、桥本甲状腺炎等自身免疫病常合并GBS。

　　2. **症状与体征**

　　(1)首发症状多为肢体对称性无力,多从下肢开始,迅速发展成四肢对称性、迟缓性瘫痪,远端向近端发展。重症病例可累及呼吸肌和颈部肌肉,表现为抬头不能、咳嗽无力、呼吸困难及一系列缺氧症状。双手持物不能,双臂上举不能,下肢不能步行,四肢肌张力减退和腱反射消失。病情危重者在1~2天内迅速加重,出现四肢完全性瘫痪、呼吸肌和吞咽肌麻痹,危及生命。

　　(2)患者多有肢体感觉异常如烧灼感、麻木、刺痛和不适感等,可先于或与运动症状同时出现。感觉缺失相对轻,呈手套-袜子样分布,有腓肠肌深压痛。

　　(3)脑神经受累症状:以面神经、舌咽神经和迷走神经受累较常见,少数患者有眼肌瘫痪。其中85%系双侧周围性面神经麻痹,闭目不完全、口角漏水,示齿、抬额、皱眉等均无力;其次为延髓性麻痹,表现为吞咽困难、声音嘶哑、饮水呛咳,数日后出现肢体瘫痪。

　　(4)自主神经功能紊乱症状:表现为皮肤潮红、出汗增多、心动过速、心律失常、体位性低血压等,有时血压突然变化或心律失常可导致猝死。括约肌功能多无影响,膀胱功能障碍通常仅发生于严重病例,且一般为一过性。

　　3. **辅助检查**

　　(1)脑脊液(CSF)检查:典型改变是蛋白质含量高,而细胞数相对正常(部分患者也有细胞数增高),成为蛋白细胞分离现象,成为本病特点之一。这一现象在 2~4 周最明显,蛋白含量可达 1~5g/L。

(2)电生理学检查:可发现运动和感觉神经传导速度(NCV)明显减慢。发病早期可能仅有 F 波或 H 波反射延迟或消失,F 波异常代表神经近端或神经根损害,对 GBS 诊断颇有意义。

(3)腓肠神经活检:可作为 GBS 辅助诊断方法,活检可见有髓纤维脱髓鞘现象,部分出现吞噬细胞浸润,小血管周围可有炎性细胞浸润。

【主要护理措施】

1. **吸氧**　持续低流量给氧,当患者动脉血氧饱和度下降时应加大氧流量。

2. **保持呼吸道通畅**　指导患者采取半坐卧位,鼓励患者深呼吸和有效咳嗽,协助翻身、拍背或体位引流,及时清除口、鼻腔和呼吸道分泌物,必要时吸痰。

3. **准备抢救物品**　床旁常规备吸引器、气管切开包及机械通气设备,必要气管插管或气管切开,呼吸机辅助呼吸。加强人工气道管理,预防呼吸机相关性肺炎(VAP)的发生。

4. 促进患者舒适,对瘫痪严重者应防止压疮及足下垂,保持肢体处于功能位,同时预防深静脉血栓、肢体挛缩和肌肉失用性萎缩、便秘、尿潴留等并发症。患者多汗,应定时床上擦浴,及时更换衣裤和被服。

5. 做好眼部护理,因患者闭目不全,应给予红霉素眼膏点眼或凡士林纱布覆盖,防止角膜溃疡。

及时、准确应用激素及免疫球蛋白等药物,严密观察药物的作用及其不良反应。

给予心理护理和健康指导。

案例9-10

贺某,男,51 岁,一周前感冒后突然出现双下肢无力前来门诊治疗。查体:P:92 次/分,R:26 次/分,T:37.7℃,BP:130/82mmHg,住院治疗。当晚患者出现心动过速,呼吸困难,咳嗽无力,给予吸氧不能缓解,立即转入 ICU 继续救治。急查动脉血气分析示Ⅱ型呼衰,立即给予其气管插管,呼吸机辅助呼吸,查体:双下肢肌力 0 级,双上肢肌力Ⅱ级。次日晨患者四肢完全性瘫痪、末梢性感觉障碍,闭目不完全、口角漏水,示齿、抬额、皱眉、睁眼等均无力,皮肤潮红、出汗增多。脑脊液检查:蛋白含量 3g;神经电生理检查:发现运动和感觉神经传导速度明显减慢。临床诊断:吉兰-巴雷综合征。给予患者肾上腺皮质激素、免疫球蛋白等药物治疗及对症处理,2 周后病情好转。

思考:

1. 以上哪些是急性炎症性脱髓鞘性多发性神经病的主要症状与体征?

2. 对于此患者,护士应做好哪几方面的基础护理工作?

(五)ICU 获得性衰弱

ICU 获得性衰弱(intensive care unit acquired weakness,ICU-AW)是指危重症患者除危重疾病本身之外无其他原因引起神经、肌肉功能紊乱而导致的肌无力。其特征为四肢对称性受累,肌张力下降,腱反射减弱或消失,感觉减退或异常。肌无力在四肢尤其是双下肢近端的神经肌肉区域最明显,呼吸肌也可受累,而面部和眼部的肌肉、颅神经支配的肌肉很少受累。

相关链接

ICU-AW 的命名

ICU 获得性衰弱的概念由 Ramsay 于 1993 年提出,Ramsay 认为神经肌肉功能紊乱导致的 ICU-AW 是危重症患者常见的严重并发症。2010 年,Schefold 等研究者指出 ICU-AW 是在 ICU 重症患者中出现的没有明确原因的衰弱,临床表现主要为机械通气患者脱机困难、轻瘫或四肢对称性瘫痪、腱反射减弱或消失和肌肉萎缩。对清醒合作的 ICU-AW 患者行床旁检查,发现四肢肌力对称性下降,首先影响的是下肢,最后发展到四肢,呼吸肌常受累,腱反射减弱甚至消失,一般不影响颅神经支配的肌肉。

【护理评估与判断】

1. **病史与危险因素**　目前 ICU-AW 的病因尚未明确,不少学者认为 ICU-AW 是多种原因引起患者肌肉蛋白分解增加,合成减少,机体肌蛋白失衡,从而引起肌无力。年龄、性别、高血糖、全身炎症反应综合征、多器官功能衰竭、长期卧床和制动、糖皮质激素和神经肌肉阻滞剂的应用是 ICU-AW 发生的危险因素。研究发现,女性的发病率是男性的四倍;70%的全身炎症反应综合征患者会发展成 CIP;多器官功能衰竭使 ICU-AW 发病率增加为 100%;采用机械通气、使用镇静药和止痛药的重症患者,大多处于完全制动状态,各种生理功能和营养状况均较差,严重影响肌蛋白的合成与分解平衡,更容易出现肌肉衰弱。

2. **分型与主要症状**　临床分型有危重病肌病(critical illness myopathy,CIM)、危重病多发性神经病(critical illness polyneuropathy,CIP)和危重病神经-肌肉病(critical illness neuromyopathy,CINM)。其中,CIM 是危重患者发生的周围神经、神经肌肉接头或肌肉损害;CIP 是继发于危重病的感觉和运动神经元轴突变性疾病,尤以脓毒症和多器官功能衰竭的患者多见;CINM 是上述两者并存的疾病现象。

3. **辅助检查**

(1)血清肌酸激酶测定:CIM 患者可见血清肌酸激酶升高,但血清肌酸激酶对诊断 ICU-AW 缺乏特异性和敏感性。

(2)神经肌肉超声(NMUS):NMUS 具有非侵入性、低成本、便携式的特点,是早期诊断 CIM 和 CIP 的新方法。超声可显示肌肉厚度,但缺少对 ICU-AW 诊断的特异性。

【主要护理措施】

1. **加强监测与评估**

(1)监测:ICU-AW 的监测包括多方面,并贯穿于患者干预治疗的整个过程中,直至患者恢复原有工作水平或治愈出院。首先应监测患者的生命体征的变化,注意观察患者的呼吸频率、节律、深度有无变化。监测血氧饱和度,观察患者有无缺氧表现。还应监测动脉血气分析变化,及时发现和解决患者的异常情况。患者如在实施干预的过程中出现下列情况需要暂停干预:平均动脉压力小于 65mmHg 或超过 110mmHg;收缩压小于 90mmHg 超过 200mmHg;心率小于 40 次/分或大于 130 次/分;呼吸频率低于 5 次/分或超过 40 次/分;经皮血氧饱和度低于 88%。

此外,患者如出现下列病情变化则不能进行当次干预:持续性颅内压升高;上消化道出血活动期;心肌缺血急性期;持续性血液透析;患者躁动,需要增加镇静管理或在过去的 30 分钟出现意外拔管风险;呼吸机抵抗;患者情绪低落,拒绝接受治疗。对于镇静患者,定时进行 RASS 评分,监测镇静患者的镇静状态,防止过度镇静,因过度镇静会影响患者早期活动;高血糖是 ICU-AW 发生和发展的危险因素,要严密监测患者血糖动态变化,控制血糖值在 7.8~10.0mmol/L 为宜;遵医嘱正确用药,注意糖皮质激素和神经阻滞剂等药物的不良反应。

(2)病情评估:病情评估分为清醒患者的病情评估和昏迷患者的病情评估。清醒的患者要求能够清楚地回应以下简单命令中的至少 3 个:睁开、闭上眼睛;目视;伸舌;点头;皱眉。清醒患者主要依靠医学研究理事会评分(Medical Research Council score,MRC-score)来测定(表 9-13,表 9-14)。MRC-score 得分范围 0~60 分,0 分为四肢瘫痪,60 分为肌力正常,低于 48 分可诊断为 ICU-AW。昏迷患者通过肌电图或神经功能检查来诊断。其中,肌电图是诊断 ICU-AW 的黄金标准(表 9-15)。

表 9-13 ICU-AW 的肌力评分表-MRC 肌力评估

四肢肌力	左侧	右侧
屈颈		
伸颈		
肩外展		
屈肘		
伸肘		
伸腕		
握拳		
屈髋		
伸膝		
屈膝		
踝背屈		
踝跖屈		
四肢肌力得分		

表 9-14 ICU-AW 的肌力评分表-MRC 肌力评估标准

得分	分级	项目
12	V	5 能对抗的阻力与正常相应肌肉的相同（充分阻力），且能作全范围的运动
11	V⁻	5- 能对抗较充分阻力稍小的阻力，活动范围 100%
10	IV⁺	4+ 能对抗比中等程度稍大的阻力，活动范围 100%
9	IV	4 能对抗中等度阻力，活动范围 100%
8	IV⁻	4- 能对抗比轻度稍大的阻力，活动范围 100%
7	III⁺	3+ 能抗重力作全关节活动范围的活动，并能在运动末期对抗轻度的阻力
6	III	3 能抗重力运动，且能完成 100% 的范围，但不能对抗任何阻力
5	III⁻	3- 能作抗重力运动，但活动范围<100%而 >50%
4	II⁺	2+ 能抗重力运动，但活动范围< 50%
3	II	2 不能抗重力，但在消除重力影响后能作全关节活动范围的活动
2	II⁻	2- 即使在消除重力影响下能活动，但活动范围<100%而 >50%
1	I	1 触诊能发现有轻微肌肉收缩，但不能引起任何关节活动

表 9-15 ICU-AW 的临床、电生理和组织学特征

评估	CIP	CIM	CINM
体格检查	远端肌无力	近端肌无力	远端和近端肌无力
电生理检查	远端感觉迟钝	感觉测验正常	远端感觉迟钝
	腱反射正常或减低	腱反射正常或减低	腱反射减低
	CMAP 和 SNAP 降低	CMAP 降低，SNAP 正常	CMAP 和 SNAP 降低
	MUAP 正常	MUAP 降低	MUAP 降低
	传导速度正常或接近正常	肌电图显示肌力下降，低振幅活动	肌电图显示肌力下降，低振幅活动
组织学	远端运动和感觉神经轴突变性	肌球蛋白损失，II 型纤维萎缩、坏死	轴突变性，II 型纤维萎缩、坏死

注:复合肌肉动作电位(compound muscle action potential,CAMP);肌肉单元动作电位(muscle unit action potential,MUAP);感觉神经动作电位(sensory nerve action potential,SNAP)

（3）诊断要点：ICU-AW 诊断标准为

1）存在原发危重病（如多器官功能衰竭）。

2）病程出现急性四肢无力和/或呼吸机脱机困难。

3）两条或两条以上运动神经 CMAP 波幅低于正常下限的 80%，不伴有房室传导阻滞。

4）感觉神经动作电位波幅高于正常下限的 80%。

5）意识清醒并配合的患者 EMG 可见短时程、低波幅多相运动单位电位，伴或不伴有纤颤电位，昏迷患者 CMAP 时程延长或直接刺激肌肉肌膜的兴奋性减低。

6）重频刺激无递减反应。

7）肌肉病理示选择性 Ⅱ 型纤维萎缩、粗肌丝缺失或不同程度的肌纤维坏死等特征。

如果患者仅满足第 1 和第 2 条诊断标准，可以诊断 ICU-AW；满足第 1 条及第 3~6 条诊断标准可能发生 CIM；满足上述 7 条诊断标准肯定发生 CIM。

2. ICU 获得性衰弱患者的护理

（1）早期康复

1）早期肢体活动干预：研究表明，早期肢体活动干预开展越早，对控制患者病情越有利。在开展干预前期，医务人员应熟悉患者病情，了解患者肌力、神志情况，与患者家属充分协商后，根据患者具体情况制定个性化的 ICU-AW 早期干预计划。对于行机械通气治疗的患者，医务人员应每天帮助患者进行四肢被动锻炼，时间和频率根据患者病情而定。此外，应每两个小时协助机械通气患者进行翻身，防止患者肢体受压，保持患者肢体处于功能位置。如果患者意识恢复，则可以从辅助训练过渡到主动训练。待病情明显好转后，改为下床活动训练，循序渐进，至患者能够独立行走。整个肢体活动过程应有医务人员全程干预和指导，同时密切关注患者生命体征和病情变化，注意观察患者反应，并倾听患者主诉，如果患者有任何不适表现，应立即停止干预。

2）悬吊运动疗法（sling exercise therapy，SET）：SET 是以骨骼肌疾病得到持久的改善为目的的主动治疗和运动的一个总的概念。该疗法以主动训练和康复治疗作为关键要素，包括诊断及治疗两大系统。前者通过逐渐增加开链和闭链运动的负荷来进行肌肉耐力测定，并结合肌肉骨骼疾病的常规检查。后者包括肌肉放松、增加关节活动范围、牵引、训练稳定肌肉系统、感觉运动协调训练、开链运动和闭链运动、活动肌动力训练、健体运动、小组训练。在临床使用中，主要是利用床边循环侧力器，使患者双腿吊起，模拟骑自行车的动作训练。根据患者耐受情况循序渐进，增加训练时间和训练强度，锻炼持续进行直至患者出院。SET 可使患者肌肉放松、关节活动范围增大，有训练稳定肌肉系统、感觉运动协调训练、肌动力训练等方面功能，有助于患者出院后尽快恢复肌力功能。

3）日常活动能力（Activities of daily living，ADL）锻炼：ADL 是指个体为了照料自己的衣、食、住、行、保持个人卫生整洁和进行独立的社区活动所必须具备的一系列的基本活动，是人们为了维持生存及适应生存环境而每天必须反复进行的、最基本的、最具有共性的活动 ICU 患者在病情允许下可进行 ADL 的锻炼，主要内容包括指导患者进行自理能力训练、功能性活动训练和交流能力训练。其中，自理能力训练包括穿脱衣训练、进食饮水训练、个人卫生训练、如厕训练、床上直立坐姿、床边站立等。功能性训练包括翻身、床上直立坐姿、床边站立等。交流训练有语言表达、书写等方面。通过反复练习，可恢复患者日常活动能力，防止和减少肌力下降，从而提高患者出院后的生活质量。

4）经皮神经肌肉电刺激（neuromuscular electrical stimulation，NMES）：NMES 是通过皮肤将特定的低频脉冲电流输入人体的电疗方法。对 ICU 中机械通气、严重感染和多器官功能衰竭的患者可每日行 NMES，主要作用于四肢部位，根据患者病情选择振幅为 20~200V，每天治疗 2 次，每次持续 30 分钟，治疗持续到患者出院。有学者研究表明，NMES 能增强肌肉收缩力，可使患者有较高的 MRC-score，肢体的活动范围也逐渐接近正常。

5)音乐疗法:音乐声波的频率和声压会引起生理上的反应。每天给予患者 1~2 小时的音乐刺激能够引起肌肉发生和谐共振现象,从而达到防止肌力下降的目的。音乐疗法的疗程一般定为 1~2 月,每周 5~6 次,每次 1~2 小时。在具体实施时,如何选择音乐或歌曲是一个关键的问题,原则上应适合患者的心理(尤其情绪方面)、更要适合患者的病情;然后编制设计出一系列适用于患者的音乐处方。

6)间断镇静:研究发现,每日给予镇静后不能自主运动的患者被动的肢体活动和全关节运动,适当地打断患者的镇静状态,可缩短患者谵妄发生时间,减少机械通气日数,降低 ICU-AW 发病率,同时对患者的心理状态也有良好的导向功能。

(2)心理护理:ICU 患者因肌肉衰弱,肌力会受到不同程度的影响,若病变累及呼吸肌,患者呼吸受限,可引起烦躁不安、恐慌心理。如果患者行机械通气治疗,因呼吸机的异常响声、交流障碍、体位改变受限等因素,更易出现烦躁、焦虑、不配合治疗等问题。因此护士应详细了解患者的个体情况,采用写字板、肢体语言等各种方式鼓励患者表达内心的想法,多陪伴患者,安慰患者,及时疏导患者情绪,满足安全需要。

(3)健康教育:医务人员应帮助患者和家属了解 ICU-AW 的病因、发病机制、临床表现、预防和康复护理措施,使患者和家属对 ICU-AW 有整体的认识,与患者和家属共同制定防治计划,增强其对抗疾病的信心。

案例9-11

王某,男,17 岁,因踢足球时扭伤右足,右足疼痛肿胀未治疗,一周后疼痛加重伴发热,体温最高 39.5℃,拍片示骨折,给予石膏外固定及抗感染治疗,期间突然出现视力模糊、狂躁、继而意识不清收入 ICU。入院时呈嗜睡状态,P:138 次/分,SpO_2:78%,T:39.7℃,R:41 次/分,急行气管插管接呼吸机辅助呼吸。动脉血气示:Na^+:130mmol/L,K^+:5.7mmol/L,Glu17.9mmol/L。患者双下肢水肿,右侧踝关节内外侧红肿,局部有破溃,双侧病理反射未引出,双上肢肌力Ⅱ$^+$级,双下肢肌力Ⅱ级。完善相关检查,结果示:中性粒细胞比例 88.3%,降钙素原:0.7ng/ml,血肌酐:776μmol/L,BNP:376pg/ml。诊断为:脓毒血症;感染性休克;多脏器功能衰竭;急性骨髓炎;电解质紊乱。给予抗感染、血液透析等对症治疗后,患者肺部功能恢复欠佳,脱机困难,四肢肌力Ⅰ级,肌电图检查示:肌力下降,低振幅活动,肌球蛋白损失,Ⅱ型纤维萎缩、坏死,血糖在 11.0~21.5mmol/L 间波动。

思考:

1. ICU 获得性衰弱的危险因素包括哪些内容?

2. 从哪些方面可以确诊该患者是获得性衰弱?

（六）ICU 谵妄

谵妄(delirium)是由多个危险因素所致的一种常见的急性器质性精神障碍,主要表现为意识障碍、注意力异常和认知改变,可伴有精神运动异常、睡眠觉醒周期紊乱、妄想、情绪异常等症状,以急性起病、病情波动为特征,通常为可逆性。谵妄的发病机制尚未明确,目前大多学者认为抗胆碱药物的使用、大脑氧化代谢降低和应激反应与谵妄的发生有关。谵妄是 ICU 患者最为常见的并发症之一,称之为 ICU 谵妄(delirium in the intensive care unit,DICU),是由于 ICU 患者在自身因素、疾病因素和治疗因素的共同作用下所产生的一种中枢神经系统急性功能障碍综合征。据文献报道,ICU 谵妄的发生率为 35%~80%,ICU 谵妄延长患者机械通气时间,增加病死率和认知障碍发生率,为患者及社会增加了额外的医疗费用。谵妄是患者从意识清醒阶段进展到完全昏迷,或从昏迷恢复到意识完全正常的中间过程,因此谵妄是一个非常重要的临床症状,为临床医护人员提供重要的疾病信息。

【护理评估与判断】

1. 病史与危险因素

(1)病史:重点了解神经、精神科病史,如中风史、脑外伤史、痴呆、癫痫史、抑郁、躁狂病史,有无酒、药滥用史(在综合医院十分常见,酒、药物戒断也是导致谵妄的一个常见原因),既往认知状况(在老年患者中认知下降或者基础痴呆是导致谵妄或者叠加出现谵妄的一个极高危因素)。还需了解患者性格基础、日常工作生活状况等。

(2)危险因素

1)个人因素:①年龄 65 岁及以上的患者 ICU 谵妄发生率高达 70%~87%;②有酒精或其他成瘾性物质戒断者。

2)疾病因素:①既往有神经、精神病:例如中风、脑外伤、痴呆、癫痫、抑郁、视听水平下降等;②代谢紊乱:严重的电解质、酸碱平衡异常、低血糖、高血糖、贫血、低蛋白血症、维生素或其他营养物质缺乏;③感染:颅内感染、炎性反应、炎症/免疫相关性疾病;④肝肾肺等重要脏器功能损害所引起的肝性脑病、肾性脑病及肺性脑病;⑤中毒:有机磷、一氧化碳、杀虫剂、重金属等中毒;⑥疼痛;⑦睡眠-觉醒障碍。

3)治疗因素:①精神活性药物的使用:包括抗胆碱能药物、止痛剂和镇静剂等;②气管插管或气管切开下的机械通气、留置导尿管;③约束,限制活动。

4)环境因素:①治疗环境中的噪声、灯光、给药、抢救等,都会对患者产生不良刺激;②ICU 封闭、陌生的环境,患者缺乏来自亲人的情感支持,加之各种监护抢救和治疗设备、仪器等对谵妄的发生具有诱发作用。

2. 分型与主要症状

(1)谵妄的分型:美国精神障碍诊断与手册第五版(DSM-5)根据精神运动水平将谵妄分为高活动型/兴奋型、低活动型/淡漠型和混合型三类:

1)高活动型的特点:包括活动水平增高,动作速度加快,丧失对活动的控制,坐立不安和盲目活动,语量多,语速快,音量高,大喊大叫,攻击行为,各种幻觉妄想。

2)低活动型的特点:活动水平下降,注意力不集中,反应迟钝,食欲改变,警觉性降低,更多表现为嗜睡。

3)混合型的特点:虽然注意和意识清晰度受损,但是精神运动水平正常;也包括运动水平在高活动型和低活动型间快速波动者。

临床上以混合型最为常见,低活动型次之,完全的高活动型则较少;但低活动型可能较少会引起临床医生注意。总体来说,高活动型的病程较短,预后相对较好。

(2)谵妄的主要症状:谵妄发病急,呈波动性,有轻重变化,常昼轻夜重。谵妄的临床症状呈多样化,主要表现为意识、认知、知觉、情绪及神经系统等症状。

1)意识障碍:是谵妄的主要症状。患者常常有时间和/或地点定位障碍,相对少见有人物定向障碍,几乎不会有自我定向障碍。时间定向异常是最常见的谵妄预警症状,注意力差。

2)认知障碍:高级认知功能,包括抽象能力、语言流利水平、记忆能力都明显受损。

3)知觉异常:常见的知觉异常包括错觉、假性幻觉以及幻觉。幻觉最常见,幻听相对少见。幻视在震颤谵妄(酒精戒断所引起的谵妄)中尤为常见,幻视内容丰富多样、鲜明生动(小动物幻视)。

4)精神运动异常:兴奋激越、淡漠或是两者混合。

5)睡眠节律异常:患者可能表现出严重的失眠,夜间不能持续睡眠,白天困倦,有时睡眠觉醒周期完全破坏和颠倒。

6)妄想:大约 20%~40% 的案例存在片段的妄想,常常是关于周围环境的被害妄想。

7)情绪异常:常常有烦躁不安和情绪易波动(情绪状态的快速、不协调改变),在低活动型谵妄中,烦躁不安可能被误认为是抑郁或者人格问题。

8)自主神经症状:高热、高血压、心动过速、出汗、面色潮红等。

9)神经系统症状:震颤、肌肉抽搐、腱反射亢进、扑翼样震颤等。

3. 辅助检查

(1)实验室检查

1)一般检查:包括血常规、尿常规、血生化、电解质、甲状腺功能、维生素 B_{12}、叶酸、血气、ECG、血尿毒物筛查、酒精水平检查。如果有发热或怀疑感染/炎症,应检查红细胞沉降率(erythrocyte sedimentation rate,ESR)、C 反应蛋白(C-reactive protein,CRP)、抗核抗体(antinuclear antibody,ANA),留取血培养。

2)头部 CT 扫描:如果怀疑脑梗死、脑出血、蛛网膜下腔出血等急性血管事件,应行头部 CT 检查。

3)腰椎穿刺:如果怀疑脑膜炎或者脑炎,或者 CT 检查没有发现明确病灶,但仍高度怀疑颅内病变,则需要进行腰椎穿刺脑脊液检查。

4)脑电图(EEG):大多数情况下,谵妄的诊断不需要做脑电图。如果怀疑癫痫发作则一定要做脑电图。

5)头颅 MRI 和磁共振血管成像(magnetic resonance angiography,MRA)/磁共振静脉成像(magnetic resonance venography,MRV)。

(2)精神检查 注意障碍是诊断谵妄的关键症状,数字记忆跨度倒述试验和数字划消试验是针对注意力的敏感测试,在一定程度上将谵妄患者与痴呆患者区分开。

相关链接

注意力的检查方法

1. 数字记忆跨度测试 用逐渐加长的数字序列测试短时记忆,首先顺向(正常最大范围为 5~7 位数字),然后倒过来说(正常最大范围为 4~6 位数字)。

2. 数字划消试验 要求患者从一列数字中删去某个数字,正确删除的数目减去错误删除的数目即是得分。

【主要护理措施】

1. 加强监测和评估

(1)病情监测:加强病情监测是预防谵妄的重要护理措施之一。不仅要严密观察患者的生命体征、血氧饱和度、24 小时出入水量,还应监测实验室检查结果。

(2)疼痛评估:普通病房的医护人员可采用疼痛视觉模拟评估法来评估患者的疼痛程度。对 ICU 患者,推荐使用危重症患者疼痛观察工具(the critical care pain observation tool,CPOT)(见表 8-7)从面部表情、肢体运动、肌肉紧张度以及机械通气顺应性/发声来评估患者的疼痛程度。

谵妄评估:对高危患者及时、定时(每 8 小时评估 1 次,8:00、16:00、24:00)进行谵妄评估。谵妄评估实际上是对总体意识状态的评估,由意识水平评估和意识内容评估两部分组成。第一步是评估意识水平,最好使用一个已经验证过的镇静/觉醒量表进行评估,例如里士满躁动/镇静量表(The Richmond Agitation-Sedation Scale,RASS)(见表 9-16);第二步是评估意识内容,可采用 ICU 患者意识模糊评估表(the confusion assessment method-ICU,CAM-ICU)(见表 9-17)。识别谵妄的相关症状,及时向医生反馈,早期给予治疗和护理干预。图 9-49 所示为危重患者谵妄评估流程。

表 9-16 里士满躁动/镇静量表（RASS）

得分	名称	描述
+4	攻击性	好斗行为、暴力行为、当下就对工作人员构成危险
+3	极度躁动	拉扯或拔出各种管道或插管；具有攻击行为
+2	躁动	频繁的无目的动作，与呼吸机抵抗
+1	烦躁不安	焦虑、恐惧、动作不具攻击性
0	清晰且平静	主动注意照顾着
−1	嗜睡	非完全清醒状态，但声音刺激后能够维持清醒状态（睁眼并有眼睛接触>10 秒）
−2	轻度镇静	声音刺激后能维持短暂清醒状态（睁眼和眼睛接触<10 秒）
−3	中度镇静	声音刺激后有活动或睁眼反应（但无眼睛接触）
−4	深度镇静	对声音刺激无反应，但身体刺激后有活动或睁眼
−5	不可叫醒	对声音或身体刺激均无反应

表 9-17 ICU 患者意识模糊评估表（CAM-ICU）

问题描述	阳性标准	阳性打✓
特征 1：意识状态急性改变或波动		
患者的意识状态是否与其基线况状不同？ 或在过去的 24 小时内，患者的意识状态是否有任何波动？ 表现为镇静量表（RASS）、GCS 或既往谵妄评估得分的波动	任何问题答案为"是"	☐
特征 2：注意力障碍		
数字法检查注意力 指导语：跟患者说"我要给您读 10 个数字，任何时候当您听到数字'8'，就捏一下我的手表示。"然后用正常的语调朗读下列数字，每个间隔 3 秒 6 8 5 9 8 3 8 8 4 7 当读到数字"8"时，患者没有捏手或读到其他数字时患者做出捏手动作记为错误。	错误数>2	☐
特征 3：意识水平变化		
如果 RASS 的实际得分不是"清醒且平静"（即 RASS≠0）	RASS≠0	☐
特征 4：思维混乱		
是非题 ①石头是否能漂在水上？ ②海里是否有鱼？ ③1 斤是否比 2 斤重？ ④你是否能用锤子砸钉子？ 当患者回答错误时记录错误的个数 执行指令 跟患者说："伸出这几根手指"（测试者在患者面前伸出 2 根手指），然后说："现在用另一只手伸出同样多的手指"（这次检查者不做示范） 如果患者只有一只手能动，第二个指令改为要求患者"再增加一个手指" 如果患者不能成功执行全部指令，记录 1 个错误。	错误总数>1	☐
CAM-ICU 总体评估 特征 1 加特征 2 和特征 3 或特征 4 阳性＝CAM-ICU 阳性	符合标准	☐ CAM-ICU 阳性 （谵妄存在）
	不符合标准	☐ CAM-ICU 阴性 （无谵妄）

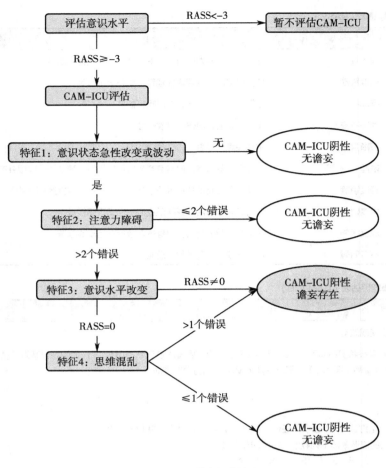

图 9-49 ICU 谵妄评估流程

2. 降低谵妄的危险因素

(1) 降低感染的发生率:严格无菌操作,重点降低呼吸机相关性肺炎、导尿管相关性尿路感染和导管相关性血流感染等 ICU 常见的感染类型。

(2) 疼痛管理:全面识别疼痛源、评估疼痛程度;遵医嘱使用镇痛药物,掌握非药物镇痛的方法;护理操作做到动作轻柔、准确、熟练,避免加重或引起患者疼痛;评价疼痛管理效果。

(3) 减少环境应激:控制噪声水平在 30~45 分贝,昼夜光线适宜;抢救同室患者时要有屏风隔断,避免给其他患者造成刺激和压力;调整设备、仪器报警音量,向患者解释仪器的用途,降低患者的恐惧感;增加情感支持,鼓励家属陪伴。对 ICU 患者,更多的情感支持来自医护人员,应多鼓励患者,并尽量保持在患者可视范围内活动。

(4) 提高患者的认知和定向力:在患者可视的范围内摆放钟表和日历;与患者交谈,告诉患者他们是谁、身处何地,做每项护理操作前向患者解释;鼓励家属定时探望。

(5) 做好饮食及运动护理:补充营养,及时协助饮水、进食,保持大便通畅;鼓励术后患者下床活动,多做躯体功能锻炼。

(6) 保证患者的睡眠质量:避免夜间护理操作或给药,如果必须,应将噪音降至最低;根据患者生物节律,每日清晨对患者实施唤醒,确保正常的睡眠-觉醒节律。

(7) 其他:对于听觉障碍的患者,确保助听器功能正常;做好生活护理,保持皮肤、口腔清洁等。

3. 谵妄患者的护理

(1) 对于兴奋型谵妄的患者,首先加强安全防护,适当约束,避免坠床、非计划拔管;对于配合的患者可先满足患者提出的要求,减少躁狂;对于定向力障碍的患者,不要强行纠正其错误的认识,多使用顺应性的语言交流,可稳定患者的情绪;遵医嘱应用镇静药物,定时评估镇静效果。

（2）淡漠型谵妄的患者通常被医务人员所忽视,此类患者属于被动接受的类型,更应重视基础护理,如皮肤护理、饮食护理和运动指导等。

案例9-12

患者,男,46岁,以"右下肢动脉血栓形成、右小腿骨筋膜室综合征、感染性休克"等诊断入住综合ICU,入院后在全麻下行"右大腿截肢术",术后间断发热、电解质紊乱,行床旁血滤治疗。术后第一天夜间患者突然从安静睡眠惊醒,试图拔除气管插管,打骂护士,不让医护人员接近,RASS评分为3分,不能正确回答问题,出现思维混乱,遵医嘱给予镇静药物应用。

思考:

1. 判断此患者出现谵妄的主要依据有哪些?

2. 初步判断此患者属于哪一类型的谵妄? 护理措施有哪些?

第四节　消化系统危重症监测与护理

问题与思考

请根据消化道出血的监测方法,考虑如何进行消化道出血的判断和出血量的估计?

消化系统功能监测主要包括胃肠功能监测与肝功能监测。胃肠与肝脏功能障碍时会引发机体环境与全身机能状态的改变,因此危重患者消化系统功能状态的监测显得尤为重要。

一、消化系统功能监测

（一）消化道出血的监测

1. **适用范围**　胃、十二指肠溃疡、门静脉高压症、出血性胃炎、胃癌出血、胆道出血等。

2. **监测方法**

（1）判断出血部位:上消化道出血主要表现为呕血,下消化道出血主要表现为便血。

（2）估计失血量:观察呕血和黑便的量、性质和次数。

成人每日消化道出血>5ml,大便潜血试验即可阳性;每日出血量超过50ml时,可出现黑便;柏油样便提示出血量500~1000ml。一次出血量<400ml时,一般不引起全身症状。胃内潴留血量达250~300ml,可引起呕血。

（3）判断出血程度:出血的严重程度可以用休克指数判断。休克指数:即为脉率/收缩压,正常值为0.54±0.02。当休克指数为1,失血量约为800~1000ml;指数>1,失血量一般为1200~2000ml。

1）轻度出血:出血量<500ml,失血量占全身总量的10%~50%,无症状或轻度头晕,脉搏、血压正常,血红蛋白浓度、白细胞计数正常。可随之出现怕冷、皮肤苍白、头晕、乏力,脉搏和血压常随体位改变,颈静脉塌陷,尿的颜色变深。

2）中度出血:出血量500~1000ml,失血量占全身总量的20%,有眩晕、口渴、烦躁不安、心慌、尿少,经卧床症状可减轻,但脉搏一般在 100 次/分左右,血压下降,血红蛋白可在 90g/L 左右。

3)重度出血:出血量>1000ml,有烦躁不安、出冷汗、四肢湿冷、尿少、尿闭甚至意识模糊等周围循环衰竭征象。心率>120 次/分,收缩压 80mmHg 以下;血红蛋白低于 70g/L,血细胞比容低于 30%;中心静脉压降低。

(4)观察出血或再出血的征象

1)反复呕血,由咖啡色转为鲜红色。

2)黑便次数增多,由柏油色转为鲜红色或暗红。

3)周围循环衰竭持续存在,经补足血容量而未见改善和好转,或好转后又恶化。经积极治疗后,血压和脉搏仍不稳定,中心静脉压恢复后又下降。

4)血红蛋白浓度、红细胞计数和血细胞比容不断下降,同时红细胞计数持续升高。在尿常规检查正常情况下,尿素氮持续或再次升高。

5)第一次出血量大者容易再出血。

6)门静脉高压者原有脾肿大,在出血后脾缩小,如不见脾恢复,提示可能出血未停止。

(二)胃肠黏膜内 pH 监测

胃肠黏膜内 pH(intramucosal pH,pHi)监测已成为判断危重患者复苏的一项重要指标。pHi 是指黏膜内 pH 值,常以测量胃黏膜的 pH 值为代表,可反映器官局部的氧合状态,也可间接反映全身的缺氧情况。胃黏膜 pHi 的正常值为 7.35~7.45,pHi 测定值低于正常,提示组织细胞氧供应不足,组织细胞缺氧程度越严重,pHi 值下降越明显。此监测对危重患者的复苏效果评价及预后评估具有高度敏感性、特异性,且因安全、经济和无创等优点不断得以推广应用。

1. 适用范围 创伤、休克、多器官功能障碍综合征(MODS)、应激、出血、再灌注损伤、长期禁食以及有机磷中毒的危重患者。

2. 监测方法

(1)直接法:采用 pH 微电极直接进行监测,是一种有创性的精确监测方法,但操作过程复杂,临床应用较少。

(2)间接法:测定前患者禁食 12 小时以上并在测定期间绝对禁食;对于没有禁食水的患者,应至禁食水 1 小时以上再测定胃黏膜 pHi;其次禁用制酸剂中和胃酸,可酌情使用 H_2 受体阻断剂或质子泵阻断剂,如西咪替丁、奥美拉唑等,以达到抑制胃酸分泌作用,从而减少反渗对临床判读胃黏膜 pHi 的干扰。若患者有胃内积血征象,则不宜测定。

1)生理盐水张力法:用生理盐水将测压管水囊内的气体完全排出,再将生理盐水抽空,以三通开关锁闭水囊;采用常规经鼻插胃管法插入测压管至胃腔,并经 X 线拍片确认测压管水囊确实在胃腔内,用胶布妥善固定测压管;经三通开关向囊内注入 4ml 生理盐水,关闭三通,准确记录注入时间,60 分钟后抽出囊内生理盐水,弃去前 1.5ml 无效腔内液体,保留余下的 2.5ml 做血气分析,同时抽取动脉血进行血气分析,所得结果代入 Henderson-Hasselbalch 公式计算。该公式为 $pHi = 6.1 + \log(HCO_3^-/PCO_2 \times 0.03 \times K)$,$HCO_3^-$ 为动脉血中碳酸氢根浓度,PCO_2 为胃黏膜内二氧化碳分压,0.03 为 CO_2 解离常数,K 为校正系数。不同的校正时间要求不同的校正系数,导管在 37℃时平衡时间为 30min、45min、60min、90min 的校正系数分别为 1.24、1.17、1.13、1.12。

2)空气张力法:将胃黏膜 CO_2 张力计插入胃腔并连接至胃张力监测仪,通过对张力仪气囊内空气自动采样,可直接测出 PCO_2,同样要求抽取动脉血进行血气分析,利用 Henderson-Hasselbalch 公式计算出 pHi。

(三)腹内压监测

腹内压(intra-abdominal pressure,IAP)是指腹腔内压力,其稳定、平衡对维持生理状态下机体各脏器的正常功能至关重要。有腹内高压倾向的患者应将 IAP 监测作为常规监测项目,有膀胱外伤的患者是膀胱压监测的绝对禁忌证。

1. **适用范围** IAP 监测适用于创伤后或腹部手术后。常应用于腹腔感染、术后腹腔内出血、复杂的腹腔血管手术(如肝脏移植)、严重的腹腔外伤伴随脏器肿胀、腹腔内或腹膜后血肿形成、使用腹腔内填塞物止血、急性胰腺炎等。

2. **监测方法**

(1)直接测压法:通过腹腔引流管或穿刺针连接压力计或传感器直接测定 IAP,或通过腹腔镜检查术中的气腹机对 IAP 进行自动连续监测。测量结果直接准确,但属于有创性检查,临床上一般不作为常规检查方法。

(2)间接测压法:主要介绍以胃内压、膀胱内的压力等来间接反映 IAP。

1)胃内压:腹腔压可通过测量胃内压来进行估计,从鼻胃管或胃造口管向胃内缓慢注射 50~100ml 盐水或应用胃内气囊,近端提起与地面垂直,通过连接的水压计或压力传感器进行测压,以腋中线为零点测量。液面高度即为胃内压。人体研究表明,当腹腔压低于 20mmHg 时胃内压与膀胱压有一定的相关性;当腹腔压突然升高超过 20mmHg 时,胃内压与膀胱压则显示不一致。

2)膀胱内压(urinary bladder pressure,UBP):它是临床上最广泛使用的方法。在 0~70mmHg 的腹腔压范围内,膀胱压与腹腔压直接测量值高度相关,被认为是临床间接测量腹腔压的"金标准"。但在膀胱挛缩、神经源性膀胱或腹腔粘连等情况下,用膀胱压来估计腹腔压较粗略。①间断测定 UBP 法:患者取仰卧位保持腹肌松弛,留置 Foley 尿管,排空膀胱,接三通管;向膀胱内注入温度为 37.0℃的无菌 0.9%NaCl 25ml(25ml 的灌注量时膀胱内压和腹内压相关性最好),注入时间>1 分钟;通过三通连接水压计,以腋中线为"0"点,等水柱波动平稳时,于呼气末测定,水柱高度即为 IAP(所测数字单位为 cmH$_2$O)。②持续测定 UBP 法:在三腔尿管上加一个三通开关,除一腔道用于持续导尿外,一腔道用生理盐水 4ml/h 持续注入膀胱,另一腔道连接传感器及床旁监护仪上,调零点同间断测定法,可记录全部数值。此法省时、省力,可更好地监测病情,尽早发现间断测定法数小时间隔中的 IAP 变化。

3. **IAP 监测的影响因素**

(1)某些状态,如病态肥胖、怀孕等,可能会合并慢性 IAP 升高;一些外界因素,如患者使用胸腹带、棉被过重压迫腹部、未采取平卧位等都会使腹内压增高。

(2)危重病患者的 IAP 通常会高于正常基线水平(5~7mmHg)

(3)近期腹部手术史、机械通气、体位改变等也可伴 IAP 升高。

(4)外界因素,如患者使用胸腹带、棉被过重压迫腹部、未采取平卧位等都会使腹内压增高。

(5)患者烦躁不安、频繁咳嗽咳痰、呼吸困难、屏气等因素都会不同程度影响 IAP 的监测。

(6)膀胱本身因素会影响 IAP 的监测,如既往有膀胱手术史、膀胱肿瘤、膀胱炎、神经性膀胱等。

(7)原有腹部手术史,如腹膜粘连会引起腹腔局限性高压,此类患者即使膀胱测压正常,也不能排除腹内高压的存在,而应结合临床和其他检查才能明确诊断。

(8)注入膀胱的生理盐水温度以 37~40℃为宜,过冷、过热及灌注速度过快刺激膀胱可使膀胱压增高。另外,为减少人为误差,可重复测量 2~3 次取平均值。

(9)小型膀胱、神经源性膀胱、腹腔粘连、膀胱创伤、排尿异常、张力性盆腔血肿等情况,UBP 监测可靠性不高,可使用经胃测压法。

(四)肝功能监测

肝功能监测是通过各种生化试验方法,检测与肝脏功能代谢有关的各项指标,以反映肝脏功能的基本状况。其目的在于评价肝功能;判断是否存在肝脏疾患;对肝功能状态作动态比较,观察患者的病情变化;评价肝病的严重程度及预后。

1. **常用的肝功能监测指标**

(1)反映肝脏合成功能的指标:总蛋白、白蛋白(ALB)、前白蛋白、胆碱酯酶、凝血因子等,其降低程度与肝脏合成功能损害程度正相关。

（2）反映肝脏排泄功能的指标：总胆红素、直接胆红素、总胆酸、血氨浓度等，其升高程度与肝细胞损害程度正相关。

（3）反映肝细胞有无受损的指标：当肝细胞膜受损或细胞坏死时，谷丙转氨酶（ALT）、谷草转氨酶（AST）、胆碱酯酶等入血增多。通过测定各种酶的活性，即可反映肝细胞受损情况及损伤程度。

（4）反映胆汁淤积的酶指标：碱性磷酸酶（AKP）、γ-谷氨酸转肽酶（γ-GT）等在肝内胆管上皮层的浓度较高，当上皮层受损及胆管内压力增高时，便有这些酶增多进入血清中，其中以 AKP、γ-GT 监测最为常见。

（5）反映肝脏间质变化的指标：γ-球蛋白增高的程度可评价慢性肝病的演变和预后，提示 Kuffer 细胞功能减退，不能清除血循环中内源性或肠源性抗原物质。其他如透明质酸、板层素等的血清含量，可反映肝脏内皮细胞、贮脂细胞等变化，与肝纤维化和肝硬化密切相关。

2. 判断肝病预后的常见指标

（1）ALB：其含量与有功能的肝细胞数量成正比，是评估预后的良好指标。急性肝炎时正常或轻度下降；慢性肝病时下降程度与肝病严重程度一致，ALB<30g/L 时提示肝功能受损严重，预后差；ALB<25g/L 时易发生腹腔积液。

（2）白蛋白/球蛋白比值（A/G）：正常为（1.5~2.5）：1，A/G 倒置提示肝功能严重损伤。

（3）凝血酶原时间（PT）：可作为急重、弥漫性肝脏病预后的良好指标。排除弥散性血管内凝血（DIC），若 PT 延长提示肝细胞严重损害，预后较差；急性肝脏病时，PT 明显延长预示暴发性肝坏死发生；PT 活动度下降至正常对照组的 10% 以下时，预后极差；慢性肝病时，PT 延长与维生素 K 缺乏有关，注射维生素 K 后 24 小时内 PT 恢复正常或改善 30% 以上，说明肝功能良好。

（4）甲胎蛋白（AFP）：急性肝功能衰竭时，若 AFP 升高，反映肝细胞再生，是预后良好的指标，且含量越多预后越好，若早期下降或转阴则预后不良。

（5）血氨：肝性昏迷前期至昏迷过程中血氨逐渐升高时，提示预后不良。

二、消化系统危重症的护理

（一）急性消化道出血

急性消化道出血是指从食管到肛管的消化道及胆胰等疾病引起的出血，主要表现为呕血和（或）血（黑）便。临床上分为上消化道出血和下消化道出血。上消化道出血是指屈氏韧带以上的消化道出血，包括食管、胃、十二指肠、胰腺、胆道或胃空肠吻合术后的空肠等病变引起的出血；下消化道出血指屈氏韧带以下的消化道疾病引起的出血。在成年人，短时间内一次失血量达 800ml 或约占总循环血容量的 20% 以上，出现低血压等周围循环衰竭表现者，称为急性消化道大出血。大出血可危及生命，死亡率 6%~12%。

【护理评估与判断】

1. 病史及诱因　评估患者有无消化道疾病史，如消化性溃疡、肝硬化等所致的食管胃底静脉曲张破裂、急性胃黏膜病变、食管炎症、溃疡和肿瘤，食管贲门黏膜撕裂，急性胃扩张，十二指肠憩室或十二指肠炎，胆道或胰腺疾病等。有无全身性疾病如应激性溃疡，血液病，尿毒症，急性感染等疾病史。

2. 症状与体征

（1）呕血及黑便。

（2）失血性周围循环衰竭：患者对失血的反应取决于失血量、年龄、代偿程度和紧急处理的效果。从休克指数的公式（脉率/收缩压）中可以看出，血压和脉搏是估计急性大出血严重程度的关键指标，其次是尿量和血常规，需动态观察，并综合其他指标加以判断。

（3）氮质血症：消化道出血患者常出现血清尿素氮（BUN）增高，称为肠源性氮质血症。尿素氮升高发生于出血后数小时至 3~4 天,若此后仍继续升高者,应怀疑肾衰竭的可能。若血尿素氮超过 40mmol/dL,而肌酐正常,表明有大出血。

3. 辅助检查

(1)诊断检查:纤维内窥镜检查是上消化道出血定位、定性诊断的首选方法,因为通过内窥镜可直接观察黏膜的病变。对不明原因的急性消化道出血者,在 24 小时内进行检查可明确出血部位和性质。诊断准确率达到 90%以上。超声、CT 等影像学检查,有助于判断出血原因;选择性腹腔动脉或肠系膜动脉造影,可作为急诊手术前出血定位检查,同时可行介入止血治疗;X 线钡餐或钡灌肠造影,主要适用有内镜检查禁忌证或拒绝内镜检查者,但诊断阳性率和正确率不如内镜。

(2)实验检查:包括凝血功能、肝功能、血尿素氮和电解质检查,并反复检查血红蛋白和红细胞比容。

案例9-13

　　患者男性,69 岁。2017 年 3 月 20 日以"急性肠炎"收住院。既往史:痛风性肾病。入院后经抗炎补液及对症治疗后,肠炎症状消失,符合临床治愈标准。3 月 30 日中午患者出现双下肢膝关节及踝部疼痛,查 24 小时尿尿酸、血尿酸,均在正常范围,诊断为痛风性关节炎。给予非甾体类抗炎药物塞来昔布 0.2g,2 次/天口服。服药后第 4 天突然出现腹泻,排黑色稀糊状便,以后转为暗红色血便,总量约 100ml。查体:BP:100/50mmHg,P:88 次/分。面色苍白,略出汗,神志清。10 分钟后血压降至 79/34mmHg,脉搏 112 次/分。

　　思考: 1. 该患者发生了什么危急状况?

　　　　　2. 怎样应急处理?

【护理措施】

1. 卧床休息,保持呼吸道通畅,头偏向一侧,避免误吸。低氧血症者及时给予吸氧。

2. **补充血容量,纠正休克**　急性消化道大出血患者需立即建立 2~3 条静脉通路,按医嘱尽早输入右旋糖酐、葡萄糖盐水、林格氏液。输液时经常观察生命体征的变化。失血量大于 1500ml 时,酌情补充血液制品。右旋糖酐输注时应注意 24 小时内不宜超过 1000ml,20% 白蛋白和各种血浆替代品对维持渗透压有着较好的作用。肝硬化患者最好使用新鲜全血。

3. **非手术止血措施**

(1)药物止血:常用药物有血管加压素、生长抑素对食道、胃底静脉曲张破裂出血效果较好。雷尼替丁、法莫替丁等 H₂ 受体阻滞剂或奥美拉唑等质子泵抑制剂对消化性溃疡和出血性胃炎所致出血有效。按医嘱给予保护胃黏膜和可预防应激性出血的药物。

　　严重消化道出血患者常伴有各种凝血因子缺乏,按医嘱可用维生素 K10mg 肌肉注射,使凝血酶原时间恢复到正常。如果还有其他主要凝血因子缺乏的可能,即给输入新鲜冷冻血浆。

(2)胃内局部止血:仅适用于胃出血。急性出血期可作洗胃处理,临床常用去甲肾上腺素 6~8mg 或凝血酶冻干粉 1000~2000IU 加入 100ml 4℃的生理盐水分次口服或作胃管内灌注,可收缩局部黏膜血管或使纤维蛋白原转变成纤维蛋白加速血液凝固而起止血作用。护理时应注意由于胃管的存在以及胃内出血或洗胃液的灌注引起患者胃内压力增高,易发生呼吸道误吸。因此必须加强监测腹胀情况,并置患者于头高脚低位,防止胃内容物反流,或取右侧卧位促使胃内容物通过幽门。

(3)三腔气囊管压迫止血:肝硬化门脉高压、食管、胃底静脉曲张破裂出血的患者,药物治疗无效时应及时采用三腔管进行食管、胃底气囊填塞术,压迫贲门部破裂的曲张静脉以控制出血(图 9-50)。

1)插管前仔细检查气囊有无漏气,将气囊表面涂以润滑油,经鼻腔插入胃内 60cm,抽出胃内容物即可。

2）先向胃气囊内注入空气或盐水 150～200ml，将三腔管轻轻往外拉，如有阻力表明胃内气囊已压迫胃底、贲门部，牵拉三腔管与皮肤呈 45°角，拉力为 0.5kg，然后向食管气囊内注入空气或盐水 100～150ml，压迫食管下段。

3）一般放置总时间不超过 24 小时，每隔 12 小时应将气囊放空 10～20 分钟，防止食管及胃黏膜因长时间压迫而糜烂。

4）拔管前先放空食管气囊，再放空胃气囊，继续观察 12～24 小时，无出血再拔管。

5）三腔管压迫期间的护理：①使患者处于完全休息状态，因为活动咳嗽和紧张均可增加腹压，造成进一步出血；②抬高床头以减少血液流入门静脉系统并防止反流入食道；③由于置管的刺激使鼻咽部分泌物增加，患者又不能吞咽，应经常用吸引器吸尽口腔及鼻咽部的分泌物和结痂，防止吸入肺中；④胃管每 2 小时冲洗一次以保持通畅及胃内无滞留物；⑤经常检查鼻腔，保持清洁湿润，防止长期受压引起鼻咽黏膜坏死。另外，肝脏功能损害的患者不能耐受肠道内血液的分解产物，所以不使血液潴留于胃内是非常重

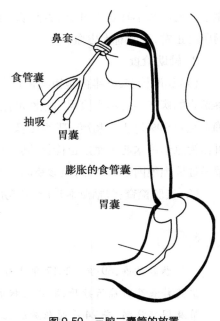

图 9-50　三腔二囊管的放置

要的。因为血液进入肠道被肠道内细菌作用产生氨，氨被吸收进入血液，由于肝脏不能将氨转化为尿素，因而血氨浓度升高，易发生肝昏迷。

（4）其他：对已充分补液但仍然血压低的患者，遵医嘱给予血管活性药物，如多巴胺等。也应做好内镜治疗的准备。

4. 外科治疗　非手术疗法不能止血的患者，要早期手术止血。积极做好术前准备。

5. 严密观察病情变化

（1）密切观察生命体征、神志变化。

（2）出血严重程度的监测：记录呕血、便血的次数、量、色和性状及伴随症状的变化，及时留取标本。

（3）观察止血效果：通过观察呕血、便血情况和氮质血症变化以及血红蛋白浓度、红细胞计数、血细胞比容和网织红细胞计数检测，综合判断出血是否停止。

6. 饮食护理　急性消化道大出血伴恶心、呕吐者应禁食，溃疡病非大量出血者，呕血停止 12～24 小时后，可先进清流质，无不适反应后进半流质饮食。贲门黏膜撕裂出血者待出血停止 24～48 小时后可进流质饮食；合并幽门梗阻者即使出血停止也应禁食；食管胃底静脉曲张破裂出血者，待出血停止后 48～72 小时，适当给予低蛋白流质饮食，忌用刺激性食物。

7. 心理护理　消化道出血患者常有恐惧不安、紧张等，导致出血加重或再出血。因此应及时清除血迹，消除其恐惧和紧张心理。对悲观患者应鼓励其振作精神。

8. 健康教育　对患者和家属传授消化道出血相关知识，使他们能够识别出血，在紧急情况下能够实施简单的正确处理方法。

（二）急性胰腺炎

急性胰腺炎（acute pancreatitis）是指多种病因造成胰酶在胰腺内激活后引起胰腺组织自身消化的急性炎症，临床以急性腹痛、发热伴恶心、呕吐、血与尿淀粉酶增高为特点。一般分为轻型急性胰腺炎和急性重症胰腺炎。急性重症胰腺炎（SAP）病情复杂，常出现严重并发症，病死率高，临床约 20% 的患者属于该型。增强 CT 为诊断胰腺坏死的最有效方法，B 超及腹腔穿刺对诊断有一定帮助。

【护理评估与判断】

1. 病史及诱因　我国急性胰腺炎以胆道疾病所致为主，约占 50% 以上，而西方国家则以胆道疾病

（40%）和酗酒（35%）为主要病因。因此应评估患者有无胆道疾病，如胆石症、蛔虫、胆囊炎等；有无暴饮暴食和酗酒史。另外，患者是否有手术与创伤、甲状旁腺肿瘤、高脂蛋白血症等内分泌及代谢疾病、胰管梗阻等疾病史。

2. 症状与体征

（1）腹痛：腹痛是本病首发症状和主要表现。突然发作，常在酗酒或暴食后发病，腹痛部位常在中上腹部，可向肩或腰背部呈带状放射，且疼痛程度呈持续性伴阵发性加剧的刀割样痛、绞痛、钝痛或钻痛，取弯腰抱膝位或屈曲侧卧位可减轻疼痛。有腹膜炎时，腹痛弥漫全腹，有压痛、反跳痛及肌紧张。疼痛发生原因主要是由于胰腺包膜肿胀、胰液外溢刺激腹膜和腹膜后组织及胰腺神经丛受压等。极少数年老体弱患者可无腹痛或轻微腹痛。

（2）消化道症状：多数患者起病后即出现频繁恶心、呕吐，且呕吐后腹痛不能缓解而持续存在，呕吐物为食物和胆汁。部分患者伴有腹胀，甚至发生麻痹性肠梗阻。

（3）低血压和休克：常在起病数小时突然发生低血压和休克。患者表现为表情痛苦，烦躁不安，皮肤苍白、湿冷，脉搏细速等；有极少数休克可突然发生，甚至发生猝死。主要原因在于有效血容量不足，缓激肽类物质致周围血管扩张，并发消化道出血。

（4）水、电解质及酸碱平衡紊乱：患者可有代谢性酸中毒和显著脱水，伴有血钙、血钾和血镁的降低，部分可有血糖增高，偶有患者可能发生高渗昏迷或糖尿病酮症酸中毒。

（5）发热：一般持续发热 3~5 天，体温常超过 39℃。若发热持续 1 周以上，同时伴有白细胞升高，患者多为继发感染，可能发生了胰腺脓肿、胆道炎症等。

（6）其他表现：患者上腹压痛明显，有肌紧张和反跳痛，胰腺与胰周大片坏死时，上腹可扪及明显压痛的肿块，肠鸣音减弱或消失，可出现移动性浊音。少数患者因血液、胰酶及坏死组织液沿腹膜后间隙与肌层渗到腹壁下，致两侧腰肋部皮下瘀斑征（grey-turner 征）和脐周皮下淤斑征（cullen 征）。发病后 1~2 天可出现黄疸，主要是因为在胆总管或壶腹部结石、胰头炎性水肿压迫胆总管而发生。患者因低血钙引起手足搐搦者，为预后不佳表现。

3. 辅助检查

（1）酶学检查：血清脂肪酶和淀粉酶是诊断急性胰腺炎最主要、应用最广泛的方法。血清脂肪酶常在起病后 24~72 小时开始升高，持续 7~10 天；血淀粉酶一般在出现症状后的 6~12 小时升高，可超过正常上限的 3 倍，48 小时以后开始下降，持续 3~5 天。在诊断中应注意病情的严重性与淀粉酶升高的程度不一致，有些严重坏死型胰腺炎的淀粉酶值正常或低于正常。

（2）C 反应蛋白（CRP）：CRP 是目前公认的组织损伤和炎症非特异性血清标志物，在疾病发生的最初 3~4 天，若 CRP>120mg/L，乳酸脱氢酶>270U/L，中性粒细胞弹力蛋白酶>120μg/L，可以估计患者已进展到严重的坏死性胰腺炎。

（3）其他生化检查：出现白细胞计数增高，中性比例升高、血糖增高等；还会因呕吐而引起低血钾；低血钙常常表明胰腺炎的严重程度及胰腺脂肪的坏死；若有肝脏并发症还会有血清胆红素、LDH、SGOT 升高和凝血酶原时间的延长；伴胆道疾病时碱性磷酸酶升高；甘油三酯明显升高其原因可能为胰酶的提前激活。

（4）影像学检查：腹部增强 CT 是近年来被广泛接收的敏感确诊急性胰腺炎的方法，在口服或静脉注射增强造影剂后，可以得到清晰的胰腺图像，是诊断胰腺坏死的金标准。腹部 X 线平片可用于鉴别诊断肠梗阻，肠穿孔等。腹部 B 超可以观察胰腺形态及有无胆道结石，辅助胰腺炎的诊断和严重程度评估、了解病因。

【护理措施】

1. 补充水和电解质　血容量不足和休克是急性胰腺炎早期死亡的主要原因之一，因此补充液体是治疗的首要措施。禁食患者每天的液体入量常需达到 3000ml 以上，因此应迅速建立有效静脉通路输入液体及电解质,以维持有效循环血量。①严重患者需监测血流动力学以评估血容量状况及补液效果。必要时需用小剂量多巴胺以维持血压及肾脏血流量;②出现严重低钙血症者,需防止抽搐而在床旁备呼吸机,密切观察钙水平,以便掌握补液量及补钙后患者的反应,防止出现钙中毒征状;③因患者频繁呕吐,伴随钾的丢失。低血钾可引起心律失常,肌肉无力,低血压和兴奋性降低,补钾应用输液泵并持续1小时以上;④部分患者中会有高血糖表现,也可引起脱水或电解质平衡失调。但因血糖水平仅在短时间内升高,故胰岛素治疗需十分谨慎。

2. 抑制胰酶分泌　①发病初即应禁食和胃肠减压,可减少胃酸与胃泌素的分泌,减轻胰腺的自身消化作用,同时减轻恶心、呕吐、腹痛、缓解肠梗阻,肠胀气;②重症患者给予 H_2 受体拮抗剂和质子泵抑制剂,通过抑制胃酸分泌,而间接抑制胰腺分泌,还可以预防应激性溃疡的发生。另外抗胆碱能药物,胰高血糖素,生长抑素,与氟腺嘧啶等均有抑制胰液分泌作用。生长抑素有抑制胰腺外分泌作用,早期使用可消除腹痛,缩短病程、降低死亡率。

3. 饮食护理　禁饮食1~3天,给予胃肠减压,以减轻腹痛和腹胀,同时做好口腔护理。在禁食期间使用完全胃肠外营养(TPN)提供营养支持,注意观察有无静脉高营养所造成的穿刺和代谢并发症。肠道功能恢复后早期考虑实施肠内营养,当腹痛、腹胀减轻或消失、肠蠕动恢复,逐步过渡到经口饮食。

4. 疼痛护理　护士可以使用疼痛评估量表认真评估患者疼痛进展情况,包括疼痛起始时间、持续时间、间隔时间和部位及疼痛性质,必要时遵医嘱使用止痛剂。如疼痛剧烈,腹肌紧张、压痛和反跳痛明显,提示并发腹膜炎,应报告医师及时处理。

5. 引流管护理　①急性重症胰腺炎患者术后常留置多根引流管,包括腹腔双套管、T管、胰管、胃管、导尿管等,用标签贴示,以便正确与引流袋连接进行观察;②注意保持引流管通畅,防止扭曲、堵塞、滑脱和受压;③定时更换引流袋,准确记录引流液的量、颜色和性状。发现引流液量大,呈血性,应观察有无血压下降、心率加快等症状,及早发现血管受腐蚀引发的出血;④使用双套管引流时,注意保持负压吸引,据病情及时调整负压;⑤加强局部皮肤护理,防止胰液等腐蚀管周皮肤。

6. 一般护理　患者应绝对卧床休息,以降低机体代谢率,促进组织修复和体力恢复。协助患者取弯腰、屈膝侧卧位,以减轻疼痛。同时应防止患者坠床,床上及其周围不能存放危险物品,保证患者安全。注意做好心理护理,关心患者,促进舒适。操作时动作轻快稳准。

（三）腹腔间隔室综合征

腹腔间隔室综合征(abdominal compartment syndrome,ACS)是指因各种原因引起渐进性或急性腹内高压(intra-abdominal hypertension,IAH)导致心血管、肺、肾、腹腔内脏、腹壁和颅脑等功能障碍或衰竭的综合征,是一组由多种危险因素共同作用所造成的症候群。其发病急骤、病情危重、病死率极高。ACS以腹内高压、严重腹胀合并少尿、呼吸窘迫为特征。ACS分为原发性和继发性两种:原发性ACS可直接由腹腔内出血、骨盆骨折、大量腹水、腹膜炎、腹腔和盆腔创伤等引起,以腹腔内出血最为常见;继发性ACS主要由于因腹部以外的疾病,如败血症、大面积烧伤等所致。ICU的患者中因IAH继发ACS的患者达到15%~38%,其病死率甚至高达60%以上。

【护理评估与判断】

1. 病史及诱因　评估该患者有无以下病史及诱因:①原发病史:腹膜炎、肠梗阻(特别是肠扭转)、腹主动脉瘤破裂等;②创伤性病史:腹腔内或腹膜后出血、空腔脏器穿孔等;③手术史:术后腹膜炎、腹腔脓肿、肠麻痹等;④医源性诱因:过量灌肠、大量补液、腹腔填塞止血、腹腔镜手术中的气腹及腹壁高张力下关腹等。

2. 症状与体征

(1)心肺功能不全:没有血容量不足的情况下,出现心肺功能不全症状,如心率加快、中心静脉压升高、肺毛细血管嵌压升高、心率加快等,是ACS最早、最直观的变化。如果同时伴随有呼吸急促、血氧饱和度的进行性下降,则要考虑 ACS 倾向。

(2)少尿、无尿及氮质血症:对液体复苏及应用多巴胺和襻利尿剂反应欠佳。

(3)腹胀:腹痛、腹胀极度严重,发病初期腹膜刺激征明显。导致腹壁伤口的延迟愈合和愈合困难,也增加了伤口感染和伤口裂开及切口疝的机会。ACS 的腹腔前后径/左右径比例可>0.8。

(4)IAP 升高:一般在发病后 72 小时内,IAP 迅速升高,IAP 至少>12mmHg

3. 辅助检查

(1)CT 诊断征象可表现为:①下腔静脉压迫、狭窄;②圆腹征阳性(腹部前后径/横径比例增高);③肾脏压迫或移位;④肠壁增厚;⑤肠腔内外有液体积聚。

(2)胸片、B 超可以见到膈肌上抬、胸腔变小、腹水等征象;心脏彩超或经食道超声心动图可提示心室舒张末充盈不足,心输出量减少。

【护理措施】

1. **观察和监测生命体征**　监测患者意识、呼吸频率、血氧饱和度、血气分析、心率、平均动脉压、中心静脉压、每小时尿量、出入量、胃黏膜 pH(Phi)、乳酸,肌酐,尿素氮等指标,及早发现 ACS 的征象。

2. **密切监测**　腹内压 IAP 数值变化情况。

3. **液体复苏**　对于发生 ACS 的高危人群,应采取限制性液体复苏,控制液体总入量,尤其是控制晶体液的输入量,对于已输入大量晶体液的患者,应密切监测腹内压,防止 ACS 的发生。对于 IAH 患者应给予高渗晶体和胶体补液。

4. **预防感染**　测量腹内压为创伤性操作,易增加患者感染概率,应注意操作前认真洗手,戴无菌手套;操作过程中严格无菌操作,连接处严格消毒。每次测压完毕均及时更换一次性连接装置。

5. **床旁血滤的监护**　①熟练掌握床旁血滤机的操作。②发现血滤机报警及时处理,避免机器停转,管路凝结。③血滤过程中观察患者的生命体征,发现异常及时告知医生;④血滤用深双腔导管穿刺部位多为股静脉,容易污染,所以每班要安尔碘消毒,无菌纱布覆盖,发现纱布覆盖处渗液及时更换。血滤结束,双腔导管肝素盐水封管,浓度静脉端 1.3ml,动脉端 1.2ml,以防止管路凝血。⑤患者翻身时,注意保护管路,以防管路脱出。

6. **机械通气的护理**　按需吸痰、定时翻身、叩背,做好气道湿化及口腔护理。

7. **胃管与肠内营养的护理**　所有 ACS 患者均常规留置胃管,先给予有效的胃肠减压,注意胃管的引流通畅,有效减轻患者的腹胀,缓解腹腔的高压状态。2~3 天后根据患者的肠道功能恢复情况,在出现肠蠕动和肠鸣音、排便后宜逐渐增加肠内营养。

8. **协助做好腹腔减压术准备**　协助医生行腹腔穿刺放出液体和/或留置导管引流,并密切观察腹内压变化、引流情况。

9. **术后腹部情况的观察及护理**　严密观察并详细记录每根引流管内引流液的颜色、性质和量,观察伤口敷料有无渗血等异常情况。若患者腹腔内有感染、出血,需每日用大量注射用水、生理盐水冲洗腹腔,应注意吸引负压不宜过大,防止损伤肠管,导致肠瘘,并注意记录冲洗液的入量和引出量,保持出入量的平衡。若患者腹腔伤口渗液多,应在伤口周围皮肤涂抹氧化锌软膏。当患者术后腹部伤口未关闭时,要注意观察腹腔内是否有积液或出血等,发现异常及时告知医生。

10. **一般护理**　①中医药及温盐水灌肠,以改善肠道血液循环,消除肠麻痹及肠胀气,减轻腹内脏器水肿及积液;②皮肤护理:定时翻身,按摩骨隆突处。给予泡沫敷料或水胶体敷料贴于骶尾部和骨隆突处,保护皮肤。尽量减少穿刺操作次数,防止皮肤淤血、青紫、破溃;③心理护理:ACS 患者大多神志清醒,开腹未缝合会对患者心理产生巨大影响。心理护理尤为重要。护士应与其做好心理护理,有效减轻患者的紧张、恐惧感,积极配合治疗。

（四）急性肝衰竭

急性肝衰竭是指由多种原因引起的突然出现的大量肝细胞坏死和（或）严重的肝功能障碍,短期内进展至肝性脑病的一种综合征。它以黄疸迅速出现并进行性加深,肝脏缩小,凝血酶原时间显著延长并有出血倾向和肝性脑病为主要临床特征。从时间上来说,急性肝衰竭指起病4周内出现的肝衰竭,其中起病10天内发生的肝衰竭称为超急性肝衰竭;起病10天至4周发生肝衰竭者称为爆发性肝衰竭;起病4周至6个月发生肝衰竭者称为亚急性肝衰竭。急性肝衰竭发病急、病死率高（约80%~97%）,可引起多器官功能障碍。

【护理评估与判断】

1. 病史及诱因 主要了解患者是否存在明显的病因和诱发因素。急性肝衰竭患者70%~90%为乙型肝炎病毒感染,其次为急性循环衰竭、急性中毒等,其他的还有中暑、脓毒症、恶性肿瘤、肝移植及部分肝切除等亦可引起。不同病因导致的肝衰竭的发病机制不同,由肝炎病毒所致者为免疫损伤机制,肝细胞坏死、溶解与淋巴细胞毒性作用有关;药物、毒物可影响细胞膜、线粒体、细胞内酶类和各种离子的稳定性,直接导致肝细胞损伤、坏死;急性循环衰竭可造成肝细胞急性缺血、缺氧,引起细胞能量代谢障碍,导致肝细胞变性、坏死。

2. 症状和体征

（1）黄疸:短期内黄疸迅速出现并进行性加深,血清胆红素升高,持续时间长。

（2）消化道症状:患者出现食欲减退、恶心呕吐和明显腹胀。部分患者出现中毒性肠麻痹,表现为高度腹胀、肠鸣音减弱或消失。少数患者可出现腹水。

（3）肝性脑病:主要临床表现是意识障碍、行为失常和昏迷。肝性脑病的临床四期典型表现如表9-18所示。

表9-18　肝性脑病分期

分期	意识障碍程度	神经系统症状	脑电图
1期（前驱期）	轻度性格改变：欣快或抑郁 行为异常：无意识动作 睡眠习惯改变：昼睡夜醒	可有扑翼样震颤	多数正常
2期（昏迷前期）	意识错乱：定向力障碍、言语不清、人物概念模糊、偶有幻觉 行为异常：举止反常　睡眠障碍	扑翼样震颤、腱反射亢进、肌张力增高、踝阵挛	有特异性异常
3期（昏睡期）	昏睡状态,尚可唤醒 精神错乱：神志不清、幻觉	扑翼样震颤、肌张力增高、锥体束征阳性	有异常波形
4期（昏迷期）	昏迷、阵发性惊厥	浅昏迷：腱反射、肌张力亢进; 深昏迷：生理反射消失、肌张力降低	明显异常

（4）肝臭、肝脏缩小:患者呼出一种混杂有粪臭味的气体,主要是由于含硫氨基酸在肠道经细菌分解生成硫醇,不能被肝脏代谢而从呼气中排出而造成。由于肝细胞大量坏死与融合,结缔组织收缩,当触诊、叩诊动态观察时可发现肝脏进行性缩小。

（5）出血:由于肝内凝血因子合成障碍,引起DIC、原发性纤溶蛋白溶解。肝衰竭患者容易出现出血,表现为牙龈、口腔黏膜、鼻黏膜、球结膜、注射部位出血,皮肤出现瘀点或瘀斑。少数患者出血可发生于胃肠道、脑、子宫及肾等。

（6）并发症:急性肝衰竭可引起多器官功能障碍,主要有肝-肾综合征、脑水肿、脑疝,以及低血糖、继发感染等表现。

3. 辅助检查

（1）肝功能检查：转氨酶和血清胆红素明显增高。部分患者可出现"胆-酶分离"现象，即血清胆红素进行性上升，血清转氨酶达到一定高峰后逐渐下降，这种现象可提示病情严重，为肝衰竭预后不良的标志。人血白蛋白降低，可出现白蛋白/球蛋白比例倒置。

（2）肝炎病毒学检查：大部分患者有乙型肝炎病毒系统检测阳性，少数有甲型、丙型、丁型等病毒阳性。

（3）血液检查：白细胞总数与中性粒细胞百分率增高、血小板减少。凝血酶原时间（PT）明显延长；可有血糖降低，血尿素氮升高等。

（4）氨基酸测定：肝衰竭时氨基酸代谢紊乱，血氨升高，血支链氨基酸降低，芳香族氨基酸增高。

【护理措施】

1. 严密监测 ①持续监测体温、脉搏、呼吸、血压，尿量，各项指标至少每小时记录 1 次；②鼻胃管利用重力引流，保持胃排空，不主张抽吸，防止胃出血，观察引流液性质和量；③脑电图、肝 B 超、血气分析、血清电解质、血糖每 6 小时检查 1 次；④血白细胞、血红蛋白及凝血酶原时间每 12 小时观察 1 次；⑤血清转氨酶、总胆红素、血小板、部分凝血酶时间、血清钙及磷、胸部 X 线检查每 24 小时观察 1 次。

2. 支持疗法 保证足够的热量和补充多种维生素，成人每天至少需要 1200～1600kcal 及适量的维生素 K、维生素 C 及维生素 B。应针对血液电解质、血气分析、血糖、氨基酸及微量元素的检测结果予以补充。发病早期适量补充新鲜血液、新鲜血浆及白蛋白等有利于促进肝细胞的再生和补充各种凝血因子。

3. 出血护理 一般情况可用维生素 K$_1$ 肌注；输新鲜血及新鲜冷冻血浆可补充凝血因子；血小板减少或功能异常者，可输血小板悬液。预防性应用 H$_2$ 受体拮抗剂（雷尼替丁、西咪替丁）能明显减少上消化道出血的发生率。治疗胃肠道出血可口服或胃内灌注兰索拉唑或静脉输注奥美拉唑。

4. 肝性脑病的护理 肝性脑病患者前驱症状有行为异常和轻度性格改变。如走错病房、随地便溺、神情恍惚等，因此对于肝性脑病患者除了依据危重患者护理常规护理外，应根据患者发病先兆或潜在因素采取防护性护理措施。

（1）全面评估患者情况：包括职业、文化程度、入院方式、性格、生活状况，了解心理学测验或电生理检测简易智力状态检查结果。

（2）观察前驱症状：定时巡视病房，了解患者精神、意识状态，一旦发现患者表现异常，及时报告医生，迅速采取治疗措施。

（3）制定安全防护措施：及时去除病房不安全因素如水果刀、热水瓶、玻璃杯等，及时与患者家属联系陪护；对兴奋、躁动不安的患者，应先取出活动义齿，避免脱落误吸；患者狂躁时，可适当使用约束带或安放床栏。

5. 肝脏移植护理 尽早施行肝脏移植可以挽救更多急性肝功能衰竭患者的生命。其指征是在加强监护 24～48 小时后出现以下情况应施行肝移植：①肝性脑病病情加重；②出现脑水肿征象；③凝血酶原时间延长。如果肝脏移植时机和供体选择适当，可以明显提高移植患者的生存率。肝移植术后患者，除了做好危重患者的常规护理外，还应做好以下专科护理：

（1）管道的护理：肝移植患者术后留置导管多，包括监测性导管、治疗性导管和引流管道。保持各管道的通畅，标识清楚。严密观察并记录各引流管的量和性质，保持伤口敷料清洁干燥。尤其防止 T 管脱落或引流管扭曲、引流物堵塞等影响胆汁引流。正常胆汁为金棕色液体，放置时间过长变成深绿色，若出现深褐色可能提示供肝的缺血性损伤或坏死，胆汁量锐减、色淡而稀薄常提示有移植肝的排异。术后 T 管内无胆汁提示 T 管阻塞、肝动脉血栓或原发性肝无功能可能。

（2）排斥反应的观察与护理：急性排斥反应主要发生于术后 1 周左右，主要表现为血清转氨酶在短时间内大幅度升高，胆红素升高略晚。观察患者有无烦躁不安、发热、乏力、肝区胀痛，皮肤黄染，胆汁排出急剧减少或颜色变浅、大便颜色变浅。排斥反应常先出现临床症状，其后才出现客观指标。因此需要严密观察,及时发现后报告医师给予处理。肝活检有助于诊断和治疗。

6. 预防并发症 主要预防肝性脑病、脑水肿、脑疝、急性肾功能衰竭等并发症。

7. 一般护理 ①绝对卧床休息;②保持呼吸道通畅,及时纠正气道阻塞和继发感染;③准确计算出入量;④给予低盐、低脂肪、高碳水化合物的流质或半流质饮食,血氨升高时限制蛋白质入量,摄入以优质蛋白质为主;⑤对兴奋躁动者做好安全护理,防止意外损伤;⑥做好床旁隔离,接触患者要穿隔离衣、戴手套。

(五)肝肾综合征

肝肾综合征(hepatorenal syndrome,HRS)是指在严重肝病时发生的功能性急性肾功能衰竭(FARF),临床上病情呈进行性发展。HRS是一种严重肝病伴有的特异性的急性肾功能衰竭,其最大的特点是这种急性肾功能衰竭为功能性,一般认为此种FARF在病理学方面无急性肾小管坏死或其他明显的形态学异常。其特征为自发性少尿或无尿、氮质血症、稀释性低钠血症和低尿钠,但肾却无重要病理改变,是重症肝病的严重并发症,其发生率占失代偿期肝硬化的50%~70%,一旦发生,治疗困难,死亡率可达80%以上。根据病程和临床表现不同将HRS分为Ⅰ型(急进型)和Ⅱ型(渐进型),前者以快速进展的肾功能减退为特征,Ⅱ型HRS多发生于肝硬化。Ⅰ型HRS除尿量下降和CRE上升外,还有PTA和血清钠下降。Ⅰ型HRS预后极差,病死率高。Ⅱ型HRS发病相对缓和,生存率较Ⅰ型HRS高。

【护理评估与判断】

1. 病史及诱因 评估患者有无肝硬化、重症肝炎病史。排除肝硬化合并肾功能衰竭的其他病因,如低血容量、休克、器质性肾脏疾病和肾损害药物使用史等。评估患者有无自发性腹膜炎和肺部感染、消化道出血、水电解质紊乱、利尿剂不合理使用、大量排放腹水等诱因。

2. 症状与体征

(1)氮质血症前期:如进行性少尿,对利尿剂反应较差,肾脏对肌酐清除率减低。血尿素氮、肌酐正常,血钠偏低。

(2)氮质血症期:出现少尿甚至无尿。血尿素氮逐渐升高,血肌酐中度增高,血钠进一步降低;有无尿毒症症状,如乏力、恶心、嗜睡、抽搐、昏迷等。

(3)氮质血症终末期:肝功能明显恶化,可产生肝性脑病、深度昏迷,尿量明显减少或无尿,低血压,常死于肝肾功能不全、消化道出血、感染及高钾血症等并发症。

患者在2周内血清肌酐倍增达到221μmol/L以上,或肌酐清除率倍减达20ml/min以下,但肾却无重要病理改变。

(4)腹水和低钠血症:利尿剂治疗无效的顽固性腹水,其中稀释性低钠血症最为常见;另外,低钾血症、低氯血症、高钾血症发生率也较高等。

3. 辅助检查

(1)血液检查:主要检查肾功能指标。①肾小球滤过率(GFR)下降,即血肌酐(SCr)≥132.6μmol/L或24小时内生肌酐清除率(Ccr)<40ml/min;②停用利尿剂、扩容治疗后(静脉输注等渗盐水1500ml不出现肾功能的持续好转(血肌酐下降至132.6μmol/L以下、内生肌酐清除率增至40ml/min以上);③血钠浓度≤130mmol/L;④无梗阻性肾病或肾实质病变的超声证据。在2周内血清肌酐升高至原水平的2倍至大于221μmol/L,或24小时内生肌酐清除率下降50%(低于20ml/min)。

(2)尿液检查:尿量≤50ml/d、尿钠≤10mmol/L、尿渗透压>血浆渗透压、尿红细胞<50/HP、24小时尿蛋白≤500mg。

【护理措施】

1. 病情监测 严密监护,监测血压、心率和心律、体重、液体摄入量、尿量、尿比重、血清和尿电解质、尿素氮等改变;对于Ⅰ型HRS患者,应密切监测尿量液体平衡、动脉压以及常规的生命体征。注意治疗过程中监测心血管合并症、局部缺血等症状。

2. 防治 HRS 的诱因

(1)避免任何能激活相关神经体液反应系统或直接引起肾功能衰竭的因素,如大量放腹水和过度利尿、使用肾毒性药物、消化道出血、低血压、低血容量以及电解质紊乱。

(2)对于 Ⅱ 型 HRS 患者,肝硬化并高度腹水时,适度腹腔穿刺放液可减轻腹内压、肾静脉压力和暂时改善肾血流动力学。每次放腹水 500~1000ml,2~3 次/天,24 小时不超过 2000ml(腹水超滤治疗除外)。

(3)积极治疗肝脏原发病及并发症,如上消化道出血,肝性昏迷,维持水、电解质酸碱平衡。

(4)减轻继发性肝肾损害,积极控制感染。

(5)禁用肾毒性药物如氨基糖苷类抗生素等。避免使用非甾体抗炎药,因为此类药能抑制前列腺素的产生,致使肾脏血管收缩。

(6)用乳果糖抑制肠道革兰阴性杆菌的生长,防止或减少内毒素的产生,用考来烯胺阻止内毒素的吸收。

(7)严格控制输液量,纠正水、电解质和酸碱失衡,维持内环境稳定。

3. 药物治疗效果监测

(1)血管活性药物:①特利加压素是研究最为广泛的血管加压素类似物,其应用剂量为 0.5~1mg/(q4~6h),疗程 5~15 天。假如患者对特利加压素耐受,且用药第 3 天血清肌酐浓度较治疗前未下降 30%,那么给药剂量可以提高 25%~50%。但特利加压素在治疗 Ⅱ 型 HRS 上的功效尚不确切;②去甲肾上腺素 0.5~3mg/h 持续静脉滴注,使血肌酐降至 1~1.2mg/dl(88~106μmol/L);③甲氧氨福林联合奥曲肽,甲氧氨福林是一种 α-肾上腺素口服用药,可作用于相应受体而引起血管平滑肌收缩。奥曲肽是一种长效的生长抑素衍生物,可降低门脉高压,抑制胰高血糖素合成或直接作用于血管平滑肌,引起内脏血管收缩;④小剂量的多巴胺可直接刺激多巴胺受体,扩张肾血管,增加肾血流量,调节肾小球和肾小管功能,增加有效肾血浆流量及钠排泄,可用于 Ⅱ 型 HRS,但需注意控制输液速度。

(2)扩充血容量:一般用白蛋白、血浆、全血、右旋糖酐、羟甲淀粉或腹水浓缩回输等。液体入量每日应限制于 500~1000ml 内,过度扩容可引起肺水肿、曲张的静脉破裂出血或加重稀释性低钠血症等危险,故扩容时应严密观察生命体征变化。

(3)利尿剂的应用:尽管利尿剂可诱发少数肝硬化腹水患者出现肾损害,但最小有效量对维持肝硬化患者有重要作用,用药期间严密观察,及时发现肾损害并尽早停药有望迅速恢复。本类药与其他治疗措施(扩容药、血管收缩剂和多巴胺)联合应用,可部分改善肾功能。

(4)中药:中药汤剂保留灌肠治疗 HRS 患者,有利于药物的保留和吸收,同时缓解消化道恶心呕吐等副作用,在改善临床症状、增加尿量以及降低 BUN、CRE 方面作用明显。

(5)高渗盐水:可纠正血浆低钠、低渗状态,使细胞内水分向细胞外转移,血容量增加。

4. 营养摄入的护理 给予低蛋白、高糖和高热量饮食,以降低血氨、减轻氮质血症,并使机体组织蛋白分解降至最低限度,注意碳水化合物及各种氨基酸的补充。给予适量优质蛋白质以维持氮的平衡,不能口服者,予静脉补充营养,如肝安、脂肪乳等。

5. 血液净化技术的应用

(1)总胆红素均超过 340μmol/L 则为重度黄疸,可考虑给予人工肝治疗。

(2)连续性肾脏替代治疗(CRRT):CRRT 具有稳定血流动力学,精确控制容量,维持水、电解质酸碱平衡、内环境稳定,改善氮质血症的作用,但 CRRT 不能替代肝脏的合成和代谢功能,只能暂时改善肾功能,延长患者的生存时间。

6. 手术治疗 依据病情选择经颈静脉肝内门体分流术(TIPS)和肝移植术。

第五节　泌尿系统危重症监测与护理

问题与思考

请根据连续性肾脏替代治疗(CRRT)的基本原理,考虑在 CRRT 治疗过程中的主要监测项目有哪些?

一、肾脏功能监测

肾脏是调节体液的重要器官,其基本功能是清除体内代谢产物及某些废物、毒物,同时维持水、电解质及细胞内外渗透压平衡,保证机体内环境相对恒定。肾功能监测的主要内容是防止发生急性肾功能不全或急性肾衰竭,以及在发生急性肾衰竭后能给予及时正确的治疗。

(一)尿液监测

1. **尿量**　尿量监测是危重患者患者多种监测指标中的一项重要内容,反映肾脏血流灌注水平的最直接最敏感的生理指标。对于危重症患者来说,尿量常常能够在血肌酐升高之前预示肾功能的紊乱。根据 AKIN 国际共识制定的肾衰竭分层诊断标准——RIFLE 标准,尿量是重要的分层诊断指标。因此临床上常记录每小时尿量和 24 小时尿量。正常成人每天尿量 1000~2500ml。当每小时的尿量小于 30ml 时,多为肾血流灌注不足,间接提示全身血容量不足。当 24 小时尿量少于 400ml 或每小时尿量小于 17ml 为少尿,表示有一定程度上的肾功能损害;24 小时尿量少于 100ml 为无尿或尿闭,是肾衰竭的基础诊断依据。夜间尿量超过白天尿量或夜间尿量超过 750ml 为夜尿增多,夜尿持续增多且尿比重低而固定,提示肾小管浓缩功能减退。

2. **尿比重**　尿比重反应肾小管的浓缩功能。尿比重的正常值为 1.015~1.025 之间,尿比重>1.025 为高比重尿,提示尿液浓缩,肾功能尚好;尿比重<1.010 为低比重尿,提示肾脏浓缩功能下降,见于肾功能不全恢复期、尿崩症、利尿剂治疗后、慢性肾炎及肾小管浓缩功能障碍等情况。

3. **尿渗透压**　尿渗透压是反应单位容积尿中溶质分子和离子的颗粒数的一项监测指标。尿渗透压和尿比重均反映尿中溶质的含量,但蛋白质、葡萄糖等分子量较大,对尿比重的影响比尿渗透压大,故判断肾小管浓缩、稀释功能时,监测尿渗透压更有意义。尿渗透压正常值为 600~1000mOsm/L。临床上血渗透压、尿渗透压同时测量,计算两者的比值,也可反映肾小管的浓缩、稀释功能。血渗透压正常值为 280~310mOsm/L,尿/血渗透压正常比值约为(2.5±0.8)∶1,若比值降低,提示肾小管浓缩功能障碍。

4. **蛋白质**　正常成年人每日尿蛋白定量不超过 80mg,定性为阴性。当尿中蛋白质含量持续超过 150mg/d,尿蛋白定性阳性,称为蛋白尿。尿蛋白>150mg 且<1.0g/d 为轻度蛋白尿、1.0~3.5g/d 为中度蛋白尿、>3.5g/d 为重度蛋白尿

5. **葡萄糖**　正常人尿中仅含有微量的葡萄糖,24 小时浓度为 2.78mmol/L,定性试验为阴性。当血浆葡萄糖浓度增高,超过肾小管重吸收阈值;或肾小管重吸收葡萄糖阈值降低,尿中葡萄糖检查为阳性,出现糖尿。

6. **红细胞**　正常成年人新鲜尿沉渣计数每高倍镜视野(HP)红细胞数不超过 3 个,若多于 3 个/HP 或每小时尿红细胞计数>10 万个,称为镜下血尿。当呈现肉眼可见的血样或洗肉水样时称肉眼血尿。血尿可分为肾小球源性和非肾小球源性。

7. **白细胞**　正常成年人新鲜离心尿液每高倍镜视野白细胞不超过 5 个,若>5 个/HP,或每小时新鲜尿液白细胞计数>40 万个,称为白细胞尿或脓尿。尿中白细胞增多提示泌尿系统感染。

（二）血生化监测

1. 血尿素氮　血尿素氮（BUN）是体内蛋白质代谢产物，经肾小球滤过，随着尿排泄，正常值为 $2.9\sim6.4mmol/L$。血尿素氮增加程度与肾功能损害程度成正比，通过血尿素氮的监测可以帮助诊断肾功能不全或肾功能衰竭。它反应肾小球滤过功能，但是 BUN 升高并不具备肾脏特异性。

2. 内生肌酐清除率　是指肾脏在单位时间内，把若干毫升血浆中的内生肌酐全部清除出去，称为内生肌酐清除率。它能够准确可靠的反映肾小球的滤过功能，是临床常用的监测指标。成人正常值为 $80\sim120ml/min$，$50\sim70ml/min$ 为肾小球功能轻度损害，$30\sim50ml/min$ 为肾小球功能中度损害，$<30ml/min$ 为肾小球功能重度损害。

3. 血肌酐　正常成人血肌酐（SCr）正常值：$83\sim177\mu mol/L$，它与内生肌酐清除率临床意义相似。但其敏感性和可靠性要低于内生肌酐清除率。肌酐浓度可反映肾小球的滤过功能，且具有肾脏特异性，血肌酐浓度升高提示肾功能不全。血肌酐浓度升高提示肾功能不全。

二、泌尿系统危重症的护理

（一）急性肾损伤

急性肾损伤（acute kidney injury，AKI）以往称为急性肾衰竭（acute renal failure，ARF），是指由多种病因引起的肾功能快速下降而出现的临床综合征。与 ARF 相比，AKI 更强调对这一综合征的早期诊断、早期治疗的重要性。急性肾损伤是一种常见病，研究表明，医院内住院患者急性肾脏损伤的发生率约5%，在重症监护室的发生率约为30%。但目前仍无特异治疗，死亡率高，是肾脏病中的急危重症。

【护理评估与判断】

1. 病史与诱因　AKI 病因复杂多样，它有广义和狭义之分。广义 AKI 可分为三类：肾前性、肾性和肾后性。肾前性 AKI 是由于肾小球灌注减低所致，而肾脏组织结构正常。最常见的病因包括低血容量及心力衰竭。肾性 AKI 有肾实质损失，是指直接累及肾脏组织结构及功能所致。肾后性 AKI 包括从肾集合管至尿道外口的任何部位的梗阻或者肾静脉的阻塞，可分为解剖性和功能性因素。解剖性因素包括狭窄、肿瘤和结石。功能性因素包括药物如神经节阻滞剂等。狭义 AKI 仅指急性肾小管坏死（acute tubular necrosis，ATN），是 AKI 最常见类型。本章主要介绍 ATN。

2. 症状与体征　典型 ATN 临床病程可分为三期，即起始期、维持期和恢复期。

（1）起始期：患者遭受缺血或毒性物质刺激，但尚未发生明显肾实质损伤。在此阶段，如能及时采取有效措施，常可阻止病情进展，一般持续数小时到数天，患者常无明显临床症状。随着肾小管上皮细胞发生明显损伤，肾小球滤过率（GFR）下降，临床表现变得明显，进入维持期。

（2）维持期：维持期又称少尿期。该期一般持续 $7\sim14$ 天，但也可短至数天，长至 $4\sim6$ 周。大部分患者表现为少尿（$<400ml/d$）和无尿（$<100ml/d$）。也有部分患者尿量在 $400ml/d$ 以上，称为非少尿型 AKI，其中多数患者病情较轻，预后较好。然而，无论尿量是否减少，随着肾功能减退，可出现一系列临床表现。

1）AKI 的全身症状：①消化系统：主要表现为厌食、恶心、呕吐、腹泻、呃逆，约25%的患者并发消化道出血，出血多由胃黏膜糜烂或应激性溃疡引起；②呼吸系统：表现为呼吸困难、咳嗽、咳粉红色泡沫痰、胸闷等，与体液潴留、肺水肿和心力衰竭有关；③循环系统：患者可出现充血性心力衰竭、心律失常、心包炎和高血压等；④神经系统：可有昏睡、精神错乱、木僵、激动、精神病等精神症状，以及肌阵挛、反射亢进、不安腿综合征、癫痫发作等；⑤血液系统：可表现为贫血、白细胞升高、血小板功能缺陷和出血倾向。

2）水、电解质和酸碱平衡紊乱：①代谢性酸中毒：正常蛋白质饮食可代谢产生非挥发性固定酸 $50\sim100mmol/d$（主要是硫酸和磷酸），通过肾脏排泄而保持酸碱平衡。急性肾损伤时，肾脏不能排出固定酸，是引发代谢性酸中毒的主要原因。临床表现为深大呼吸（Kussmaul 呼吸），血 pH 值、碳酸氢根和二氧化碳结合力降低,由于硫酸根和磷酸根潴留,常伴阴离子间隙升高;②高钾血症:是急性肾损伤最严重的并发症之一,也是少尿期的首位死因。在严重创伤、烧伤等所致横纹肌溶解引起的 AKI,每日血钾可上升 1.0～2.0mmol/L;③低钠血症:主要是由于水过多所致的稀释性低钠血症。此外,恶心、呕吐等胃肠道失钠,以及对大剂量呋塞米治疗有反应的非少尿型患者也可出现失钠性低钠血症;④低钙血症:转移性磷酸钙盐沉积,可导致低血钙。表现为口周感觉异常、肌肉抽搐、癫痫发作、出现幻觉和昏睡等,心电图提示 Q-T 间期延长和非特异性 T 波改变。此外,还可有高磷血症、高镁血症、低镁血症等。

(3)恢复期:当肾小管上皮细胞再生、修复,直至肾小管完整性恢复称为恢复期。肾小球滤过率逐渐恢复正常或接近正常范围。少尿型患者开始出现利尿,可有多尿表现,在不使用利尿剂的情况下,每日尿量可达 3000～5000ml,或更多。血尿素氮、肌酐水平逐渐恢复正常,患者情况渐好转。少数患者可遗留不同程度的肾脏结构和功能缺陷。

3. 辅助检查

(1)血液检查:可有轻度贫血、血肌酐和尿素氮进行性升高,血清钾浓度升高,血 pH 和碳酸氢根离子浓度降低,血清钠浓度可正常或偏低;血钙可降低,血磷升高。

(2)尿液检查:根据病情不同,尿蛋白多为(±)～(+),常以小分子蛋白为主。尿沉渣检查:可发现肾小管上皮细胞、上皮细胞管型、颗粒管型、红细胞、白细胞和晶体存在,有助于急性肾损伤的鉴别诊断。尿液生化检查:包括尿钠、钠滤过分数、肾衰指数、尿/血渗量、尿和血尿素氮或肌酐比值等,有助于肾前性氮质血症和急性肾小管坏死的鉴别。

(3)影像学检查:肾脏超声检查:鉴别有无尿路梗阻、判断肾脏大小;腹部 X 线平片:显示肾、输尿管和膀胱等部位的结石,以及超声难以发现的小结石;CT 扫描:评估尿道梗阻,确定梗阻部位,明确腹膜后感染组织或腹膜后恶性肿瘤;肾血管造影:怀疑肾动脉梗阻(栓塞、血栓形成、动脉瘤)时。

(4)肾活检:可能存在缺血和肾毒性因素之外的肾性急性肾损伤;原有肾脏疾病的患者发生急性肾损伤;伴有系统性受累表现的患者,如伴有贫血、长期低热、淋巴结肿大等;临床表现不典型者,肾活检可鉴别贫血原因、中毒性急性肾小管坏死或急性间质性肾炎;临床诊断缺血或中毒性急性肾小管坏死,4～6 周后肾功能不恢复;肾移植后移植肾功能延迟恢复,已排除外科并发症者。

【护理措施】

急性肾损伤的救治原则为:消除诱因,积极治疗原发病症,迅速纠正休克,恢复有效血容量,缩短肾脏缺血、缺氧的时间。

1. **病情观察** 持续心电监护,定时测量体温、血压等生命体征。密切观察血生化各项指标的动态变化,及时发现水、电解质紊乱。及时留验各种尿标本、及时送检。注意意识状态的改变,发现意识混乱或抽搐现象时,应保护患者的安全。

2. **感染的监测和护理** 感染是急性肾损伤最严重和最常见的并发症,是导致患者死亡的原因之一。因此严密监测:①呼吸道感染的监测和护理:每日测量体温,注意体温的变化,观察患者有无咳嗽、咳痰和痰的颜色,及时清除呼吸道分泌物,定时翻身拍背,保持呼吸道通畅;②泌尿道感染的监测和护理:观察尿液的颜色、有无浑浊、沉淀,每日清洁尿道口;昏迷或尿失禁留置导尿的患者定时进行膀胱冲洗 2 次/日。注意无菌操作;③预防血管通路感染:多数患者需要深静脉置管,进行血液透析等治疗,每日观察伤口,定时换药,严格无菌操作;④口腔、皮肤的监护和护理:口腔护理 2～4 次/日;在少尿期绝对卧床休息,保持皮肤清洁,减轻瘙痒不适。

3. **维持体液平衡** 准确记录 24 小时出入量,每日测体重,以了解水分潴留情况;严格控制补液的量和速度,在少尿期记录出入液量必须准确。体重和血钠值可作为控制入液量的参考指标。一般体重每日应减轻约 0.5kg,如体重不变甚至增加往往表明进液过多,血钠浓度降低也表明摄入水分过多,反之,血钠升高可适当放宽进液量。

4. 化验指标的监测 监测尿液各项指标,了解血电解质、血糖和血气分析的结果;透析治疗前后检测血肌酐和尿素氮的变化,以及连续观察肌酐清除率的改变,及时了解肾功能的进展情况。

5. 药物监测和护理 针对不同药物对肾脏的影响,应采取不同措施尽量避免治疗过程中对肾脏功能进一步的损害。因此应尽量避免使用直接损害肾脏的毒性药物,如氨基酸糖苷类,如需给药,应定期检测血药浓度。

6. 饮食 尽量利用胃肠道补充营养,可进食清淡、低盐、低脂、低磷、高钙、优质低蛋白饮食,如牛奶、鱼。少食动物内脏和易过敏的食物等;并酌情限制水分、钠盐和含钾食物摄入。进入恢复期后可给予高糖、高维生素、高热量食物。尿量>3000ml/d,可多食含钾食物,如橘子、榨菜等。

7. 一般护理 对急性肾损伤患者,应给予适当的心理护理,解释各种疑问,恰当解释病情,用成功的病例鼓励患者,为患者创造安静、整洁、舒适的治疗环境;保证充足的睡眠,每天应在 8 小时以上。加强皮肤护理,保持皮肤完整,以减少感染因素。嘱患者常洗澡勤换内衣,修剪指(趾)甲;帮助患者选择无刺激或刺激性小的洗护用品。在疾病不同阶段,实施不同的护理对策。

8. 应用连续性肾脏替代治疗（CRRT）的护理 凡药物保守治疗法无效,无法及时纠正严重电解质紊乱、酸中毒和血尿素氮时,或病情严重时,都应及早考虑使用 CRRT。应用 CRRT 时,依据其常规进行观察与护理。

案例9-14 •━━━━━━━━━━━━━━━━━━━━━━━━━

刘某,女,66 岁,因"乏力 2 个月,浮肿两周。"于 2016 年 7 月 23 日收住肾内科。患者自述 2 个月前无诱因出现乏力,两周前间断出现双下肢可凹性浮肿,在当地查尿常规:蛋白(+)、潜血(+);血肌酐 138.2μmol/L,血红蛋白(HGB)102g/L。1 个月前自觉乏力加重,明显消瘦,到某三级甲等医院查血红蛋白(HBG)89g/L,24 小时尿蛋白定量 1.45g,血肌酐 195μmol/L,血钙 1.94mmol/L,抗中性粒细胞胞浆抗体(ANCA)(-),为进一步诊治来我院。发病以来尿量正常,无发热,1 个月来体重下降 5 kg。既往体健。入院查体:T:36.1℃,BP:90/60mmHg,消瘦,贫血貌,无皮疹,未及淋巴结肿大,心肺腹未见异常,双下肢浮肿。

思考: 1. 患者的初步诊断是什么?

2. 该患者的主要护理措施有哪些?

（二）连续性肾脏替代治疗

连续性肾脏替代治疗(continuous renal replacement therapy,CRRT)是持续、缓慢清除溶质和水分的血液净化治疗技术总称。目前 CRRT 包括 9 种技术:连续性动静脉血液滤过(CAVH)、连续性静脉-静脉血液滤过(CVVH)、缓慢持续超滤(SCUF)、连续性动静脉血液透析(CAVHD)、连续性静脉-静脉血液透析(CVVHD)、连续动静脉血液透析滤过(CAVHDF)、连续性静脉-静脉血液透析滤过(CVVHDF)、连续静脉-静脉血液透析和/或滤过-体外膜氧合(CVVH/DF-ECMO)、连续静脉-静脉血液透析和/或滤过静脉-静脉旁路(CVVH/DF-VVBP)。传统上需 24 小时维持治疗,目前临床上可根据患者病情适当调整治疗时间。

1. CRRT 的原理 CRRT 以对流的方式清除血液中的水分和有毒物质。对流是溶质通过半透膜的另一种方式。在跨膜压作用下,液体从压力高的一侧通过半透膜向压力低的一侧移动,液体中的溶质也随之通过半透膜,这种方法即为对流。它的优点是:具有在治疗期间心血管状态稳定,生物相容性好,溶质清除率高,并且能够依据患者需要补充液体,为营养支持治疗提供保障。另外它还能清除炎性介质和细胞因子,具有重要的治疗作用。

2. CRRT 的适应证 主要包括急性肾衰竭伴有心血管功能衰竭、急性肾衰竭合并脑水肿、急性肾衰竭伴有高分解代谢、急性肾衰竭合并多脏器衰竭、急性呼吸窘迫综合征(ARDS)、系统性炎症反应综合征(SIRS)、挤压综合征(横纹肌溶解综合征)、急性坏死性胰腺炎、心肺旁路术后、肝性脑病、药物或毒物中毒、急性肿瘤溶解综合征。

3. CRRT 的主要治疗模式

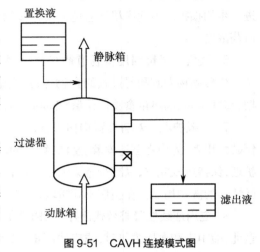

图 9-51　CAVH 连接模式图

(1)CAVH(连续性动静脉血液滤过):这是最早的模式,采用股 A-V 压差,驱动血液进入一个高通透性膜、小面积滤器,不用血泵,平均动脉压 60～90mmHg,血流量 50～200ml/min,超滤量 8～25ml/min,12～18L/d,治疗设备简单,技术要求高(图 9-51)。

(2)CAVHDF(连续动静脉血液透析滤过):是在 CAVH 基础上,在滤器的透析液腔隙孔处逆向输入透析液。其余同上。

(3)CVVH(连续性静脉-静脉血液滤过)及 CVVHDF(连续性静脉-静脉血液透析滤过):血管通路选用 V-V 通路,加用血泵,其余同(1)和(2)。其优点是对血流动力学影响更小,采用中心静脉留置双腔导管,血流量 100～250ml/min,尿素清除提高到 36L/d,置换液量增至 48～56L/d。现已基本取代 A-V 通路,成为 CRRT 的标准模式。

(4)CAVHD(连续性动静脉血液透析)及 CVVHD(连续性静脉-静脉血液透析):它是将滤器改用合成膜的透析器,不用置换液,血流量 50～200ml/min,超滤量 2～5ml/min。

4. CRRT 系统的物品准备

(1)机器准备:CRRT 的机器装置主要包括血泵、输液泵、超滤泵和循环管路、收集袋、加热器。专用的 CRRT 机器既有简单的操作界面,又具有复杂的功能和报警系统。CRRT 系统可以使护理操作更简便、更安全,具备以下功能:①自动的液体平衡系统;②废液管路上有漏血监测;③滤器前后有压力监测,自动计算和显示跨膜压;④简单、快速、自动预冲功能;⑤输液泵、超滤泵及血泵一体化,能调节透析液、置换液、滤出液泵速,通过报警系统对滤器的凝血、液体的平衡错误、循环管路中的空气检测、漏血以及压力变化进行监测。

(2)患者准备:建立临时性血管通路(颈内静脉或股静脉)。重症患者 CRRT 的疗程较晚期肾病患者的血液透析疗程短得多,因此静脉通路一般选择中心静脉置管而不是动静脉瘘。为满足 CRRT 血流量的要求,置管部位可选择股静脉、锁骨下静脉或颈内静脉,动脉置管因并发症较多已较少采用。锁骨下静脉导管的优点是发生导管相关感染(catheter-related bloodstream infection,CRBI)的概率较低,缺点是易受锁骨压迫而致管腔狭窄,因此血栓形成风险较其他部位的导管高。颈内静脉导管没有上述缺点,且对患者活动限制少,因而一直是血透患者中心静脉置管的首选,但缺点是 CRBI 发生率相对较高。股静脉置管的优点是压迫止血效果好,血肿发生率低,且其 CRBI 的发生率并不比颈内静脉高,穿刺方便、技术要求低;可为 ICU 患者血流动力学监测和治疗需要的血管通路让出锁骨下静脉、颈内静脉。因此 ICU 患者应首选股静脉置管。

(3)药物准备

1)置换液的准备:置换液的配制应遵循以下原则:①无致热原;②电解质浓度应保持在生理水平,为纠正患者原有的电解质紊乱,可根据治疗目标作个体化调节;③缓冲系统可采用碳酸氢盐、乳酸盐或柠檬酸盐;④置换液或透析液的渗透压要保持在生理范围内,一般不采用低渗或高渗配方。配置置换液的注意点:严格无菌操作;认真执行查对制度,保证配置药物剂量的准确性;碳酸氢钠置换液应现用现配,必要时检测配置置换液的电解质浓度。

2)抗凝剂的选择:为防止血液在管路内凝血,在 CRRT 前常采用 5000～10 000IU/L 肝素生理盐水对血液管路、滤器、置换液(透析液)管路和超滤液管路进行预冲洗。如无出血风险的重症患者行 CRRT 时,可采用全身抗凝;对高出血风险的患者,如存在活动性出血、血小板$<60\times10^9$/L、INR>2、APTT>60s 或 24 小时内曾发生出血者在接受 CRRT 治疗时,应首先考虑局部抗凝。如无相关技术和条件时可采取无抗凝剂方法。

(4)抢救物品:氧气、心电监护、吸引器和呼吸机等。

5. 治疗过程中的监测与护理

(1)血流动力学监测:重症患者 CRRT 过程中易发生血流动力学不稳定,特别是间歇性血液透析(intermittent hemodialysis,IHD)治疗时发生率更高。CRRT 过程中,平均动脉压(MAP)和全身血管阻力可逐渐升高,同时也允许第三间隙的液体缓慢转移回血液循环,从而保持正常的前负荷。重症患者常伴有体液潴留而需负水平衡,但是在负水平衡开始过程中必需密切监测血流动力学,防止引发医源性有效容量缺乏导致组织器官的低灌注。一般需要持续监测神志、心率(律)、血压、CVP、每小时尿量等临床指标,严重 SIRS/Sepsis,伴血流动力学不稳定者 RRT 全过程需血流动力学监测,以便及时给予相应处理。

(2)体液量监测:CRRT 过程中监测体液量的目的在于恢复患者体液的正常分布比率。因此应正确计算置换液及其他补液的出入量,正确计算脱水量,保证液体的进出平衡。由于接受 CRRT 患者均为重症患者,计算出入量时应考虑患者静脉高营养量、各种引流量、胃肠减压量、大小便量等。在行 CRRT 时需要补充大量置换液以及有大量的废液排出,对液体平衡的监测、对体液状况进行正确判断是确定治疗处方的关键。在治疗过程中大量的超滤和置换液的输入可能造成液体和电解质的失衡,应做好各项监测记录。

(3)凝血功能监测:CRRT 应用抗凝剂时易发生出血。应密切观察患者皮肤黏膜出血点、伤口和穿刺点渗血情况,以及胃液、尿液、引流液和大便颜色等。定期行凝血的化验检查,以便及时调整抗凝方案和发现 HIT 综合征。不抗凝患者,随着 CRRT 的进行,凝血功能逐渐恢复而导致管路内发生凝血,通过监测凝血功能可帮助医生决定是否需要加用抗凝剂。

(4)血电解质和血糖监测:CRRT 过程中可能出现电解质、酸碱紊乱,应定期监测。重症患者本身常存在应激性血糖升高,在应用高糖配方的超滤液或透析液时更易发生高血糖。因此,应根据需要选择恰当的血糖监测和控制方案。

(5)并发症预防和处理:CRRT 治疗时可能有四类并发症:抗凝相关并发症,如出血(胃肠道、穿刺点、尿道)和 HIT;血管导管相关并发症,如全身感染、栓塞、动静脉瘘、心律失常、气胸、疼痛、管路脱开、血管撕裂等;体外管路相关并发症,如膜反应:缓激肽释放、恶心、过敏反应;气体栓塞;治疗相关并发症,如低温、贫血、低血容量、低血压;酸碱、电解质异常:低磷血症、低钾血症、酸中毒、碱中毒;代谢:脂质;药物相关:药物动力学改变等。在临床工作中常见的严重并发症有以下几种。

1)低血压:低血压是血液透析模式下的常见并发症,血液滤过时少见。与膜相关的缓激肽激活、补体系统激活有关,另外过敏反应也是导致低血压之一。这可以采用生物相容性高的滤器或透析器加以避免。血透开始采取低血流速率也是预防低血压的方法之一。

2)感染:管道连接、取样、置换液和血滤器更换是外源性污染的主要原因;最为严重的是透析液或置换液被污染引起严重的血流感染。严格无菌操作是防止感染的主要措施。导管穿刺处的血肿可并发感染,应积极预防。密切监测、及时发现、良好穿刺技术及拔除导管后的有效压迫是降低和防止该并发症的关键。

3)血小板降低:CRRT 可引起血小板降低,严重者需中止 CRRT 治疗。目前国外研究显示,血流速度越快,血小板黏附越少,因此对血小板降低的患者采用高血流量可以降低血小板的黏附。

(6)留置导管的管理:正确管理留置导管,遵循导管护理规范对延长留置时间和降低并发症具有重要意义。应特别注意以下问题:留置期间应卧床休息以免导管脱落引起大出血;每次血滤/透析前用空针吸尽导管内残存的血液,再用稀释肝素盐水冲洗管道;外脱的导管,禁止再次插入体内;不应经由留置的血滤用血管导管采血和输液。CRRT 结束后采用正压法肝素封管,用于封管的生理盐水量为导管总容量的120%为宜,约需 1.2~1.4ml,并应定期采用肝素生理盐水给血管导管进行正压冲洗。

(7)一般护理:严密观察病情变化,可采用 24 小时心电监护仪监测血压、脉搏、呼吸、心率、氧饱和度等,且 0.5~1 小时记录一次,如有病情变化,及时通知医生,遵医嘱给予调整治疗参数,如血压下降可减慢脱水速度,应用升压药或加快输液速度等。

理论与实践

表 9-19　CRRT 操作流程与评分表

（以 PRISMA 机型为例，其他设备方法大致相同）

项目	操作要求	分值	扣分标准
仪表	仪表端庄，服装整洁。	2	一处不符扣 1 分
操作前评估	评估患者病情、意识、生命体征、皮肤情况等。	2	一项评估不到位扣 0.2 分
	目的：清除体内过多水分，纠正电解质紊乱，维持酸碱平衡；清除体内毒素及炎症介质。	1	一处叙述不完整扣 0.2 分
物品准备 10 分	生理盐水 2000ml 加肝素 12500U，预冲使用。	2	不符时扣 2 分
	抗凝剂：生理盐水 18ml 加肝素 12500U，如用低分子肝素可不备。	2	不符时扣 2 分
	酒精纱布、输血器、三通、注射器。	2	缺一项扣 0.5 分
	M100 血滤管路及加温管 2 套。	2	一项不正确扣 1 分
	如使用体外肝素化抗凝，另备注射泵，生理盐水 45ml 加鱼精蛋白 50mg。	2	一项不符扣 0.5 分
透析设备 20 分	蠕动泵：在治疗过程中，蠕动泵逆时针方向运转。	4	检查准备不到位扣 4 分
	血泵：引导血液进入体外循环，按设定的流速转动。流速 10~180ml/min 可调。	4	检查准备不到位扣 4 分
	置换液泵：CVVH 模式时最大流速 4500ml/min，CVVHDF 模式时最大流速 2000ml/min。	4	检查准备不到位扣 4 分
	透析液泵：只在 CVVHD 和 CVVHDF 两种模式下可用，最大流速为 2500ml/min。	4	检查准备不到位扣 4 分
	废液泵：泵速根据其他设置参数自动计算。	4	检查准备不到位扣 4 分
操作流程 60 分	1. 开机：连接电源，打开开关，调试平衡秤及压力，进入机器检测程序，观察压力及平衡秤的数值，超出 ±10 调试压力及平衡。	5	漏一项扣 1 分
	2. 患者准备：在系统中选择患者，或确认新患者，并核对。测量生命体征，了解患者血管管路、抗凝剂使用等情况。	5	漏一项扣 1 分
	3. 选择治疗方式：包括缓慢连续超滤、CVVH、CVVHD、CVVHDF 等。	5	选择方式不正确扣 5 分
	4. 按照先后顺序依次安装管路：安装滤器、置换液、透析液管、4 个压力传感器、废液管放入漏血探测器内、挂废液袋、安装动脉管路、挂预冲液收集袋、静脉管路放入空气探测器夹内、按住 LOAD 键、管路自动卷入泵头内、安装加温管。	10	一处安装不正确扣 1 分
	5. 预冲和连接：检查已经安装的管路，所有管路夹是否打开。按预冲键用预冲液（生理盐水 2000ml 加肝素 12500U）预冲，将管路内的空气排空。预冲完成后机器自动检测。遵医嘱设定流速，使用抗凝剂。	5	一处操作不正确扣 1 分
	6. 连接患者：夹住动静脉管路，与患者深静脉置管连接后，打开所有管路夹，按住 start 键，开始透析。	10	一处操作不正确扣 2 分
	7. 治疗过程中的监护：记录血液透析护理观察表，至少每小时记录一次。	5	未完成记录或缺项一处扣 0.1 分
	8. 治疗结束后的回血操作：①将连接患者的红管接到生理盐水袋上，开启血泵；②回血后断开回液管路。	10	一处操作不正确扣 3 分
	9. 拔针与封管：拔出患者静脉端穿刺针，用弹力绷带压迫止血 30 分钟。如为深静脉置管，用抗凝剂封管（动脉端 1.3ml 肝素，静脉端 1.4ml 肝素）。	5	一处操作不正确扣 1 分
终末处置 5 分	将血滤器及管路进行毁形消毒后按规定程序处理。记录血液透析护理观察表。关闭总电源，卸下管路，擦拭机器。	5	一处不符扣 1 分

第六节　内分泌重症监测与护理

问题与思考

酮症酸中毒的护理要点有哪些？

一、内分泌与代谢功能监测

（一）肾上腺皮质功能监测

在感染、创伤、休克等严重应激情况下,部分危重患者可出现急性肾上腺皮质功能不全,从而增加死亡风险,而小剂量糖皮质激素替代治疗可显著降低病死率。但对于非急性肾上腺功能不全的严重感染患者,应用糖皮质激素则可能使感染、消化道出血等并发症的风险增加。因此,尽早判断危重患者的肾上腺皮质功能,对其休克后复苏及进一步治疗非常重要。

1. **适用范围**

（1）感染性休克,经过充分液体复苏后仍依赖血管活性药物维持血压者。

（2）颅脑损伤、垂体梗死、肾上腺出血、恶性肿瘤危重期。

（3）患病前曾接受皮质激素治疗的患者。

（4）临床上出现不能解释的发热、精神状态改变与高动力循环状态,以及疲劳、虚弱、恶心、厌食、呕吐、腹泻、贫血、代谢性酸中毒等表现。

（5）某些药物的应用可影响皮质功能,如酮康唑、苯妥英钠等。长时间使用上述药物的重症患者应注意监测肾上腺皮质功能状态。

2. **监测与护理**　肾上腺皮质功能监测通常包括基础血清皮质醇水平测定及 ACTH 刺激试验。

（1）血清皮质醇水平测定:正常血清氢化可的松水平在 $2\sim5\mu g/dl$。皮质醇（cortisol）由肾上腺皮质分泌,且有明显的昼夜节律变化,上午 8 时左右分泌最高,以后逐渐下降,午夜零点最低。严重感染、创伤、出血等应激后,患者下丘脑-垂体-肾上腺轴（HPA 轴）被激活,皮质醇分泌的昼夜节律和分泌波峰消失,可测定任意时间的皮质醇水平。

1）标本留取:外周血 4ml,无需抗凝,静置送检。目前医院多采取化学发光免疫法测定。

2）意义:非应激状态下基础皮质醇$<3\mu g/dl$,或 $250\mu g$ACTH 刺激试验后皮质醇$<18\sim20\mu g/dl$,可认定为肾上腺皮质功能不全;应激状态下,任意血清皮质醇$<25\mu g/dl$,提示存在肾上腺皮质功能不全。

（2）ACTH 刺激试验:是评价患者肾上腺皮质功能状态的重要手段。包括 HD-ACTH（高剂量 ACTH）和 LD-ACTH（低剂量 ACTH）试验。有学者认为 LD-ACTH 试验比 HD-ACTH 试验在重症患者肾上腺皮质功能不全诊断中具有更高的敏感性和特异性,并且推荐应用于非应激下肾上腺皮质储备功能的评估。

1）HD-ACTH 试验:任意时间取血测定基础皮质醇浓度后,静脉注射 ACTH $250\mu g$,30 分钟和 60 分钟后再次取血测定血浆皮质醇浓度,若其浓度变化低于$<9\mu g/d$（250nmol/L）,提示肾上腺皮质功能不全。

2）LD-ACTH 试验:任意时间取血测定基础皮质醇浓度后,静脉注射 ACTH $1\mu g$,30 分钟和 60 分钟后再次取血测定血浆皮质醇浓度,若其浓度变化低于$<9\mu g/dl$（250nmol/L）,提示肾上腺皮质功能不全。

3. **注意事项**　合并急性肾上腺皮质功能不全的危重患者,严重应激状态下可表现为以下几种情况:

（1）任意血清皮质醇浓度$<15\mu g/dl$ 和（或）$\triangle cortisol \leqslant 9\mu g/dl$。

（2）不管基础皮质醇水平,$\triangle cortisol \leqslant 9\mu g/dl$ 或低血压,任意 $cortisol \leqslant 20\mu g/dl$。

（3）合并严重低蛋白血症时,基础血清皮质醇水平(free cortisol)≤2μg/dl,或 ACTH 刺激试验游离皮质醇≤2μg/dl。

（二）血糖监测

应激性高血糖在危重症患者中普遍存在,并成为影响其预后的独立危险因素。近年来的临床研究证实,严格控制血糖能明显降低危重症患者感染、器官功能障碍等发生率,改善危重症患者的预后。而严密监测血糖有助于调整胰岛素用量,避免低血糖的发生,是实现安全、有效、平稳控制血糖的关键。

1. 适用范围

（1）严重创伤、感染、出血、大手术等应激状态的危重症患者。

（2）合并糖尿病的患者。

（3）接受任何形式的营养支持的患者。

（4）患者应用大剂量糖皮质激素时（如氢化可的松>90mg）。

（5）患者应用生长激素、生长抑素治疗时。

（6）CRRT 治疗过程中。

2. 监测与护理　　目前常用的监测为经生化分析系统定量测定血液中的血糖含量,以及通过血糖仪测定指血中的血糖含量。

（1）监测方法

1）动脉或静脉取血（通常是静脉取血）2ml,不抗凝,静置送检;

2）取指尖血 1 滴,滴于快速血糖试纸上,插入快速血糖仪监测窗内,片刻即可显示血糖结果。

（2）测定间隔

1）血糖≥200mg/dl 或<99mg/dl,每 30 分钟检测 1 次血糖。

2）血糖在 100~200mg/dl,调整胰岛素用量后 1~2 小时复测血糖,达到目标血糖且稳定后（较上一次变化幅度<20mg/dl 时）,每隔 3~4 小时复测,稳定后可继续酌情延长监测间隔。

3. 注意事项

（1）动脉血糖浓度比指尖血糖浓度约高 5mg/dl,比静脉约高 10mg/dl。

（2）休克、PaO_2>13.3 kPa(100mmHg)的患者可能会出现假性低血糖。

（3）额外使用糖及血液制品时酌情增加普通胰岛素用量。

（4）CRRT 时置换液使用低糖配方。

（5）在应用胰岛素控制血糖过程中多采用持续胰岛素泵入的方法。

二、内分泌系统危重症的护理

（一）糖尿病酮症酸中毒

糖尿病酮症酸中毒(diabetic ketoacidosis,DKA)是胰岛素绝对或相对缺乏状态下,伴或不伴一些诱发因素引起的一种糖尿病并发症,以高血糖、酮体生成和酸中毒为主要临床特征。DKA 在 1 型或 2 型糖尿病中均可发生,在 1 型糖尿病中诱因可不明显。病死率可达 5%,造成死亡的原因有脱水、休克、低血钾、pH 下降和脑水肿。

胰岛素的相对或绝对缺乏和胰岛素反调节激素（即升糖激素）增加是 DKA 的重要特征。机体脂肪动员和分解加速生成大量脂肪酸,其在肝脏经氧化生成乙酰乙酸、β-羟丁酸、丙酮,即为酮体。血清酮体积聚超过肝外组织的氧化能力时,血酮体升高称酮血症;尿酮体排出增多称为酮尿,临床上统称为酮症。乙酰乙酸和 β-羟丁酸均为较强的有机酸,大量消耗体内储备碱,若代谢紊乱进一步加剧,血酮继续升高,超过机体的处理能力时,便发生代谢性酸中毒。

因酸中毒引起的厌食、恶心、呕吐、腹泻使水摄入减少、丢失过多,进一步加重失水。渗透性利尿不仅带走大量的水分,同时也造成钠、钾、氯、钙、镁和磷酸根等多种离子的丢失。体内总钠缺失,由于严重失水,DKA 患者可表现为血钠正常、偏高或偏低。由于酸中毒和血液浓缩,治疗前血钾可正常甚至偏高,但是随着脱水、酸中毒的纠正,血钾常明显下降。

【护理评估与判断】

1. 病史及诱因

(1)病史评估:评估患者有无 1 型或 2 型糖尿病病史。

(2)诱因评估:1 型糖尿病患者有自发 DKA 倾向,大多是由于中断胰岛素或胰岛素用量不足。初诊 I 型糖尿病(T1DM)患者要进行血糖监测,及时调整治疗方案以免 DKA 的发生。2 型糖尿病患者在一定诱因下也可发生 DKA。常见诱因有:①感染:最常见的有呼吸道感染,如肺炎、肺结核、泌尿系统感染、胆囊炎、腹膜炎等;②胰岛素用药不规范:胰岛素治疗不适当减量或治疗中断、胰岛素失效;③应激因素:急性心肌梗死、心力衰竭、脑血管意外、妊娠、分娩、创伤、麻醉、手术、严重刺激等应激状态;④其他:不良的生活方式,如进食过多高糖、高脂肪饮食、饮酒。某些药物,如类固醇激素,拟交感药物,抗精神病药物如喹硫平、阿立哌唑,噻嗪类利尿药也可成为 DKA 的诱因。针对该病例,具体询问和评估患者出现 DKA 的可能诱因,为进一步治疗和护理提供依据。

2. 症状与体征 DKA 分为轻度、中度和重度。仅有酮症而无酸中毒称为糖尿病酮症;轻、中度除酮症外,还有轻至中度酸中毒;重度是指酸中毒伴意识障碍(DKA 昏迷),或虽无意识障碍,但血清碳酸氢根低于10mmol/L。

(1)评估患者烦渴、尿量增多、疲倦乏力等原有症状有无加重,随着 DKA 病情进展,会逐渐出现食欲不振、恶心、呕吐、腹痛等消化道症状。

(2)评估患者有无明显的体征:①脱水征:皮肤干燥、弹性减弱、眼球凹陷、口干唇红、呼吸频率加快、呼吸深大、呼出气体有酮味(烂苹果味),严重者可出现 Kussmaul 呼吸等酸中毒表现;②周围循环衰竭:心动过速,四肢湿冷、脉搏细速、尿量减少、血压下降,甚至休克;③意识:晚期各种反射迟钝甚至消失。

(3)评估患者有无剧烈腹痛,酷似急腹症,易误诊,多见于儿童及老年人,可能与酸中毒有关。

(4)感染:伴严重感染时可表现为感染性休克,如仅注意纠正感染性休克,而忽略糖尿病诊断和治疗,将进一步加速酸中毒的进程,患者可出现不同程度的意识障碍,最终失去抢救机会。

3. 辅助检查

(1)尿液检查:显示尿糖、尿酮体呈强阳性。

(2)血液检查:①DKA 患者血糖多在 16.7~33.3mmol/L,但也可大于 33.3mmol/L;血酮大于 1.0mmol/L 为升高,大于 3.0mmol/L 为高血酮,以 β-羟丁酸升高尤甚,故直接测定血中 β-羟丁酸更为敏感可靠。②CO_2结合力降低,动脉血气分析血 pH 值和 HCO_3^- 均下降,阴离子间隙增大,提示酸中毒存在。③电解质:血钠、血钾浓度可降低或正常,尿量减少后血钾可以升高;血尿素氮和肌酐常偏高。④DKA 没有合并感染,白细胞仍增高。

(3)DKA 确诊后,还需要判断酸中毒的严重程度。分为 3 度:①轻度:pH<7.3,HCO_3^-<15mmol/L;②中度:pH<7.2,HCO_3^-<10mmol/L;③重度:pH<7.1,HCO_3^-<5mmol/L。

【主要护理措施】

1. 严密观察病情变化

(1)监测血糖水平:在输液和胰岛素治疗中应每 1~2 小时监测血糖;血糖下降速度不宜过快,以每小时降低 3.9~6.1mmol/L 为宜。如开始治疗后 2 小时血糖无明显下降,提示患者对胰岛素敏感性低,胰岛素剂量应加倍。当血糖降至 13.9mmol/L 时,由生理盐水改为输入 5% 葡萄糖液,并加入胰岛素。

(2)监测高血糖的症状和体征:注意烦渴、多尿、乏力、视物不清或头痛等症状有无改善。

（3）密切监测肾功能、电解质、血浆渗透压、动脉血气分析指标的变化。

（4）监测尿糖和尿酮体：每1~2小时监测尿糖和尿酮体的变化。

（5）监测生命体征：监测血压、脉搏、呼吸、体温的变化情况；观察意识和瞳孔有无改变；注意呼吸的气味、深度和频率；低血钾时应进行心电监护，监测有无心律失常，心肌缺血和（或）梗死的症状；注意观察有无因体位改变引起的低血压。

（6）严格观察和记录24小时出入量。

2. 监测补液情况　评估患者全身脱水程度，建立静脉通道，按医嘱补液以恢复血容量，纠正脱水状态。老人、心肺功能障碍者应在中心静脉压监护下，调节补液速度，根据病情决定输液的种类、量和速度。清醒患者鼓励口服补液。

3. 监测患者脑水肿、肺水肿和感染情况

（1）脑水肿的监测：补碱过多会引发脑水肿，因此在治疗过程中，注意观察患者的意识状态、瞳孔大小、对疼痛刺激的反应、有无抽搐等。

（2）肺水肿的监测：应视患者的脱水程度、年龄、心肺功能来决定补液的量及速度。补液过程中，监测患者的中心静脉压、心率、血压和尿量变化情况。听诊肺部是否有湿啰音、观察有无咳粉红色泡沫痰。

（3）感染的监测：包括仔细观察病情变化、详细记录患者的生命体征、各种细菌学培养、X线胸片；观察静脉穿刺部位的皮肤是否有红、肿、热、痛及脓性分泌物；观察口腔黏膜和舌苔的变化，以及特殊的气味；保持皮肤的清洁，注意保暖，定时翻身叩背，预防压疮、坠积性肺炎及皮肤化脓性感染。

4. 基础护理

（1）患者绝对卧床休息，注意保暖，给予低流量持续吸氧。

（2）加强生活护理，特别注意皮肤和口腔护理。

（3）昏迷患者按昏迷常规护理。

5. 健康教育

（1）增强患者对疾病的认识，指导患者及家属熟悉酮症酸中毒的主要临床表现，观察方法及处理措施。

（2）提高自我护理能力，加强血糖监测，禁止随意中断和减少胰岛素用量。

（3）指导患者学习在疾病、手术、创伤等应激状态下对糖尿病的管理，包括胰岛素和口服降糖药物的调整，饮食和运动的调节。

相关链接

糖尿病酮症酸中毒的治疗要点

1. 抢救糖尿病酮症酸中毒（DKA）的补液　大部分DKA患者都存在严重失水，血容量和微循环灌注不足，因此补液是治疗的重要措施。最初补液的目的是扩充血容量，而非使渗透压恢复正常。循环血量恢复可降低血糖（不依赖胰岛素），下降升糖激素水平，改善胰岛素敏感性。只有在有效组织灌注改善后，胰岛素的生物效应才能充分发挥。随后的补液是补足体内丢失的所有水分，并保持水的平衡。

2. 小剂量胰岛素治疗　DKA患者有胰岛素抵抗，胰岛素绝对缺乏，所以胰岛素治疗是治疗DKA的关键。目前国内外均采用小剂量短效胰岛素治疗方案，即给予 $0.1U/(kg \cdot h)$ 胰岛素持续静脉输注，使血浆胰岛素浓度恒定达 $100 \sim 200 \mu U/ml$，这足以抑制脂肪分解、酮体生成、肝糖异生和细胞膜上胰岛素受体达到饱和。在胰岛素治疗过程中，应每小时用快速法监测血糖一次，血糖下降速度不宜过快，否则易引起脑水肿，以血糖每小时下降 $3.9 \sim 6.1mmol/L$ 为宜。患者血糖降至 $13.9mmol/L$ 以下，胰岛素给药速度可以酌情减至 $0.05 \sim 0.1 U/(kg \cdot h)$，使血糖维持在 $7.8 \sim 10mmol/L$。

3. DKA 一般不需补碱的原因　DKA 患者如果病情较轻,经过充分补液和注射胰岛素,抑制酮体生成、多余的酮体被代谢之后,酸中毒多可自行纠正,通常不需要补碱。过快、过多补碱后,血 pH 上升,细胞内和颅内 pH 仍低,易发生脑水肿;不利于氧合血红蛋白释放氧,导致组织缺氧;促进钾离子向细胞内转移,易引起低血钾;同时易引起低钙血症。

4. 碱性液体的应用　DKA 使用碱性液体的原则与其他原因所致脱水酸中毒不同,需严格掌控应用指征。一般经过输液和胰岛素治疗后,体内过多的酮体可转化为内源性 HCO_3^- 而纠正酸中毒。若血气 pH<7.0,考虑使用碱性液。所需量按 5%NaHCO$_3$1~2ml/kg,以蒸馏水稀释成等张液(1.4%)才能使用。纠正酸中毒的速度不宜过快,需大于 60 分钟,以免引起脑水肿。

案例9-15

　　刘某,女,65 岁,一天前无明显诱因出现呕吐、腹泻,且不断加重,晨起出现意识模糊,急诊入院。查心电图:窦性心律,ST 段异常。血糖 50.4mmol/L,血酮体 3.2mmol/L;电解质 Na$^+$ 145mmol/L,K$^+$3.2mmol/L,血气分析:pH:7.13,PaO$_2$:14.8kPa(110.8mmHg),PaCO$_2$:3.5kPa(26.3mmHg),BE:-12.6mmol/L。入院后查体:患者意识模糊,T:36.6℃,BP:70/45mmHg,R:22 次/分,P:90 次/分,呼吸浅快。双肺可闻及湿啰音,以右下肺为明显;双下肢水肿(+)。尿常规:尿糖为强阳性,尿酮为阳性;血尿素氮 28mmol/L,肌酐 215mmol/L。胸片示双肺间质性炎症,右侧胸腔积液。初步诊断:糖尿病酮症酸中毒;电解质紊乱;肺部感染。医嘱给予升压、补充血容量、抗感染、降血糖,纠正酸中毒等治疗。

　　思考:

　　1. DKA 补碱时应注意的细节有哪些?

　　2. 糖尿病 DKA 患者使用小剂量胰岛素静脉治疗,为什么?.

(二)甲状腺危象

　　甲状腺危象(thyrotoxic crisis,thyroid storm)又称甲亢危象,是短期内急剧加重的甲状腺毒症导致机体心血管、中枢神经、胃肠道及肝肾系统等急性失代偿,并危及生命的严重内分泌系统合并症。临床以高热、大汗、严重的心动过速、呕吐、腹泻、烦躁不安、谵妄以致昏迷等为特征。当甲状腺功能亢进症(hyperthyroidism)患者遭受严重感染、手术、严重创伤、严重药物反应等打击下,甲状腺毒症会急性加重,而致甲状腺危象。甲状腺危象可发生于各种年龄,一般儿童少见。近年由于甲亢诊治水平的提高,本病已不多见。甲亢危象起病急骤,病性进展快,病死率在 20% 以上,常死于休克、心力衰竭和电解紊乱。因此,预防危象的发生,必须避免诱因,注意先兆,早期诊断,积极治疗具有重要的临床意义。甲亢危象的确切发病机制和病理生理未完全阐明,可能参与的因素有:大量甲状腺激素释放入血;血中游离甲状腺激素骤然增多;机体对甲状腺激素不耐受;肾上腺能系统激活等。

【护理评估与判断】

　　1. **病史及诱因**　评估患者是否有甲亢的病史。绝大多数甲亢危象存在诱因,由内科疾病引发者较由外科情况引起者多见,诱因可以是单一的,也可以是几种原因合并引起。常见诱因包括:

　　(1)感染:较常见,约占内科危象的 4/5,主要是上呼吸道感染,其次是胃肠道和泌尿系统感染,其他感染少见。

　　(2)应激:甲亢患者在一些应激情况下可发生甲亢危象,如强烈的精神刺激、过度疲劳、心血管事件、糖尿病酮症酸中毒、肺梗死、妊娠高血压综合征、癫痫持续状态等。

　　(3)不适当中断抗甲状腺药物治疗:突然停用碘剂;不规则使用或停用硫脲类抗甲状腺药。

(4)甲亢未控制而行手术,手术中过度挤压甲状腺,甲状腺以外的其他手术。

(5)口服过量甲状腺素(TH)制剂。

2. 症状与体征 临床表现为甲亢症状的急剧加重和恶化,其典型特点为高热、大汗淋漓、心动过速、频繁的呕吐及腹泻、极度消耗、谵妄、昏迷,最后多因休克、呼吸及循环衰竭、电解质失衡等死亡。

(1)体温异常:体温常在39℃以上,多汗或大汗淋漓,皮肤潮红,继而可汗闭,皮肤苍白,脱水。但也可表现为低温,此种类型的甲状腺危象很少见,发生后很容易被忽视,后果非常严重。高热是危象的重要特征表现,是与重症甲亢的重要鉴别点。

(2)循环系统:心动过速,心率常超过140次/分,与体温升高不成比例。可有心律失常如期前收缩、心房纤颤、心房扑动、室上性心动过速、房室传导阻滞,脉压差增大,严重者可有衰竭和休克。一般来说,伴有甲亢性心脏病的患者容易发生危象,且危象发生后会促使心功能进一步恶化。

(3)胃肠道症状:食欲减退、恶心、呕吐、腹痛、腹泻很常见,恶心和腹痛常是本病的早期表现,部分患者可有黄疸或肝损伤,严重时脱水而休克。

(4)失水和电解质紊乱:由于进食差、吐泻及大量出汗,患者可出现水电解质紊乱,约1/2患者有低钾血症,1/5有低钠血症。

(5)神经精神障碍:焦虑、烦躁、谵妄、昏睡甚至昏迷。一旦出现昏迷往往预后不良。临床上淡漠型甲亢危象的患者可有虚弱无力、表情淡漠、萎靡、木僵等。

3. 辅助检查

(1)血象检查多无特殊异常,其改变视有无合并症及其性质而定。

(2)甲状腺激素水平符合甲亢的表现,血清总三碘甲腺原氨酸(T_3)、四碘甲状腺原氨酸(T_4)、游离T_3(FT_3)和游离T_4(FT_4)升高,促甲状腺激素(TSH)降低。

(3)部分患者出现肝功能异常,转氨酶、碱性磷酸酶及血清胆红素水平升高,白蛋白、球蛋白比例倒置。

(4)水电解质失衡的生化表现,血钠、血氯、血钙减低,部分患者血磷与血钾升高。

【主要护理措施】

1. 严密观察病情变化

(1)监测体温:甲状腺危象患者由于高代谢状态,导致体温升高、多汗、皮肤潮红、发烫、心率加快、呼吸急促。应每小时监测体温一次,直至体温达到正常水平并保持稳定。积极物理降温,可用冰袋放置于大动脉搏动处、酒精擦浴、冷生理盐水保留灌肠,输入低温液体等。

(2)循环系统监测:包括心率、节律、血压改变、脉压变化、末梢循环等,监测是否出现外周脉搏减弱、心律不齐、心悸等症状;血流动力学监测包括中心静脉压、肺动脉压、心输出量等。

(3)神经系统监测:评估神志改变,观察是否出现烦躁不安、焦虑等。

(4)脱水情况:记录24小时出入量,包括对出汗的估计、口腔黏膜湿润的监测,以及每日监测体重。由于脱水将引起水、电解质和酸碱平衡失调,因此应定时监测血清钠、钾、氯以及酸碱情况,一般输入5%葡萄糖氯化钠液,24小时内可输入2000ml~3000ml,根据血钾、尿量合理补钾。

2. 配合医师进行紧急抢救

(1)绝对卧床休息,呼吸困难时取半坐位,立即给氧。

(2)遵医嘱及时准确地进行药物治疗。注意碘剂过敏反应,当出现口腔黏膜发炎、鼻出血等症状时,应立即停药,并报告医师及时处理。

3. 基础和对症护理 ①注意口腔护理和皮肤护理,防止昏迷患者出现压疮和坠积性肺炎;②体温过高者给予物理降温,也可通过降低室温、保持室内空气流动、减少盖被等方法使患者舒适;③躁动不安者要注意安全护理,可使用床档,应用保护性约束时要注意防止患者的肢体损伤。

4. 饮食护理 制订合理饮食计划以获得足够热量。能进食者,协助进食;不能进食者,可以建立静脉通道,给予足够的液体、电解质、B 族维生素和葡萄糖,每日监测体重和血糖水平。

相关链接

预防甲状腺危象

（1）对于明确诊断为甲亢的患者,要根据病情合理选药,做到系统规范治疗,不得无故停药。

（2）对甲状腺肿大明显且症状较重的甲亢患者,欲行放射性¹³¹I 治疗,需先服抗甲状腺药物一段时间后,待甲亢症状改善,病情趋于稳定时再行放射治疗。放疗开始后要密切观察病情动态,尤其治疗后的 1~2 周内。

（3）甲亢患者行甲状腺次全切除术治疗时,术前准备要充分,尤其在用普萘洛尔作术前准备时,药量要足,时间至少 1 周;术中操作动作应规范细致,避免粗暴、过度挤压,使大量的甲状腺素进入血液;术后继续服药 1 周。手术操作要轻柔,术后要可补足适量的糖皮质激素。

（4）避免精神刺激,注意保护性医疗制度,术前要做好患者的思想工作,消除紧张心理,避免过度劳累。

（5）预防和积极有效的控制各种感染。

（6）对于非甲亢手术的其他手术患者,术前详细的病史调查,判断有无甲亢病史或症状,并注意与甲亢有关性疾病,采取相应的对策,对于预防甲亢危象的发生具有重要意义。因为有些非甲亢患者,如甲状腺癌、甲状腺肿瘤等均可合并甲亢,但因其症状不典型,往往易被忽视。

案例9-16

赵某,女性,25 岁,小学教师。曾于 3 年前诊断为甲亢。曾用甲巯咪唑 15mg/d tid 治疗,服用一年后自行停药。赵某近期准备职称晋升,经常看书到深夜。近三个月来,经常感觉心悸、胸闷、腹痛、食欲缺乏,进行抗甲状腺治疗,症状无明显好转,仍感腹痛。近一月来体重进行性下降 20 余斤。近日讲课站立困难,卧床不起,并出现声音嘶哑,随急诊入院治疗。患者神志清楚、烦躁不安、入眠差、大便 6~8 次/天、小便 3~4 次/天,心电监护示:HR:165 次/分,P:90 次/分,R:26 次/分,BP:90/60mmHg,T:39.6℃。极度消瘦,甲状腺Ⅰ度肿大,质软,无压痛;手颤(+)。ECG 示:快速房颤、ST 段压低。实验室检查:FT₃:13pmol/L,FT₄:46pmol/L,TSH:0mU/L;电解质 Na⁺:140mmol/L,K⁺:3.3mmol/L。诊断为:甲亢合并甲状腺危象、甲状腺功能亢进性心脏病,给予吸氧、补液、降温、肾上腺糖皮质激素及抗甲状腺激素药物应用。

思考:

1. 甲状腺危象的护理措施?

2. 试述甲状腺危象的临床表现?.

（三）高渗性高血糖状态

高渗性高血糖状态(hypersmolar hyperglycemic state,HHS)是糖尿病急性代谢性紊乱的一种临床类型,多发生于老年糖尿病患者,或部分没有已知糖尿病病史的患者,临床表现有严重高血糖、高血浆渗透压、严重失水、无或轻微酮症,伴有不同程度神经系统障碍或昏迷。旧称"糖尿病高渗性非酮症性昏迷",使用"高渗性高血糖状态"是因为患者意识障碍表现不一定是昏迷,而且部分患者可合并血酮体的升高。

高渗性高血糖状态的病理生理及发病机制与 DKA 相似,患者胰岛素缺乏,拮抗胰岛素的激素增多,加上诱发血糖升高的因素导致血糖升高,引起渗透性利尿,而引起失水,导致血液渗透压升高。血液渗透压升高导致脑细胞脱水而出现功能障碍,表现出中枢神经系统受损的症状、体征。本病病情危重、并发症多,病死率高于 DKA,强调早期诊断和治疗。

【护理评估与判断】

1. 病史及诱因　各种使血糖升高和脱水的因素均可诱发高渗性高血糖状态,包括各种应激,如感染(特别是呼吸道感染及泌尿道感染)、外伤、重大手术、心脑血管意外、急性胰腺炎;水摄入不足、失水;过多高糖、高脂肪摄入;某些药物影响,如噻嗪利尿药、类固醇激素,及新型抗精神病药物如氯氮平、奥氮平等。有时在病程早期因误诊而输入大量葡萄糖液或因口渴而摄入大量含糖饮料可诱发本病或使病情恶化。

2. 症状与体征

(1)起病隐匿:多见于老年人,半数患者有糖尿病史,90%患者有肾脏病变。

(2)前驱症状:本病起病缓慢,最初表现为多饮、多尿,但多食不明显反而食欲减退,以致常被忽视。患者在发病前数天至数周,常有糖尿病逐渐加重的临床表现,如烦渴、多饮、多尿、乏力、头晕、食欲减退、呕吐等。

(3)脱水:表现为皮肤干燥和弹性减退、眼球下陷、舌干唇燥,晚期尿量减少,甚至无尿,心率加快、血压下降,甚至休克。

(4)中枢神经系统症状:如反应迟钝、淡漠、嗜睡、昏迷等,但患者无酸中毒及酮症表现。高渗性高血糖状态与 DKA 患者相比脱水和中枢神经系统受损表现更为明显。

3. 辅助检查　患者血糖可达到或超过 33.3mmol/L(一般为 33.3~66.8mmol/L),血浆渗透压显著升高达 320mOsm/L 以上,血钾于治疗前多在正常范围内,血钠正常或升高。一般无酸中毒,血酮体正常或轻度升高,尿酮体正常或弱阳性,借此与 DKA 鉴别,但有时两者可同时存在。

【主要护理措施】

1. 密切监测患者神志　通过给予患者各种刺激,观察其反应与判断能力。

2. 给予持续心电监护　观察心率、血压、呼吸的频率及节律、中心静脉压、血氧饱和度的变化。

3. 观察脱水的程度　观察患者皮肤干燥的程度及弹性、有无眼球下陷,严格记录每小时尿量,判断是否出现少尿或无尿,为医师的治疗提供依据。

4. 监测血糖、尿糖及电解质的动态变化　每 2 小时测血糖,4~6 小时测尿糖,每 4 小时测电解质:包括血清钾、血清钠、血尿素氮等。

5. 补液护理　根据患者血压、心率、尿量、血糖、电解质及年龄等因素合理安排液体量和速度。遵循先快后慢原则。

6. 监测血糖、预防胰岛素引起的不良反应　遵医嘱准确使用胰岛素并监测血糖值的变化,密切观察有无低血糖的表现如肌肉颤动、饥饿感、出汗、心悸、软弱无力、性格改变,严重时可发生抽搐甚至昏迷等。严重者,立即给予静脉注射 50% 葡萄糖 40~60ml,或 10% 葡萄糖静脉滴注,以迅速解除脑细胞缺糖症状,避免由于低血糖引起脑部损伤。

7. 健康教育　严格要求患者做好日常生活的自我管理、饮食控制、运动调节、糖尿病病情和并发症的自我监护;教会患者及家属自测血糖、注射胰岛素。

相关链接

高渗性高血糖状态患者的补液及胰岛素治疗原则

高渗性高血糖状态患者脱水较明显,补液量可达体重的 10%~15%,补液应更加积极、小心,治疗起始予以等渗生理盐水,补液应先快后慢,24 小时补液量可达 6~10L,前 2 小时补液 2L,12 小时内输入总量一半,剩余量于 24 小时内给予。输液总量包括已损失量、继续损失量及生理需要量。目前多主张治疗开始时用等渗溶液如 0.9% 氯化钠,因大量输入等不会引起溶血,有利于恢复血容量,纠正休克,改善肾血流量,恢复肾脏调节功能。休克患者应另予血浆或全血。如补液 2 小时后血浆渗透压仍大于 350mOsm/(kg·

H_2O），血钠大于 155mmol/L，血压正常可考虑输入低渗溶液如 0.45% 氯化钠；如血浆渗透压仍大于 350mOsm/（kg·H_2O），血钠大于 155mmol/L，但血压偏低或休克则仍给予等渗生理盐水，必要时酌情输入血浆或其他胶体溶液 100~200ml。血糖降至 16.7mmol/L 以下改输 5% 葡萄糖液，按每 2~4g 葡萄糖加入 1U 胰岛素的比例输入。另外，高渗性高血糖状态患者也需要小剂量持续静脉输入胰岛素的方法予以胰岛素治疗，但本病患者胰岛素敏感性较 DKA 高，所以胰岛素治疗应更为谨慎。以每小时每公斤体重 0.05~0.1U 的速率静脉滴注胰岛素，当治疗后 4 小时血糖下降小于 2~5mmol/L，可给予加倍剂量的胰岛素；如治疗头 2 小时每小时血糖下降大于 5.6mmol/L，胰岛素剂量应减半。待患者高渗状态缓解且可进食后停止静脉使用胰岛素，给予皮下注射胰岛素。补钾要更及时，一般不补碱。应密切观察从脑细胞脱水转为脑水肿的可能，患者可一直处于昏迷状态，或稍有好转后又陷入昏迷，应密切注意病情变化，及早发现和处理。

案例9-17

　　高某，男性，68 岁，患者近一周患感冒、咳嗽，食欲不佳，食物和水均摄入不足，一天前无明显诱因出现腹泻，有口渴、多饮、多尿、疲乏无力，随来院就诊。入院后查体：患者神志恍惚，呈现脱水貌：唇舌干燥、眼球四陷、皮肤弹性差，T:37.3℃，P:120 次/分，BP:100/60mmHg，R:22 次/分；血糖 33.6mmol/L，血酮体 1.1mmol/L，电解质 Na^+ 158mmol/L，K^+ 3.8mmol/L，血浆渗透压 330mOsm/（kg·H_2O）。尿常规：尿糖为强阳性，尿酮为弱阳性。初步诊断：高渗性高血糖状态；电解质紊乱。入院后给予积极补液、小剂量持续静脉输入胰岛素降血糖，纠正电解质等治疗。同时密切监测患者神志、生命体征、尿量、血糖、血电解质并加强基础护理。

　　思考：

　　1. 高渗性高血糖状态患者恢复期治疗方法。

　　2. 高渗性高血糖状态患者在胰岛素治疗过程中可能会发生低血糖反应，低血糖发生时的预防措施是什么？

（四）肾上腺皮质功能危象

　　肾上腺皮质功能危象简称肾上腺危象（adrenal crisis），又称急性肾上腺皮质功能不全（acute adrenal insufficiency），是在各种应激因素激发下，如感染、创伤、手术、分娩、大量出汗、呕吐、腹泻、失水、突然中断治疗等时，肾上腺不能相应地增加皮质激素的分泌，所产生的一系列肾上腺糖皮质激素缺乏的危重症候群。临床以低血压、休克、厌食、恶心、呕吐、高热、失水、萎靡淡漠或烦躁不安、谵妄甚至昏迷为特征，诊治稍失时机将危及患者生命。

　　【护理评估与判断】

　　1. 病史及诱因

　　（1）肾上腺皮质急性破坏：①严重感染、败血症可引起肾上腺危象，是由于双侧肾上腺皮质出血、坏死所致，常见的致病菌为脑膜炎双球菌；②抗凝治疗引起的肾上腺出血；③全身出血性疾病合并肾上腺出血，如血小板减少性紫癜、弥漫性血管内凝血（DIC）等；④外伤引起肾上腺出血；⑤癌瘤的肾上腺转移破坏；⑥受伤静脉血栓形成，如肾部受伤后引起双侧肾上腺血栓形成导致肾上腺皮质功能衰竭。

　　（2）慢性的原发或继发肾上腺皮质功能减退加重：①未诊断的慢性肾上腺皮质功能减退症患者在应激情况下如感染、劳累、外伤、手术、分娩、呕吐、腹泻和饥饿，或使用激素替代的患者在应激时未增加药物剂量；②长期激素替代治疗患者突然停用激素或迅速减量；③肾上腺功能减退合并原发性甲状腺功能减退者在单独应用甲状腺激素替代治疗后，可诱发肾上腺危象。

　　（3）肾上腺切除：双侧肾上腺全切除、次全切除或一侧切除但对侧明显萎缩者，术后如未能及时给予合理的皮质激素替代治疗,则易在感染或劳累等应激状态下诱发危象。

(4)长期应用大剂量糖皮质激素:在药物突然中断或撤退过速时,由于垂体-肾上腺皮质轴受外源性皮质激素长期抑制,以致不能分泌足够的肾上腺皮质激素而导致危象。长期接受糖皮质激素治疗的患者,遇到应激时,如不及时补充增加激素剂量,也将反映急性肾上腺皮质功能减退。

(5)垂体卒中:由于垂体肿瘤出血或梗死造成严重垂体损伤,影响垂体-肾上腺轴,导致肾上腺危象。垂体的出血也可见于妊娠、使用抗凝集剂、头颅外伤或手术。

2. 症状与体征 包括肾上腺皮质激素缺乏所致的症状,以及促发或造成急性肾上腺皮质功能减退的疾病表现。肾上腺皮质激素缺乏大多为混合性的,即糖皮质激素和盐皮质激素两者皆缺乏。

(1)体温异常:多见,可有高热达40℃以上,但有时体温可低于正常。

(2)消化系统:厌食、恶心、呕吐等常为早期症状,如能及时识别,加以治疗,常很快好转。也可有腹痛、腹泻症状,但腹部检查无肌紧张和腹膜炎体征。

(3)神经系统:软弱、萎靡、淡漠、嗜睡、极度衰弱状,也可表现为烦躁不安、谵妄、神志模糊、甚至昏迷。

(4)循环系统:心率快,可达160次/分,四肢湿冷、血压下降,陷入休克。由于本病存在糖皮质激素和盐皮质激素两者均缺乏,因此比希恩(Sheehan)危象更易、更快出现周围循环衰竭。神志和血压的改变最早可发生于诱因发生后4小时出现,大部分患者分别在24~48小时内出现。

(5)脱水现象:常不同程度存在。

3. 辅助检查

(1)血常规:嗜酸性粒细胞增高,通常达0.3×10⁹/L,感染和脓毒血症患者白细胞升高,可有血红蛋白降低。

(2)血电解质:常有低血钠,高血钾。当血钾高于6.5mmol/L时可出现严重心率失常。可有高血钙,与皮质醇缺乏时肾小管对钙吸收增加有关。

(3)低血糖:常有轻度至中度低血糖,亦有严重低血糖,可促使休克和昏迷。由于全身症状重,低血糖症状往往被掩盖,当检验血糖时才发现,故每例患者均应常规检查血糖。

(4)肾功能:血肌酐和尿素氮常增高。

(5)血、尿皮质醇明显减低。激发试验:静脉使用250μg的促肾上腺皮质激素,用前和用后30分钟抽血检测皮质醇,如大于275nmol/L认为肾上腺皮质功能正常,如低于80nmol/L支持肾上腺皮质功能减退,低于100nmol/L应高度怀疑本病。

(6)心电图有低电压和电解质异常引起的非特异性ST-T改变。

(7)影像学检查:如腹部B超、X线片、肾上腺CT。考虑垂体卒中,急性期可选用垂体CT检查,4天后可选用MRI检查。腹部X片和肾上腺CT可发现某些Addison患者(原发性慢性肾上腺皮质功能减退症又称Addison病)肾上腺区钙化和因结核、真菌感染、出血或瘤转移引起的双侧肾上腺增大。

【主要护理措施】

1. 严密观察病情 监测患者体温、心率(节律)、呼吸、血压,以及神志的变化,注意有无意识障碍并评估意识障碍程度。定时监测血电解质及血气分析,注意有无低钠血症、高钾血症、高钙血症和酸中毒的表现。同时监测血糖情况,注意有无手颤、皮肤多汗、头晕、心慌、饥饿感等低血糖征兆,防止低血糖的发生。

2. 及时抢救肾上腺危象 保持静脉通道通畅,遵医嘱迅速补充生理盐水、葡萄糖液和糖皮质激素。

3. 用药护理 肾上腺皮质功能减退者对吗啡、巴比妥类药物特别敏感,在危象特效治疗开始前,应禁用这类药物。

4. 饮食护理 以进食含丰富碳水化合物、高蛋白、高维生素、高钾食物为饮食原则。保证足够食盐的摄入,一般高于正常人,危象时应加用盐皮质激素。

5. 预防肾上腺危象的发生 ①在发热、劳动强度增强时,适当增加糖皮质激素的用量;②预防感染、创伤的发生;③食盐的摄入量应充分,每日至少 10~15g,以补充丢失钠量。在大量出汗时增加盐的摄入;④有恶心、呕吐、腹痛、腹泻、严重脱水、血压降低、心率快、精神失常、高热、低血糖、低钠血症等危象先兆时,应遵医嘱补充生理盐水或葡萄糖盐水。

案例9-18

　　赵某,男性,31 岁,车祸后 4 小时入院,查体右中上腹压痛、右肾区叩痛。B 超:右肾上腺区可见一低回声实性包块,5.0cm×2.3cm,形态较规则,边界清楚。患者精神萎靡,明显乏力,频繁呕吐、腹泻,四肢湿冷,测 T:39.6℃,P:160 次/分,BP:80/50mmHg,R:22 次/分。血 Na$^+$:120mmol/L,血 K$^+$:5.3mmol/L,血 BUN:28mmol/L,Cr:215mmol/L;WBC:12×10^9/L,E:0.3×10^9/L,血、尿皮质醇明显明显降低。初步诊断:外伤性肾上腺出血;肾上腺皮质功能危象。医护人员立即给氧,建立静脉通道,给予大剂量糖皮质激素静脉滴注,纠正低血容量和电解质紊乱,全身支持疗法和治疗原发病。

　　思考:

　　1. 什么是肾上腺皮质功能危象?其主要观察要点是什么?

　　2. 对于肾上腺皮质功能危象患者,有哪些主要护理诊断及问题?.

第七节　重症患者的营养监测与护理

问题与思考

　　请从评估重症患者是否需要进行营养支持治疗,何时开始营养支持治疗,到营养支持模式的选择,营养支持治疗的有效性和耐受性评价着手,考虑重症患者的营养支持治疗如何监测与护理?

　　营养不良是临床面临的严重问题。据报道,住院患者营养不良的发生率高达 10%~60%。重症患者在严重应激或创伤后,处于持续高分解代谢状态,所导致的营养不良和免疫功能障碍可促进患者病情恶化,同时并发二重感染和全身衰竭,使之成为患者死亡的重要原因。营养支持治疗已经成为此类患者的一项必要治疗措施。现代营养支持治疗学的观点主张,将"单纯供给能量和营养素以保证细胞、组织代谢"升华为"在调理机体受损状况时免疫和代谢水平基础上进行调理营养治疗,对组织器官结构和功能进行维护和修复"。但是,重症患者若不存在营养不足和(或)营养风险,营养支持治疗反而可能增加并发症的发生率,这就需要有"证据"地选择和进行营养支持。

　　2016 年,美国肠外肠内营养学会(ASPEN)和重症医学会(SCCM)联合发表的《成人重症患者营养支持疗法提供与评定指南(2016 版)》建议:对所有入 ICU 的患者,如果预期自主摄食不足时,均进行营养风险的评估,例如应用营养风险筛查 2002(详见第八章第四节表 8-11)。营养风险高的患者从早期肠内营养治疗中获益的可能性最大。营养评估包括对基础疾病、胃肠道功能、反流误吸风险的评估。不建议使用传统的营养指标或者替代指标,因为这些指标在重症监护中没有得到验证。

一、营养支持治疗模式的选择

　　营养支持治疗按途径可分为肠内和肠外两大类。在重症患者中应重视营养支持治疗,但并非越早越足量越好。原则上是肠内营养(enteral nutrition,EN)为主,肠外营养(parenteral nutrition,PN)为辅,先少量开始,再逐渐加量,可为单一的 EN,或是 EN 加 PN,待机体内环境稳定、分解代谢下降后,再达到营养需要的全量。营养支持治疗具体模式的选择流程图见图 9-52。

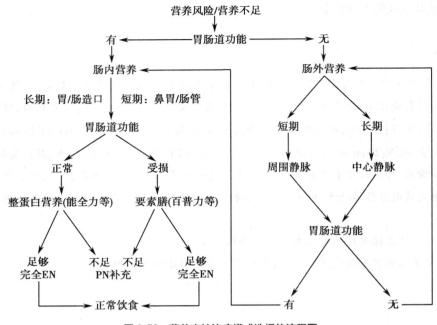

图 9-52　营养支持治疗模式选择的流程图

二、肠内营养的监测与护理

(一)肠内营养的适应证与禁忌证

1. 适应证

(1)胃肠功能正常,但营养物质摄入不足或不能经口摄入的重症患者。

(2)胃肠道功能不良者:①胃肠道瘘:EN 适用于提供的营养素不致从瘘孔处流出的重症患者;②短肠综合征:部分重症患者在适当阶段采用或兼用 EN,更有利于肠道发生代偿性增生与适应;③重症急性胰腺炎:建议频繁多次的评估患者疾病严重程度指导营养支持治疗,首选 EN。

(3)慢性危重症患者(机械通气时间>6 天,持续性脏器功能不全需要住进 ICU>21 天者)进行积极的高蛋白 EN。

2. 禁忌证

(1)麻痹性和机械性肠梗阻、消化道活动性出血、肠缺血或腹腔间室综合征的患者不宜给予 EN。

(2)严重腹胀、腹泻或极度吸收不良时,经一般处理无改善的患者,建议暂停 EN。

(3)血流动力学受影响或者不稳定的患者,暂停 EN,直到患者充分复苏或者稳定。

(4)处于血管活性药物撤除过程中的重症患者,启动或者再启动 EN 需要谨慎。

3. 注意事项　①早期 EN,如果重症患者血流动力学稳定且无 EN 禁忌证,可在入 ICU 24～48h 内启动;②在 ICU,有无肠鸣音或肛门排气(便)不作为开始 EN 的判断指标,因为重症患者胃肠功能障碍的发生率高达 30%～70%,可能与其当时的健康状况、使用药物和机械通气等有关。胃肠功能障碍多见于黏膜屏障破坏、黏膜萎缩,消化道运动功能减退和肠道淋巴结功能减退。肠鸣音仅代表肠道的收缩蠕动,与黏膜完整性、屏障功能及吸收能力无关。

（二）肠内营养的途径与选择原则

根据重症患者的病情、耐受性和预计需要 EN 的持续时间,可采用鼻胃管、鼻空肠管、经皮内镜下胃造瘘（percutaneous endoscopic gastrostomy, PEG）、经皮内镜下空肠造瘘（percutaneous endoscopic jejunostomy, PEJ）、术中胃-空肠造口或经肠瘘口等途径进行 EN。

与鼻胃管营养途径相比,鼻肠管营养支持治疗能有效改善重症患者总蛋白、白蛋白、血红蛋白营养指标,减轻胃肠功能失调,减少并发症发生率,显著提高患者营养支持治疗的安全性和耐受性。研究发现食物分解产物距幽门越远,刺激肠黏膜释放胰泌素就越少。重症患者肠内营养途径的决策见下图(图 9-53)。

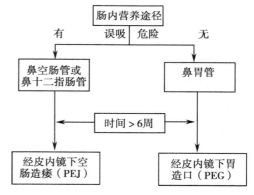

图 9-53　重症患者肠内营养途径的决策图

（三）肠内营养的监测

1. 喂养管位置监测　喂养开始前需确定导管位置。胃内置管可通过吸出胃内容物而证实,十二指肠或空肠内置管可借助腹部 X 线确定,其中前端有金属头或不透 X 线的导管可直接在 X 线下确定其位置。长期置管的患者,应注意观察喂养管在体外的标志以了解其是否移位。若导管位置不当者应重新调整位置再继续施行 EN。

2. 胃肠道耐受性的监测　重症患者在接受 EN 治疗时可出现对肠内营养不耐受,表现为腹胀、腹痛,严重者可见呕吐、腹泻、肠鸣音亢进等,与营养液高渗、输注速度过快及含乳糖或被细菌污染有关,特别是在 EN 治疗开始时或中途更换营养液种类时出现。对于胃内喂养者,开始喂养阶段通过测定胃潴留量来判断,一般每隔 3~4 小时检查一次,潴留量不应大于前一小时输注量的两倍,胃潴留过多说明其耐受性差,应停止输注一段时间或降低营养液浓度和(或)速率。对于空肠内喂养者,开始喂养阶段每 4~6 小时观察一次,询问有无上述症状出现,以后可每日检查一次。针对不耐受原因给予喂养管末端夹加温器、服用促胃肠动力药物等相应处理。对于不能耐受乳糖者,则更换用无乳糖营养制剂。

3. 有关营养的监测　包括监测营养需要、营养状态及营养效果,用以指导下一步营养方面的治疗。①EN支持治疗前对患者行全面营养状况评定,根据其营养状况确定营养配方;②对患者行人体测量、相关实验室检查等;③对长期行 EN 治疗者根据病情对易发生缺乏的营养素不定期测定,如锌、铜、铁、维生素、叶酸等。

4. 有关代谢的监测　肠内营养对机体代谢影响相对少,但亦需严密监测。主要包括:①每日记录患者液体出入量;②定期监测血糖、尿糖及酮体;③定期肝功能及电解质(钠、钾、氯、钙、镁、磷等);④定期监测尿素氮、肌酐、碳酸氢盐,必要时行尿电解质测定。

（四）肠内营养的并发症与护理

肠内营养的并发症主要包括喂养管相关并发症、胃肠道并发症、感染性并发症、代谢性并发症等。

1. 喂养管相关并发症

(1)黏膜损伤:多见于喂养管在留置操作时造成的局部黏膜损伤,或置管后对局部组织的压迫而导致黏膜水肿、糜烂,甚至坏死。因此,置管前,应选择直径适宜、质地柔软而富有韧性的喂养管;置管时,操作者熟练掌握操作技术且动作轻柔。

(2)喂养管堵塞:主要由于膳食黏稠未调匀、药片未研碎、药物与膳食不相容形成沉淀黏附于管壁,且喂养后冲管不彻底所致。发生堵塞后可用温开水低压冲洗,必要时也可借助导丝疏通管腔。

(3)喂养管脱出:多见于喂养管固定不牢、患者躁动不安或严重呕吐所致。若经造瘘置管的患者,发生喂养管脱出,不仅影响 EN 的顺利进行,还有引起腹膜炎的危险。因此,置管后应妥善固定并加强护理与观察,严防导管脱出,一旦发生导管脱出,应及时重新置管。

(4)其他:喂养管异位、喂养管肠内扭结、造口并发症(造口出血、造口周围溢出胃肠内容物)等。

2. 胃肠道并发症

(1)恶心、呕吐与腹胀:主要由于高渗透压导致胃潴留、营养液中脂肪含量过高、乳糖不耐受、输注速度过快、营养液口味不耐受等所致,其发生率达 10%~20%。一旦发生恶心、呕吐与腹胀,配合医生针对其原因进行相应处理,预防或减少其发生率。

(2)腹泻:最常见,多见于:①低蛋白血症和营养不良时小肠吸收功能下降;②乳糖酶缺乏者不耐受含乳糖的营养液;③脂肪酶缺乏者,脂肪吸收障碍;④肠内渗透负荷过高;⑤营养液温度过低及输注速度过快;⑥营养液配制或输送系统被污染;⑦同时应用某些治疗性药物。一旦发生腹泻,应查明相关原因,配合医生针对原因进行处理,必要时遵医嘱给予止泻药。

(3)便秘:比较少见。主要由于脱水、肛门粪块嵌塞和肠梗阻引起。根据患者的情况,选择富含纤维素的营养液进行 EN 治疗。

3. 感染性并发症 最常见的是吸入性肺炎。在接受 EN 治疗的过程中,一旦发生误吸,营养液可被吸入到呼吸系统内,一方面致使呼吸窘迫的发生,另一方面营养液作为病原微生物的良好培养基,可引起或加重肺内感染。因此,一旦发生误吸,应立即停止 EN,促使患者气道内的液体与食物颗粒排出,必要时应用纤维支气管镜吸出异物,同时遵医嘱应用抗生素治疗。

4. 代谢性并发症 多见于水代谢异常、糖代谢异常、电解质或微量元素异常、维生素缺乏等,但远较 PN 的代谢性并发症少见。其中,最常见的是糖代谢异常(高血糖、低血糖)。因此,密切监测患者的血糖变化,出现异常及时报告医生并做好处理,但注意避免 EN 治疗突然中止,因为易导致低血糖的发生。

三、肠外营养的监测与护理

(一)肠外营养的适应证与禁忌证

1. 适应证 不能耐受 EN 和 EN 禁忌的重症患者,主要包括:

(1)胃肠功能障碍的重症患者。

(2)因手术或解剖问题胃肠道禁止使用的重症患者。

(3)存在尚未控制的腹部情况(如腹腔感染、幽门梗阻等)的重症患者。

(4)重症急性胰腺炎:当 EN 不可行时,在胰腺炎发病 1 个星期后可以考虑启动 PN。

(5)无论是高营养风险(例如 NRS-2002≥5 或者 NUTRIC≥6)还是低营养风险(例如 NRS-2002≤3 或者 NUTRIC 评分≤5)患者,如果 7~10 天后通过 EN 无法满足患者60%以上的能力和蛋白质需求,则需要补充 PN。

(6)在重症患者中,一些 EN 无法改善结局同时可能对患者不利的,建议在 7~10 天前启动 PN。

2. 禁忌证

(1)胃肠功能正常可适应 EN 者。

(2)营养状况良好需 PN 支持治疗少于 7 天者。

(3)预计发生 PN 并发症的危险性大于其可能带来的益处者。

(二)肠外营养的途径与选择原则

PN 可选择经外周静脉营养(peripheral parenteral nutrition,PPN)、中心静脉营养(central parenteral nutrition,CPN)和动静脉瘘营养三种途径。

1. PPN 常用贵要静脉,操作简便,可以反复穿刺,但输注流量小,适用于患者病情较轻,预计 PN 时间≤2 周者。

2. CPN 常用锁骨下静脉、颈内静脉、股静脉和经外周中心静脉导管(peripherally inserted central venous catheter,PICC)输注高浓度、大剂量营养液,减少反复穿刺的痛苦。

3. 动静脉瘘营养 仅用于行血液透析治疗的患者或无法行中心静脉穿刺置管的患者。

(三)肠外营养的监测

1. 常规监测指标

(1)生命体征:用于及时发现有无营养液输注引起的不良反应和感染并发症。

(2)每日出入液体量:特别是24小时尿量,用于了解患者体液平衡情况。

(3)血气分析:用于了解酸碱平衡情况。

(4)血清电解质浓度:包括血清钾、钠、氯、钙、镁、磷浓度。

(5)其他:常规监测血常规、血白蛋白浓度、血糖、尿糖、肝肾功能、血脂、体重、氮平衡等。

2. 特殊监测指标

(1)血清渗透压:当怀疑接受PN治疗的重症患者可能出现血液高渗情况时,应及时测血清渗透压(成人正常值285~295mmol/L)。可用下面公式估算:血清渗透压(mmol/L)= 2[血清钠(mmol/L)+血清钾(mmol/L)]+ 血糖(mmol/L)+血清尿素氮(mmol/L)。

(2)胆囊超声检查:了解胆囊容积、胆汁稠度、有无胆泥等,结合肝功能检查结果综合评定肝胆系统是否受损和有无胆汁淤积情况。

(3)肌酐身高指数:如<0.8提示营养不良。

(4)迟发型变态反应试验:用于了解患者的免疫功能。

(5)其他:血清维生素与微量元素测定、尿3-甲基组氨酸测定、微生物污染的监测和血清氨基酸谱分析。

(四)肠外营养的并发症与护理

肠外营养的并发症主要包括导管相关性并发症、代谢性并发症、胃肠道并发症、肝胆系统并发症等。

1. 导管相关性并发症

(1)机械性并发症。

1)置管操作相关并发症:包括气胸、血胸、液气胸和动脉、神经、胸导管损伤等。要求操作者应熟练掌握置管操作流程与规范,操作过程中应动作轻柔,以减少置管过程中的机械性损伤。

2)导管堵塞:①营养液宜使用输液泵匀速以(30~40)滴/分或200ml/h输注,速度变动在15%左右,以免因营养液输注速度过慢而发生导管堵塞;②输液过程中,防止导管折叠、受压;导管尽量不作他用,如输血、抽血、推药、压力监测等;③输液结束时应根据患者病情用封管液进行正压封管。

3)静脉血栓形成:表现为颈部肿胀、静脉压升高、胸部及颈静脉充盈等,与导管本身质量及患者病情有关。一旦发生,应考虑尽快拔除导管,必要时进行溶栓治疗。

4)空气栓塞:见于置管时、输液和拔管过程中。置管时,将患者处于头低位,操作者严格执行操作规程,嘱清醒患者屏气,防止空气进入血管。输液过程中,加强巡视,液体输完及时补充,最好使用输液泵进行输注。导管维护时,每日更换管路系统要夹闭近端和妥善固定各接头,防止空气进入血循环。拔管引起的空气栓塞主要由于空气经长期置管后形成的隧道进入血管,故操作者拔管速度宜慢,拔管后应密切观察患者反应。

(2)感染性并发症:是PN最常见、最严重的并发症。详见第八章第三节。

2. 代谢性并发症

1)糖代谢紊乱:①低血糖:持续输注高渗葡萄糖,可刺激体内胰岛素分泌相应增加,若突然中止输注,体内血胰岛素水平依然较高,可导致血糖下降,降至2.8mmol/L以下,出现心悸、出汗,甚至低血糖性昏迷。因此,PN治疗时避免突然中止输注。②高血糖、高渗透压、非酮性昏迷:开始输注大量含糖溶液时速度过快,超过机体的耐受能力,严重高血糖所致的高渗状态可导致脑细胞脱水,患者出现昏睡或昏迷,同时出现全身脱水征。因此,PN 治疗时输液速度宜慢,每日葡萄糖输注总量要适当,密切监测血糖、尿糖变化,必要时配合医生加用胰岛素治疗。

2)电解质紊乱:重症患者由于机体的消耗及丢失增加,可导致低血钾、低钙、低磷、低镁血症,而在接受 PN 治疗时,这些电解质的需要量又相应增加,故加重了电解质的缺乏,应及时补充。

3)脂肪代谢紊乱:长期接受 PN 治疗的患者,需每日补充脂肪乳剂,因为营养液中不含有脂肪则可能导致必需脂肪酸(essential fatty acids,EFA)缺乏。EFA 必须有外界摄入,人体无法合成,包括亚油酸、亚麻酸和花生四烯酸。一旦发生 EFA 缺乏,表现为皮肤干燥、毛发脱落、伤口延迟愈合、肝大、肝功能异常等。

4)其他:氨基酸代谢紊乱、微量元素缺乏等。

3. **胃肠道并发症**　接受 PN 治疗时,重症患者肠道处于休息状态,长期不使用导致肠黏膜上皮绒毛细胞萎缩、变稀、皱褶变平,肠道黏膜正常结构和功能被破坏,极易引起肠道菌群移位而发生肠源性感染。

4. **肝胆系统并发症**　长期 PN 治疗的重症患者容易出现胆汁淤积、胆泥形成,甚至胆道结石。因此,做好胆囊超声检查,积极预防并发症发生。

案例9-19

患者,男,72 岁,BMI:18.1kg/m²,"因头痛伴意识丧失 1 小时"入院。CT 示:左侧颞叶出血;脑动脉造影示:左侧大脑中动脉多发夹层动脉瘤破裂出血。入院 6 小时后急诊行脑动脉瘤夹闭+脑内血肿清除+去骨瓣术,术毕患者处于深昏迷,经口气管插管接呼吸机辅助呼吸,模式 SIMV。术后第 3 日患者病情危重,血氧饱和度持续下降,行气管切开,留置胃管,转入 ICU 治疗后生命体征逐渐平稳。实验室检查:Hb:98g/L,ALB:28g/L。

思考:1. 请为该患者做营养风险筛查。

2. 根据患者的情况,应选择何种营养支持模式?如何做好其营养监测和护理?

第八节　休克的监测与护理

问题与思考

结合临床病例,讨论休克的种类有哪些?

一、概论

休克(shock)是由于各种原因引起机体有效循环血容量减少、组织灌注不足,导致细胞代谢紊乱和功能受损的病理过程,是由多种病因引起的综合征。有效循环血量减少、组织灌注不足是各类休克共同的血流动力学特征,氧供不足和需求增加是休克的本质,因此恢复对组织细胞的供氧,促进其有效的利用,重新建立氧的供需平衡和保持正常的细胞功能是治疗和护理休克的关键环节。休克已经被视为一个从亚临床阶段的组织灌注不足向多器官功能障碍综合征发展的连续过程,因此在休克的不同阶段,应采取相应的救护措施。

（一）护理评估与判断

1. 病史及诱因

（1）病史：了解患者是否有严重损伤、大量出血、重度感染、过敏、神经系统疾病和心脏病史。

（2）既往史：既往健康情况。

2. 症状与体征
早期发现休克，可以早期诊断、早期治疗休克，是提高休克救治成功率的关键。因此凡是有上述病史及诱因者，应严密观察患者症状和体征。

（1）评估患者有无休克代偿期征象：机体对有效循环血量的减少早期有相应的代偿能力。患者的中枢神经系统兴奋性提高，交感-肾上腺轴兴奋，表现为神志清楚，精神紧张，伴有轻度兴奋、烦躁不安、焦虑或激动，皮肤苍白、四肢湿冷，口唇或四肢末梢轻度发绀；血压可正常，但脉压差较小，脉速（常超过 100 次/分）、弱，呼吸深而快；口渴，尿量减少。

（2）评估患者有无休克抑制期征象：患者表情淡漠、反应迟钝，甚至出现意识模糊或神志不清（昏迷）；口唇、四肢末端发绀，血压进行性下降，出冷汗；体温正常或升高；脉细弱，无高血压基础者收缩压<90mmHg；尿量明显减少，甚至无尿；眼底动脉扩张；甲床微循环不良，严重者全身皮肤、黏膜明显发绀，出现花斑，血压极低或测不到，眼底视网膜出血或水肿，全身有出血倾向。

临床观察中，特别注意休克早期的表现，如出汗、兴奋、心率加快、脉压差缩小及尿量减少等，如果患者出现神志淡漠、反应迟钝、皮肤苍白、呼吸急促甚至深而慢、收缩压低于 90mmHg 及尿少时，标志着患者已进入休克抑制期。

（3）评估休克的类型（见表 9-22）：休克的分类方法较多，目前尚无一致意见。按照导致休克的病因和血流动力学改变特点分类是较为常用的两种分类方法。感染、过敏、中毒、内分泌、神经源性疾病导致的休克均属于分布性休克。

表 9-22　三种常见休克的鉴别

	低血容量性休克	分布性休克	心源性休克
皮肤颜色	苍白	红	苍白
皮肤温度	发凉	暖	发凉
外周静脉充盈度	萎陷	不定	收缩、萎缩
血压	↓	↓	↓
脉率	↑	↑	↑或↓
尿量	↓	↓	↓
中心静脉压	↓	↑或↓	↑
PaO$_2$	初期↑晚期↓	↓	↓
PaCO$_2$	↓	↓或↑	初期↓
pH	↓	↓	↓
血细胞比容	↑或↓	正常	正常

注：↓：降低、减慢或减少；↑：升高或加快

3. 辅助检查

（1）血常规：创伤性休克、失血性休克早期由于血液浓缩，血红蛋白和血细胞压积可高于正常；大量失血数小时后，红细胞和血红蛋白才会显著降低。休克合并感染和全身炎症反应时，血中白细胞计数可明显升高，而随着休克的进一步发展，血小板计数逐渐降低。

（2）血气分析：休克时做血气分析目的有两个：一是了解机体氧代谢状态，二是了解体内酸碱平衡状态。血气结果常有低氧血症、代谢性酸中毒，而 $PaCO_2$ 早期由于呼吸代偿而有轻度下降，呈呼吸性碱中毒，晚期常出现呼吸性酸中毒。

1）动脉血乳酸：休克患者组织灌注不足可引起无氧代谢和高乳酸血症，通过监测有助于估计休克的变化趋势及复苏效果。正常值为 $1\sim2mmol/L$，持续 48 小时以上的高水平血乳酸（$>4mmol/L$），提示患者预后不佳。但动脉血乳酸水平并不与休克严重程度呈平行关系，需要动态监测，并结合其他监测结果综合分析。若乳酸浓度在 $12\sim24$ 小时内降至正常水平，表明复苏有效。

2）混合静脉血氧饱和度（SvO_2）：$SvO_2\geqslant65\%$ 为正常，其变化可反应氧输送和氧摄取的平衡状态。

（3）电解质测定：动态监测可以及时了解是否有电解质紊乱情况，休克时常见有血钾和血镁升高，血钠降低。

（4）凝血功能及酶学检查：休克时较易出现凝血和纤溶系统功能障碍，需要定时检查凝血和纤溶系统功能。

相关链接

根据病史初步判断休克类型判断

患者如有喉头水肿、哮鸣音，以及用药或虫咬史，应高度怀疑过敏性休克；有晕厥史且血红蛋白进行性下降应考虑失血性休克；有明确呕吐、腹泻史，失液量大或有急腹症合并休克者应考虑低血容量性休克；有颈静脉怒张、心音低、肝大者应考虑心源性休克；有颈椎损伤、四肢瘫痪，应考虑神经源性休克。

（二）主要护理措施

休克护理措施主要包括急救处理、去除病因，纠正酸中毒和内环境紊乱，器官功能支持、预防并发症等。

1. 维持生命体征平稳

（1）病室：休克患者应安置在 ICU 内监护救治，病室内温度 $22\sim28℃$，温度 70% 左右；保持安静，空气新鲜，良好通风。

（2）体位：患者采取休克体位（头和躯干抬高 $10°\sim20°$、下肢抬高 $20°\sim30°$），以促进静脉回流，增加回心血量。怀疑有脊柱损伤时禁用此体位。

（3）吸氧：首先使用鼻导管吸氧（氧气流量 $2\sim5L/min$）或面罩给氧，必要时可行机械通气。保持气道通畅，应注意影响气道通畅的因素，如舌后坠、颌面或颅底骨折、咽部血肿、鼻腔出血、吸入异物或呕吐、喉头水肿、严重胸部创伤等，如有痰液应及时吸痰，保证氧疗效果。

（4）建立静脉通道：及早建立有效的静脉通路是扩充血容量、维持血压的先决条件。一般应选择粗直的静脉选用较大型号的静脉留置针，建立两条或两条以上大孔径静脉通道，用以液体复苏、各类药物的及时应用及采集化验检查的标本，必要时建立深静脉置管。

（5）保持适当的体温：注意肢体末梢的保温，适当加盖棉被，禁止体表加热。对于高热患者应给以物理降温，避免药物降温导致出汗过多而加重休克。颅脑损伤等患者降低体温，降低脑代谢，保护脑细胞。

（6）处置危及生命的伤情：应优先处置危及生命的伤情，包括创伤制动、大出血的止血、保持呼吸道通畅等。

（7）密切监测病情：包括意识表情、肤色及末梢循环、脉搏、体温、血压与脉压差、尿量和呼吸，维持生命体征平稳。

2. 液体复苏的护理 不应简单常规开放静脉通道遵医嘱输液,记录出入量。除心源性休克外应至少建立两条大孔径静脉通路,液体复苏期间加强观察,避免快速输液的并发症。

相关链接

液 体 复 苏

液体复苏并不等同于持续输入液体。液体复苏是指早期容量扩充,在短时间内大量液体输入,并严密监测患者反应,防止肺水肿的发生。复苏液体包括天然胶体、人工胶体和晶体。

3. 应用血管活性药物的护理 血管活性药物应在充分扩容的前提下使用,临床上,通常仅对于失血性休克经过足够的液体复苏后仍存在低血压或者输液还未开始的严重低血压患者,才考虑应用血管活性药与正性肌力药,以维持脏器灌注。严重感染和感染性休克的初始治疗应为积极的早期目标指导性的液体复苏,在容量复苏的同时,亦可考虑合并应用血管活性药物和(或)正性肌力药物以提高和保持组织器官的灌注压。根据病情选择药物种类,调整用量。常用的药物有去甲肾上腺素、多巴胺、血管加压素和多巴酚丁胺等。

(1)输液通道:避免使用末梢血管,防止药物外渗引起局部组织坏死,宜使用较大的静脉通道,剂量较大时应使用深静脉置管,并设专用通道。

(2)速度:血管活性药物速度应准确,建议使用微量泵控制。从小剂量开始,根据血压调整速度,结合病情滴定治疗剂量。

(3)监测:开始使用血管活性药时,血压常不稳定,应每隔5~10分钟测量血压1次,待血压平稳后,改为15~30分钟测量血压1次。血压不稳定需密切监测者应动脉置管监测有创动脉压。观察患者是否有头痛、头晕、烦躁不安等。

4. 器官功能支持护理 见各器官功能监测与护理。

5. 各型休克的处理要点 积极处理原发病是各型休克的处理要点,前面各章节中已有相应的护理,本章后续仅分别阐述重症医学科较为多见的感染性休克和低血量休克的护理。

6. 预防感染 病房内减少探视,避免交叉感染。严格遵守无菌操作规程,减少血管内导管相关感染。加强人工气道管理,预防肺部并发症。规范留置导尿的护理,预防泌尿系感染。尽早拔除不必要的导管。

7. 心理护理 休克原发病的强烈刺激,加上抢救措施紧急、医务人员紧张的工作,以及治疗仪器设备繁多,患者常感到自己病情危重甚至面临死亡,出现紧张、恐惧、焦虑等情绪。家属也因病情变化表现出心理承受能力和应变能力的不足,严重时影响抢救工作。因此应注意做好以下护理:①保持安静、整洁和舒适的病室环境,保证患者休息;②抢救时护士应有预见性,主动配合抢救;③工作人员保持镇静,做到忙而不乱、快而有序地工作;④及时稳定患者和家属的情绪,做好安慰和解释工作,指导患者和家属配合抢救,树立战胜疾病的信心。

8. 预防多器官功能障碍综合征 多器官功能障碍综合征(MODS)是休克晚期的合并症,是休克的主要死亡原因。患者一旦出现多器官功能障碍综合征,则治疗比较困难,存活率更低,应注意预防。

二、感染性休克

感染性休克亦称脓毒性休克,是指由病原微生物及其毒素等产物所引起的脓毒症伴休克。脓毒症是机体对感染反应失调所致的危及生命的器官功能障碍。感染灶中的微生物及其毒素、胞壁产物等侵入血循环,激活宿主的各种细胞和体液系统,产生细胞因子和内源性介质,作用于机体各种器官、系统,影响其灌注,导致组织细胞缺血缺氧、代谢紊乱、功能障碍,甚至多器官功能衰竭。严重感染特别是革兰阴性菌感染常可引起感染性休克。

(一)护理评估与判断

1. 病史及诱因

(1)病史:了解患者是否有重度感染病史。

(2)既往史:既往健康情况。

2. 症状与体征 冷休克患者表现为烦躁不安、神志淡漠,甚至嗜睡、昏迷;面色苍白、发绀或呈花斑样;皮肤湿冷,体温降低;毛细血管充盈时间延长;脉细速,血压下降,脉压差减小(<30mmHg);尿量减少(<25ml/h)。暖休克患者表现为意识清醒,面色潮红;手足温暖干燥;血压下降,但脉压差较大(>30mmHg);病情加重时暖休克可转为冷休克。

3. 休克识别 快速序贯器官衰竭评分(QSOFA)用于脓毒症序贯器官衰竭快速评估的工具,包括三个项目:呼吸频率≥22次/分,收缩压≤100mmHg,GCS评分≤13分每项目1分,QSOFA≥2分提示出现了器官功能障碍,高度怀疑感染性休克。

4. 特殊辅助检查 除休克需要的辅助检查外,留取标本做感染标志物检查。

(二)主要护理措施

一旦诊断感染性休克,在休克护理的基础上,还应该关注以下问题:

早期复苏:脓毒症与感染性休克是医疗急症,应立即开始治疗与复苏。

(1)液体复苏:对于脓毒症导致的组织低灌注,在开始的3小时内给予至少30ml/kg的晶体液,完成初始液体复苏后,通过反复评估血流动力学以指导后续液体复苏。评估包括全面的体格检查、生理指标的评价(心率、血压、动脉血氧饱和度、呼吸频率、体温、尿量和其他)及可获得的有创或无创监测参数。在判断容量反应性时,在条件允许时使用动态指标。

(2)监测乳酸:对于乳酸水平增高的组织灌注不足患者,根据乳酸水平指导复苏,使之降至正常。

(3)在确认脓毒症或者感染性休克后建议1小时内尽快启动静脉抗菌药物治疗。针对脓毒症或者感染性休克的患者,推荐经验性使用一种或者几种抗菌药物进行广谱治疗,以期覆盖所有可能的病原体(包括细菌以及潜在的真菌或病毒)。

(4)在不显著延迟抗菌药物使用的前提下,对疑似脓毒症或感染性休克患者在使用抗菌药之前常规进行合理的微生物培养(包括血培养),合理的常规微生物培养应至少包括两种类型的血培养(需氧和厌氧)。

(5)需要应用血管活性药物治疗的感染性休克患者,平均动脉压的初始目标为65mmHg(1mmHg=0.133kPa)。

(6)脓毒症或感染性休克患者应尽快明确感染灶,在符合医疗原则的情况下尽可能快的控制感染源。建立新的血管通路后,立即去除可能引起脓毒症或感染性休克的血管内植入物。

三、低血容量性休克

低血容量性休克常由大量出血或体液丢失导致有效循环血量降低引起。

(一)护理评估与判断

1. 病史及诱因

(1)病史:了解患者是否有失血、容量丢失病史。

(2)既往史:既往健康情况。

2. 症状与体征 除休克的症状体征外,主要表现为中心静脉压降低,回心血量减少,心输出量下降导致心率加快,血压下降。

（二）护理要点

（1）及时补充血容量。

（2）去除病因,止血,制止体液继续丢失。

（3）病情监测与护理。

案例9-20

何某某,女,66岁,60kg,因"下腹胀痛伴呕吐、腹泻四天"入院。入院查体:T:38.7℃,P:123次/分,R:25次/分,BP:104/54mmHg。上腹部、盆腔CT平扫示:①脂肪肝;②肠道内积气积液;③慢性阑尾炎;④子宫肌瘤可能。全麻下急行"剖腹探查术",术中见中段小肠管扭转,腹腔内淡黄色积液100ml,行"小肠扭转复位术+子宫肌瘤切除术+阑尾切除术",术中血压最低70/40mmHg,患者平素体健,无高血压、糖尿病等病史,入科时全麻未醒,在去甲肾25μg/min静脉泵入的情况下复查:P:110次/分,R:18次/分,BP:85/45mmHg,CVP:5mmHg;T:38℃;血气分析示:pH:7.316,PCO$_2$:34.3mmHg,PO$_2$:107mmHg,Lac:4.7mmol/L。血常规示:WBC:14.79×10^9/L,N:10.11×10^9/L,Hb:113g/L。

问题与思考

1. 该患者是否属于休克?

2. 应给予哪些护理措施?

第九节 多脏器功能障碍综合征监测与护理

问题与思考

多器官功能障碍综合征的诊断标准是什么?要监测哪些指标?

一、概论

多器官功能障碍综合征(multiple organ dysfunction syndrome,MODS)是由创伤、休克或感染等刺激所诱发,机体出现与原发病损无直接关系的两个或两个以上器官同时或序贯发生功能障碍称为多器官功能障碍综合征。本概念强调:①原发致病因素是急性的,且较严重;②致病因素不是导致器官损伤的直接原因,而是经过体内某个过程所介导,逐渐发展而来;③器官功能障碍为多发的、进行性的,是一个动态的过程;④器官功能障碍为可逆的,经过及时地干预治疗,功能有望恢复。

MODS是创伤及感染后最严重的并发症,直接影响着患者的预后,是导致危重患者死亡的主要因素之一。因其具有涉及面广、原因复杂、防治困难以及病死率高等特点,已经成为重症医学面临的重要挑战之一,也是危重病医学领域研究的热点问题。MODS是当代医学发展的产物,救治难度大。医学界已进行了40余年的努力,但悬而未决的问题依然很多。

（一）护理评估与判断

MODS的诊断应包括诱发因素、全身炎症反应综合征(systemic inflammatory response syndrome,SIRS)及器官功能不全。

1. 病史及诱因 存在严重创伤、休克、感染、急性胰腺炎、延迟复苏及凝血功能障碍等诱发MODS的原因。

2. 器官功能障碍的诊断标准 随着人们对 MODS 的认识逐渐深入,其诊断方法和标准也在不断地变化,常用的是打分制,可以反映炎症反应中器官损伤的动态过程,既可以反映单一器官损伤的程度,也可以反映受累器官的数目。很多学者都试图提出其认为最合理的评分系统,但迄今为止,国内外对 MODS 尚无一致公认的诊断及严重程度评分标准。

由于 MODS 是一个渐进损伤的过程,在功能正常、功能不全和功能衰竭之间并非泾渭分明,而是有一定范围的重叠,很难划定一个明确的界限。为了着眼早期治疗,重视其发展趋势更为重要,只要患者器官功能不断恶化并超出目前公认的正常范围,即可认为发生了"器官功能不全"。

常见的判断标准:我国 1995 年制定了"庐山会议"标准(表 9-23)。除此以外,本节还列举了四种分级、记分方法(表 9-24~表 9-26),供参考。

表 9-23 MODS 病情分期诊断及严重程度评分标准(庐山标准)

受累脏器	诊断依据	评分
外周循环	无血容量不足;MAP≤7.98kPa(60mmHg);尿量≤40ml/h;低血压时间持续 4 小时以上	1
	无血容量不足;MAP<7.98kPa(60mmHg),但>6.65kPa(50mmHg);尿量<40ml/h,但>20ml/h;肢端冷或暖;无意识障碍	2
	无血容量不足;MAP<6.65kPa(50mmHg);尿量<20ml/h;肢端冷或暖;多有意识恍惚	3
心	心动过速;体温升高 1℃;心率升高 15~20 次/分;心肌酶正常	1
	心动过速;心肌酶(CPK、GOT、LDH)异常	2
	室性心动过速;室颤;Ⅱ度~Ⅲ度房室传导阻滞;心跳骤停	3
肺	呼吸频率 20~25 次/分;吸空气 PaO_2≤9.31kPa(70mmHg),但>7.98kPa(60mmHg);PaO_2≥39.9kPa(300mmHg),P$_{(A-a)}$DO$_2$>3.33~6.65kPa(25~50mmHg);X 线胸片正常(具备 5 项中的 3 项即可确诊)	1
	呼吸频率>28 次/分钟;吸空气 PaO_2≤7.9kPa(60mmHg),但>6.6kPa(50mmHg);$PaCO_2$<4.65kPa(35mmHg);PO_2/FiO_2≤39.9kPa(300mmHg),但>26.6kPa(200mmHg);P(A-a)DO$_2$(FiO$_2$ 1.0)>13.3kPa(100mmHg),但<26.6kPa(200mmHg);X 线胸片示肺泡实变≤1/2 肺野(具备 6 项中的 3 项即可确诊)	2
	呼吸窘迫,呼吸频率>28 次/分钟;吸空气 PaO_2≤6.6kPa(50mmHg);$PaCO_2$>5.98kPa(45mmHg);PaO_2/FiO_2≤26.6kPa(200mmHg);P(A-a)DO$_2$(FiO$_2$ 1.0)>26.6kPa(200mmHg);X 线胸片示肺泡实变≥1/2 肺野(具备 6 项中的 3 项即可确诊)	3
肾	无血容量不足;尿量≅40ml/h;尿 Na⁺、血肌酐正常	1
	无血容量不足;尿量<40ml/h,但>20ml/h;利尿剂冲击后尿量可增多;尿 Na⁺20~30nmol/L(20~30mEq/L);血肌酐≅176.8/μmol/L(2.0mg/dl)	2
	无血容量不足,无尿或少尿(<20ml/h 持续 6 小时以上);利尿剂冲击后尿量不增多;尿 Na⁺>40mmol/L(40mEq/L);血肌酐>176.8μmol/L(2.0mg/dl)。非少尿型肾衰者:尿量>600ml/24h,但血肌酐>176.8μmol/L(2.0mg/dl),尿比重≤1.012	3
肝脏	SGPT>正常值 2 倍以上;血清总胆红素>17.1μmol/L(1.0mg/dl),<34.2μmol/L(2.0mg/d1)	1
	SGPT>正常值 2 倍以上;血清总胆红素>34.2μmol/L(2.0mg/dl)	2
	肝性脑病	3
胃肠道	腹部胀气;肠鸣音减弱	1
	高度腹部胀气;肠鸣音近于消失	2
	麻痹性肠梗阻;应激性溃疡出血(具备两项中一项者即可确诊)	3

受累脏器	诊断依据	评分
凝血功能	血小板计数<100×10⁹/L 纤维蛋白原正常；PT 及 TT 正常	1
	血小板计数<100×10⁹/L 纤维蛋白原≥2.0~4.0g/L；PT 及 TT 比正常值延长≤3 秒；优球蛋白溶解试验>2 小时；全身性出血不明显	2
	血小板计数<50×10⁹/L；纤维蛋白原<2.0g/L；PT 及 TT 比正常值延长>3 秒；优球蛋白溶解试验<2 小时；全身性出血表现明显	3
脑	兴奋及嗜睡；语言呼唤能睁眼；能交谈；有定向障碍；能听从指令	1
	疼痛刺激能睁眼；不能交谈，语无伦次；疼痛刺激有屈伸或伸展反应	2
	对语言无反应；对疼痛刺激无反应	3
代谢	血糖<3.9mmol/L 或>5.6mmol/L；血 Na⁺<135mmol/L 或>145mmol/L；pH<7.35 或>7.45	1
	血糖<3.5mmol/L 或>6.5mmol/L；血 Na⁺<130mmol/L 或>150mmol/L；pH<7.20 或>7.50	2
	血糖<2.5mmol/L 或>7.5mmol/L；血 Na⁺<125mmol/L 或>155retool/L；pH<7.10 或>7.55	3

表 9-24 MODS 评分（Marshall 标准）

器官或系统	0	I	II	III	IV
肺（PaO_2/FiO_2）	>300	226~300	151~225	76~150	≤75
肾（Cr μmol/L）	≤100	101~200	201~350	351~500	>500
肝（Bil μmol/L）	≤20	21~60	61~120	121~240	>240
心（PAR mmHg）*	≤10	10.1~15	15.1~20	20.1~30	>30
血（PC/L）	>120	81~120	51~80	21~50	≤20
脑（GCS 评分）△	15	13~14	10~12	7~9	≤6

*:PAR(pressure-adjusted heart rate):压力校正心率=HR×RAP/MABP

Δ:GCS:如使用镇静剂或肌松剂，除非存在内在的神经功能障碍证据，否则应作正常计分

表 9-25 器官功能障碍、衰竭的标准

器官或系统	功能障碍	功能衰竭
肺	低氧血症需机械呼吸支持至少 3~5 天	进行性 ARDS，需 $PEEP>10cmH_2O$ 和 $FiO_2>0.50$
肝	血清胆红素≥34~50μmol/L，谷草转氨酶（GOT）、谷丙转氨酶（GPT）等大于正常 2 倍	进行性黄疸，胆红素≥272~340μmol/L
肾	少尿≤479ml/24h 或肌酐上升≥177~μmol/L	需肾透析
肠、胃	腹胀，不能耐受口进饮食>5 天	应激性溃疡需输血，无结石性胆囊炎
血液	PT 和 PTT 升高>25% 或血小板<（50~80）×10⁹L	DIC
中枢神经	意识混乱，轻度定向力障碍	进行性昏迷
心血管	射血分数降低或毛细血管渗漏综合征	心血管系统对正性血管和心肌药无反应

表 9-26　器官功能障碍评分 SOFA 评分

器官系统	0	1	2	3	4
呼吸 PaO_2/FIO_2（mmHg）	>400	301~400	<301（没有呼吸支持）	101~200（有呼吸支持）	≤100（有呼吸支持）
凝血血小板（×10⁹/L）	>150	101~150	51~100	21~50	≤20
肝脏胆红素（mg/dl）	<1.2	1.2~1.9	2.0~5.9	6.0~11.9	>12.0
心血管低血压	MAP>70mmHg	MAP<70mmHg	多巴胺≤5.0［剂量单位 μg/（kg·min）］或任何剂量的多巴酚丁胺或任何剂量的米力农或任何剂量的左西孟旦	多巴胺>5.0［剂量单位 μg/（kg·min）］或肾上腺素≤0.1μg/（kg·min）或去甲肾上腺素≤0.1μg/（kg·min）或任何剂量的垂体加压素或任何剂量的间羟胺或任何剂量的去氧肾上腺素	多巴胺>15.0［剂量单位 μg/（kg·min）］或肾上腺素>0.1μg/（kg·min）或去甲肾上腺素>0.1μg/（kg·min）
格拉斯哥昏迷评分（GCS）	15	13~14	10~12	6~9	<6
肾脏血肌酐（μmol/l）	<110	110~170	171~299	300~440	>440
24 小时尿量（ml/24h）				201~500	<200

（二）主要护理措施

1. 急救处理

（1）病室：MODS 患者应收入 ICU 治疗，病房温湿度适宜，空气清新，减少人员流动。

（2）保持生命体征稳定：注意观察体温、脉搏、呼吸、血压、意识等，以及漂浮导管，心电图、胃黏膜张力计等监护设备显示的各项指标的变化。维持生命体征平稳。

（3）功能障碍的器官支持：见各相关章节。

（4）密切观察药物反应：MODS 患者使用药物品种多，尤其应注意药物的疗效、药物间的配伍及用药后的反应。

（5）保证营养，预防感染。

（6）尽可能鼓励患者，建立良好的护患关系，以娴熟的技术，高度的责任心取得患者的信任，同时鼓励患者做力所能及的事情，稳定家属情绪，帮助患者树立康复的自信心。

2. 监测与护理　早期发现是提高抢救成功率的关键。MODS 的监护与其他危重症的监护相同，通过先进的监护设备和技术，连续、动态、定量地对生命体征及器官功能的变化进行监测，并通过综合分析，为临床早期诊断、治疗提供依据。MODS 监测除了 ICU 中常规的血流动力学、呼吸功能、肝功能、肾功能、凝血功能、中枢神经系统功能监测外，还需注意以下几方面的监测。

（1）氧代谢监测：氧输送，也称氧供（oxygen delivery, DO_2），是指单位时间内动脉系统向全身各组织输送的氧的总量。机体通过心脏做功和血液携带而向组织供氧，DO_2 等于心脏指数和动脉血氧含量的乘积

（$DO_2 = CI \times CaO_2 \times 10$），动脉血氧含量等于动脉血液总血红蛋白结合的氧（$1.34 \times Hb \times SaO_2$）和物理溶解的氧（$0.0031 \times PaO_2$）的总和。成人正常状态下，$DO_2$ 约为 1000ml/min。临床可以通过输血、输液、强心增加心输出量，提高血氧饱和度等措施中的任意一项或几项来提高心输出量、提高血红蛋白含量、提高血氧饱和度达到提高提高氧供的目的。

氧消耗，也称氧耗（oxygen consumption，VO_2）是指组织在单位时间内利用氧的量，等于心脏指数和动静脉血氧含量差的乘积（$VO_2 = CI \times (CaO_2 - CvO_2) \times 10$）；成人正常状态下，$VO_2$ 为 110～180ml/min·m³，临床上降低氧耗的护理措施有：患者保持安静，减少活动、避免躁动，有效控制体温、心率、血压、呼吸。

（2）动脉乳酸监测：血液中乳酸增加是机体缺氧的重要标志之一。在缺氧环境下，机体取得能量的主要途径是糖酵解，并由于丙酮酸不能进入三羧酸循环氧化而被还原为乳酸，导致组织和血液中乳酸蓄积。护理 MODS 患者需关注动脉血乳酸的变化。

（3）混合静脉血氧饱和度：临床上将测量静脉血氧饱和度作为组织氧合监测的方法。混合静脉血氧饱和度（SvO_2）最常用肺动脉血，这是全身静脉回流的血液，是全身组织氧耗情况的总体反映，正常值约为75%。SvO_2 下降可以肯定机体存在绝对或相对缺氧，但 SvO_2 是全身总体氧代谢的体现，不能直接反映具体组织缺氧。

（4）胃肠黏膜内 pH 值：胃肠道是对缺血最敏感的器官之一，当循环不稳定时，胃肠道灌注损害发生最早而恢复最晚，胃肠黏膜内 pH 值（pHi）监测直接反映胃肠道的氧合情况。pHi 监测应确认导管在胃内。

（5）加强病情观察：包括体温、脉搏、呼吸、血压、意识、尿量以及皮肤的变化。MODS 患者使用的药物品种多，应密切观察药物反应，有无出现毒副作用。如应用利尿剂可发生电解质的变化，尤其是钾的变化。应用血管活性药物，首先应判断容量是否补足，根据血压调整输注速度，防止血压异常波动等。

3. 防治与护理 MODS 发病急、病程进展快，死亡率高，迄今为止，对 MODS 尚无特异性治疗手段，为赢得进一步治疗的时机，目前的治疗策略仍然是以支持治疗为主。支持治疗的措施根据所涉及的器官而不同，由相应章节介绍，本节不再赘述。支持治疗尽管能够延长患者的生命，却很难改变其预后，其生存率并没有获得实质性的提高。因此采取一切措施消除诱发全身炎症反应的可能因素，预防 MODS 的发生，是当前提高危重患者生存率的最重要的措施。早期经胃肠道摄食可以减少创伤后感染发生率。尽量通过肠内营养途径补充热量，维生素及微量元素。胃肠道进食不仅有益于全身营养，而且也是保护肠道黏膜屏障的重要措施。使用制酸剂或 H_2 受体阻滞剂，预防和治疗应激性溃疡，监测胃液 pH 值，控制在 4～5 之间，使胃内不过度碱化，避免细菌过度生长。

4. 中医药支持与护理 我国学者从 MODS 的防治入手，对中医药进行了尝试。运用中医"活血化淤""清热解毒""扶正养阴"的理论，采用以当归、大黄、生脉等为主方的治疗，取得了良好的临床效果。

5. 心理支持 MODS 患者常常起病急，病情危重，易出现紧张、焦虑等心理状态，护士应鼓励患者，建立良好的护患关系，以娴熟的技术，高度的责任心取得患者的信任，同时鼓励患者做力所能及的事情，稳定家属情绪，帮助患者树立康复的自信心。

　　蒋先生,46岁,专职的拳击教练,日常以高热量、高蛋白饮食为主。某周末与朋友聚聚喝了白酒约8两,晚上十一点多回到家,入睡好。第二天早晨六点左右突然出现中上腹剧烈疼痛,为持续性胀痛,伴肩背部放射痛,恶心,呕吐,呕吐物为清水样液体,约30ml,来医院急诊就诊。急查血常规提示:WBC:12.96×10^9/L,N%:83.1%,血淀粉酶1120U/L。以"急性胰腺炎"收入普外科治疗,入普外科后给予禁食、胃肠减压、抑酶、抗感染、补液治疗,4天后患者腹胀、腹痛有加重趋势,尿量减少。查体:T:39.0℃,P:125次/分,R:35次/分,BP:146/92mmHg,面罩吸氧,氧流量5L/min,SpO$_2$98%左右。入科血气分析:pH:7.492,PaCO$_2$:30.7mmHg,PaO$_2$:108.6mmHg,HCO$_3^-$:23.8mmol/L,PO$_2$/FiO$_2$:265mmHg,Na$^+$:123.4mmol/L,Ka$^+$:3.02mmol/L,Lac:2.8mmol/L。

　　思考:1. 蒋先生是否存在MODS?

　　　　　　2. 护理该患者病情观察重点还有什么?

第十节　静脉血栓栓塞症的监测与护理

问题与思考

　　患者发生了下肢深静脉栓后在行抗凝、溶栓治疗时,护士应如何观察? 预防的措施有哪些?

　　静脉血栓栓塞症(venous thromboemolism,VTE)是一种由于静脉内血栓形成而引起静脉阻塞性回流障碍及其一系列相关病理生理改变的临床常见病,包括下肢深静脉血栓(DVT)和肺血栓塞症(PTE)。该病有潜在高度致残及致死的危险。一般认为DVT和PTE是VTE的两种临床表现,DVT好发于下肢静脉,而PTE主要是由于静脉系统或右心血栓形成后,脱落进入肺动脉所致,是致死的主要原因。DVT与PTE实质上为一种疾病过程在不同部位、不同阶段的表现,两者合称为静脉血栓栓塞症。据统计,在血管疾病中,VTE的发生率仅次于急性冠状动脉综合征和脑卒中,是第三大常见的血管疾病。高龄、妊娠及激素使用、有血栓形成倾向如抗凝血酶Ⅲ、蛋白S、蛋白C缺乏等、有手术与创伤史、恶性肿瘤、吸烟、肥胖以及安装永久性起搏器、长期留置中心静脉导管等是诱发VTE发生的高危因素。血流速度异常即血流缓慢或瘀滞,血管内皮细胞损伤以及血液成分改变即血液易于凝聚或成高凝状态是VTE形成的主要因素。

一、下肢深静脉血栓

　　下肢深静脉血栓(deep venous thrombosis,DVT)是临床上常见的周围血管疾病之一,是指血液在下肢深静脉内不正常凝结引起的静脉回流障碍性疾病,属于临床急危重症,如血栓脱落可导致肺动脉栓塞(pulmonary embolism,PE)这一严重并发症,据报道约90%的PE栓子均来源于下肢DVT。此外,DVT常导致血栓后综合征(post-thrombotic syndrome,PTS)的形成,给患者造成长期的病痛。DVT的发病率在我国呈逐年上升趋势,在欧美地区的发生率约为0.1%。

【护理评估与判断】

(一)病史及诱因

1. 评估有无VTE病史、下肢静脉功能不全、高龄、抗凝血酶因子缺乏、遗传性高凝状态、瘫痪、恶性肿瘤、肥胖、心、肺功能不全等导致 DVT 形成的原发性危险因素。

2. 评估有无外科手术(特别是髋关节、膝关节置换术)、吸烟、严重创伤、脱水、制动、长时间飞机旅行、口服避孕药、妊娠或产后等导致 DVT 形成的继发性危险因素。

（二）症状与体征

1. **疼痛**　是最早出现的症状。多出现在小腿腓肠肌、大腿或腹股沟等区域,但不会出现足或趾的疼痛。疼痛程度依血栓形成的范围、炎性反应的轻重及个体对疼痛的敏感度不同而存在差异。大多数患者主诉为下肢疼痛,疼痛性痉挛或紧张感,活动后加剧,卧床休息或抬高患肢可减轻。部分患者 Homans 征呈阳性,即将足背屈腓肠肌紧张时,可激发疼痛。

2. **下肢肿胀**　是最主要的或是唯一的症状,除少数因下腔静脉血栓形成而表现为双下肢肿胀外,绝大多数为单侧下肢肿胀。肿胀程度依静脉闭塞的程度和范围而定,位于深部小静脉者,肿胀往往不易发现,如果位于下肢静脉主干,可迅速引起静脉血液回流障碍,出现明显肿胀。膝关节以下的肿胀提示血栓累及腘静脉或股浅静脉,整个下肢肿胀则提示股静脉血栓形成。

3. **浅静脉曲张**　属代偿性反应。当主干静脉堵塞后,下肢静脉血通过浅静脉回流,浅静脉代偿性扩张。因此浅静脉曲张在急性期一般不明显,是下肢静脉血栓后遗症的一个表现。

4. **股青肿**　下肢 DVT 广泛累及肌内静脉丛时,由于髂静脉及其侧支全部被血栓堵塞,组织张力极度增高,致使下肢动脉痉挛,肢体缺血甚至坏死。临床上表现为剧烈疼痛,患肢皮肤发亮,皮色呈青紫色,伴有水疱或血疱,称为疼痛性股青肿。常伴有动脉痉挛,下肢动脉搏动减弱或消失,皮温降低,进而发生高度循环障碍。患肢全身反应强烈,伴有高热、神经萎缩,易出现休克表现及下肢湿性坏疽。

5. **股白肿**　当下肢深静脉急性栓塞时,下肢水肿在数小时内达到最高程度,肿胀呈凹陷性及高张力,阻塞主要发生在股静脉系统内。当合并感染时,刺激动脉持续痉挛,可见全肢体的肿胀、皮肤苍白及皮下网状的小静脉扩张,称为疼痛性股白肿。

（三）辅助检查

1. **实验室检查**　血浆 D-二聚体为胶原纤维蛋白的特异性降解产物之一,是继发性纤溶的特有代谢产物,可对纤维蛋白形成或降解等情况进行评估。它用于诊断急性 DVT 的灵敏度较高,$>500\mu g/L$(酶联免疫吸附法)有重要参考价值。

2. **多普勒超声检查**　能准确地显示静脉结构、血栓的部位和形态、管腔阻塞程度、血管周围组织,并提供血流动力学信息,甚至还可以大致判断血栓的组成部分;且具有简便易行、快捷、成本低、重复性好及无创等特点,是 DVT 诊断的首选方法。

3. **螺旋 CT 静脉成像**　可多角度显示下肢静脉血管病变的部位、范围并可同时检查腹部、盆腔以及寻找阻塞的可能原因,还可以同时行三维重建图像。在近心大静脉的 DVT 诊断上其敏感性和特异性均在90%以上。

4. **MRI 静脉成像**　可以双侧同时显示,有利于了解对侧血管情况,并能较清晰显示盆腔和下腔静脉血栓,是诊断下肢 DVT 的一种可靠检查方法。

5. **静脉造影**　被认为是诊断下肢 DVT 的"金标准",但由于这一检查费用较高,且有发生静脉炎和静脉血栓的并发症的风险等原因使得其应用受到了很大的限制。

【主要护理措施】

（一）一般护理

1. **心理护理**　讲解疾病的相关知识,消除患者的恐惧和焦虑,使其配合治疗。

2. **体位**　急性期应绝对卧床休息。患肢抬高20°~30°,高于心脏水平,腘窝处避免受压。严禁按摩,避免血栓脱落。急性期后(一般2~3周)鼓励患者逐渐下床活动,但应避免剧烈活动。

3. **病情观察**　每日定时、定位测量肢体周径,严密观察肢体有无股青肿、股白肿出现,一旦发生,及时报告医生并行术前准备。观察患有有无牙龈出血、鼻出血、皮肤紫斑及血尿、血便等情况。每周定时监测凝血功能,如凝血酶原时间、部分激活凝血酶时间及 INR 等。警惕肺栓塞的发生,如出现胸痛、心悸、呼吸困难及咯血等症状,立即给予平卧,避免做深呼吸、咳嗽、剧烈翻动等。

(二)用药护理

1. **尿激酶** 溶栓及抗凝治疗容易导致出血并发症,在治疗前后应注意以下问题:①用药前了解患者有无出血性疾病,如颅内出血、活动性消化性溃疡、咯血等病史,此类患者不宜抗凝溶栓治疗;②用药后观察有无出血发生,如牙龈、皮肤黏膜的自发性或穿刺后出血;观察大小便颜色并及时做常规及潜血检查;有无不明原因关节肿痛或痰中带血;因静脉注射溶栓剂可致脑出血发生,要特别注意有无头痛、呕吐、意识障碍、肢体瘫痪麻木等颅内出血迹象;③抗凝溶栓治疗时剂量及疗程的调整主要依赖凝血功能检查,要密切检查凝血功能,一般保持 INR、PT 在正常的 2 倍左右,若超出正常的 2.5 倍应考虑停药。

2. **重组组织型纤溶酶原激活剂(rt-PA)** 其给药途径有两种:①局部置管溶栓:药物可直接作用于血栓,溶栓效果好,不良反应少;②静脉给药:通过全身血液循环后间接经过血栓部位。用药后的观察要点:①患者肢体肿胀程度、皮肤温度及足背动脉搏动的变化;②全身皮肤、黏膜有无出血点,有无齿龈出血、鼻出血及血尿以及凝血功能。

(三)深静脉血栓形成取栓术后护理

1. 按外科一般护理常规及麻醉后常规处理。

2. 患肢抬高,高于心脏 20~30cm。观察患肢远端皮肤的温度、色泽、感觉和脉搏强度。记录患肢周径的变化以了解治疗效果。

3. 康复护理 行压力治疗,其目的是为了促进静脉血液回流,防止新的深静脉血栓形成。

4. 遵医嘱继续使用抗凝、溶栓、祛聚、抗感染等药物治疗。用药期间避免碰撞及摔跌,用软毛刷刷牙,观察有无出血倾向。

(四)并发症的观察及预防

1. **出血** 是抗凝剂的主要并发症,多发生在开始治疗的 5 天内。轻者出现牙龈出血、鼻出血、伤口渗血或血肿以及泌尿道或消化道出血,也可发生在覆膜后或重要脏器。在治疗过程中应严密监测生命体征,局部有无出血、渗血及全身出血倾向。严格执行医嘱,用药剂量准确。定时查出凝血功能、尿常规、大便潜血试验。一旦发现出血应及时上报医生并立即停药,给予维生素 K_1 10mg 静脉滴注,一般在 24 小时后恢复正常。

2. **肺栓塞** 是 DVT 最严重的并发症。临床护理时若发现患者有咳嗽、胸闷、胸痛、口唇发绀、咳痰带血等应引起高度重视。除严密观察患者病情外,还应及时将情况通知医生并进行相关检查以便明确症状。

(五)健康教育

1. **饮食指导** DVT 患者应多食新鲜蔬菜、水果、适量的蛋肉,以低脂肪、低热量为宜。要清淡并减少食盐摄入,多食纤维素及黑木耳等降低血液黏滞度的食物。

2. **患肢的保护与保温** DVT 患者要避免劳累、撞伤、砸伤及冻伤;鞋袜要宽松;要保暖防寒,以免在缺血状态下增加组织的耗氧量。

3. **加强肢体功能锻炼** 疾病稳定期应坚持适当活动,促进下肢血液循环,防止关节的挛缩和肌肉的萎缩。

4. **其他** 应严格戒烟,烟中尼古丁可使末梢血管收缩、血流减少、血管内膜变化,引起胆固醇沉着和静脉血栓复发。此外,需遵医嘱服药,并观察药物的不良反应。

与DVT及其治疗相关的知识介绍

1. DVT抗凝、溶栓治疗相关指标的监测

（1）APTT（活化的部分凝血活酶时间）：在进行静脉血栓栓塞的预防上，使用普通肝素时建议APTT控制在2.0~2.9倍对照值。

（2）ACT（活化凝血时间）：正常参考值为74~125秒，在体外循环下维持360~450秒。大于500秒或有出血现象时，可以用鱼精蛋白中和，使之控制在80~120秒内。

（3）PT（凝血酶原时间）：正常为11~13秒，在治疗期间应维持在25秒内。

（4）INR（国际正常化比值）：正常为0.8~1.5，治疗期间为2.0~3.0，当INR为4.0时，出血的危险性明显增加；当INR是5.0时，患者处于出血的危险状态。

（5）纤维蛋白原测定：是溶栓治疗的主要检测指标，正常为200~400mg/100ml。如低于80mg/100ml，出血风险明显增加。

2. DVT的临床分期

（1）急性期（发病后14天内）：突发患肢肿胀及沿静脉走行部压痛，或伴有浅静脉曲张。

（2）亚急性（发病15~30天）：严重肿胀及沿静脉走行部位压痛，或伴有广泛的浅静脉曲张。

（3）慢性期（发病超过30天）：随着深静脉大部分或完全再通，下肢肿胀减轻但活动后仍加重，浅静脉明显曲张，小腿出现广泛性色素沉着和慢性复发型溃疡，部分患者有再次发生急性深静脉血栓的可能。

3. DVT的临床分型

（1）外周型：患侧小腿轻度疼痛和紧张束感，足及踝关节周围有轻度肿胀，按压腓肠肌时有剧痛；作踝关节过度背屈试验可导致小腿剧痛（Homan征阳性）。

（2）中央型：大腿远端、内收肌管、腘窝和小腿深部有压痛和疼痛，肿胀可达膝关节水平，浅静脉压升高。

（3）混合型：左侧髂股静脉血栓形成较右侧多。患侧腹股沟及髂股静脉行径的体表有明显疼痛或压痛，患肢胀痛、肿胀、肤色较深，浅表静脉曲张。有全身反应（体温升高、白细胞增高）。若继发于小腿静脉血栓的混合型血栓，则起病多较为隐匿，肿胀可逐渐发生，故症状出现较轻。若下肢静脉及主要分支广泛阻塞，则起病急骤，患肢剧痛，严重肿胀，发绀，患肢冰冷，足背动脉搏动消失，足部水疱，体温39℃以上。

案例9-22

李女士，56岁，轮椅推入病房，主诉无明显诱因出现左下肢肿胀3日，直立行走时症状加重，休息不缓解。查体：T:36.5℃，P:90次/分，R:16次/分，BP:120/80mmHg，左下肢张力性肿胀，皮温高，皮肤颜色红，未见溃疡及色素沉着，足背动脉搏动良好。彩超提示：左下肢深静脉血栓。入院后第3日，左下肢肿胀明显减轻，皮温略高，皮肤颜色略红，离床排便一次，2小时后患者突发呼吸困难并伴胸痛，即刻给予平卧，通知医生并配合抢救。入院后第16日，患肢恢复正常，已穿弹力袜下床活动。

思考： 患者如何进行下肢深静脉血栓的预防？

二、肺血栓栓塞综合征

肺血栓栓塞综合征（pulmonary thromboembolism，PTE）是肺栓塞的一种类型，是肺动脉栓塞的主要原因，通

常临床上 PE 即为 PTE。是由于静脉系统或者右心的血栓阻塞肺动脉或其分支所致的疾病,以肺循环和呼吸功能障碍为主要临床和病理生理特征。当急性 PTE 造成肺动脉广泛阻塞时,可引起肺动脉高压,当肺动脉高压到一定程度可导致右心失代偿,出现急性肺源性心脏病。PTE 的临床表现主要取决于三个方面即肺动脉被堵塞的部位、程度和栓子的大小、多少;发生速度的快慢以及患者平时的心肺功能基础情况。

案例9-23

李女士,69 岁,已婚,农民。主诉"胸闷、气急 2 周,突发胸痛、呼吸困难 1 天"。患者于 2 周前感冒后出现胸闷、气急,1 天前突发胸痛、呼吸困难,夜间不能平卧,无咯血,饮食可,大小便正常。曾有胸闷史,心电图显示窦性心动过速,未予重视。查体:T:36.7℃,P:120 次/分,R:35 次/分,BP:95/65mmHg。口唇发绀,P_2 亢进,剑突下心音增强,有 3 级收缩期杂音,肺无啰音,肝肋下可及,无压痛,双下肢无水肿,有静脉曲张。胸部 CTA 显示:左肺动脉栓塞。血气分析:pH:7.46,PaO_2:45mmHg,$PaCO_2$:40mmHg。

思考: 如何对患者进行肺血栓栓塞综合征的观察?

【护理评估与判断】

(一)病史及诱因

1. 评估患者是否有下肢深静脉血栓病史、下肢静脉功能不全病史、心肺功能不全等。

2. 评估患者是否有骨盆或下肢骨折、恶性肿瘤、妇产科手术等外伤、手术史。

3. 评估患者是否有静脉血栓形成倾向如久坐、久站、行冠脉造影、中心静脉置管、有高脂血症、高血压病、肥胖、代谢性疾病、血液病等。

(二)症状和体征

1. **呼吸困难** 是肺动脉栓塞症最常见症状,占 84%~90%,多表现为劳力性呼吸困难。

2. **胸痛** 突然发生,多与呼吸有关。较小的栓子常位于周边,易累及胸膜呈胸膜性疼痛者,约占 75%。较大的栓子可呈剧烈的挤压痛,位于胸骨后并向肩和胸部放射,酷似心绞痛发作,约占 4%。

3. **咯血** 多在梗死后 24 小时内发生,量不多,鲜红色,数天后可变成暗红色,发生率约占 30%。慢性栓塞性肺动脉高压的咯血多来自支气管黏膜下,支气管动脉系统代偿性扩张破裂出血。

4. **惊恐** 发生率约为 55%,可能与胸痛或低氧血症有关。

5. **咳嗽** 多为干咳,或少量白色泡沫,也可伴有喘息,发生率为 50%。

6. **晕厥** 约占 13%。较小的肺栓塞可因一过性脑缺血发作引起头晕,晕厥的主要原因是由大块肺栓塞引起的脑供血不足,是肺梗死的征兆。

7. **腹痛** 可能与膈肌刺激或胃肠缺血有关,巨大肺栓塞还可能引起休克,常伴有烦躁、恶心、呕吐、出冷汗等。

8. **体征** 呼吸急促、发绀、肺部湿啰音或哮鸣音、肺血管杂音、胸膜摩擦或胸腔积液。颈静脉充盈或异常搏动,心率加快,急性大块肺栓塞时表现为休克、低血压和主要器官灌注受损。发热,多为低热,少数患者体温可达 38℃ 以上。

(三)辅助检查

1. **动脉血气分析** 是诊断 PTE 的筛选性指标。急性肺栓塞是以通气-血流灌注不匹配和高通气综合征为特征的,通常伴有氧分压正常或降低,二氧化碳下降。当肺血管床堵塞超过 15%~20%,可出现低氧血症、低碳酸血症,并可出现呼吸性碱中毒。

2. **D-二聚体** 作为 PTE 的初步筛选指标,若低于 500μg/L 可排除 PTE。

3. **X 线片** 可提供心胸全貌,有助于对其作出全面评价,并有助于鉴别诊断,是重要的检查手段。需强调,X 线胸片不能直接诊断 PTE,仅能提示肺动脉栓塞的可能。

4. **肺动脉造影** 是诊断 PTE 的"金标准",但其属于有创性检查,在临床上应用较少。目前主要用于 PE 的介入治疗过程中。

5. **CT 肺动脉造影** 是诊断 PTE 的重要无创检查技术,具有扫描速度快、图像清晰、较经济的特点。但对亚段及远端肺小动脉血栓的敏感性较差。

6. **磁共振显像(MRI)** 该方法对肺段以上 PTE 诊断的敏感度和特异度均高,适用于碘造影剂过敏者。

7. **核素肺通气/灌注扫描** 典型征象是肺段灌注扫描缺损与通气显象正常不匹配。其诊断 PTE 的敏感性为 92%,特异性 87%,且不受肺动脉直径的影响,尤其在诊断亚段以下 PTE 中具有特殊意义,以作为疑似肺栓塞的标准筛选检查。

【主要护理措施】

(一)一般护理

1. **心理护理** 做好解释工作,解除患者思想顾虑,缓解其紧张情绪,使患者以积极的心态接受临床治疗和护理。

2. **体位** 绝对卧床休息 2~3 周,禁止随意搬动患者,避免剧烈活动,如已确认肺栓塞发生的位置,应取健侧卧位,预防栓子活动和游离。

3. **病情观察** 密切观察生命体征,观察有无胸痛、咳嗽、咯血、气短加重等,做到早发现、早处理。每天定时比较双下肢周径,观察有无局部皮肤颜色改变。下肢周径的测量方法:大小腿周径的测量点分别为髌骨上缘以上 15cm 处和髌骨下缘 10cm 处,双下肢周径>1cm 有临床意义。

4. **用药护理** 严格遵循用药的禁忌证和适应证原则,并按照药物使用说明书规范调整剂量;期间注意观察有无出血倾向;遵医嘱定期检查凝血酶浓度、凝血时间;监督患者严格遵医嘱口服药物,禁止随意增减剂量。

5. **疼痛护理** 当患者疼痛剧烈时,遵医嘱及时给予镇静止痛药物,注意观察药物的不良反应,如呼吸抑制、心律失常、惊厥等。

(二)消除再栓塞的危险因素

1. **急性期** 绝对卧床休息,避免下肢过度弯曲,一般在充分抗凝的前提下卧床 2~3 周。

2. **恢复期** 预防下肢血栓形成,仍需卧床休息,下肢适当活动或被动活动,穿抗栓袜或气压袜,不可在小腿下放置垫子或枕头,以免加重下肢血液循环障碍。

3. 保持大便通畅,避免排便时用力,以防止下肢血管内压力升高,导致血栓脱落。

(三)防感染、防出血、防压疮

保持室内空气新鲜、流通,严格执行无菌操作,避免感染发生。尽量减少动静脉穿刺、皮下及肌肉内注射次数,任何操作完成后延长按压时间。由于患者卧床时间长,活动受限,须保持床单位整洁、干燥、骨隆突处给予衬垫保护,预防压疮发生。

(四)健康教育

1. **饮食与排泄** 给予低脂、高纤维、高蛋白、清淡易消化的饮食,保持大便通畅,必要时使用缓泻剂,防止用力排便引起栓子脱落。保证每日饮水 1500ml 左右,以降低血液黏滞度,增加血流速度,预防大便干结。

2. 告知患者定期检查,遵医嘱口服抗凝药物,不可随意增减,并定期抽血化验,保证持续、合理用药。

3. 教会患者及家属观察皮肤黏膜有无出血点、瘀斑等症状的方法,告知患者如出现劳累性或突然加重的呼吸困难、胸痛、胸闷、发作性晕厥、低血压、咯血、下肢疼痛无力或不对称水肿等症状应立即就医。

1. 国外学者根据肺栓塞的分型总结了会出现的临床症状,如 MaXwell 分型(表9-27)。

表9-27 MaXwell 分型

分型	症状	动脉栓塞面积(%)	肺动脉压(mmHg)
I	无症状	<20	正常
II	焦虑、过度换气	25~30	<20
III	虚脱、呼吸困难	30~50	>20
IV	休克、呼吸困难	>50	>25~30
V	晕厥、呼吸困难	>50	>40

2. 肺血栓栓塞症的临床分型

(1)急性肺血栓栓塞症:①大面积 PTE(massive PTE):以休克和低血压为主要表现,收缩压<90mmHg 或与基线值相比,下降幅度≥40mmHg,持续15分钟以上。排除新发生的心律失常、低血容量或感染中毒所致的血压下降。②非大面积 PTE(non-massive PTE):未出现休克和低血压的 PTE。如出现有心功能不全或超声心动图提示有右心室运动功能减弱,则为次大面次 PTE(sub-massive PTE)。

(2)慢性血栓栓塞性肺动脉高压:以慢性、进行性肺动脉高压为主要表现,后期出现右心衰竭,影像学检查证实肺动脉阻塞。右心导管检查示静息肺动脉平均压>25mmHg,活动后肺动脉平均压>30mmHg;超声心动图检查示右心室壁增厚。

3. 急性肺栓塞可出现剧烈胸痛,心电图酷似心肌梗死图形,需与急性心肌梗死鉴别要点如下表9-28:

表9-28 急性心肌梗死与肺栓塞的鉴别

鉴别要点	急性心肌梗死	肺栓塞
年龄	中年以上	青年至老年均有发病
基础疾病	冠心病	心脏疾病、充血性心力衰竭、血栓性静脉炎等
胸痛	剧烈、持久、伴休克征象	剧烈,持续时间不定,常伴有休克样症状,随呼吸加重
呼吸系统症状	无	明显呼吸困难、呼吸频率加快、咳嗽、血痰及哮鸣音等
发绀	轻度,多数没有	初期比较严重
血压	下降较少,速度缓慢	下降剧烈、严重
心电图	特征性改变	无特征性改变
确诊方法	ECG、血清酶血改变	选择性动脉造影、肺扫描

(陈玉红 成守珍 高明榕 李黎明 牟灵英 朱艳萍 陈晓燕)

本章节内容涵盖了重症监护病房常用的监护技术、各系统危重患者的抢救原则及监护等，是 ICU 护士必须熟悉并掌握的知识内容。目前，危重症患者的生命支持技术水平直接反映医院的综合救治能力，体现医院整体医疗实力，是现代化医院的标志。ICU 护士是重症监护的主要力量，除了配合医生急救之外，常常需要独立监测患者的动态变化信息，准确、敏锐地把握影响患者预后的关键环节，以挽救患者生命。因此，成为一名优秀的 ICU 护士需要牢固掌握各种常见危重症的临床表现及观察要点，并要综合运用监护技术进行监测及配合治疗。在学习本章知识的过程中，必须重视各项监护技术的指标阈值、操作流程以及一些注意事项。另外，ICU 患者一般病情危重，常涉及多个器官病变，要求用整体观念进行护理，尤其应关注患者的精神、心理状况，减少"ICU 综合征"的发生。

复习参考题

1. 简述心电监护的临床意义及导联放置的位置。
2. 有创血压、中心静脉压、肺动脉压监测过程中的护理观察要点有哪些？
3. 简单陈述急性冠脉综合征的心电图特征。
4. 如何进行消化道出血量的估计？
5. CRRT 的治疗过程中主要监测项目有哪些？

第十章　常用急救技术与配合

10

学习目标

掌握　心脏电复律术、紧急心脏起搏术的适应证、禁忌证；心脏电复律术、紧急心脏起搏的术后护理；环甲膜穿刺术的护理配合；气管插管的护理配合；留置气管插管的护理；无创机械通气的操作；呼吸机的操作；神经调节辅助通气（NAVA）、俯卧位通气、体外膜肺氧合（ECMO）的适应证。

熟悉　心脏电复律的能量选择、电极板放置位置；心脏电复律、紧急起搏术后的常见并发症及处理方案；环甲膜穿刺术的穿刺部位、适应证与禁忌证；经口气管插管的适应证与禁忌证；无创机械通气患者的护理；呼吸机使用过程患者的护理；NAVA、俯卧位通气、ECMO 的护理配合要点。

了解　心脏电复律、紧急心脏起搏的操作要点，术前、术中配合要点；环甲膜穿刺术的操作要点；气管插管的操作要点；无创机械通气的适应证和禁忌证；呼吸机使用过程的并发症；NAVA、俯卧位通气、ECMO 的护理相关并发症的预防。

第一节　心脏电复律

问题与思考

请叙述患者发生什么情况需要进行电复律？

心脏电复律(cardioversion)是经胸壁、心外膜或心内膜,用除颤器(defibrillator)将一定量的电能导入整个心脏,使一些异位性快速心律失常转复为窦性心律的一种电治疗方法。其机制为高能量短时限的电脉冲通过心脏,使所有心肌纤维瞬间同时除极,控制整个心脏活动,心脏恢复窦性节律。心脏电复律方式的选择有体外电复律和体内电复律两类,其主要区别如下:

1. 体外电复律

(1)非同步电复律:仅适用于心室扑动、心室颤动,又称电除颤。室扑和室颤是心脏性猝死的常见原因(约占80%)。在心室颤动时,心室肌所处激动位相很不一致,一部分心肌尚在不应期,而另一部分已经在复极,故在任何时候给予高电压强电流都能使所有心肌除极。

(2)同步电复律:所谓同步电复律,就是复律器上装有同步装置,此装置利用患者心电图 R 波触发电复律器放电,并经过一段时间的延迟,使刺激不落入"易损期"内,从而避免发生意外,达到转复心律的治疗目的。同步电复律适用于除心室扑动、心室颤动的其他异位快速性心律失常。

2. 体内电复律

(1)经心外膜电复律:主要用于胸心外科手术时紧急复律或开胸心肺复苏时,用盐水纱布包裹勺状电击板,分别置于心脏前、后位,能量选择为 20~50J。

(2)经心内膜电复律:主要用于埋藏式心脏转复除颤器(implantable cardioverter defibrilator,ICD),具有支持性起搏、抗心动过速起搏、低能量心脏转复和高能量电除颤作用,是预防心脏性猝死的有效方法。

一、适应证与禁忌证

（一）适应证

1. 心室颤动、心室扑动是紧急心脏电复律的绝对指征。

2. 室性心动过速伴有明显的血流动力学改变,并出现心力衰竭、休克等,应立即行电复律治疗。如果血流动力学改变不明显,可先试用药物治疗,无效时再行电复律。

3. 预激综合征合并心房颤动、心房扑动,往往伴有快速性心室律、R-R 间期不等,易诱发室性心动过速或心室颤动,尤其伴有血流动力学改变时,需急诊电复律。

4. 极快心室率(>240 次/分)的室上性心动过速,经刺激迷走神经和药物治疗无效时,或已伴有血流动力学改变者,需紧急电复律。

5. 急性心肌梗死合并较快心室率的室上性心动过速、心房扑动、心房颤动。

（二）禁忌证

1. 洋地黄中毒所致心律失常者。

2. 室上性快速心律失常合并完全性房室传导阻滞患者。

3. 病态窦房结综合征合并心房颤动者,如果复律必须有临时起搏器做保护。

4. 快速心律失常伴有水电解质、酸碱平衡失调、缺氧者,这类患者电复律时可发生严重甚至致命性心律失常,须纠正后复律。

5. 病毒性心肌炎的急性期以及风湿活动时伴发快速心律失常者。

6. 近期内动脉或静脉发生栓塞者,左房有附壁血栓,心脏明显扩大,心功能严重不全者。

二、操作要点

1. 体外电复律的能量选择 电复律时如果电能过低,则无法达到去除异位性心律的作用,但电能过大,会引起心肌功能性损伤,因此应采用最小有效能量。对于急症患者,初次电击就应选择较大的电击能量,力求一次成功,以免延误抢救时机。表 10-1 是不同心律失常的首选能量。

表 10-1 电击能量的选择

适应证	首次能量选择(单相波)
房扑和大多数室上性心动过速	25~50J
房颤	50~100J
单形性室速	100J
多形性室速	200J
室扑、室颤	360J

表 10-1 所列能量,是指单相波除颤器所释放的能量。单相波除颤指的是电流沿单一方向传导。而双相波除颤区别在于电流沿一个方向流动一段时间后方向发生逆转,因此双相波除颤器释放了 2 次电流,并降低了心肌除颤的阈值,使更小能量(一般为 120~200J)成功除颤成为可能,对心肌的损伤也更小。

2. 电极板的放置位置 标准的放置位置为心尖部(左锁骨中线第 5 肋间)和心底部(右锁骨中线第 2 肋间)。另一种电极板的放置位置为前部(左锁骨中线第 5 肋间)和后位(左肩甲下区域)。两电极板要分隔开,其间的导电糊不可接触,以免形成短路。如患者安装有永久起搏器或埋藏式心脏转复除颤器,则电极板至少应距离仪器 10cm,复律后应对永久起搏器或埋藏式心脏转复除颤器进行程控。

三、护理配合

1. 复律前护理

(1)用物准确:除颤仪、导电胶、乙醇、纱布、生理盐水、心电监护仪及心肺复苏所需急救药品。

(2)向患者介绍电复律的目的、必要性、大致过程和需要患者配合的事项,取得合作。

(3)遵医嘱完善相关检查,如全导联心电图、血电解质等。

(4)遵医嘱改善心功能,纠正电解质紊乱,停用洋地黄类药物 24~48h,房颤患者复律前应给予抗凝治疗。

2. 复律中护理

(1)将患者去枕平卧于木板床上,检查并除去金属及导电物质、松解衣扣,暴露胸部,去除假牙,建立静脉通路,给予氧气吸入,保持呼吸道通畅。

(2)用乙醇棉球将电机部位皮肤去脂擦红,范围同电极板大小,避开监护导联线及电极膜,用干纱布擦干。

(3)同步电复律时,由于患者意识清楚,应在电击前给予地西泮 0.3~0.5mg/kg 缓慢静脉滴注,待患者睫毛反射消失,注意观察患者的呼吸和末梢血氧饱和度。

(4)将导电糊均匀涂抹在电极板上,选择合适的除颤能量,充电,等待 10 秒后充电完成时仪器发出持续性蜂鸣声,双手同时按下两个电极板上的放电按钮,完成除颤过程。

3. 复律后护理

（1）观察患者心电图波形，了解除颤效果。

（2）切断电源，擦干患者胸前、电极板的导电膏，妥善放置除颤仪。

（3）置患者于舒适体位；持续心电监护 24 小时，密切观察神志、瞳孔、呼吸、心律、血压变化和栓塞征象，注意有无皮肤灼伤。

（4）遵医嘱继续服用抗心律失常药物以维持窦性心律。

4. 电复律常见并发症及处理

（1）皮肤烧伤：电极板与胸壁连接不紧密，可产生电火花而严重烧伤皮肤，皮肤可出现充血、肿胀及破损。可给予抗生素预防感染及适当的皮肤护理

（2）心律失常：以各种早搏最多见，一般不需处理，若出现其他一过性心律失常可给予相应药物处理和人工起搏治疗。

（3）心肌损伤：由于电击时电流对心肌的直接作用可造成不同程度的心肌损伤，心电图上可见 ST-T 变化，严重者可给予心肌保护性药物治疗。

第二节　紧急心脏起搏术

问题与思考

紧急心脏起搏术并发症有哪些？观察要点有哪些？

紧急心脏起搏即临时心脏起搏（temporary cardiac pacing），是用低能量脉冲暂时刺激心脏达到心脏收缩目的的治疗方法，主要用于抢救和治疗某些严重的心律失常、心搏骤停及（或）心律失常有关的血流动力学障碍。根据电刺激途径不同分为：经静脉、经皮、经食道、经心外膜起搏，绝大多数的临时起搏均采用经静脉起搏。

一、适应证与禁忌证

1. 适应证

（1）缓慢型心律失常：包括严重窦性心动过缓或窦性停搏；急性心肌梗死伴三度房室阻滞或二度Ⅱ型房室阻滞；器质性心脏病伴三度房室阻滞；已植入的心脏起搏器功能失常或行常规更换而对起搏器依赖的患者。

（2）快速性心律失常：包括药物治疗无效的由于心动过缓诱发的尖端扭转型或持续性室速；不宜用药物治疗或电转复的顽固性心动过速。

（3）诊断或研究需要：包括快速心房起搏心脏负荷试验；心房起搏测定窦房结恢复时间和传导时间；快速心律失常发生机制和药物作用的电生理研究等。

2. 禁忌证　经静脉心脏起搏没有绝对的禁忌证。严重低温、疑有或已有败血症、凝血功能障碍的要慎用。

二、操作要点

1. 常用的器材与设备　包括穿刺针、导引钢丝、扩张管或直接穿刺套管、5～7F 标准起搏电极、心房"J"型电极、球囊漂浮起搏电极或带有起搏电极的肺动脉漂浮导管、普通 ECG 机或带有心电和有创压力的

床边监护仪等。

  2. 静脉途径选择 临床上常用的途径有颈内静脉、颈外静脉、锁骨下静脉和股静脉,肘静脉已较少应用,静脉切开法在穿刺困难时尚可采用。心房起搏和房室顺序起搏应当选用上腔静脉系统,因心房"J"型电极经下肢静脉插管无法定位。

  3. 穿刺方法 使用 16G 或 18G 穿刺针穿刺静脉,进入静脉后回血通畅,将导引钢丝送入血管腔内,撤除穿刺针。经导引钢丝送入扩张管和静脉鞘管,退出扩张管和导引钢丝后,起搏电极导管经鞘管推进,进入 15~20cm 或右心房后,气囊充气 1.0~1.5ml,电极导管可顺血流导向通过三尖瓣进入右心室。

三、静脉插管注意事项

  标准起搏导管要有一定塑型和弯度,才易进入右心室。插管时最好在影像监测下进行,能使插管快,容易定位和掌握适当的张力,减少脱位和心肌穿孔的发生。紧急情况采用标准导管插管时,应选择股静脉,容易进入右心室。患者应与标准肢体导联连接,起搏电极远端(负极)电极与胸前电极 V_1 相连。导联 V_1 用于连续监测心腔内单极电图,以便观察导管所处的位置。P 波直立说明导管位于下腔静脉,P 波倒置时导管已进入上腔静脉,P 波双向时电极位于右心房,当电极进入心室时可出现 PVC 或阵发性 VT,推送导管时再次出现 P 波倒置,提示电极可能进入了右心室流出道或肺动脉。另外,少数患者可有静脉畸形或右心房与下腔静脉之间存在网状静脉瓣和下腔静脉血栓,当插入困难时应考虑到这些因素,必要时进行血管造影或其他方法起搏。

四、起搏方式的选择

  当临时起搏开始时,必须选择一种起搏方式。常用的起搏方式见表 10-2。

表 10-2 临时起搏常用的起搏方式

心房起搏(AOO)	非同步起搏
心房起搏,心房感知(AAI)	提供最小的程控频率,按需起搏
心室起搏(VOO)	非同步起搏
心室起搏,心室感知(VVI)	提供最小程控频率,按需起搏
双腔起搏,心室感知(DVI)	非同步心房起搏,经程控 A-V 延迟后心室按需起搏
双腔起搏和感知(DDD)	心房和心室按需起搏提供最小频率,心室起搏跟随 A-V 延迟

五、起搏器参数的调节

  1. **起搏频率** 为起搏器连续发放脉冲的频率。一般 40~120 次/分,通常取 60~80 次/分为基本频率。

  2. **起搏阈值** 为引起心脏有效收缩的最低电脉冲强度。心室起搏要求电流 3~5mA,电压 3~6V。

  3. **感知灵敏度** 为起搏器感知 P 波或 R 波的能力。心室感知灵敏度值一般为 1~3mV。

六、护理配合

  1. **透视下安放起搏电极导管**

  (1)向患者及家属解释操作的目的和过程,签署知情同意书。

  (2)用物准备:体外脉冲发生器、起搏电极导管、无菌手套、6F 鞘管、静脉切开包、生理盐水、肝素、注射器、局麻药、心电图机、床边胸片机、除颤器及急救药物等。

（3）静脉路径选择：右颈内静脉是最常用的静脉路径。

（4）协助患者取好体位：尽量让患者平卧位。

（5）协助医生局部消毒、局麻、铺手术单。

2. 非透视下安放起搏电极导管

（1）按上述步骤置入导管鞘，首选右颈内静脉。

（2）体外检查漂浮起搏器电极气囊无漏气，将电极导管插入上腔静脉后，与脉冲发生器连接，调节起搏频率高于自身心率。进入深度约15cm后，将1.5ml空气注入气囊，继续送入电极并密切观察心电监护仪或体表心电图。当电极送入约30cm，如出现宽大畸形QRS波形即可判断进入了右心室。

（3）起搏阈值测试：将脉冲发生器设为按需起搏模式，输出电压3~5V及起搏频率高于自身心率20次/分（常规设置为80~90次/分），然后慢慢减少输出电压，直至不能起搏心脏为止，此时的电压即为起搏电压阈值。

（4）感知功能测试：当患者有自身心律时可以测试感知功能。方法：在患者自身心率情况下，将脉冲发生器的感知灵敏度调整至最大（即敏感性最低时）观察感知情况，看感知指示灯是否随自身心搏闪烁，如不闪烁说明未感知自身心率，然后将感知数值逐渐调低，当出现感知指示灯闪烁时，说明脉冲发生器已感知患者的自身心搏。

（5）参数设置满意后妥善缝合固定起搏电极导管，最后重新检测起搏器的功能，拍摄X线胸片（最好为卧位床旁片，避免身体体位变动引起的电极移位）。

3. 术中护理

（1）严密监测心律、心率、血压，关注患者意识、呼吸改变，若患者情绪过度紧张或者烦躁不安可遵医嘱给予镇静。

（2）备好抢救药品和器械，如阿托品、肾上腺素、多巴胺等。

（3）临时起搏器置入成功调节好参数后，让患者做深呼吸或者用力咳嗽，测试置入电极导管的稳定性。

4. 术后护理

（1）严密心电监护：应随时注意心电变化，定期描记起搏心电图，观察临时起搏器的起搏和感知功能是否正常，观察电池是否耗竭并及时更换。合理调节报警范围，观察有无新的心律失常的发生。

（2）严格无菌操作，预防感染：观察局部有无渗出或红肿热痛等现象。

（3）每班检查电极导线的连接处，确保安全，并检查置入深度或外露刻度。妥善固定导管，以防牵拉滑脱。起搏阈值增高多为导管脱位早期征象，需要拍片证实。

（4）暂停或停止临时起搏、置入永久起搏前判断有无起搏器依赖，以防不测。

5. 并发症的预防及护理

（1）血、气胸：见于锁骨下静脉或颈内静脉穿刺不当。如果血气胸较轻，不需要处理，可以自行吸收，有压迫症状时应行胸穿抽气排血，活动性出血或张力性气胸应闭式引流，必要时请胸外科医生会诊处理。

（2）栓塞：主要见于静脉插管时，患者过度吸气形成胸腔负压，中心静脉压突然下降，空气经穿刺针头或静脉扩张进入血液。采用动脉鞘管可以避免空气栓塞，插入导引钢丝或导管时，让患者保持呼吸或暂时屏气。对怀疑有下腔静脉血栓的患者，不应采取股静脉插管，导管放置时间长或高凝状态患者应给与抗凝治疗，防止发生严重的肺梗死。

（3）导管移位：为临时起搏最常见并发症。多见于置入起搏器早期。心电图表现为不起搏或间歇不起搏，X线显示电极移位，如患者自身心率慢，则会出现头晕、甚至晕厥，需要重新调整电极位置。

（4）心律失常：可出现室性或房性心律失常，应严密观察心电图波形，备好除颤器及抢救设备、药品，一经发现及时处理。

（5）心肌穿孔：常见于股静脉途径起搏和导管质地较硬的情况，若患者心脏大，心肌薄、急性心肌梗死期，置入过程中可能导致右室游离壁穿孔。表现为患者心前区疼痛，膈肌、骨骼肌收缩，起搏中断或间歇性起搏。球囊漂浮电极因质地柔软较少发生心肌穿孔，尤其床边紧急临时起搏选择此电极较安全。

（6）导线接触不良或导管断裂：因导管质地硬，柔韧性差，反复使用，如放置时间长和体位活动，可能发生不完全性断裂。应注意检查，如造成起搏功能不良应及时更换。

（7）感染：与手术操作环境有关。应严格无菌操作，包扎的辅料要保持干燥，定期做局部消毒，更换辅料，同时预防性应用抗生素。

第三节　环甲膜穿刺术

问题与思考

环甲膜穿刺术的并发症有哪些？该如何处理？

环甲膜为圆锥形有弹性的纤维结缔组织膜，连于环状软骨和甲状软骨之间。因环甲膜位置表浅，无重要的血管、神经及特殊的组织结构，因此，是穿刺或切开最方便、最安全的部位。环甲膜穿刺部位在环状软骨和甲状软骨之间浅的凹陷处。即环甲正中韧带，前正中线上增厚的部分。

一、适应证与禁忌证

（一）适应证

1. 缓解喉梗阻、湿化痰液。
2. 为喉、气管内其他操作准备。
3. 导引支气管留置给药管。
4. 注射表面麻醉药。
5. 注射治疗药物。

（二）禁忌证

有出血倾向者。

二、操作要点

1. 病情危急时应立即实施操作，然后做相应的解释。
2. 穿刺时进针不要过深，避免损伤喉后壁黏膜。
（1）在穿刺过程中，要保持穿刺针的斜面朝着下方。
（2）穿刺针头要固定好，避免移动，在患者搬运过程中，要避免针头脱落和移位，特别是针头的移位，可能会损伤食道，造成气管—食道瘘。
3. 患者出现剧烈咳嗽时应放弃穿刺。
4. 必须回抽有空气，确定针尖在喉腔内才能注射药物。
（1）注射药物时嘱患者勿吞咽及咳嗽。
（2）注射速度要快，注射完迅速拔出注射器及针头，以消毒干棉球压迫穿刺点片刻。

（3）针头拔出前应防止喉部上下运动，否则容易损伤咽部的黏膜。

（4）注入药物应以等渗盐水配制，pH 要适宜，以减少对气管黏膜的刺激。

5. 如穿刺部位皮肤出血，干棉球压迫的时间可适当延长。术后如患者咳出带血的分泌物，嘱患者勿紧张，一般均在 1~2 天内即消失。

三、护理配合

（一）术前准备

1. **评估**　详细了解病史，进行体格检查和必要的实验室检查，如血常规、血小板计数、出凝血时间、活化部分凝血活酶时间及凝血酶原时间等。

2. **核对患者身份**　到床旁核对患者手腕带与床头卡的床号、姓名、年龄等是否相符。

3. **解释**　向患者或家属详细说明环甲膜穿刺术的目的、意义、安全性和可能发生的并发症。简要说明操作过程，消除患者顾虑，取得配合，并签署知情同意书。

4. **准备物品**　10ml、20ml、30ml 无菌注射器的粗针头，1%丁卡因（地卡因）溶液或所需的治疗药物，必要时准备支气管留置给药管（可用输尿管导管代替），消毒液（碘伏或安尔碘）1 瓶。穿刺前，检查插管用具是否齐全合用。

5. **工作人员准备**　术者及助手常规洗手，戴好帽子和口罩。

6. 患者准备　护士协助患者取去枕仰卧位，肩部垫枕，头向后仰，以使环甲正中韧带拉紧，充分伸展，利于穿刺和操作。若患者病情严重，不能平卧者，也可取坐位，头应尽量后仰。

（二）术中配合

1. **环甲膜定位**　环甲膜穿刺部位在环状软骨和甲状软骨之间浅的凹陷处。

2. **协助消毒皮肤**　常规用碘伏或安尔碘消毒患者环甲膜前的皮肤和术者左手手指。

3. **穿刺过程**

（1）术者左手示指和拇指固定环甲膜处的皮肤，右手持注射器垂直刺入环甲膜，到达喉腔时有落空感，回抽注射器有空气抽出。

（2）固定注射器于垂直位置，注入 1%丁卡因溶液 1ml，然后迅速拔出注射器。

（3）按照穿刺目的进行其他操作，如经针头吸氧或接气管套管进行人工呼吸。

（4）穿刺点用消毒干棉球压迫片刻。

（5）若经针头导入支气管留置给药管，则在针头退出后，用纱布包裹并固定。

（三）术后处理

1. **整理用物**

（1）医疗垃圾分类处置，一次性锐器放在锐器箱中集中处理。

（2）床单位整齐，美观，患者体位安全舒适。

2. **观察记录**

（1）穿刺成功标准

1）使用呼吸囊辅助呼吸时，通气顺畅，阻力不大。

2）无皮下气肿。

3）氧饱和度明显上升，缺氧症状改善。

（2）观察患者的穿刺部位有无出血，缺氧有无改善。

（3）记录穿刺的日期、时间、穿刺部位出血情况。

第四节 气管插管术

问题与思考

气管插管非计划性拔管的应急处理。

气管插管术是指将特制的气管导管,从口腔或鼻腔经声门置入气管的技术。若患者短期内能脱离呼吸机者,应优先选择经口气管插管。但是,在经鼻气管插管技术操作熟练的单位,或者患者不适于经口气管插管时,仍可以考虑先行经鼻气管插管。经口气管插管操作较易,插管的管径相对较大,便于气道内分泌物的清除,但其对会厌的影响较明显,患者耐受性也较差。经鼻气管插管较易固定,舒适性优于经口气管插管,患者较易耐受,但管径较小,导致呼吸功增加,不利于气道及鼻窦分泌物的引流。

气管插管术能保持呼吸道通畅,及时清除气管内的分泌物或异物,便于进行有效的人工通气或机械通气。气管插管术是心肺复苏和伴有呼吸功能障碍的急危重症患者抢救过程中的重要措施。在紧急状态下第一时间进行气管插管,开放气道,能有效提高心肺复苏的成功率。

一、适应证与禁忌证

(一)经口气管插管

1. 适应证

(1)患者自主呼吸突然停止,紧急建立人工气道行机械通气者。

(2)严重低氧血症和/或高碳酸血症,呼吸肌麻痹和呼吸抑制,需要机械通气者。

(3)不能自行清除上呼吸道分泌物、胃内反流物和出血,随时有误吸危险者。

(4)上呼吸道损伤、狭窄、阻塞、气管食管瘘等影响正常通气者。

(5)下呼吸道分泌物过多或出血需要反复吸引者。

(6)外科手术和麻醉,如需要长时间麻醉的手术、低温麻醉及控制性低血压手术,部分口腔内手术预防血性分泌物阻塞气道、特殊手术的体位等。

(7)插入支气管镜前先行气管插管,减少需短时间内反复插入支气管镜者的痛苦。

2. 禁忌证或相对禁忌证

(1)张口困难或口腔空间小,无法经口插管。

(2)无法后仰(如疑有颈椎骨折)。

(3)有喉头急性炎症者应谨慎,警惕因插管使炎症扩散。

(4)喉头严重水肿者,不宜行经喉人工气道术。

(5)严重凝血功能障碍,宜待凝血功能纠正后进行。

(6)巨大动脉瘤,尤其位于主动脉弓部位的主动脉瘤,插管有可能使动脉瘤破裂,宜慎重,如需插管,须操作轻柔、熟练,患者要安静,避免咳嗽和躁动。

(7)有鼻息肉、鼻咽部血管瘤者,不宜行经鼻气管插管。

(二)经鼻气管插管

1. 经鼻气管插管的适应证 除紧急抢救外,余同经口气管插管。

2. 经鼻气管插管的禁忌证或相对禁忌证

(1)紧急抢救,特别是院前急救。

（2）严重鼻或颌面骨折。

（3）凝血功能障碍。

（4）鼻或鼻咽部梗阻，如鼻中隔偏曲、息肉、囊肿、脓肿、水肿、异物、血肿等。

（5）颅底骨折。

二、操作要点

（一）防止发生插管意外

1. 插管前应向患者的家属交代清楚，取得理解和配合。

2. 对可能存在颈髓损伤的患者，经口插管时需两人配合，一人插管，一人保持持续的线性牵引。

3. 术前应检查患者有无义齿和已松动的牙齿，如有，应将其取出或摘掉，以免在插管时损伤或不小心致其脱落、滑入气道，引起窒息而危及生命。

4. 插管时动作轻柔，不能以牙齿当支点，以免损伤牙齿，导致牙齿脱落。

5. 插管时应充分吸氧，并进行监测，备好急救药品和器械。预防因挑起会厌时，由于迷走神经反射，造成患者的呼吸、心搏骤停，特别是生命垂危或原有严重缺氧、心功能不全的患者更容易发生。

6. 待声门开启时再插入导管，避免导管与声门相顶，以保护声门、喉部黏膜、减少喉头水肿的发生。

7. 注气量不宜过大，以气囊恰好封闭气道不漏气为准，以免机械通气时漏气或呕吐物、分泌物倒流入气管引起窒息。

8. 变换体位时要检查扁带松紧度，随时调整合适位置，以防管道松脱。同时用约束带保护性约束双手（签署知情同意书），防止患者初醒或并发精神症状时自行拔管。

（二）留置气管插管期间的护理

1. 定时检查气管插管在门齿处的刻度，并记录。一般气管插管后或机械通气后应常规行床边 X 线检查，以确定导管位置。

2. 每日更换牙垫及胶布，并行口腔护理。

3. 吸痰时，必须严格遵守无菌操作，吸痰持续时间一次不应超过 15 秒，必要时于吸氧后再吸引。经导管吸入气体必须注意合理的气道湿化，防止气管内分泌物稠厚结痂，影响呼吸道通畅。

4. 目前所用气管插管多为高容低压套囊，不需要间断放气，应常规进行气囊压力监测，每天 3 次。维持压力在 $25\sim30cmH_2O$ 之间，既可有效封闭气道，又不高于气管黏膜毛细血管灌注压，可预防气道黏膜缺血性损伤及气管食管瘘，拔管后气管狭窄等并发症。

三、护理配合

（一）术前准备

1. **评估** 详细了解病史，进行体格检查和必要的实验室检查，如血常规、血小板计数、出凝血时间、活化部分凝血活酶时间及凝血酶原时间等。

2. **核对患者身份** 到床旁核对患者手腕带与床头卡的床号、姓名、年龄等是否相符。

3. **解释** 向患者或家属详细说明气管插管术的目的、意义、安全性和可能发生的并发症。简要说明操作过程，消除患者顾虑，取得配合，并签署知情同意书。

4. **准备物品**

（1）用物准备：麻醉喉镜 1 套、气管导管、气管导管衔接管、牙垫、导管管芯、吸痰用物 1 套（无菌圆碗、生理盐水、吸痰管数条）、5ml 注射器 2~3 个，胶布 1 卷，听诊器 1 个，开口器 1 个，简易呼吸器 1 套；呼吸机处于备用状态放于床旁,吸痰、吸氧装置完好备用。

(2)检查物品:选择气管导管,检查气囊有无漏气,充分润滑并放入管芯,长度以插入导管后其远端距离导管开口 0.5cm 为宜。

(3)选择喉镜型号,安装妥当,检查喉镜是否明亮。

5. 工作人员准备 术者及助手常规洗手,戴好帽子和口罩。

6. 患者准备

(1)气管插管时,如果患者意识清醒或嗜睡,咽喉反应灵敏,应行咽喉部表面麻醉,然后插管。

(2)取下床头板,协助患者取去枕仰卧位,头垫高 10cm,头后仰,颈上抬,使口、咽、喉三轴线尽量重叠,插管路径接近为一条直线。

(3)取出活动性义齿或摘除松动的牙齿。

(二)术中配合

1. 清理呼吸道分泌物,保持氧供充足。

2. 护士用吸痰机吸干净患者口、鼻腔分泌物。

3. 用简易呼吸囊辅助呼吸,高浓度供氧 2~3 分钟。

4. 术者站于患者头顶侧,右手拇、示、中指拨开上、下唇,提起下颌并启开口腔。左手持喉镜沿右口角置入口腔,将舌体稍向左推开,使喉镜片移至正中位,此时可见悬雍垂。护士立即将准备好的吸痰管与吸引器连接好,传递给医生,及时吸出咽喉部的痰液、分泌物、血液等,保持呼吸道通畅,便于插管的顺利进行。

5. 沿舌背慢慢推进喉镜片使其顶端抵达舌根,稍上提喉镜,可见会厌的边缘。继续推进喉镜片,使其顶端达舌根与会厌交界处,然后上提喉镜,以撬起会厌而显露声门。如遇到比较胖、脖子粗、短,声门不易显露的患者,护士可以用手指按压患者的喉结节以帮助声门显露。

6. 护士传递带管芯的气管导管,术者右手以握笔式手势持气管导管,斜口端对准声门裂,轻柔地插过声门。过声门 1cm 后,护士协助将管芯拔出,否则易造成气管损伤。术者将导管继续旋转送入气管,成人 3~4cm,小儿 2cm 为宜,过浅易致导管滑出,过深则易插入一侧支气管。

7. 导管插入气管后,术者退出喉镜。若气管内有分泌物时,护士再次配合吸痰。若患者呼吸已停止,护士应用简易呼吸器连接气管导管挤压给氧,观察双侧胸廓起伏情况。术者用听诊器听双肺呼吸音,注意是否对称。如果呼吸音不对称时,可能为导管插入过深,进入一侧支气管所致。应及时将导管稍后退,直至双侧呼吸音对称,可避免肺不张等并发症的发生。

8. 确定气管导管在气管内,护士把牙垫置于上、下齿之间。术者用手固定气管导管及牙垫,护士用备好的胶布把气管插管与牙垫一起固定,并用注射器向导管气囊内注入 3~5ml 空气。可采用扁带打双套结再固定,绕颈一周,末端打结固定于一侧脸庞。扁带固定不宜过紧,以防管腔变形和皮肤损伤,松紧以能放进一小指为宜。

9. 观察记录气管导管距门齿处的刻度,将患者头部放平,取合适体位,以减轻插管对咽后壁的压迫。气管插管成功后接呼吸球囊或呼吸机行人工机械通气,根据病情需要调节呼吸机参数,对心跳停止者行胸外按压或电除颤并给予药物治疗。护士继续配合抢救。

(三)术后处理

1. 整理用物 医疗垃圾分类处置,一次性导管芯、注射器放入医疗垃圾袋中,注射器针头放在锐器箱中集中处理。

2. 床单位整齐,美观,患者体位安全舒适。

3. 观察记录

(1)观察患者缺氧有无改善、牙齿有无松脱、气管导管有无松脱、双肺呼吸音是否对称、痰液的颜色及量。

（2）记录气管插管的日期、时间、插管长度、气囊充气量、痰液的颜色、气味、量和黏稠度。

案例10-1

患者，女，27岁，一月前行主动脉瓣置换术，现因不明原因突发晕厥，意识丧失，心跳呼吸骤停，由病房转会 ICU 进一步治疗。

思考：1. 护士应首先给患者做什么抢救措施？

2. 初步判断患者属于什么诱因引起的晕厥？

理论与实践

表10-3 气管插管术的配合评分标准

达标原则：建立人工气道，插管后患者气道通畅，缺氧改善；插管过程中无发生插管所致的并发症。

项目		分值	步骤	评分				得分	备注
				A	B	C	D		
操作前准备	仪表	1	1. 仪表端庄，服装整洁	1	0	0	0		
	操作前评估	8	2. 评估患者年龄、性别、体重、病情、意识、呼吸、牙齿、是否有颈椎外伤等情况	8	6	4	2		
		2	3. 环境是否适宜操作	2	1	0	0		
	备物	4	4. 喉镜、气管插管、导芯、开口器、压舌板、10ml 注射器、胶布、听诊器、简易呼吸囊、吸氧装置、吸痰装置、呼吸机、急救药物、肌松药、镇静药、牙垫、扁带	4	3	2	1		
操作要点	插管前准备	2	1. 核对医嘱、患者	2	1	0	0		
		2	2. 清醒患者解释气管插管目的、方法、配合技巧、气管插管风险	2	1	0	0		
		3	3. 选择合适气管导管，检查气囊有无漏气，充分润滑并放入管芯	3	2	1	0		
		3	4. 选择喉镜型号，检查灯泡有无旋紧，光线是否明亮并安装	3	2	1	0		
		5	5. 用吸引器吸净患者口鼻腔分泌物，取出活动性义齿	5	4	3	1		
		5	6. 用简易呼吸囊辅助呼吸，高浓度给氧 2~3 分钟	5	4	3	1		
	插管时配合	5	1. 呼吸机待用状态	5	4	3	1		
		3	2. 正确执行医嘱用药	3	2	1	0		
		2	3. 打开气管插管（保持无菌）、插入导管内芯	2	1	0	0		
		2	4. 负压连接灭菌吸痰管（吸痰备用状态）	2	1	0	0		
		2	5. 气管插管成功后即连接呼吸机辅助呼吸	2	1	0	0		
		5	6. 判断导管已经准确插入气管后气囊充气（3~5ml）	5	3	2	1		
		4	7. 协助固定气管插管	4	3	2	1		
		2	8. 听诊双肺呼吸音，吸痰，保持呼吸道通畅	2	1	0	0		
		5	9. 监测和准确记录患者生命体征及病情变化，出现心搏骤停应立即心肺复苏，必要时查血气分析	5	3	2	1		
	观察记录	10	1. 观察患者缺氧有无改善、牙齿有无松脱、气管导管有无松脱、两侧肺的呼吸音、痰液颜色和量	10	8	6	4		
		10	2. 记录气管插管的日期、时间、插管长度、型号、气囊的充气量，痰液的颜色、气味、量和黏稠度	10	8	6	4		
	整理	3	1. 床单位整洁，患者体位舒适	3	2	1	0		
		2	2. 正确处理用物	2	1	0	0		
		2	3. 洗手	2	1	0	0		
	总体	4	1. 操作规范、动作轻柔、关心患者	4	3	2	1		
		4	2. 整体性、计划性好	4	3	2	1		
总分		100	得分						

第五节 气管切开术

问题与思考

遵医嘱拟为患者行气管切开术,请从护理程序入手,考虑护士接下来需落实哪些护理措施?

气管切开术(traceotomy)是切开颈段气管,放入气管套管,以解除喉源性呼吸困难、呼吸机能失常或下呼吸道分泌物潴留所致呼吸困难的一种常见手术。

一、适应证与禁忌证

(一)适应证

1. **喉阻塞** 由喉部炎症、肿瘤、外伤、异物等引起的严重喉阻塞。

2. **下呼吸道分泌物潴留** 由各种原因引起的下呼吸道分泌物潴留,为了吸痰,保持气道通畅,可考虑气管切开。如重度颅脑损伤、呼吸道烧伤、严重胸部外伤、颅脑肿瘤、昏迷、神经系病变等。

3. **预防性气管切开** 对于某些口腔、鼻咽、颌面、咽、喉部大手术,为了进行全麻,防止血液流入下呼吸道,保持术后呼吸道通畅等,可施行气管切开。有些破伤风患者容易发生喉痉挛,也须考虑预防性气管切开,以防发生窒息。目前由于气管插管术的广泛应用,预防性气管切开已较以前减少。

4. **取气管异物** 气管异物经内镜下钳取未成功,估计再取有窒息危险,或无施行气管镜检查设备和技术者,可经气管切开途径取出异物。

5. **颈部外伤者** 颈部外伤伴有咽喉或气管、颈段食管损伤者,对于损伤后立即出现呼吸困难者,应及时施行气管切开;无明显呼吸困难者,应严密观察,仔细检查,作好气管切开手术的一切准备,一旦需要即行气管切开。

(二)禁忌证

1. Ⅰ度和Ⅱ度呼吸困难。

2. 呼吸道暂时性阻塞者,可暂缓气管切开。

3. 有明显出血倾向者要慎重。

二、操作要点

1. 术中及时将气道的血液,分泌物吸引干净,避免血液流入气道。

2. 密切观察生命体征及病情,注意观察呼吸频率、节律、与呼吸机是否同步等。

3. 扁带打成死结以保证固定牢固,松紧度以容纳患者一个手指为宜。

4. 套管气囊漏气明显应更换,由有经验的医师操作。

5. 清点气管切开包的器械,洗净血污,专人回收。

三、护理配合

(一)术前护理

1. **护理评估** 护士了解患者病情,评估患者意识、配合程度、缺氧状况、呼吸道通畅情况,监测患者血压、心率、血氧饱和度,了解出凝血时间。对于清醒患者,进行有针对性的心理疏导和宣教,缓解患者的焦虑及恐惧心理,取得患者的配合。

2. 物品准备 手术灯、手术衣、灭菌手套、无菌棉球、纱布、镊子、圆碗、皮肤消毒剂、治疗巾、气管切开手术包、凡士林方纱、无菌剪刀、痰培养杯、约束带、负压吸引装置、简易呼吸气囊、呼吸机及各种抢救物品,5%利多卡因、注射器,清醒患者备镇静镇痛药(咪达唑仑、芬太尼等)。

3. 环境准备 环境清洁、安静、光线充足,予心电、血压、血氧饱和度监测。

(二)术中配合

1. 协助患者取仰卧位,肩下垫枕,使患者头部充分后仰,尽量让口、咽、气管在同一直线上,术前3~5分钟遵医嘱静脉内给予镇静、镇痛类药物,适当约束患者双上肢。

2. 患者术前吸除气管插管、口、鼻腔内分泌物,并提高吸氧或呼吸机供氧浓度,提高机体的氧储备状态。

3. 术中密切观察患者的心率、呼吸、血压、血氧饱和度,配合医生及时抽吸切口处的渗血。按照医生的指示,准备注射器为气管插管气囊放气,松开固定气管插管的胶布及绑带,并根据操作者的指令,在其置入气管套管的同时配合医生边吸痰边拔除原气管插管。

4. 操作中注意观察患者生命体征变化,如出现循环不稳定,应及时向医生汇报,并遵医嘱予扩容、增加血管活性药物用量等。

(三)术后处理

1. 听诊双肺呼吸音,及时吸痰并接氧气吸入或呼吸机辅助通气。

2. 观察患者有无呼吸困难,及时抽血查动脉血气分析。

案例10-2

患者,男,40岁。行大脑额叶肿瘤切除术后第三天。意识模糊,间中躁动,持续呼吸机辅助呼吸。配合医生行床边气管切开术后第二天,在管床护士解开约束带协助患者翻身过程中,患者突发躁动,牵扯呼吸机管道并致气管切开套管向外脱出。

思考:作为管床护士,应如何进行应急处理?

理论与实践

表10-4 气管切开护理操作流程及评分标准

目的:保持气管切开患者切口清洁,预防感染发生。

适应证:适用于气管切开的患者。

操作流程及评分标准

项目	项目分类	操作流程	标准分	扣分细则	扣分
操作前评估和准备(15分)	评估(6分)	全身评估:评估患者的意识、生命体征、病情、年龄等	2分	评估不全面扣1分,未评估扣2分	
		专项评估:气管套管留置时间,气管切开伤口有无渗血、渗液,痰液情况(颜色、性质、量)	2分	评估不全面扣1分,未评估扣2分	
		心理社会支持评估:患者或/及家属对气管切开术后换药的目的、重要性及注意事项的认识程度、配合程度、心理状态	2分	评估不全面扣1分,未评估扣2分	

项目	项目分类	操作流程	标准分	扣分细则	扣分
操作前评估和准备（15分）	准备（9分）	操作者 1. 仪表、举止符合规范 2. 洗手、戴口罩	1分	仪容仪表不符合要求扣1分	
			1分	未洗手或适时戴口罩各扣0.5分	
		用物： 无菌换药托：圆碗2个，镊子2把，75%酒精棉球、生理盐水棉球若干，"Y"形小方纱2块，剪成"Y"形开口的凡士林纱1块； 一次性使用手套及吸痰用物，视情况准备扁带	2分	物品欠1件扣1分，≥2项扣2分	
			2分	用物放置欠合理扣2分	
		环境：符合无菌操作要求，保护隐私及保暖	1分	环境不符合扣1分	
		患者：按需大、小便，取舒适体位（半卧位、去枕或后仰，必要时护士协助）	2分	未按需大、小便扣1分，体位不合要求扣1分	
操作过程（70分）	核对、告知（5分）	1. 核对：医嘱、手腕带、床头显示屏中患者信息一致（患者姓名、床号）	2分	核对不规范扣1分，未核对扣2分	
		2. 告知：操作目的、注意事项，操作过程及配合技巧	3分	解释不全面扣2分，未解释扣3分	
	更换清洗消毒气管内套（25分）	1. 吸痰：参考人工气道吸痰操作流程	15分	负压不合适、吸痰管选择不合适、动作粗暴、痰液未吸净、吸痰时间过长引起患者缺氧各扣3分	
		2. 取出内套：左手固定气管外套，右手持镊子或戴手套，把内套缺口旋至外套固定点，顺着套管弧度方向取出	2分	未固定气管外套扣2分	
			2分	未顺着套管弧度方向取内套扣2分	
		3. 更换内套：将消毒好并浸泡在灭菌注射用水中的另一内套用镊子取出，放回气管套管内	3分	浸泡方法不正确扣2分，未浸泡扣3分	
		4. 清洗消毒内套：将患者更换取出的内套清洗后，浸泡在2%的戊二醛溶液中消毒备用	2分	内套清洗不干净扣2分	
			1分	未放入2%的戊二醛溶液中浸泡扣1分	
	气管切开伤口换药（25分）	1. 用镊子取出气管切开伤口处的旧敷料	3分	旧敷料取出后放置不合适扣3分	
		2. 用生理盐水棉球清洗气管切开伤口处皮肤	5分	清洗不彻底扣3分，清洁手法欠妥当扣5分	
		3. 用75%酒精棉球消毒伤口周围皮肤和套管翼	5分	消毒范围不足扣3分，污染扣5分	
		4. 将"Y"型小方纱和凡士林纱叠放在气管套管与伤口之间	5分	放置方法欠妥当、动作粗暴各扣3分	
		5. 用单层湿生理盐水纱布盖住气管套管口。	3分	纱布湿度不合适扣2分，未盖方纱扣3分	
		6. 检查气管套管是否固定妥善，松紧以能插入一指为宜。 必要时更换扁带	4分	松紧不合适扣3分，未检查松紧扣4分	
	观察记录，宣教（9分）	1. 观察　患者的呼吸、血氧饱和度，痰液情况（颜色、性质、量），气管切开伤口情况	3分	观察不全面扣2分	
		2. 宣教　向患者或及家属交代注意事项（包括活动时的注意事项、如何有效咳痰及进行自我病情观察等）	3分	宣教欠全面扣2分，未宣教扣3分	
		3. 记录　痰液情况（颜色、性质、量）；气管切开伤口情况	2分	未观察痰液情况扣2分	
			1分	未观察伤口情况扣1分	
	整理（6分）	1. 体位　协助患者取舒适体位	2分	体位欠舒适、正确扣2分	
		2. 床单位　整洁	1分	未整理床单位扣1分	
		3. 用物　按感染控制要求分类处理	2分	未按感控要求分类处理扣2分	
		4. 护士　洗手	1分	洗手方法不正确扣1分	
质量（10分）	态度（2分）	关心患者，与患者或家属有效沟通	2分	语气生硬、不关心患者扣2分	
	整体（8分）	操作熟练，规范，患者知晓相关知识，未引起操作相关并发症（脱管等）；严格无菌操作	4分	流程欠熟悉、动作欠规范各扣2分	
			2分	患者知晓相关知识欠缺扣2分	
			2分	无菌观念不强扣2分	
相关知识掌握（5分）	相关知识（5分）	1. 气管切开的并发症有哪些？	2分	回答不全面扣1分，错误扣2分	
		2. 气管切开套管非计划性拔管的应急处理？	3分	回答不全面扣2分，错误扣3分	

说明：整个操作20分钟，每超时1分钟扣1分，超时≥30分钟不及格（80分为及格线）

第六节　支气管纤维镜吸痰

问题与思考

行支气管纤维镜吸痰有哪些常见并发症？

应用纤维支气管镜(简称纤支镜),深入患者气管、支气管清除气道分泌物及黏稠痰栓,以保持呼吸道通畅,达到改善通气、纠正缺氧及二氧化碳潴留的目的。

一、适应证与禁忌证

(一)适应证

1. 支气管、肺部感染需获取标本作病原微生物检查以及药物敏感试验。

2. 由于各种原因引起的气道分泌物清除困难者。

(二)禁忌证

1. 严重心脏病者,如严重高血压,心功能不全等。

2. 严重肺功能不全,如呼吸衰竭或有呼吸困难症状者。

3. 主动脉瘤有破裂危险者。

4. 颈椎畸形或气管狭窄,无法插入者。

5. 凝血机制障碍或有难以控制的出血素质者。大咯血患者检查宜谨慎。

6. 年老体弱、极度衰弱不能耐受检查者。

7. 对麻醉药过敏者。

8. 急性上呼吸道感染、肺部急性炎症、晚期肺结核或喉结核患者。

二、操作要点

1. 禁食禁水 4~6 小时,术前 30 分钟予阿托品 0.5mg 肌肉注射,人工气道的患者必要时给予镇静剂或改用鼻导管吸氧。

2. 评估患者的 SpO_2、心率、心律、血压情况及凝血功能、X 线检查、血气分析情况。

3. 术中严密观察 SpO_2 及生命体征的变化。

4. 吸痰过程中应尽量保持 $SpO_2>90\%$。若 $SpO_2<90\%$ 时应暂停操作,给予高流量吸氧、纯氧吸入或间歇机械通气。

三、护理配合

(一)操作前准备

1. **物品**　纤维支气管镜、冷光源、注药管、细胞刷、负压吸引装置 2 套、无菌手套 2 副、无菌治疗巾 4 条、小方纱、圆碗 2 个、10ml 注射器 2 个、30ml 注射器 2 个、无菌石蜡油、痰培养瓶、带软阀呼吸机接头、吸痰管、0.9%生理盐水、75%酒精、除颤器、监护仪、中心吸氧装置 1 套。

2. **药品**　2%利多卡因、阿托品、肾上腺素、50%葡萄糖及其他抢救物品等。

3. **环境** 环境清洁,适合无菌操作。

4. **配合口令** 在治疗前,与医生达成口令共识,操作中尽量避免使用混淆字眼。

5. **患者体位** 仰卧位,肩部垫高,头稍后仰,不能平卧者,可取坐位或半坐卧位便于操作,头颈下垫保护垫,颈、胸前铺无菌治疗巾。

6. 操作者位于患者头端,配合者位于患者的右侧。

7. 连接好负压吸引管,调节负压吸引器压力至 100~300mmHg。

8. 利多卡因雾化吸入行表面麻醉,再次检查器械的性能,润滑纤支镜前段 15~20cm。

(二)操作中配合

1. **普通吸氧者** 指导患者配合,告知不适时请做手势,切忌说话,镜过声门时,叮嘱其张口呼吸,转移注意力,进入总支气管内注入 2ml 的利多卡因,休息 1 分钟,严密观察其精神状态及心率、心律,如出现呼吸困难,口唇紫绀及胸闷憋气等,应报告医生,停止操作。

2. **机械通气者** 根据病情可改用鼻导管吸氧或给予镇静、纯氧吸入 2 分钟,待 SpO_2 上升至 95%后分离呼吸机行纤支镜吸痰,协助分离呼吸机接头,不能短暂脱离呼吸机者,固定好气管导管或内套管,纤支镜可从带软阀的呼吸机接头处进入,以保证呼吸机持续通气。

3. 根据需要可经纤支镜注药管注入利多卡因、冲洗液、药物等,每次 10~20ml,可反复冲洗吸引。

4. 协助留取痰标本送检。

(三)操作后护理

1. **术后观察** 观察有无血胸、气胸、气管内出血、低氧血症、喉头水肿、喉支气管痉挛等并发症。诉有咽痛、声嘶可给予雾化吸入。有轻微的咳嗽、少量的痰中带血,无须特殊处理。

2. 术后 4 小时方可进食,按医嘱应用抗炎药物。

案例10-3

患者,男,34 岁。车祸致颅脑损伤、昏迷不醒 12 天,经气管切开套管,予低流量吸氧。近两天来发现痰液量明显增加,黄色黏稠,听诊双下肺有明显湿啰音。医生拟进行支气管纤维镜吸痰。

思考:作为管床护士,在配合医生行纤支镜吸痰过程中,需密切观察哪些病情变化?

第七节 全肺灌洗术

问题与思考

全肺灌洗术的适应证与禁忌证有哪些?

全肺灌洗术是指患者在静脉复合全身麻醉下,用双腔气管插管置于患者气管与支气管内,一侧肺纯氧通气,另一侧肺用灌洗液反复灌洗,直到灌洗回收液澄清为止,达到治疗肺部疾病的目的。

全肺灌洗是针对始终存在于患者肺部的粉尘和炎性细胞而采取的治疗措施,不但能清除肺泡内的粉尘、巨噬细胞及致炎症、致纤维化因子等,而且还可改善症状、改善肺功能。

一、适应证与禁忌证

（一）适应证

1. 肺泡蛋白沉着症。
2. 尘肺、矽肺。
3. 肺泡微石症。
4. 支气管扩张症。
5. 哮喘持续状态。
6. 误吸大量异物。
7. 难治性肺部感染。

（二）禁忌证

1. 高龄合并老年病。
2. 合并有活动性肺结核。
3. 胸膜下直径大于 2cm 的肺大疱。
4. 重度肺功能低下。
5. 严重气管及支气管畸形,致使双腔气管插管不能就位者。
6. 合并心、脑、肝、肾等主要脏器严重疾病或功能障碍。
7. 凝血机能障碍。
8. 恶性肿瘤,或免疫功能低下。

二、操作要点

1. 遵守感染控制管理。
2. 气囊注气要适当,主支气管气囊压力应在 $50\sim60cmH_2O$,要比气管气囊压力高,保证左右肺完全分隔,灌洗液不致流入通气侧肺。
3. 定压控制通气可防止气压伤,可避免手术中反复调整呼吸机参数。
4. 气管插管位置要准确,最好采取左侧支气管插管,因为右侧插管易堵塞右肺上叶开口,满意的插管要求各肺段的开口都要暴露,才能进行充分的肺灌洗。
5. 无菌操作下以约 100ml/min 的速度注入溶液,高度应距腋中线 $30\sim40cm$,每次灌洗量约为 $500\sim1000ml$。
6. 灌洗同时应结合叩背或俯卧位通气等方法调高治疗效果,用震动排痰机震动时应避开心脏、胃肠部位。
7. 吸引压力不超过 200mmHg,尽量将每次灌洗液完全吸出。灌洗液总量视洗出液的清亮度决定。
8. 每次回收量的流失不应超过 $150\sim200ml$,肺内总残留量不能超过 $500\sim1000ml$,残留量过多应警惕液体漏入胸膜腔或对侧肺内。
9. 需要较长时间机械通气的患者,可将双腔气管插管更换为普通单腔气管导管后继续机械通气。
10. 机械通气时可适当加大 PEEP 以防止肺泡塌陷。

三、护理配合

（一）术前准备

1. 协助完善术前相关检查：诊断性肺泡灌洗、血气分析、胸片、胸部 CT、肺功能、出凝血常规、血常规、心电图。

2. 术前禁食禁饮 6~8 小时。

3. 术前指导患者进行有效的咳嗽和呼吸操锻炼，以利于灌洗后肺功能的恢复和肺部分泌物的排出。

4. **物品准备**　双腔气管插管、吸痰管、纤维光束支气管镜(小儿)、水温箱、温无菌生理盐水、输液管、呼吸机及管道、负压吸引装置、心电监护仪、痰液收集器、止血钳等。

5. **患者准备**　保持良好的心理状态。留置静脉通路、、留置导尿管、签署手术同意书。

（二）术中配合

1. 协助静脉全麻，满意后插入双腔气管插管。

2. 气囊注气，接呼吸机采用定压控制通气模式。

3. 行纤维支气管镜检查，确定气管插管位置正确后固定。

4. 呼气末时用血管钳夹闭待灌洗侧肺插管，行对侧肺单肺通气，评估患者可否耐受大容量单侧肺灌洗。

5. 向灌洗侧肺内注入加温至 37℃ 的注射生理盐水。

6. 用震动排痰机自下而上震动患者灌洗侧肺部 3~5 分钟。

7. 非灌洗侧继续通气，分离灌洗侧肺插管，用支气管吸痰管充分吸引灌洗液，反复多次灌洗，至洗出液转清。灌洗结束后，纤支镜下充分吸净残留的灌洗液。行双侧肺通气，调整呼吸机参数。

8. 密切观察患者的生命体征、血氧饱和度及血气分析情况，同法进行对侧肺部灌洗。

（三）术后护理

1. 麻醉清醒后，如患者自主呼吸恢复，咳嗽反射良好，生命体征平稳，血氧饱和度在 95% 以上，可予拔除双腔气管插管。

2. 观察并发症，如低氧血症、肺不张、肺炎心衰等。

3. 准确记录每次和总的灌入、洗出液的量、颜色、性状。

案例10-4

　　患者，女，43 岁，因"呼吸困难三年余，发热三天"入院，入院查体：T:38℃，P:135 次/分，R:28 次/分，BP:123/59mmHg，患者端坐呼吸，不能平卧，予行支气管肺泡灌洗，回收液呈米汤样外观，病理诊断符合肺泡蛋白沉积症表现。一周后拟行双肺灌洗治疗。

　　思考：此患者在手术前应注意哪些护理问题？

第八节　高流量氧疗

问题与思考

高流量氧疗的操作要点及如何进行护理配合？

高流量氧疗是指流速能达到甚至超过吸气最高流速的一种吸氧方式。特点为可提供精确的吸氧浓度（21%～100%），精确的流量（2～60L/min）及充分加湿加热的气体（可达到37℃，100%相对湿度）。通常通过特制的吸氧装置连接高压供氧来实现，是近来出现的一种新的呼吸治疗方式，常见的类型包括专用的呼吸治疗仪、某些呼吸机自带的氧疗功能等。

一、适应证与禁忌证

（一）适应证

1. 低氧血症或者潜在的组织缺氧。
2. 气道黏膜干燥、分泌物粘稠。
3. 吸气费力。
4. COPD。
5. CPAP 替代。
6. 呼吸机撤机替代。
7. 长期人工气道患者拔管后。
8. 传统鼻导管吸氧方式不耐受的患者。
9. 呼吸暂停综合征。

（二）禁忌证

1. 需立即行有创机械通气的低氧血症患者。
2. 无自主呼吸患者。
3. 气道梗阻患者。
4. 鼻面部手术、畸形等患者。

二、操作要点

1. 需向患者解释，充分取得患者配合。
2. 选用大小合适的鼻塞型号，保证鼻塞外径小于鼻孔的内径的1/2。
3. 送氧气时应从较小流量开始，待患者适应后缓慢将流量调节至目标流量。
4. 鼓励患者闭口呼吸，减少气道正压的丢失，较少呼吸做功。
5. 观察管路有无打折、扭曲的情况发生，管路中是否有冷凝水等产生。
6. 设置合适的供气温度，连接人工气道的患者可以设置为37摄氏度，无人工气道的患者可以调节至32～34℃左右。
7. 对于重症患者，在使用过程中要密切观察患者的呼吸状况，并及时评估患者状况及疗效，特别是在使用的前几个小时内，应结合患者的血气分析结果，心电监护，循环等情况，决定是否继续使用或更改治疗方式，避免延误患者插管时机，增加患者风险。
8. 每两小时观察局部受压皮肤情况，避免压疮的发生。
9. 使用完毕后及时终末消毒。

三、护理配合

（一）评估

1. 评估患者的病情及缺氧状况。

2. 评估患者的气道有无畸形或损伤。

3. 评估患者的沟通及理解能力。

（二）实施

1. 向患者详细解释操作的目的及注意事项,取得患者理解和配合。

2. 连接管路-安装湿化罐-连接注射用水-开机-调节供氧温度-调节氧浓度-设置吸氧流速。

3. 帮助患者佩戴鼻塞并连接管路。

4. 评估患者耐受程度及氧合情况,根据患者情况调节参数。

5. 记录使用时间、参数、效果等。

（三）结束

1. 断开鼻塞并取下,关闭氧气,调节参数,关机。

2. 管路为一次性使用,予丢弃,机器予终末消毒。

案例10-5 ·

> 患者,男,69岁,退休。三日前因"感冒、发热"于外院门诊就诊,予对症处理,今日患者体温最高38.2℃,伴气促不能平卧急诊就医,行心电监护示血氧饱和度92%,患者可自行咳出黄白色黏痰,予抗感染、补液、中流量给氧、冰敷后无明显好转,后患者体温继续升高,最高38.6℃,行血气分析示氧分压下降明显,予鼻导管加面罩吸氧,立即转入ICU进一步诊治。
>
> 转入时患者鼻导管加面罩呼吸,呼吸急促,自述不能平卧,呼吸乏力。可自行咳出黄白色黏稠痰,间中烦躁,血氧饱和度86%~92%。听诊双肺有湿啰音。
>
> **思考:** 1. 接诊护士应首先做什么护理评估?
>
> 2. 接诊护士初步判断应选择什么样的氧疗方式?

第九节　无创通气治疗

问题与思考

从无创通气的适应证入手,判断呼吸障碍患者何时开始使用无创通气,如何使用,使用过程中如何护理?

无创机械通气是患者经面罩或鼻罩连接呼吸机,构成一个密闭的环路,给予正压机械通气的模式辅助患者通气。优点是无需建立人工气道(气管插管、气管切开),减少气管插管及其合并症,减少患者的痛苦,患者可正常吞咽、进食、能讲话、生理学咳嗽、保留上气道加温、湿化和过滤功能、可以间歇使用,容易脱机;但病情危重、躁动不安、分泌物较多者谨慎使用。

一、适应证与禁忌证

（一）无创通气的适应证

1. 急性COPD急性发作患者,常规内科治疗和控制性氧疗后无缓解的呼吸性酸中毒。

2. 存在低氧血症的心源性肺水肿患者。

3. 由胸廓畸形形成或神经肌肉疾患导致的急性高碳酸血症型呼吸衰竭。

4. **预防呼衰** 如外科麻醉/手术后支持。

5. **康复治疗** 家庭机械通气/睡眠呼吸暂停综合征。

6. 有创通气撤离失败,无创通气过度可提高撤机成功率。

7. 肺病的终末期。

(二)无创通气的禁忌证

1. 心跳呼吸骤停,血流动力学不稳定。

2. 上呼吸道梗阻者。

3. 严重的低氧血症($PaO_2 <45mmHg$)、酸中毒($pH<7.20$)。

4. 气胸、严重的肺大疱。

5. 严重脑病者,神志不清,精神疾病者。

6. 不合作或极度紧张。

7. 频繁呕吐,严重腹胀(肠梗阻)近期胃部损伤。

8. 急性面部损伤、手术、畸形。

9. 对面罩材料过敏,反应程度严重性超过了辅助通气的益处。

二、操作要点

1. **术前评估** 包括患者的神志、文化程度和沟通能力、生命体征和气道保护能力。患者应具备无创机械通气的基本条件:较好的意识状态、咳痰能力、自主呼吸能力、血流动力学稳定和良好的配合无创机械通气的能力。

2. **无创通气的常用模式** 虽然应用有创呼吸机的容量控制模式也可实施 NIPPV,但 NIPPV 最常用的通气模式是压力支持+呼气末正压通气,在无创专用呼吸机上称为 S(spontaneous)和 S/T(spontaneous/timed)。S 实际上就是压力支持。S/T 整合了以压力控制通气为基础的后备,当患者的呼吸频率低于设定的后备通气频率时,给予强制压力控制通气。S/T 模式的初始参数设置:IPAP(吸气压力)$10 \sim 15cmH_2O$,EPAP(呼气压力)$4 \sim 5cmH_2O$ 触发灵敏度为最灵敏,后备通气频率 15 次/分,后备通气吸呼比 1:3。

3. **上机前** 耐心给患者指导,指导患者与机器同步呼吸;避免用口吸气通气,以减少腹胀,使用鼻罩时需要闭口呼吸以防止经口漏气;教会患者简单的非语言沟通方法:写字、手势等,指导患者减少吞咽动作和讲话,避免口腔干燥;教会患者在紧急情况如呕吐时迅速拆除鼻罩或面罩的方法,取得患者的配合。正确连接呼吸机管道,根据患者情况,调整合适的呼吸机参数。

4. **上机后** 调整好面罩头带,松紧合适,不漏气。密切观察生命体征和患者的意识,咳痰能力,呼吸情况和人机的协调。加强气道的湿化和排痰管理。定期监测血气分析,评估无创通气的效果。

5. **其他** 提供高热量、高蛋白、丰富维生素易消化食物,进餐定时定量,避免饱餐,必要时胃管鼻饲,防误吸。

三、护理配合

(一)操作前准备

1. **准备物品** 无创呼吸机、鼻罩/面罩、管路一套、四头带、电插板、注射用水、监护仪;中心吸氧装置 1 套;吸痰装置 1 套。

2. **患者体位** 舒适为宜,半坐卧位或抬高床头 30°以上,保持头、颈、肩在同一水平,头稍向后仰,有效开放气道。

3. **选择鼻罩或面罩** 患者感觉舒适的最小鼻罩或面罩。

4. **呼吸机准备** 启动呼吸机,先预热10分钟,参数初始化,连接患者。氧气连接时,先开电源后再开氧气阀。

（二）操作中配合

1. **固定** 先徒手固定,患者感觉能适应后扣多头带固定,松紧度以侧面颊可插入1~2指为宜。

2. **参数调节** 原则是由低到高、逐步调节,以BiPAP模式为例,初始参数为呼气压(EPAP)4cmH$_2$O,吸气压(IPAP)8~12cmH$_2$O,在5~20分钟内逐步增加至合适的水平。IPAP和EPAP的调节应充分注意患者的耐受程度。

3. **指导有效咳嗽排痰** 保持呼吸道通畅,教会患者正确排痰方法,尽可能加深吸气,以增加容量,吸气后要有短暂的闭气,最后声门开放,使分泌物从口中喷出,对于痰黏稠不易咳出者协助拍背,多饮水或超声雾化吸入疗法湿化气道使痰液易于咳出。必要时予吸痰,以减少取戴面罩的次数,保持通气的持续性。

4. **床旁严密监测** 观察患者神志、生命体征、SpO$_2$、出入量等,检查呼吸机运转是否正常,鼻面罩及管道是否漏气,管道有无扭曲、脱落。主动询问患者有何要求及不适,指导患者深而慢有节律地用鼻腹式呼吸,吸气用鼻,呼气张口,注意配合呼吸机呼吸;加强夜间巡视,因为患者睡梦中常有不自主举动,易造成氧气管脱落或摘除面罩,危及患者的生命;根据病情调节呼吸参数,观察患者皮肤颜色、末梢、灌注情况及呼吸困难、胸闷等症状是否改善,使用呼吸机后2小时做血气分析。如SpO$_2$持续低于90%,病情恶化,应气管插管机械通气。

（三）操作后护理

1. **观察是否到达预期通气效果**

（1）观察呼吸系统症状和体征:呼吸困难的程度、辅助呼吸肌活动情况、患者呼吸与呼吸机是否协调,人机同步性等;呼吸系统各项指标的观察:SPO$_2$、频率、潮气量、压力等。

（2）能够主动咳痰的患者应鼓励其主动排痰,否则应进行人工吸痰。不论主动或被动排痰,护理人员都应帮助患者翻身、拍背,帮助患者取合适舒适体位;同时记录患者的咳嗽能力,以及咯痰的量和性状。

2. **机器的维护**

（1）停机时,先关氧气,再关电源。

（2）灰色的海棉滤膜至少2周清洗1次。

（3）管路消毒:清水冲洗,0.05%含氯消毒剂浸泡30~60分钟,蒸馏水冲洗,凉干备用,有条件者专人专用,重复使用的呼吸机管路送供应室灭菌处理。

（四）并发症处理

1. **口咽干燥** 间歇喝水,加强口腔护理,保持口腔的清洁。使用加温加湿装置或人工鼻加强湿化。

2. **面部皮肤压伤** 主要在鼻梁,消瘦老年患者多见。局部受压处贴皮肤保护膜敷料缓冲,对受压皮肤按摩减少损伤;固定时主要松紧度;必要时鼻罩与面罩交替使用,避免皮肤持续受压。

3. **胃肠胀气** 呼吸机参数设置较高,经口呼吸者多见。嘱患者尽量用鼻吸气,少说话。遵医嘱使用胃肠动力药并观察疗效。必要时胃肠减压。

4. **误吸** 颅内压高、有呕吐史、有肠内营养、无胃肠减压者发生率高。意识不清者禁用无创通气;有误吸史者尽量不用。给患者采取半卧位,避免饱餐后立即无创通气,适当选用胃肠减压可减少误吸的发生。

5. **结膜炎** 面罩漏气所致。选择合适的面罩、鼻罩,固定恰当,避免漏气,预防性使用眼药水。

案例10-6

患者,男,65岁,退休,患者咳嗽、咳痰8年余,伴有活动后气促1年。3天前无明显诱因出现发热,胸闷、气促,到急诊就医。吸烟20年余,已戒烟2年。入院诊断:AECOPD并Ⅱ型呼吸衰竭,予抗感染、吸氧后患者仍发热、气促加重,意识清醒,血气分析示氧分压76mmHg,二氧化碳分压52mmHg,随即转入ICU进一步救治,给予无创机械通气支持呼吸功能。

思考:1. 患者使用无创通气过程中,护理措施有哪些?

2. 无创通气过程中,如何应对突发事件?

理论与实践

表10-5 无创通气的操作流程评分表

	步骤	原理/注意事项	评分
1	给患者解释过程	尊重患者的知情权	2
2	标准预防:洗手、戴口罩	遵守感染控制管理	2
3	上机前护理		30
	(1)耐心解释、取得患者的配合	内容包括治疗的目的、作用、正确的呼吸方式、紧急撤除的方式、排痰、饮食等	5
	(2)选择合适的连接方法、连接工具	面罩或鼻罩(适合患者的面形且患者最舒适)、鼻枕、接口器、头带	5
	(3)体位	取坐位或半卧位(大于30°)或侧卧位,保持呼吸道通畅	5
	(4)正确连接各管路、调整呼吸机参数	从低压力开始,床边备好简易呼吸器、吸引器、气管插管装置	5
	(5)人机连接		5
	(6)固定面罩(鼻罩)	头带调整松紧合适、不漏气	5
4	上机后护理		50
	(1)生命体征的观察	观察内容:神志、心率、血压、呼吸、体温	10
	(2)血气分析监测	PO_2/FiO_2	5
	(3)根据病情定时、及时行实验室检查,如:胸片、血常规等		5
	(4)根据结果及时调整呼吸机及其相关治疗方案		5
	(5)加强气道管理		10
	(6)防治各种并发症		10
	(7)注意疗效的观察和做好记录		5
5	脱机后护理		16
	(1)生命体征的观察		5
	(2)呼吸状况的观察		5
	(3)患者的教育		3
	(4)随时准备无创或有创通气		3

第十节 呼吸机的使用

问题与思考

从呼吸机使用的适应证和模式调节入手,结合病情变化给予患者合适的机械通气过程中的护理措施,保证患者在使用呼吸机过程中的安全。

机械通气是临床上利用呼吸机通气的方式,达到维持、改善和纠正患者因诸多原因所致的急、慢性重症呼吸衰竭(包括通气衰竭、氧合衰竭)的一种治疗措施。呼吸机分类常见正压和负压呼吸机,气动和电动呼吸机。

机械通气的生理目标主要包括:改善和维持动脉氧合;支持肺泡通气;维持和增加肺容积;减少呼吸功。应用气管插管或气管切开保持呼吸道通畅,加上正压通气以维持足够的潮气量,保证患者代谢所需的肺泡通气,纠正低氧血症和改善氧运输。呼吸机的应用可改善换气功能,通过应用呼气末正压呼吸(PEEP)等方法,可使肺内气体分布均匀,纠正通气/血流比例失调,减少肺内分流,从而提高氧分压。应用机械通气可减少呼吸肌的负担,降低其氧耗量,有利于改善缺氧,减少呼吸功,同时也可减轻心脏的负荷。

一、适应证与禁忌证

(一)适应证

1. 预防性通气治疗

(1)有发生呼吸衰竭高度危险性的患者:长时间休克;严重的头部创伤;严重的慢性阻塞性肺疾病(chronic obstructive pulmonary disease,COPD)的患者腹部手术后;术后严重败血症;重大创伤后发生严重衰竭的患者。

(2)减轻心血管系统负荷:心脏术后;心脏贮备功能降低或冠状动脉供血不足的患者进行大手术后。

2. 治疗性通气治疗

(1)临床上当患者出现呼吸衰竭的表现,如呼吸困难、呼吸浅速、发绀、咳痰无力、呼吸欲停或已停止、出现意识障碍、循环功能不全时;患者不能维持自主呼吸,近期内预计也不能恢复有效的自主呼吸,呼吸功能受到严重影响时,可应用机械通气治疗。

(2)机械通气治疗的呼吸生理标准

1)呼吸频率(R)>35 次/分。

2)肺活量(VC)<10~15ml/kg 体重。

3)肺泡动脉血氧分压差 $P_{(A-a)}O_2$>50mmHg(6.65kPa),FiO_2=0.21。

4)最大吸气压力(PNP)<25cmH$_2$O(2.45kPa)。

5)动脉血二氧化碳分压 $PaCO_2$>50mmHg(6.65kPa),COPD 患者除外。

6)生理无效腔/潮气量>60%。

(3)不同基础疾病情况下机械通气治疗适应证的选择:

1)慢性阻塞性肺疾病(COPD):慢性呼吸衰竭急性恶化合理氧疗后,pH<7.20,PaO_2 仍<50mmHg,$PaCO_2$>75mmHg;潮气量<200ml,呼吸频率 35 次/分;有早期肺脑改变。

2)支气管哮喘持续状态:常规治疗后,出现下述情况之一:呼吸抑制,神志不清;呼吸肌疲劳现象出现;PaO_2 逐渐下降 < 50mmHg,$PaCO_2$ 逐渐升高 > 45mmHg;一般状态逐渐恶化。

3）急性呼吸窘迫综合征：经数小时高浓度（60%）氧疗后 PaO_2 仍 < 60 mmHg 或 PaO_2>60 mmHg，但合并严重呼吸性酸中毒。

4）头部创伤、神经肌肉疾患引起的呼吸衰竭。

5）因镇静剂过量等导致呼吸中枢抑制而引起的呼吸衰竭；吸氧后改善不理想，或呼吸频率 30~40 次/分，咳嗽反射减弱、咳痰无力时。

6）心肌梗死或充血性心力衰竭合并呼吸衰竭吸氧浓度已达 60% 以上，PaO_2 < 60mmHg，可谨慎进行机械通气（宜采用压力支持等模式）。

7）临床实践表明，危重患者测定肺功能较为困难，有时难以应用肺功能数据判断患者是否需要机械通气治疗，而血气分析可为通气治疗提供必要的佐证。如 $PaCO_2$ 升高 > 55 mmHg 为通气治疗的直接指征。COPD 患者因可耐受较高的 $PaCO_2$ 水平，一般当 $PaCO_2$ > 70~80mmHg，且保守治疗无效，才考虑机械通气治疗。pH 也为通气治疗的指标，急性呼吸衰竭患者，当出现严重呼吸性酸中毒伴 pH < 7.25 时，应接受机械通气治疗。

（二）禁忌证

1. 绝对禁忌证　无，影响氧合、危及生命时均可进行有创通气治疗。

2. 相对禁忌证　气胸及纵隔气肿未行引流者；肺大疱；低血容量性休克未补充血容量者；严重肺出血；出血性休克未补充血容量之前；活动性肺结核。

二、操作要点

（一）常用通气模式及参数调节

1. 常用机械通气模式

（1）辅助-控制通气（assist-control ventilation，A-C）：现代呼吸机多用 A/C 模式取代传统的单纯控制通气（C）和辅助通气（A）。呼吸机可预设恒定的潮气量（或恒定的压力）、吸气时间（或通过吸呼气时间比间接设定）以及"背景"呼吸频率，背景呼吸频率是指呼吸机工作的最低频率，起保障最低通气量的作用。呼吸机按预设潮气量、吸气时间、背景频率送气，为控制通气，与传统控制模式完全相同；若由自主呼吸触发呼吸机，按预设潮气量和吸气时间送气，但实际呼吸频率随自主呼吸而变化，为辅助通气，与传统辅助模式完全相同。当患者无力触发或自主呼吸频率低于机内预置频率时，呼吸机按预设频率及潮气量或压力进行输气，即有触发时为 AV，无出发时为 CV。有自主呼吸的患者，通过触发灵敏度触发呼吸机送气，呼吸机送气的方式由呼吸机决定，吸气过程几乎由呼吸机做功，患者所做的功很少。

（2）同步间歇指令通气（synchronized intermittent mandatory ventilation，SIMV）源于对间歇指令通气（intermittent mandatory ventilation，IMV）的改进。SIMV 是一种混合通气模式，分为指令通气和自主呼吸两部分，在两次指令通气之间允许患者自主呼吸。SIMV 设定时间触发窗，保证了指令通气和自主呼吸间的同步。呼吸机按预设呼吸周期或呼吸频率送气，每个送气过程由预设潮气量、吸气时间完成，两次呼吸机送气之间是不受呼吸机影响的自主呼吸。若呼吸机送气与自主呼吸同步，则为同步间歇指令通气（SIMV）。在设置合适指令频率、潮气量、吸气时间或流速以及触发灵敏度等的基础上，呼吸机按预设指令对患者提供正压通气，两次指令之间的呼吸为患者的自主呼吸，而且指令通气与患者的自主呼吸同步。属于部分通气支持。如果在患者自主呼吸时给予一个压力支持水平，即 PS 时，则此模式变为 SIMV+PSV 模式。SIMV 既保留了自主呼吸功能，又可逐渐降低呼吸机辅助支持的水平，因而有利撤机；既可作为长期通气支持的方式，也是准备撤机前使用的序贯模式，因此最为常用。这种通气模式能够保证最小分钟通气量。使人机同步性有所改善。

（3）压力支持通气（pressure support ventilation，PSV）：是一种部分通气支持方式，属于呼吸机辅助的自主呼吸模式。由自主呼吸触发呼吸机送气、维持通气压力和决定吸呼气转换，在吸气过程中给予一定的压力辅助,表现为压力限制和流量转换。呼吸机在患者吸气触发后按预设压力提供压力支持,而流速方式、呼吸深度、吸呼比均由患者自行控制。其特点是气流提供方式与患者自主呼吸力学相协调,同步性能良好。PSV 可保持患者自主呼吸,仅提供部分通气支持,可长期使用,在此模式下,患者吸气时所做的功由呼吸机和患者共同承担。所以 PSV 可用于各种有一定呼吸能力的呼吸衰竭患者。对患者的呼吸肌有一定的锻炼作用,常作为撤机前的过度,同 SIMV 一样,为最常用的模式之一。

(4)双相气道正压(biphasic positive airway pressure,BiPAP):BiPAP 模式可以通过定期释放 PEEP 的方式,基本工作特点是传统正压控制通气(PCV)和完全自主通气(CPAP)的结合,也可以是 PSV+PEEP 方式进行。后者在吸/呼相时,施以水平不同正压。随参数调节和自主呼吸变化,可以表现为:反比通气(PC-IRV);间歇指令通气(PC-IMV);气道压力释放通气(APRV);持续气道内正压(CPAP)。这种通气模式能够使气道压力稳定、人机配合较好;有其独特的压力调节方式;可作为“万能”通气模式;不良作用较小,可更好地改善氧合。

2. 机械通气的参数调节

(1)合理设置各项工作参数

1)潮气量(V_T):潮气量的设定是机械通气时首先考虑的问题。容量控制通气时,潮气量的设定目标是保证足够的通气,使患者比较舒适。成人潮气量常设定的范围 8～12ml/kg。潮气量大小的设定应考虑以下因素:胸肺顺应性、气道阻力、呼吸机管道的可压缩容积、氧合状态、通气功能和发生气压伤的危险性。气压伤等呼吸机相关的损伤是机械通气应用不当引起的,潮气量设置过程中,为防止发生气压伤,一般要求气道平台压力不超过 35～40cmH$_2$O。对于压力控制通气,潮气量的大小主要决定于预设的压力水平、患者的吸气力量及气道阻力。

2)通气频率(f):应考虑通气模式、潮气量的大小、死腔率、代谢率、动脉血二氧化碳分压目标水平和患者自主呼吸能力等因素。对于成人,机械通气频率可设置到 8～20 次/分。对于阻塞性疾病选择慢呼吸频率,对于急慢性限制性通气功能障碍患者,应设定较高的机械通气频率(20 次/分或更高)。机械通气 15～30 分钟后,应根据动脉血氧分压、二氧化碳分压和 pH 值,进一步调整机械通气频率。

3)分钟通气量(MV):无论是完全还是部分呼吸支持,设置分钟通气量是要保证体内 CO$_2$ 的清除以维持动脉血正常的 pH 值,同时保证所设容量和产生的肺泡压力不会引起肺损伤。MV 是由 V_T 和 f 的乘积所得,在完全呼吸支持时总的分钟通气量决定患者 PaCO$_2$ 的水平,对 MV 做任何的改动都会影响 PaCO$_2$。在部分呼吸支持的患者总的分钟通气量 MV 是呼吸机设置的加患者自主呼吸产生的 MV;通常 MV 的范围以 3～10L/min 为参考。

4)吸氧浓度(FiO$_2$):机械通气时,呼吸机吸入氧浓度的设置一般取决于动脉氧分压的目标水平、呼气末正压水平、平均气道压力和患者血流动力学状态。由于吸入高浓度氧可产生氧中毒性肺损伤,一般要求吸入氧浓度低于 50%～60%。但是,在吸入氧浓度的选择上,不但应考虑到高浓度氧的肺损伤作用,还应考虑气道和肺泡压力过高对肺的损伤作用。对于氧合严重障碍的患者,应在充分镇静肌松、采用适当水平呼气末正压的前提下,设置吸入氧浓度,使动脉血氧饱和度>88%～90%。

5)吸/呼时间比(I:E):机械通气时,呼吸机吸呼比的设定应考虑机械通气对患者血流动力学的影响、氧合状态、自主呼吸水平等因素。通常吸气时间为 0.5～1.5 秒,很少超过 2 秒。吸呼之比为 1:2,但 COPD 患者可为 1:3 到 1:5,而限制型通气障碍患者可为 1:1 到 1:1.5。对于控制通气的患者,一般吸气时间较长、吸呼比较高,可提高平均气道压力,改善氧合。但延长吸气时间,应注意监测患者血流动力学的改变。

6)通气压力:定压型呼吸机,气道压力决定呼吸机吸气相和呼气相的交换及潮气量的大小。该参数应根据气道阻力和肺顺应性而定,肺内轻度病变时为 1.18～1.96kPa(12～20cmH$_2$O),中度病变需 1.96～2.45kPa(20～25cmH$_2$O),重度病变需 2.45～2.94kPa(25～30cmH$_2$O),对严重肺部疾病或支气管痉挛的患者可达 3.92kPa(40cmH$_2$O)。定容型呼吸机,通气压力取决于潮气量、流速、气道阻力、肺部顺应性等因素。

这类呼吸机设有压力限制,达到一定压力时,停止吸气并开始呼气,以防止产生肺部气压伤。通常这一压力限制应高于正常通气压力约 1.47~1.96kPa(15~20cmH_2O)。

7)呼气末正压(PEEP):应用 PEEP 的主要目的是增加肺容积、提高平均气道压力、改善氧合。以及对抗内源性呼气末正压,降低内源性呼气末正压引起的吸气触发功。但是 PEEP 可引起胸腔内压升高,导致静脉回流减少、左心前负荷降低。PEEP 的设置理论上应选择最佳呼气末正压,即获得最大氧输送的呼气末正压水平,临床上应用较为困难。一般设置为 3~5cmH_2O,对于 ARDS 患者,PEEP 的选择应结合吸入氧浓度、吸气时间、动脉氧分压水平及目标水平、氧输送水平等因素综合考虑。一般认为,在急性肺损伤早期,PEEP 应略高于肺压力-容积环低位拐点的压力水平。对于胸部或上腹部手术患者,术后机械通气时采用 3~5cmH_2O 的 PEEP,有助于防止术后肺不张和低氧血症。在 COPD 患者中,一般按照 PEEP 的 75%~80% 设置。

8)吸气流率的设置:容量控制/辅助通气时,如患者无自主呼吸,则吸气流率应低于 40L/min;如患者有自主呼吸,则理想的吸气流率应恰好满足患者吸气峰流的需要。根据患者吸气力量的大小和分钟通气量,一般将吸气流率调至 40~100L/min。压力控制通气时,吸气峰值流率是由预设压力水平和患者吸气力量共同决定的,最大吸气流率受呼吸机性能的限制。

9)灵敏度(sensitivity):呼吸机吸气触发机制有压力触发和流量触发两种。由于呼吸机和人工气道可产生附加阻力,为减少患者的额外做功,应将触发灵敏度设置在较为敏感的水平上。一般情况下,压力触发的触发灵敏度设置在 -0.5~-3cmH_2O,而流量触发的灵敏度设置在 1~3L/min。根据初步的临床研究,与压力触发相比,采用流量触发能够进一步降低患者的呼吸功,使患者更为舒适。

10)叹气功能(sigh):正常自主呼吸时潮气量为 6~8ml/kg。如机械通气也选用该潮气量作标准,则会产生气道陷闭及微小肺不张,使肺内分流增加。而健康人常有偶尔叹气(为潮气量的 2~4 倍),可避免此类并发症。现代呼吸机备有叹气功能,模仿正常人的呼吸,一般每小时为 10~15 次叹气样呼吸,叹气的气量为潮气量的 2~2.5 倍,可预防肺不张。但一般呼吸机所用的潮气量较大,故叹气功能常不需要。

(二)常见的报警原因及处理

1. 报警设置 呼吸机报警系统由两部分组成,一部分是机器本身由制造商预设,只能由机器本身控制,如电源、气源等方面的问题。另一部分需临床工作者根据患者情况设置,包括高/低分钟通气量、高/低 V_T、高/低气道压力、低 PEEP/CPAP 和高/低 FIO_2 等。此外,吸呼比(I∶E 值)及吸入气体温度也要设置。报警参数设置具体见表 10-6。

表 10-6 呼吸机报警参数设置

报警	设置
高 MV	10%~15%>目标或设置分钟通气量
低 MV	10%~15%<目标或设置分钟通气量
高 V_T	10%~15%>目标或设置潮气量
低 V_T	10%~15%<目标或设置潮气量
高压限制	较平均气道峰压高 10cmH_2O 左右
低压限制	较平均气道峰压低 5~10cmH_2O 左右
低 PEEP/CPAP	较设置 PEEP 或 CPAP 低 3~5cmH_2O 左右
FiO_2	较设置 ±5% 设置

2. 报警分类

(1)立即危及生命的报警:①报警特点:重复报警,报警指示器闪亮,响亮的声音,报警声不能消除。②常见原因:断电或电力不足、窒息、气源压力不足、气源压力过度、呼气阀或记时器失灵。

(2)危及生命的潜在威胁的报警:①报警特点:间断性,柔和的声光报警,可消除报警声音。②常见原因:备用电池电压不足、管路漏气、空氧混合器失灵、气路部分阻塞、温度过高或过低、湿化器失灵、PEEP 过大或过小等。

（3）不会危及生命的报警：①报警特点：仅有光报警；②常见原因：中枢驱动能力变化、呼吸动力变化、内源性 PEEP 大于 $5cmH_2O$。

3. 常见报警原因

（1）低压报警的常见原因

1）与患者脱接。

2）回路漏气：易发生漏气部位有：①与湿化器、过滤器、积水被连接的主回路；②相连的雾化器；③邻近压力监护仪、流量监护仪回路；④呼出气监护装置；⑤已连接的密闭吸引导管；⑥温度监测器；⑦呼气活瓣漏气，活瓣封闭不严或安装不当。

3）气道漏气：应用气囊压力测试表测试；气囊充气不足时指示球囊漏气、气囊破裂。

4）胸腔导管漏气。

（2）气道高压报警的常见原因

1）呼吸机设置不当：潮气量过大、吸气流速过大、吸气时间过短、PEEP 过高。

2）气道阻力增加：气道狭窄、分泌物阻塞导管或气道、支气管痉挛。

3）呼吸系统顺应性改变：肺顺应性降低（心源性肺水肿、ARDS 早期阶段）。

4）气道问题：咳嗽、气道分泌物和黏液栓阻塞、患者咬管。

5）外源性肺受压（气压伤）：张力性气胸；管路积水，回路内管道纽结等。

6）呼吸机问题：吸气或呼气活瓣故障，雾化吸入时药物沉淀。

4. 常见报警处理
呼吸机报警解除的原则：呼吸机报警必须高度重视，立即解除，否则可能出现患者窒息死亡等重大医疗事故。若无法迅速解决呼吸机报警，必须严密观察患者 SpO_2、HR、BP 等生命体征，必须立即断开呼吸机与患者连接的管路、给予简易呼吸球囊、连通氧气管，将氧流量调至最高，用单手按压气囊 12~20 次/分（避免按压过大，造成肺容量气压伤），随时观察人工气道的位置，其需要在切牙平面刻度值保持在正常位置，切勿过深或过浅。

（1）发生低压报警，需依次检查以下可能原因并解除。

1）患者与呼吸机连接管路是否脱落。

2）检查气管导管：①导管套囊漏气：观察方法有以下两种：试气囊压；听呼吸机送气时，套囊是否漏气；②气管导管脱出：观察气管插管在切牙平面的刻度值，正常为：女性 22~23cm、男性 24cm；③气管插管管径过细：正常成人气管所需管径 7.5~10mm，同龄男比女>0.5mm。

3）呼吸机管路漏气。

4）检查呼吸机管路测压管：测压管不能在呼吸机管路的下方；管内不能有水珠及堵塞。

5）呼吸机报警设置不当：报警数值设置应<平均气道峰压 5~10cmH_2O。

6）有胸腔引流的患者观察引流瓶是否漏气。

7）机械故障：流量传感器失灵。

（2）发生高压报警，需依次检查以下可能原因并解除。

1）患者咳嗽。

2）气管插管因素：插管过深、牙垫脱落、患者咬管、气管导管打折。

3）呼吸管路：管路积水、管路打折、积水瓶中水过多。

4）患者气道分泌物过多：需彻底吸痰；若吸痰管插入受阻则考虑痰痂阻塞可能：予气道内注入 2~4ml 生理盐水（必要时可注入气道 2% 碳酸氢钠 2~5ml）同时配合叩胸背，在呼吸 2~4 次后立即吸出；一次冲洗时间不能过长，若痰仍粘稠可间断反复多次冲洗。导管完全阻塞时：必须立即换管。

5)报警设置过低:设置<30cmH_2O时。

6)气道阻力升高或顺应性下降:需检测平台压,在控制通气模式下,按住"呼气末暂停"键。若 PIP(吸气峰压)升高、Pplat(平台压)不变:提示气道阻力升高,见于支气管痉挛、痰阻。

7)机械故障:呼气活瓣失灵。

(3)发生高分钟通气量报警,需依次检查以下可能原因并解除。

1)报警设置过低。

2)触发灵敏度设置过低。

3)根据患者是否需要:增加 MV(分钟通气量)。

4)流量感受器失灵。

(4)发生窒息报警处理:提高触发灵敏度;增加通气频率;改 A/C 或 SIMV 模式;检查气道漏气情况。

总之,对报警状态的处理原则是:当发生呼吸机报警时,如果不能立刻明确报警的原因或虽已明确报警的原因却难于一时排除时,均应立刻使患者脱离呼吸机,进行气囊连接氧气辅助通气,然后再进行报警原因的检查及对患者进一步处理。

(三)常见并发症及处理

1. 气压伤

(1)原因:吸气峰压过高或潮气量过大,PEEP 过大,使平均气道压升高;吸气时间过长,吸气流速过快,气体分布不均,导致部分肺泡过度膨胀,甚至破裂;各种原因引起的剧烈咳嗽和咳痰;未发现的肺大疱;导管留置事件过长,引起气道黏膜压迫和坏死,甚至气管环穿孔;气管切开患者,气道密闭不佳和皮肤缝合过紧;使用呼吸机的患者,心肺复苏时做心内注射和胸外按压。

(2)处理原则:控制气道压力:对有诱发气胸原发病存在的患者慎用 PEEP 和 PSV;必要时镇咳;发生气胸应立即行胸腔闭式引流。

2. 通气过度

(1)原因:患者本身的因素,如缺氧、疼痛、代谢性酸中毒等,引起患者主动性加快呼吸频率或增加潮气量造成过度通气。机械通气参数设置不合理,所设置的潮气量过高,呼吸频率过快,I/E 不妥当。

(2)处理原则:分析患者产生通气过度的原因,尽可能去除这些影响因素。若估计引起通气过度的因素已经去除,动脉血气分析仍提示通气过度,应考虑调整呼吸机参数。先将患者频率降至正常水平,对呼吸频率正常的患者,可酌情将呼吸频率降至正常低水平;其次可酌情将原先设置的潮气量降低,可根据氧分压水平分次调整,最后可适当缩短呼气时间,必要时可应用反比通气。

3. 通气不足

(1)原因:分泌物排出不畅或气道阻塞导致二氧化碳排出受阻;管道漏气、脱机;潮气量过低或 I/E 设置不妥;明显的呼吸机对抗,影响通气效果。

(2)处理原则:分析患者产生通气不足的原因,并尽可能去除这些影响因素。若引起通气不足的因素已经去除,动脉血气分析仍提示有通气不足所导致的二氧化碳潴留,可适当调整呼吸机的参数。主要调整 I/E,使患者在不增加呼吸做功的前提下,促进二氧化碳排出。I/E 最长可达 1:(2.5~3)。

4. 呼吸机相关性肺炎

(1)原因:人工气道的建立使上呼吸道的自然防护能力下降;医源性交叉感染和分泌物引流不畅;大剂量广谱抗生素和激素的应用,引起菌群失调,造成多种细菌的混合感染和细菌与真菌的二重感染。

(2)处理原则:加强呼吸道的管理。严格无菌操作;保持气道的良好湿化,及时排除气道内的分泌物;分泌物定期做细菌培养,有针对性应用抗生素,做好手卫生和环境的消毒。

5. 上呼吸道阻塞 指各种原因造成的、包括人工期待在内的呼吸道阻塞或梗阻。

(1)原因:大量分泌物突然排出,来不及全部吸出或未被及时发现和引流;由于感染、湿化和吸引不够、咳嗽无力等因素,造成分泌物在人工气道的管腔内沉积,形成痰栓或痰痂,将管腔大部分或完全阻塞,导管和套管滑脱,导致扭曲或压扁;气囊滑脱或脱垂;皮下气肿;误吸。

(2)处理原则:及时翻身、拍背、气道湿化、充分吸痰;及时更换导管和套管;皮下气肿造成上呼吸道梗阻时,进行排气和减压。

6. 肺不张

(1)原因:分泌物引流不畅导致分泌物或痰栓的堵塞;气管插管过深;导管进入单侧支气管;氧中毒引起吸收性肺不张。

(2)处理原则:及时翻身、拍背、气道湿化、充分吸痰;对肺不张的肺区加强体位引流。纠正过深导管;使用叹息通气,氧浓度小于50%。

7. 氧中毒

(1)原因:长期高浓度吸氧,一般是指氧浓度大于60%,时间超过48小时。

(2)处理原则:尽量避免吸入氧浓度大于60%,即便由于病情需要,也要控制高浓度吸氧的时间。

8. 低血压

(1)原因:患者心血管功能减退、血容量不足、机械通气压力水平过高。

(2)处理原则:采用确保有效通气的最低气道压;降低平均胸内压;补充血容量;必要时可适当使用血管活性药物。

9. 胃肠充气膨胀

(1)原因:气管食管瘘;气管导管套囊充气不足,加压气体从气囊逸出至口咽部,引起吞咽反射亢进,将气体咽入胃内。

(2)处理原则:对因处理,可进行胃肠减压。

10. 气管损伤

(1)原因:由于充气的气囊和导管或套管的直接压迫所造成。

(2)处理原则:尽可能引用低血压或等压气囊;气囊定时放气,定时调整患者头颈部体位。

三、护理配合

(一)操作前护理

1. 按病情选择合适的呼吸机,安装呼吸回路,连接电源、氧气源、空气源,开启湿化器,调试呼吸机,确认呼吸机运作正常。

2. **做好其他用物准备** 如氧气、吸痰装置、气管插管或气管切开用物。

3. **做好体位准备** 经口气管插管者予采取去枕平卧位,头后仰,使颈部伸直,气管拉直;气管切开者予采取仰卧位,肩部垫高,头正中后仰颈部伸直,使气管居中。

4. 保持呼吸道通畅,及时吸引口腔及气管内的分泌物,协助判断气管插管导管在气管内,协助接上呼吸机。

(二)操作中护理

1. 用气囊测压注气器予气管插管导管或气管套管气囊充气,高容低压套囊压力保持在25~30cmH$_2$O之间,并观察呼吸波形如压力-容量环、容量-时间曲线无提示漏气。

2. 协助气管插管者稳妥固定气管插管,评估患者有否牙齿,采用胶布或扁带或新型口导管护套固定。气管切开者用白扁带固定气管切开套管,松紧度以放进一小指为准,"Y"型开口的凡士林纱和方纱放置在伤口与气管套管之间。

3. 清理呼吸道分泌物。

4. 当使用可冲洗气管插管导管或气管切开套管时,气囊上引流管连接痰液收集器,予持续低负压引流

（控制压力<-100～-150mmHg）。

5. 根据患者情况和通气模式做好呼吸机报警参数设置。

6. 无禁忌证患者予床头抬高30°～45°。

（三）操作后监护

1. **通气效果的监测** 通过对患者意识、末梢循环、生命体征、胸廓起伏、血气分析、潮气量、人机协调等情况的观察以判断患者通气良好还是通气不足，并做好监测记录，每小时1次。

2. **监测呼吸机参数** 如潮气量（V_T）、分钟通气量（V_E）、呼吸频率（RR）、吸呼比（I：E）、气道峰压（PIP）、平台压（P_{plat}），呼气末正压（PEEP）等，及时发现异常，及时报告医生处理。保持 PIP < 35cmH_2O，P_{plat} < 30cmH_2O，以防气压伤。

3. **观察气管插管深度或外露长度** 通过 X 线胸片，调整气管导管末端在隆突上2～3cm，每班观察记录气管插管深度或外露长度，避免气管导管插入过深或过浅，影响通气效果。

4. **监测呼吸末二氧化碳分压波形（$P_{ET}CO_2$）** 帮助判断气管插管位置；减少血气分析次数，指导呼吸机参数调节；帮助预测撤机，及时发现呼吸机相关故障。

5. **监测与分析呼吸波形** 通过对容量-时间曲线、流速-时间曲线、压力-时间曲线、压力-容量环等变化观察，可直观监测各种呼吸参数变化，对治疗的反应和可能存在的问题（如人-机对抗、内源性 PEEP、管路漏气等），以及时调节通气模式及呼吸参数。

6. **监测气囊压力** 建议用气囊测压注气器监测气囊压力每8小时1次。

7. **持续声门下吸引** 以清除声门下至气囊之间的分泌物，保持负压引流通畅，并观察引流液颜色、量。

8. **观察人工气道湿化的效果** 评估患者痰液黏稠度，调节湿化器设置（温度或档位）。建议湿化器能够提供湿度水平在33mg/L 至 44mg/L，Y 型件处气体温度在34～41℃，相对湿度100%。短期人工气道患者也可使用湿热交换器，但是以下情况患者不适用，分泌物黏稠或血性，患者中心体温低于32℃，呼出潮气量小于吸气潮气量的75%，咯血，撤机困难等。

9. **保持呼吸道通畅** 做到按需吸痰：根据患者咳嗽有痰、听诊有湿啰音、气道压力升高、动脉血氧分压及血氧饱和度下降等指征及时吸痰。

10. 监测呼吸机报警，及时对症处理。

11. **评估撤离呼吸机的可能性** 当需要呼吸机支持的病因被去除，患者恢复自主呼吸能力时，及时撤离呼吸机也十分重要。所谓撤机过程（俗称脱机）是指逐渐降低机械通气的水平，逐步恢复患者的自主呼吸，最终脱离呼吸机的过程。撤机的评估保护，导致机械通气的病因好转或祛除；氧合指数大于150～200mmHg；PEEP≤5～8cmH_2O，吸入氧浓度≤40%～50%；血流动力学稳定；有自主呼吸的力。目前通常采用的撤机方法包括三种：自主呼吸试验、压力支持通气、同步间歇指令通气。无论采用何种方式，观察并评估患者是否具备完全耐受自主呼吸的能力是非常重要的。

案例10-7

　　罗某某，男，42岁，已婚，工程师，入院诊断：重症肺炎。患者于5天无明显诱因下出现发热，体温最高39.6℃，咳嗽，咳黄色黏痰，伴有轻度胸闷、气促，就诊于呼吸内科，予抗感染治疗后患者仍高热，咳嗽咳痰症状加重，患者呼吸急促，指端发绀，血氧饱和度89%，血气分析示氧分压64mmHg，立即转入 ICU 行紧急气管插管、呼吸机辅助呼吸。

　　思考：1. 该患者如何保证人工气道的通畅？

　　2. 该患者如何预防呼吸机相关性肺炎？

（一）呼吸机的使用操作流程

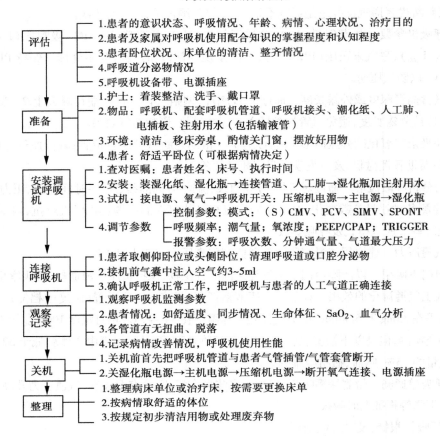

呼吸机的使用操作流程

评估
1. 患者的意识状态、呼吸情况、年龄、病情、心理状况、治疗目的
2. 患者及家属对呼吸机使用配合知识的掌握程度和认知程度
3. 患者卧位状况、床单位的清洁、整齐情况
4. 呼吸道分泌物情况
5. 呼吸机设备带、电源插座

准备
1. 护士：着装整洁、洗手、戴口罩
2. 物品：呼吸机、配套呼吸机管道、呼吸机接头、潮化纸、人工肺、电插板、注射用水（包括输液管）
3. 环境：清洁、移床旁桌，酌情关门窗，摆放好用物
4. 患者：舒适平卧位（可根据病情决定）

安装调试呼吸机
1. 查对医嘱：患者姓名、床号、执行时间
2. 安装：装湿化纸、湿化瓶→连接管道、人工肺→湿化瓶加注射用水
3. 试机：接电源、氧气→呼吸机开关：压缩机电源→主电源→湿化瓶
4. 调节参数
   - 控制参数：模式：（S）CMV、PCV、SIMV、SPONT
   - 呼吸频率；潮气量；氧浓度；PEEP/CPAP；TRIGGER
   - 报警参数：呼吸次数、分钟通气量、气道最大压力

连接呼吸机
1. 患者取侧仰卧位或头侧卧位，清理呼吸道或口腔分泌物
2. 接机前气囊中注入空气约3~5ml
3. 确认呼吸机正常工作，把呼吸机与患者的人工气道正确连接

观察记录
1. 观察呼吸机监测参数
2. 患者情况：如舒适度、同步情况、生命体征、SaO_2、血气分析
3. 各管道有无扭曲、脱落
4. 记录病情改善情况，呼吸机使用性能

关机
1. 关机前首先把呼吸机管道与患者气管插管/气管套管断开
2. 关湿化瓶电源→主机电源→压缩机电源→断开氧气连接、电源插座

整理
1. 整理病床单位或治疗床，按需要更换床单
2. 按病情取舒适的体位
3. 按规定初步清洁用物或处理废弃物

图 10-1 呼吸机的使用操作流程

理论与思考：1. 什么情况下会出现高压、低压报警？怎样处理？

2. 如何进行日常保养维护？

（二）呼吸机使用操作评分标准

表 10-7 呼吸机使用操作评分标准

项目	项目分类	分值	扣分细节	分值
评估5分	患者	4分	未评估患者的意识、呼吸、年龄、病情、心理	-2
			未评估患者及家属认知程度	-1
			未评估呼吸道分泌物情况	-1
	设备	1分	未评估呼吸机设备带、电源插座	-1
准备10分	护士	2分	护士仪表不符合要求、未洗手、戴口罩	-2
	物品	4分	备物不齐（缺一项）	-1
			物品放置凌乱	-1
	环境	2分	未关门窗，未摆放好用物	-2
	患者	2分	未查对医嘱	-2

项目	项目分类	分值	扣分细节	分值
操作过程65	安装调试		安装不正确	-10
	呼吸机	25分	试机顺序不正确	-10
			调节参数不正确	-5
	连接	10分	患者体位不合要求	-2
	呼吸机		未清理呼吸道或口腔分泌物	-4
			接机前气囊中未注入空气	-4
	观察记录	20分	无观察呼吸机监测参数	-5
			无观察患者血压、呼吸、心率、SaO_2 等	-5
			未观察管道有无扭曲、脱落	-5
			无记录	-5
	关机	5分	关机程序错乱	-5
	整理	5分	未整理床单位	-2
			未按需要更换床单	-1
			用物未分类放置	-2
质量20分	态度	5分	态度认真，关心患者	-5
	整体	15分	操作不熟练、程序错	-15

（三）呼吸机常见报警原因和处理流程

呼吸机报警时的检查顺序(首要措施是检查患者氧合和通气状况)：

1. 患者是否存在呼吸窘迫。

2. 检查报警设置是否合适。

3. 必要时将患者与呼吸机分离，手动通气。

4. 理完毕后重新将患者与呼吸机连接，无法解决时更换呼吸机。

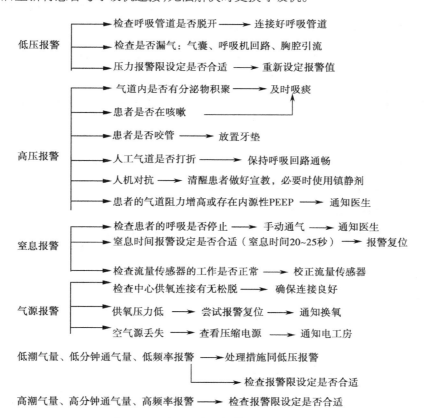

图 10-2 呼吸机常见报警原因和处理流程

（四）人工气道患者吸痰流程

表 10-8　人工气道患者吸痰流程

步骤	原理/注意事项
1. 实施前向患者或家属解释吸痰的目的、方法	患者痰多危急时应立即实施操作
2. 洗手、戴口罩	遵守感染控制管理
3. 吸痰器的连接	
（1）确认储痰瓶有无破损以及有无龟裂现象，灌上少量消毒水或者消毒液后，接上壁挂式吸引器	
（2）检查中央管道系统有吸痰用接头（黑色）有无破损或者龟裂等现象，检查接头处有无异常	
（3）把吸痰器的螺口接到接口上，用劲往里推，直到听见"咔嚓"一声为止	
（4）确认吸痰器已经固定好了，然后打开调节压力阀检查负压状况	
（5）调节负压，成人-400～-300mmHg；儿童-300～-250mmHg	负压过大易引起肺泡萎陷，加重缺氧
（6）无菌罐内倒入 100ml 无菌生理盐水	
4. 操作时，要求两人一组：一人负责吸痰，一人负责换气	负责换气者随时监控患者血氧饱和度
5. 吸痰前吸入纯氧 2~3 分钟	观察氧饱和度
6. 检查吸痰管的型号、有效期及包装有无破损。用无菌技术打开吸痰管	
7. 戴上一次性手套，用清洁的操作手法把吸痰管连接到连接管上	避免将微生物带入呼吸道，同时起自我保护作用
8. 分离呼吸机	防止套管脱出
9. 使用左手的拇指折叠吸痰管的连接部，打开吸痰器的开关阀	
10. 吸引 （1）使用蒸馏水冲洗吸痰管，使吸痰管变得潮湿而滑溜。同时确认吸痰处压力	痰液黏稠者先注入无菌生理盐水 5ml
（2）左手反折吸痰管末端，右手持吸痰管前端，将导管迅速并轻轻插入人工气道内，在出现阻力的地方，（气管分叉处）可以将管子往回抽 1~2cm，然后松开按着吸痰管连接处的大拇指，开始吸痰	使气管内插管保持不动
（3）手法：边旋转上提边吸引	防止痰液阻塞吸痰管，重复吸引需更换吸痰管
（4）为了清洗吸痰管和连接管的内腔，吸痰管退出后，应抽吸生理盐水冲洗导管	
11. 每一次的吸痰时间应该保持在 10~15 秒之内	尽可能地使吸痰保持在最短时间
12. 吸痰过程中注意观察患者生命体征、氧饱和度、吸出物性状、量和颜色	
13. 吸痰完毕，连接好人工气道和呼吸机。吸入高浓度氧气	
14. 吸痰的评估	通过观察患者的呼吸状态和利用听诊分辨湿啰音的方法来观察分泌物猪溜的征候
15. 翻托手套将吸痰管和手套置于医疗垃圾袋中	
16. 将负压连接管接保护套	
17. 记录吸引情况：吸痰时间、吸痰路径，痰液的性质、量、颜色。吸痰前后的呼吸情况	
18. 帮助患者取舒适卧位，整理床单位，用物分类处置	

第十一节　神经调节辅助通气

问题与思考

请从 NAVA 工作原理入手,思考 NAVA 通气过程中如何监测及护理?

　　神经调节辅助通气(nenural adjusted ventilatory assist,NAVA)是一种全新的通气模式,其工作原理是通过监测膈肌电活动,感知患者的实际通气需要,并提供合适的通气支持。NAVA 的工作流程可以描述为对膈肌电活动信号的感知、传输和反馈的过程。在实施 NAVA 通气之前,在合适的位置安放膈肌电极导管,收集患者膈肌电活动信号,并通过传感器将信号传送至安装有 NAVA 相应软件的呼吸机,呼吸机在感知到这些信号以后,根据预设的触发范围和支持水平,给予通气支持。整个机械通气周期的启动直接基于患者的呼吸中枢驱动,也就是患者本身实际的通气需要,而不是传统意义上的流速或压力的改变。NAVA 可以保证呼吸机对患者合理通气水平的支持,整个呼吸过程的维持和转换均由患者控制,实际获得的潮气量视患者呼吸驱动的大小而定,因此 NAVA 最大限度地提高了人机协调性。

一、适应证与禁忌证

(一)适应证

1. 存在明显呼吸肌疲劳的呼吸衰竭患者。
2. 准备脱机或脱机困难的患者。
3. 应用传统通气模式存在明显人机不同步的患者。
4. 婴幼儿及呼吸中枢发育尚不完善的患者。

(二)禁忌证

1. 不适宜放置胃管的患者,如食道梗阻、穿孔、严重食道静脉曲张出血。
2. 严重的呼吸中枢抑制、高位截瘫、严重神经传导障碍、严重电解质紊乱导致的膈肌麻痹等。

二、操作要点

　　1. 根据患者的身高及体重来选择合适的 Edi 导管,准备西门子 servor i 呼吸机、Edi 模块。

　　2. Edi 导管使用前,需确认导管的连接部分干燥,使用过程中注意避免弄湿,以免影响信号收集。Edi 导管为一次性使用物品,勿反复使用。每根导管可连续使用 5 天以上。

　　3. 由于强磁场可能使电极升温并影响成像质量,患者进行磁共振检查时必须拔除导管。

　　4. 导管表面已经预置润滑剂,使用时用水湿润即可,勿再加用其他润滑剂,以免损坏导管。

　　5. Edi 导管在监测膈肌电信号的同时可作为常规胃管使用,可以肠内营养、管饲流质及药物。

三、护理配合

(一)操作前准备

　　1. **物品准备**　安装有 NAVA 软件的呼吸机(如西门子 servor i 呼吸机)、膈肌电信号监测模块(Edi 监测模块)、膈肌电信号监测电极导管(Edi 导管)、固定胶布等。

2. 实施前向患者或家属解释此操作的目的及过程。

3. **标准预防**　洗手，戴帽子、口罩、手套，根据患者情况穿隔离衣。

4. **评估**　患者的意识、生命体征、呼吸情况、身高及体重；目前使用的呼吸模式及呼吸机各参数的调节；动脉血气分析结果。

5. 预估 Edi 导管放置的深度（不同规格的 Edi 导管经鼻、经口插管深度的计算方法见表 10-9、表 10-10）：计算从患者鼻梁（N）经过耳垂（E）直到剑突（X）的距离（NEX），以此来估算导管放置的深度。

表 10-9　Edi 导管经鼻插管深度的计算方法

导管规格（Fr/cm）	插管深度（Y,cm）
16 Fr 125cm	NEXcm × 0.9 + 18cm = Y,cm
12 Fr 125cm	NEXcm × 0.9 + 15cm = Y,cm
8 Fr 125cm	NEXcm × 0.9 + 18cm = Y,cm
8 Fr 100cm	NEXcm × 0.9 + 8cm = Y,cm
6 Fr 50cm	NEXcm × 0.9 + 3.5cm = Y,cm
6 Fr 49cm	NEXcm × 0.9 + 2.5cm = Y,cm

表 10-10　Edi 导管经口插管深度的计算方法

导管规格（Fr/cm）	插管深度（Y,cm）
16 Fr 125cm	NEXcm × 0.8 + 18cm = Y,cm
12 Fr 125cm	NEXcm × 0.8 + 15cm = Y,cm
8 Fr 125cm	NEXcm × 0.8 + 18cm = Y,cm
8 Fr 100cm	NEXcm × 0.8 + 8cm = Y,cm
6 Fr 50cm	NEXcm × 0.8 + 3.5cm = Y,cm
6 Fr 49cm	NEXcm × 0.8 + 2.5cm = Y,cm

（二）操作中护理

1. 放置 Edi 导管：操作方法同胃管置入法。

2. 连接 Edi 导管与呼吸机 Edi 监测模块。

3. **确认 Edi 导管的位置**　进入"Neural Access"菜单，选择导管位置确认，进入 Edi 信号监测界面。典型波形：正常情况下，4 道从上到下的心电图波形中，P 波振幅依次减小，第 1 道波形中的 P 波最为明显，到第 4 道波形时 P 波消失，若蓝色标记的信号出现在第 2、第 3 道波形中，提示导管放置位置正确。

4. **胶布固定 Edi 导管**　固定方法同胃管。

5. **设置 NAVA 通气参数**　NAVA 支持水平（NAVA level）、Edi 强度触发水平、呼气末正压（PEEP）和吸氧浓度（FiO_2）；患者获得的通气支持压力（cmH_2O）= 膈肌电位 Edi × 设置的 NAVA 支持水平（$cmH_2O/\mu V$）。

6. **设置后备通气模式**　一般为压力控制或容量控制模式，预设的压力或潮气量水平根据传统压力控制或容量控制通气时的参数设置。主要是预防 NAVA 通气时可能出现的窒息，如膈肌电活动微弱或电极位置不当而导致 Edi 水平不能有效触发呼吸机送气。

（三）操作后护理

1. 妥善固定 Edi 导管，每班记录刻度，防止导管滑脱导致收集不到膈肌电活动信号。

2. 严密监测患者的意识、生命体征、血氧饱和度等。

3. 监测患者的潮气量、气道压力、Edi 信号变化等情况。

4. 监测 Edi 信号曲线与压力-时间曲线是否同步。

5. 定期监测动脉血气分析,根据情况调整 NAVA 支持水平。

6. 询问患者的舒适度,给予足够的心理支持。

案例10-8

患者,男,46 岁,4 小时前从 20m 高处跌落,送急诊室。入院时查体:格拉斯哥昏迷评分(GCS)E1V2M2,血压 75/44mmHg,心率 143 次/分。全身 CT 检查。诊断为多处肋骨骨折、右侧血气胸、肝破裂、全身多处皮肤擦伤。紧急气管插管,液体复苏等急救,转入 ICU 密切监护。转入时 ICU 时血氧饱和度<90%,遵医嘱予患者气管插管接呼吸机 NAVA 模式辅助通气。

思考: 1. NAVA 通气模式的优势有哪些?

2. NAVA 通气模式的不足有哪些?

第十二节　俯卧位通气

问题与思考

请结合临床 ARDS 患者案例,分析俯卧位通气的适应证及护理配合要点。

急性呼吸窘迫综合征(acute respiratory distress syndrome,ARDS)是一种急性、弥漫性的炎症性肺损伤,为常见的危及人类健康的呼吸危重症之一,重症 ARDS 患者的重症监护病房(ICU)病死率在 40%~50%。

ARDS 患者通常会出现肺泡塌陷、肺不张、肺容量减少、分泌物引流不畅等病理生理学改变,而在患者取仰卧位时,ARDS 患者存在的肺泡塌陷、肺不张、肺容量减少及分泌物引流不畅等情况在肺底部将更为严重,从而导致患者肺部功能残气量减少,上部无效腔样通气及下部解剖样分流增加,使通气血流比例严重失调,最终导致患者出现顽固低氧血症。目前临床针对 ARDS 患者较常采用的治疗方法一般为保护性的机械性通气和充分的肺复张治疗,同时采取俯卧位通气辅助治疗。作为一种简单有效的辅助治疗方法,俯卧位通气在改善 ARDS 患者氧合情况方面具有较强的意义。

俯卧位通气是指利用翻身床、翻身椅或人工徒手操作,患者在俯卧位(prone position,PP)进行机械通气,主要用于改善 ARDS 患者的氧合。

在采取俯卧位通气后,ARDS 患者的功能残气量相对增加,通气血流比好转,膈肌的运动方式和位置改善,引流变得相对容易,同时也减少了纵隔和心脏对肺部的压迫,使 ARDS 患者的氧合情况得到改善。

一、适应证与禁忌证

(一)适应证

1. 严重低氧血症。

2. 常规机械通气不能纠正者。

(二)禁忌证

1. 血流动力学不稳定的危重症患者。

2. 头颅外伤伴中、重度颅内高压者。

3. 急性出血性疾病。

4. 严重多发伤，伴颈椎、脊柱、盆骨、胸壁及腹部严重受损者。

5. 严重颜面部创伤或近期面部手术。

6. 近期内气管手术、胸骨手术或骨科手术的患者。

7. 近期腹部手术的患者。

8. 近期放置心脏起搏器（2天内）。

9. 明确深静脉血栓治疗少于2天。

10. 妊娠。

11. 对俯卧位难以耐受者。

12. 俯卧位后氧合指标反而恶化者。

二、操作要点

（一）操作前评估

首先评估患者是否能够进行俯卧位通气，是否存在俯卧位通气的禁忌证，在俯卧位通气前应向患者家属和意识清醒的患者说明俯卧位通气治疗的目的、方法、作用及可能出现的并发症，取得患者及其家属的理解和配合，减少患者的恐惧心理。同时做好操作前的准备。

（二）病情观察

操作过程中严密观察患者生命体征及血流动力学情况，出现以下紧急情况需立刻停止俯卧位通气：①意外脱管；②气管导管堵塞；③气管导管过深；④气道出血；⑤吸氧浓度100%时，$SpO_2 < 85\%$ 或 $PaO_2 < 55mmHg$ 持续超过5分钟；⑥心跳骤停；⑦心率<30次/分持续超过1分钟；⑧持续严重低血压（收缩压<60mmHg超过5分钟）；⑨其他危及生命的情况。

（三）气道护理

首先充分清理患者口腔、鼻腔、咽喉、气道内的分泌物，将吸氧浓度调节至100%。患者采取俯卧位通气后，由于体位引流作用，痰液易于向大气管排出，所以，注意充分吸痰，保持呼吸道通畅，每次吸痰时应给予患者100%纯氧吸入，防止吸痰过程中患者 SpO_2 下降，同时观察患者气管插管情况，判断患者气管插管有无打折或脱出。

（四）转换体位的安全

患者采取俯卧位的翻转过程中，应保证患者全身受力均匀，以防患者受伤，同时注意防止患者身体的导管或仪器的脱落。翻身过程中应严密监测患者生命体征的变化，如出现血压骤降时应立即停止俯卧位翻身。确保能达到俯卧位通气的最佳效果 患者采取俯卧位通气后，要确保患者腹部有移动的空间，用软枕将患者头部、胸部、髂部及小腿部分垫高，定时检查患者腹部有无触及床褥，以确保腹部上下移动，达到最佳通气效果。

（五）体位及皮肤护理

俯卧位通气患者由于自身体位的改变，以及受压部位受力不均等情况，皮肤极其容易出现压疮或破溃，因此，对俯卧位通气患者，做好皮肤护理具有极其重要的意义。实施俯卧位通气后应每2小时将患者头部偏向另一侧，同时用软枕等较柔软的物品支撑患者头部，预防面部及眼眶皮肤出现压疮；在患者胸部位置也应放置相对较柔软的物品进行保护，避免皮肤受压出现压疮；同时，对于男性患者应特别注意会阴部阴囊的保护，俯卧位时男性患者会阴部阴囊受压较严重，应将患者髋部垫高，给会阴部阴囊形成一个固定的空间，避免其受到过度压迫，还要注意患者出现大便失禁的情况，及时清理患者的大便，避免造成患者会阴部皮肤出现损伤。对于已经出现破溃的患者，应在翻身时避免压迫患者破溃部位，如破溃部位处于不得不压迫的位置,则应视破溃情况进行相应的处理,如患者皮肤只是出现暗红,则应采用柔软的翻身枕对受压部位进行保护,同时定时对受压部位进行按摩,若患者受压部位皮肤出现较严重破溃,则应采用棉垫等无菌物品去破溃处进行保护,同时定期更换。

（六）管道的护理

翻身过程中应注意患者气管插管有无出现阻塞、折叠、松脱的发生,翻身过后应测量气管插管的长度,判断是否造成气管插管的脱出。同时在采取俯卧位时,应观察深静脉置管有无出现打折或脱出的情况,并将深静脉置管妥善固定好。同时观察患者身上的其他引流管有无出现打折,脱出的现象并妥善固定,置于患者一侧。

（七）镇静的护理

为避免患者在俯卧位时出现烦躁或挣扎,应适当给予患者镇静和肌松,在镇静和肌松时应严密观察患者血压和氧合情况,避免出现镇静过度的情况。同时对于过度烦躁的患者,还应适当约束患者四肢,避免患者在躁动时拔出身上的管道。

（八）心理护理

对于意识清醒患者,应做好必要的解释和沟通,减少患者的恐惧心理,以取得患者的配合,同时在俯卧位进行的过程中,应随时鼓励患者,增加患者对俯卧位的耐受,达到治疗的目的。

（九）并发症的观察

1. 皮肤黏膜压迫受损;

2. 人工气道、动静脉管道及各种引流管的压迫、扭曲、移位、脱出;

3. 注意患者气道的引流,防止气道阻塞;

4. 颜面部水肿;

5. 手臂位置不正确导致神经麻痹。

三、护理配合

（一）操作前准备

1. **物品** 俯卧位枕、各类型啫喱垫、翻身床单、皮肤保护敷料、软枕、心电极。

2. **人员** 医生、护士、呼吸治疗师等4~6人。

3. **患者**

(1)充分镇静:在实施俯卧位通气前,使用镇静药物使患者处于相对镇静状态,以减低患者的不安(建议 Rasmay4 分)。

(2)生命体征:准备好急救药物,必要时遵医嘱使用。

(3)气道管理:操作前需吸净痰液,以免在治疗过程中发生窒息。实施俯卧位通气过程中,避免气管导管脱出或打折,保持患者呼吸道通畅。

(4)管道固定:操作前检查敷料是否干燥洁净,管道是否固定稳妥,使用高举平台法固定各管道,将各管道留有足够长度,躯干部位管道尽可能沿纵轴线摆放,有利于翻身操作。

(5)皮肤护理:去除前胸的心电极贴片,操作前将患者正面骨突处予皮肤保护敷料外贴保护,防止压疮发生。

(6)肠内营养:停止肠内营养,检查有无胃内潴留,关闭胃管。

（二）操作中护理

1. **确定翻身方向** 可向左或向右转身,优先以深静脉导管位置决定转向,如:深静脉导管位于右侧时,俯卧位通气时应向左侧翻身。

2. 位置与分工

(1)第一人位于床头,负责呼吸机管道和人工气道的固定、头部的安置和发口令。

(2)第二人位于左侧床旁,负责固定该侧管道、胃管摆放。

(3)第三人位于右侧床旁,负责固定该侧管道摆放。

(4)第四人位于右侧床尾,负责尿管、股动脉置管、股静脉置管等管道摆放。

(5)余下两人可根据患者的体重或(和)病情按需位于床旁协助翻身。

3. 操作步骤(以左侧转身为例)

(1)第1人先固定好气管插管、头部及颈椎,发出口令。

(2)站于患者两旁的人员同时将患者托起,先移向床的右侧。

(3)放置新翻身床单置于患者左侧。

(4)将患者左手置于其身下,以免翻身过程中扭伤。

(5)将患者转为左侧卧位。

(6)转为俯卧位通气。

(三)操作后护理

1. 头部护理 把头部垫高20°~30°,头下垫凹形枕或马蹄形枕,使气管插管处悬空,避免人工气道的受压造成通气不足;每1~2小时头部左右侧位相互更替,受压处皮肤外贴泡沫敷料保护。

2. 压疮护理 在患者双肩部、胸部、髂骨、膝部、小腿部及骨隆突处垫上柔软的枕头或敷料,脚踝予啫喱垫垫高,防止足尖受压。

3. 管道护理 操作完毕后,顺着翻身后管道方向固定通畅,避免受压,扭曲。

4. 气道护理 患者采取俯卧位通气后,由于体位引流作用,痰液易于向大气管排出,所以,注意充分吸痰,保持呼吸道通畅,每次吸痰时应给予患者100%纯氧吸入,防止吸痰过程中患者SpO_2下降,同时观察患者气管插管情况,判断患者气管插管有无打折或脱出。

5. 预防神经损伤 俯卧位通气时根据肩部活动情况将手臂摆放舒适位置,并定期更换位置,预防牵拉及挤压损伤眶上神经、面神经、腭神经等。

6. 病情观察及记录 翻身后应将血流动力学监测重新调零,保证监测数值准确,严密监测及记录俯卧位通气时生命体征变化及血气分析结果。

案例10-9

　　何某某,男,35岁,因"反复皮肤红肿、疼痛、发热2年余。"于11月8日入院。12月3日因"胸闷、气促,血氧饱和度低、心率快"转入ICU,转入后即行气管插管,呼吸机辅助呼吸。12月4日晚患者出现寒颤、高热,最高体温39℃,查中心静脉血、外周静脉血培养,持续予以降温仪降温,体温下降。

　　常规机械通气治疗后氧合改善不明显,遵医嘱予患者行俯卧位通气,机械通气参数为SIMV+PS,潮气量465ml,PS:18cmH$_2$O,PEEP:10cmH$_2$O,FiO$_2$:45%,f:18次/分,监测SpO_2在90%~93%之间。俯卧位过程中循环较前无明显波动,予去甲肾上腺素0.05ug/kg/min维持血压在110~130/50~60mmHg,心率波动在100~120次/分,中心静脉压6~10cmH$_2$O。血气分析提示pH:7.38,PO$_2$:86mmHg,PCO$_2$:53mmHg,氧合指数158。

　　思考:1. 何为俯卧位通气?

　　2. 上述案例中,为什么常规机械通气改善氧合不明显时采取俯卧位通气?

第十三节　体外膜肺氧合

问题与思考

请根据不同的体外膜肺氧合类型,思考体外膜肺氧合时护理支持要点?

体外膜肺氧合(extracorporeal membrane oxygenation,ECMO)是将体内的静脉血引出体外,经过特殊材质人工心肺旁路氧合后注入患者动脉或静脉系统,起到部分心肺替代作用,维持人体脏器组织氧合血供。

一、适应证与禁忌证

（一）适应证

1. 主要用于病情严重(预期病死率80%以上),但有逆转可能的患者。如:新生儿呼吸窘迫综合征、胎粪吸入综合征、顽固性肺动脉高压(超过2/3的收缩压)、先天性膈疝、重症肺炎。新生儿行ECMO的指征:年龄大于32周,体重大于1.5kg,且没有颅内出血(一级以上)和凝血功能障碍,机械通气时间小于2周,吸入纯氧大于4小时,PaO_2仍小于40mmHg。

2. 成人或儿童因为气体交换不良的顽固性低氧血症。

3. 成人或儿童因心肺功能障碍引起的顽固性低心排,尽管最佳化的药物治疗,仍然无法改善,血乳酸持续增高、持续性低血压或术后无法脱离体外循环。

4. 心脏手术后右心室衰竭,并发可逆性的肺高压危象。

5. 心脏手术后,暂时性左心功能丧失。

6. 为准备心脏重大手术或心脏移植前的桥梁。

7. 可逆性的心脏病变:如心肌炎。

8. 应用指征

（1）ECMO的循环支持指征

1）心脏排血指数<2.0L/（m^2·min）已达3小时以上。

2）代谢性酸中毒,BE<−5mmol/L已达3小时以上。

3）平均动脉压过低:新生儿<40mmHg、婴幼儿<50mmHg、儿童和成人<60mmHg。

4）尿量<0.5ml/（kg·h）。

5）手术畸形矫正满意,使用大剂量血管活性药物效果不佳,难以脱离体外循环支持。

（2）ECMO的呼吸支持指征

1）肺氧合功能障碍,PaO_2<50mmHg或DA-aO_2>620mmHg。

2）急性肺损伤患者,PaO_2<40mmHg,pH<7.3已达2小时。

3）机械通气3小时后,PaO_2<55mmHg（$FiO_2$1.0）,pH<7.3。

4）机械通气期间出现严重气道损伤。

（二）禁忌证

1. 有明显出血倾向,特别是颅内出血的患者。

2. 长时间机械呼吸支持治疗(新生儿10天,成人7天),导致肺组织纤维化和严重的气压伤等不可逆改变的患者。

3. 长时间处于休克状态的患者,持续代谢性酸中毒,BE<-5mmol/L 超过 12 小时;持续尿量<0.5ml/(kg·h) 超过 12 小时。

4. 不可逆的肺疾患,近期又无移植治疗可能的患者,如广泛肺纤维化。

5. 没有救治希望的终末期患者。

6. 多器官功能衰竭的患者。

7. 不可逆的脑损害。

二、操作要点

(一)体外膜肺氧合的注意事项

1. 体外膜肺氧合最常见的并发症是出血,新生儿最常见的是颅内出血,成人最常见的是胃肠道出血和手术切口出血,因此在治疗期间要密切监测患者的凝血功能,如果出现了出血并发症,调整肝素剂量,维持 ACT 至 160~180 秒,并将血小板计数校正到 $100×10^9$/L。

2. 治疗期间要密切监测患者的血红蛋白、胆红素和尿的颜色变化情况,如果出现严重的贫血、高胆红素血症和血红蛋白尿,要注意保护肝、肾功能,必要时进行血液净化治疗。

3. 严格无菌技术操作,全身使用抗生素防治重症感染,如果出现全身炎症反应综合征,立即采集血液、痰和尿的标本,并进行培养。

4. 禁止在体外循环的管道上输注脂肪乳,避免影响氧合器的使用效果。

(二)体外膜肺氧合支持阶段的护理要点

1. 严密监测生命体征的变化。

2. 密切观察血流动力学的变化。

3. **呼吸道管理** 采用肺保护性通气策略、监测动脉血气(每 4 小时 1 次),持续监测动静脉血氧饱和度,适度镇静、镇痛,定时进行镇静水平评估,加强沟通和心理护理,避免人机对抗,床头抬高 30°,采用密闭式吸痰。

4. **严密监测凝血功能** 每天监测出凝血功能,予肝素静脉泵入,使全血激活时间(ACT)维持在 160~180 秒,每天监测血象,必要时可进行输血。监测肾脏功能:记每小时尿量,维持尿量>1ml/(kg·h)[肾功能受损时,尿量<0.5ml/(kg·h)],观察尿液颜色注意有无溶血。

5. 严防管道移位和脱落。

(三)术后处理

1. ECMO 工作小组负责 ECMO 的系统调试、运行管理及紧急情况处理。

2. ECMO 刚开始的 15 分钟应尽量提高灌注流量,机体缺氧改善后,根据心率、血压、中心静脉压等调整最适流量,并根据血气结果调整酸碱、电解质平衡。心、肺功能恢复后逐渐降低流量,直至脱离 ECMO。

灌注流量以全身流量的 50% 为佳,机体所欠氧债多时可适当增加流量。流量过大可增加血液破坏。

ECMO 期间血压可偏低,特别是在 ECMO 初期。ECMO 辅助过程中平均动脉压维持在 6.6~7.9kPa (50~60mmHg)即可。组织灌注的情况主要根据静脉血气、经皮血氧饱和度来评估。

3. **低频低压呼吸机辅助呼吸** ①常采用呼吸频率 5~10 次/分,通气量 7~10ml/kg,吸入氧浓度 21%~40%,峰值压力 15~18mmHg,根据实际情况调整。定期膨肺,以防止肺不张和肺炎。②氧供和氧耗的比值一般情况维持在 4:1。如果动脉血氧合完全、机体的代谢正常,最佳的静脉血氧饱和度应为 70%。氧供明显减少时,氧耗量也会下降,并伴有酸中毒、低血压等。③定时检测患者血气情况,PaO_2 维持在 10.6~

15.9kPa(80~120mmHg),PaCO$_2$ 维持在 4.6~5.9kPa(35~45mmHg)。

4. **抗凝治疗** ECMO 全程使用肝素抗凝。肝素首剂(插管前)100U/kg;辅助开始后每小时追加 5~30U/kg,使 ACT 维持在 160~180 秒。适当应用止血类药物,如氨基己酸、抑肽酶,以减少出血。

5. **补充血容量,维持水、电解质平衡** ①新生儿及儿童维持 HCT 35%~40%,成人 HCT 30%~35%。②维持胶体渗透压 20~24mmHg。及时补充血小板及凝血因子,血小板>5×10^9/L,纤维蛋白原>100mg/dl。③ECMO 辅助期间过多的水分应尽量由肾脏排除,可用呋塞米(速尿)、依他尼酸(利尿酸)、丁脲胺、甘露醇等促进肾脏排尿,尿量>1ml/(kg·h);也可用人工肾滤水。同时应重视机体水分的丢失,及时补充。高钠血症时可考虑零平衡超滤。

6. 维持患者处于镇静、镇痛状态,减少对患者的精神刺激。

7. 应用广谱抗菌药物预防感染,注意无菌操作及清洁护理。

8. ECMO 辅助期间尽量减少血管活性药物用量,以使心脏得到充分休息。同时禁用脂性药物,如异丙酚、脂肪乳等,以减少膜式氧合器血浆渗漏的发生。

9. **注意泵、管的维护** ①离心泵底座有时因发热易出现血栓,当离心泵转数与流量不相符、出现血红蛋白尿等情况时,提示可能有血栓形成,此时可用听诊器听到泵运转声音异常。②静脉管路引流不畅时,管道会出现抖动。③管道内负压过高(>-30mmHg)时易出现溶血。④管路必须固定牢固,避免滑脱和扭折。⑤对负压管道系统进行操作时,必须先停泵。⑥长时间 ECMO 辅助,当膜式氧合器出现血浆渗漏、气体交换不良、栓塞或患者出现严重血红蛋白尿时,应及时更换膜式氧合器。更换氧合器和管道应事先设计好流程,循环管道上应预留有排气的循环通路。

10. ECMO 为短期心、肺辅助手段,一般支持 4~5 天后要考虑更换膜式氧合器和管道。随辅助时间延长,并发症增加。

11. ECMO 期间出现特殊情况,需停止循环紧急处理,首先应钳夹动、静脉管路,开放管路桥;接着将呼吸机设置增加至全支持;排除和更换故障部位;快速评估是否需要重新开始 ECMO 支持。

12. **撤除指征**

(1)肺功能

1)呼吸机吸入氧浓度≤60%;

2)呼气终末正压(PEEP)≤5cmH$_2$O;

3)动脉血氧饱和度 > 90%,PaCO$_2$ < 50mmHg;

4)静脉肺顺应性≥0.5ml/(cm^2·kg)。

(2)心脏功能

1)最低剂量的正性肌力药物,肾上腺素≤2μg/min;

2)心室辅助流量≤1L/min;

3)心排指数>2.0L/(min·m^2);

4)肺毛细血管楔压和(或)中心静脉压 < 16mmHg。

(四)并发症

ECMO 的并发症主要包括两部分,即患者机体并发症和 ECMO 系统的异常。

1. **患者机体并发症** 出血,尤其是颅内出血;栓塞、神经精神系统异常、心肌抑顿、肾功能不全、溶血、感染、末端肢体缺血、多器官功能障碍。

2. **ECMO 系统异常** 氧合器氧合不良、膜肺血浆渗漏、泵失灵。

三、护理配合

（一）术前准备

1. 给患者及家属解释目的及过程,明确其适应证。

2. **人员准备** 由体外循环医师、外科医师、ICU 医师和护士组成 ECMO 工作小组,分工明确。

3. **用物准备** 目前常用的 ECMO 系统:美国 Medtronic 公司的 Bio-MedicusPBS、日本 Turemo 公司的 Capiox-EBS。

（1）膜式氧合器:主要有中空纤维氧合器、硅胶氧合器 2 种。

（2）血泵:滚压泵适用于儿童及新生儿输入流量较低者;离心泵适合于成人使用。

（3）动静脉穿刺导管、管道支架系统及体外循环管道:目前多采用肝素涂抹的管道材料,延长使用时间。

（4）变温水箱:维持血温恒定。

（5）监测系统:包括 ACT、动静脉血氧饱和度、氧合器跨膜压差、静脉管路负压监测等。

（二）操作方法及程序

1. **静脉-动脉 ECMO（VA-ECMO）** 同时支持循环和呼吸功能,维持较高的动脉血氧分压,为患者提供足够的氧供和有效的循环支持。按插管位置分为:

（1）股静脉-股动脉:适用于成人或体重较大儿童。存在上半身冠状动脉和脑组织灌注不充分的缺点。

（2）颈内静脉-颈动脉:婴幼儿常用。不足之处是非搏动灌注成分较多,血流动力学不易保持稳定。

（3）右心房-升主动脉:插管及撤除操作复杂,但由于在主动脉根部灌注,有利于改善心肌供血。

尽量采用外周血管插管,以减少出血和感染的概率。

2. **静脉-静脉 ECMO（VV-ECMO）** 适用于肺部病变,仅需要呼吸功能支持的患者。代替肺功能,为低氧的血液提供氧合。插管位置一般采用左股静脉-右股静脉或颈内静脉-右股静脉。

3. **动脉-静脉 ECMO（AV-ECMO）** 属于无泵驱动型 ECMO,主要适用于心功能尚可,而无泵驱动型 ECMO 是利用患者自身 AV 压差推动血液流动以进行气体交换,患者的心血管系统足以承担这种一定量的动静脉分流,以获得足够的气体交换。插管位置一般采用股动脉-对侧股静脉。

循环辅助一般为 5 天左右,可选用离心泵和中空纤维氧合器;呼吸辅助一般为 10 天左右,可选用滚压泵和硅胶氧合器。

（三）术中配合

1. 进行安装时,严格执行无菌操作。

2. 适当镇静、镇痛。

3. 患者取仰卧位。

4. 插管过程中密切监测生命体征。

5. 严密观察局部有无渗血,常规监测血气、血生化、血常规、胶体渗透压。

6. 配合灌注医师调节辅助流量,直到循环稳定、酸碱电解质恢复平衡。

（四）术后处理

1. 插管完成后,X 线确定插管位置。

2. 严密监测生命体征、血流动力学的变化。

3. 呼吸管管理:采用肺保护性通气策略、监测动脉血气(每 4 小时 1 次),持续监测动静脉氧饱和度,适度镇静、镇痛,定时进行镇静水平评估,加强沟通和心理护理,避免人机对抗,床头抬高 30°,采用密闭式吸痰。

4. 严密监测凝血功能:每天监测出凝血功能,予肝素静脉泵入,使全血激活时间(ACT)维持在 160~180 秒。

5. 每天监测血常规,必要时可进行输血。

6. 监测肾脏功能:每小时尿量,维持尿量 > 1ml/(kg·h)。肾功能受损时,尿量 < 0.5ml/(kg·h),观察尿液颜色注意有无溶血。

7. 严防管道移位和脱落。

案例10-10

患者因"反复咳嗽、咳痰 5 天,畏寒、发热伴气促三天",于 2016 年 2 月 17 日入院,入院诊断为:系统性红斑狼疮、重症肺炎、ARDS。2 月 20 日,患者气促伴有反复咳血性痰,SpO_2 降至 70%,极度烦躁,在病房气管插管后转入 ICU。转入 ICU 后予充分镇静,气管插管接呼吸机辅助呼吸,模式为 SIMV,PEEP:$8cmH_2O$,FiO_2:90%,SpO_2:80%~92%。2 月 28 日遵医嘱行 ECMO 治疗,期间静脉泵入肝素钠抗凝,鱼精蛋白进行拮抗,定时监测血气分析、血常规、ACT 及出凝血。

思考:1. 什么是 ECMO?

2. ECMO 有哪些类型?

(成守珍　高明榕)

通过本章内容的学习，要求学生重点掌握患者进行电复律的护理配合，在进行电复律之前，向患者介绍电复律的目的、必要性、大致过程和需要患者配合的事项，取得合作，同时正确认识和学习不同心律失常电复律的能量选择要求和方法。对电复律的步骤流程熟悉，并做好护理观察。对于发生心脏停搏和各种原因所致的严重缓慢性心律失常的患者需要进行紧急心脏起搏术，术后护理工作非常重要，需要关注心脏起搏术后并发症的发生和预防。呼吸骤停，严重低氧血症和（或）高碳酸血症，呼吸肌麻痹和呼吸抑制，是院内院外常见抢救急症，要求所有医护人员掌握。环甲膜穿刺术、气管插管术是心肺复苏和伴有呼吸功能障碍的急危重症患者抢救过程中的重要措施。在紧急状态下第一时间进行气管插管，开放气道，能有效提高心肺复苏的成功率。本章节要求护士通过掌握甲膜穿刺和气管插管术的护理配合，提高护士对院内院外急救患者的紧急处理能力。临床护士能熟练掌握抢救性气管插管术的配合对于挽救患者生命，降低院内病死率起到至关重要的作用，是院前心肺脑复苏过程中的关键措施，是心搏骤停抢救成功的重要保证，能充分展现现代专科护士的职业水平。

复习参考题

1. 简述如何选择不同心律失常体外电复律的首次能量？

2. 简述紧急心脏起搏术的适应证？

3. 紧急心脏起搏术后护理观察要点有哪些？

4. 气管插管术后有可能发生什么并发症？

5. 如果气管插管意外脱出，该如何处理？

6. 无创通气转为有创通气的时机？

7. 无创机械通气护理事项？

第十一章　急危重症患者用药及检查

11

学习目标	
掌握	常用各类急危重症患者用药的药理性质、适应证及用药后观察重点。
熟悉	能结合实例说出各系统药物的名称及其作用；常见急危重症患者用药的不良反应及应对措施。
了解	能根据所学知识并结合实际案例表述各系统用药的适应证和禁忌证；如何根据各种急症患者的病情，进行检查及护理。

第一节　循环系统药物

问题与思考

临床上应用血管活性药物时需要遵循的护理总则有哪些？

一、血管活性药物

血管活性药物包括血管扩张药、血管收缩药及正性肌力药。血管扩张药可扩张阻力血管和容量血管，改善心肌功能，增加心排血量及心排血指数，回升血压；扩张微动脉、解除微循环痉挛，使血液重新流入真毛细血管，增加组织血液供应，解除细胞代谢障碍及酸血症。拟肾上腺素类药物使心肌收缩力增强，外周阻力增加，血压上升，并且可以改善微循环。理想的血管活性药物应具备以下作用：①迅速提高血压，改善心脏和脑血流灌注；②改善或增加肾脏和肠道等内脏器官的血流灌注，纠正组织缺氧，防止多器官功能障碍综合征。应用血管活性药物时遵循的护理总则如下：

1. 使用微量输液泵控制滴速。

2. 严密监测生命体征，观察周围血管灌注情况，尿量，有无异位搏动，中枢神经系统缺氧症状（如烦躁不安、眩晕、颤抖等），做好抢救准备。建议监测中心静脉压、心排血量等。

3. 根据血压、心率等参数调整血管活性药物的滴速。

4. 建议经中心静脉给药。

5. 采用专用通路输入血管活性药物，不与中心静脉压测量及其他补液在同一条静脉管路。

6. 扩血管药和缩血管药经不同管路输入。

7. 严密观察注射部位皮肤状况，防止外渗，引起组织坏死。

8. 密闭、避光保存，静滴使用避光输液器，若发现变色或沉淀，不宜使用。

（一）多巴胺

多巴胺（dopamine）可激动交感神经系统的 α、β 受体和多巴胺受体，效应为剂量依赖性。小剂量（0.5～2μg/kg）主要作用于多巴胺受体，使肾及肠系膜血管扩张，肾血流量及肾小球滤过率增加，尿量及钠排泄量增加；中等剂量（2～10μg/kg）能直接激动 β_1 受体及间接促使去甲肾上腺素自储藏部位释放，对心肌产生正性肌力作用；大剂量（大于 10μg/kg）激动 α 受体，导致周围血管阻力增加，致使收缩压及舒张压均增高，肾血管收缩，肾血流量及尿量减少。

1. 适应证　心肌梗死、创伤、内毒素败血症、肾衰竭、充血性心力衰竭等引起的休克综合征，也可用于洋地黄和利尿药治疗无效的心功能不全。

2. 禁忌证

（1）嗜铬细胞瘤、快速性心律失常、对本品及其他拟交感类药物高度敏感者。

（2）闭塞性血管病（或有既往史者）：包括动脉栓塞、动脉粥样硬化、血栓闭塞性脉管炎、冻伤（如冻疮）、糖尿病性动脉内膜炎、雷诺氏病等慎用。

3. 给药护理要点

（1）观察有无胸痛、呼吸困难、心悸、心律失常、头痛、恶心、呕吐等不良反应。

（2）静脉滴注时须监测血压、心率、心排血量、心电图及尿量。

（3）应用多巴胺治疗之前必须先纠正低血容量。选用粗大的静脉做静脉注射或滴注，以防止药液外渗而导致组织坏死。如已发生液体外渗，可选用5～10mg酚妥拉明稀释溶液在注射部位做浸润。

（4）静脉滴注时应控制滴注速度和时间，需根据血压、心率、尿量、外周血管流量情况、异位搏动出现与否等而定。休克纠正后即减慢滴速。

（5）遇有血管过度收缩引起的舒张压不成比例升高和脉压减小、尿量减少、心率增快或出现心律失常等情况时须减慢滴速或暂停滴注。

（6）突然停药可产生严重的低血压，故停用时剂量应逐渐下调。

（7）如在滴注多巴胺时血压继续下降或经调整剂量仍持续低血压，应停用多巴胺，改用更强的血管收缩药。

（二）多巴酚丁胺

多巴酚丁胺（dobutamine）直接作用于心脏的 β_1 受体，增强心肌收缩力和增加心排出量。对 β_2 及 α 受体的作用相对较小。可增加肾血流量及尿量。

1. 适应证　器质性心脏病时心肌收缩力下降引起的心力衰竭，包括心脏直视手术后所致的低排血量综合征，作为短期支持治疗。

2. 禁忌证　对本品或其他拟交感药过敏者；梗阻性肥厚型心肌病不宜使用，以免加重梗阻。

3. 给药护理要点

（1）观察有无心悸、恶心、疼痛、胸痛、气短等不良反应；如出现收缩压升高、心率增快，多与剂量有关，应减量或暂停用药。

（2）用药期间应定期或连续监测心电图、血压、心排血量，必要时可监测肺毛细血管楔压。

（3）用药前应先补充血容量，治疗时间和给药速度按患者的治疗效应调整，给药浓度随用量和患者所需的体液量而定。

（三）去甲肾上腺素

去甲肾上腺素（noradrenaline，NA）为非选择性 α 肾上腺素受体激动药，进入体内后直接激动 α_1、α_2 受体，对 β_1 受体的激动作用较弱，对 β_2 受体几乎无作用。其主要作用机制如下：①血管：NA 能激动血管的肾上腺素 α_1 受体，使血管（特别是小动脉和小静脉）收缩。②心脏：NA 主要激动心脏的 β_1 受体使得心肌收缩力加强、心率加快、传导加速、心排血量增加，可提高心脏的兴奋性。③血压：NA 的升压作用较强，小剂量（10μg）时收缩压增加而舒张压升高不明显，脉压加大；大剂量时收缩压和舒张压均明显升高且脉压变小，导致肾、肝等组织的血液灌注量减少。

1. 适应证

（1）用于治疗急性心肌梗死、体外循环等引起的低血压。

（2）对血容量不足所致的休克、低血压，急救时可作为补充血容量的辅助治疗，以使血压回升，暂时维持脑与冠状动脉灌注，直到补充血容量治疗发生作用。

（3）椎管内阻滞时的低血压及心脏停搏复苏后的血压维持。

（4）口服可用于治疗上消化道出血。

2. 禁忌证

（1）合并高血压、脑动脉硬化、缺血性心脏病、少尿或无尿、心动过速、出血性休克及微循环障碍的患者。

（2）禁止与含卤素的麻醉剂和其他儿茶酚胺类药合并使用。

（3）可卡因中毒及心动过速患者禁用。

3. 给药护理要点

（1）用药过程中必须监测动脉压、中心静脉压、尿量、心电图。

（2）药液外渗可引起局部组织坏死,故宜选用粗大静脉或经中心静脉通路输注。

（3）应注意观察静脉输注时是否出现沿静脉管路皮肤发白、注射局部皮肤破溃、皮肤发绀及发红等情况。

（4）本品强烈的血管收缩可以使重要脏器器官血流减少,肾血流锐减后尿量减少,组织供血不足导致缺氧和酸中毒;持久或大量使用时,可使回心血流量减少,外周血管阻力升高,心排血量减少,后果严重。

（5）在缺氧、电解质平衡失调、器质性心脏病患者中或逾量使用时,可出现心律失常;血压升高后可出现反射性心率减慢。

（6）以下反应如持续出现应注意:焦虑不安、眩晕、头痛、皮肤苍白、心悸、失眠、呕吐、抽搐等。

（四）肾上腺素

肾上腺素(adrenaline)对 α、β 受体均有强烈兴奋作用,表现为心肌收缩力增加,心率增快,心肌氧耗增加,皮肤、黏膜及内脏小血管收缩,但冠状动脉和骨骼肌血管扩张。不同剂量肾上腺素对心血管受体可产生不同的效应。肾上腺素常用于心肺复苏、过敏性休克等情况;心脏手术后患者出现严重低心排时可以单独使用或与其他血管活性药物联合使用。

1. 适应证

（1）用于因支气管痉挛所致严重呼吸困难。

（2）可迅速缓解药物等引起的过敏性休克。

（3）可用于延长浸润麻醉用药的作用时间。

（4）各种原因引起的心搏骤停进行心肺复苏的主要抢救用药。

2. 禁忌证

（1）器质性脑病、心血管病、青光眼、帕金森病、噻嗪类引起的循环虚脱及低血压、精神神经疾病患者慎用。

（2）高血压、器质性心脏病、冠状动脉疾病、糖尿病、甲状腺功能亢进、洋地黄中毒、外伤性及出血性休克、心源性哮喘等患者禁用。

3. 给药护理要点

（1）用药过程中必须监测动脉压、中心静脉压、尿量、心电图。

（2）药液外渗可引起局部组织坏死,故该药物自外周静脉输注时应重视静脉输注时沿静脉管路皮肤发白、注射局部皮肤破溃、皮肤发绀及发红等情况。

（3）该药应用过程中患者可出现头痛、血压升高、震颤、无力、眩晕、呕吐、四肢发凉等不良反应应注意观察。胸痛、心悸症状较为少见,一旦出现应引起注意,可用酚妥拉明或亚硝酸盐对抗。

（4）该药应用过程中可有心律失常的发生,严重者可由于心室颤动而致死。

（五）血管加压素

血管加压素(vasopreesin)是休克时一种重要的内源性应激激素,能有效升高平均动脉压和每搏输出量指数,降低心率、中心静脉压、平均肺动脉压,改善肾灌注,增加尿量,减少其他血管活性药物的需要量。对于液体复苏和其他血管活性药物治疗效果不佳的感染性休克患者,可考虑选用血管加压素,但有冠心病及心功能障碍时慎用。

1. 适应证

（1）用于中枢性尿崩症的治疗。

（2）用于脑外科手术或头颅创伤后多尿的初期治疗。

（3）用于其他药物效果不佳的腹部肌肉松弛。

（4）用于食管、胃肠道等消化道疾病引起的急性大出血的辅助治疗。

2. 禁忌证　对本药过敏者,合并动脉硬化、心力衰竭、冠状动脉疾病、高血压、慢性肾炎氮质潴留期者以及孕妇。

3. 给药护理要点

（1）本药注射液经静脉给药后可出现室性心律不齐；末梢血管注射后可致皮肤坏疽。注射部位易出现血栓及局部刺激，在同一部位重复肌内注射，可引起局部严重炎症反应，故应注意更换注射部位。

（2）大剂量可引起明显的不良反应，如恶心、皮疹、痉挛、盗汗、腹泻、嗳气等，对于妇女可引起子宫痉挛。此外还可引起高钠血症、水潴留以及过敏反应，如荨麻疹、发热、支气管痉挛、神经性皮炎及休克。严重时可引起冠脉收缩、胸痛、心肌缺血或梗死等。

（六）米力农

米力农（milrinone）抑制磷酸二酯酶，使心肌细胞内的环磷酸腺苷（cAMP）浓度增高，细胞内的钙增加，心肌收缩力加强，心排血量增加。直接扩张小动脉，从而可降低心脏前后负荷，改善左室功能，但对平均动脉压和心率无明显影响。

1. 适应证　对洋地黄、利尿药、血管扩张剂治疗无效或欠佳的急、慢性顽固性充血性心力衰竭。

2. 禁忌证

（1）下列情况应慎用：如肝肾功能损害者、低血压、心动过速、心肌梗死、急性缺血性心脏病、严重瓣膜狭窄病变及梗阻性肥厚型心肌病。

（2）严重室性心律失常、对本品过敏者禁用。

3. 给药护理要点

（1）仅限于短期使用，长时间使用可增加病死率。

（2）用药期间应监测心率、心律、血压，必要时调整剂量。

（3）对房扑、房颤者，因可增加房室传导作用导致心室率增快，宜先用洋地黄制剂控制心室率。

（4）合用强利尿剂时，可使左室充盈压过度下降，且易引起水、电解质失衡，应注意监测。

（七）硝普钠

硝普钠（sodium nitroprusside）通过血管内皮细胞释放一氧化氮，激活鸟苷酸环化酶，增加血管平滑肌内的 cGMP 水平，扩张动脉和静脉，降低外周阻力和心排血量。

1. 适应证　高血压急症、急性心力衰竭、急性肺水肿、急性心肌梗塞、心源性或感染性休克、高血压脑病、脑出血。

2. 禁忌证　代偿性高血压（动静脉分流或主动脉缩窄）、妊娠、严重的肾功能衰竭患者。

3. 给药护理要点

（1）血压降低过快时可出现眩晕、大汗、头痛、神经紧张、焦虑、烦躁、胃痛、心律失常等，此类症状的发生与静脉给药速度有关，故应注意根据患者具体情况控制滴速。

（2）在静滴过程中，必须严密监测血压，血压不宜低于 90/60mmHg。

（3）药物见光易分解，需要避光滴注。

（4）本品的正常静滴用溶液应是淡棕色，如色泽变蓝，绿色或深红时，本溶液即不能使用。配置好的溶液放置最好不超过 4 小时。

（5）肾功能不全而应用超过 48~72 小时者，需检测血中氰化物的浓度，保持硫酸氰盐不超过 100μg/ml、氰化物不超过 3μmol/ml。硫氰酸盐中毒或逾量时，可出现运动失调、视力模糊、谵妄、眩晕、头痛、意识丧失、恶心、呕吐、耳鸣、气短。氰化物中毒或超极量时，可出现反射消失、昏迷、心音遥远、低血压、脉搏消失、皮肤粉红色、呼吸浅、瞳孔散大。

（6）本溶液不可直接静脉注射，应缓慢滴注或使用微量泵。

（八）硝酸甘油

硝酸甘油（nitroglycerin）通过释放一氧化氮刺激鸟苷酸环化酶，使环磷酸鸟苷（cGMP）增加而使血管扩张,扩张动静脉,以静脉为主,降低心脏前后负荷,降低心肌耗氧量,缓解心绞痛。

1. **适应证** 心绞痛的治疗及预防、高血压、充血性心力衰竭。

2. **禁忌证** 对硝酸酯类过敏者、心肌梗死早期、严重贫血、青光眼、颅内压增高者、梗阻性肥厚型心肌病患者。

3. **给药护理要点**

(1)舌下给药应采取坐位,避免低血压而摔倒;

(2)用药期间应监测心率、心律、血压、必要时调整剂量;

(3)应使用能有效缓解急性心绞痛的最小剂量,过量可能导致耐受现象;

(4)如果出现视力模糊或口干,应停药;

(5)许多塑料输液器可吸附硝酸甘油,静脉滴注此药时,应采用非吸附本品的输液装置;

(6)静脉输注时需注意采用避光措施。

二、抗心律失常药物

心律失常是因为心脏起搏和传导功能紊乱导致的心脏节律、频率或激动顺序异常,是心脏性猝死的重要原因。心律失常的发病机制主要有冲动形成异常和冲动传导异常。

（一）利多卡因

利多卡因(lidocaine)有局麻和抗心律失常的作用,为Ⅰ B类抗心律失常药,对中枢神经系统有明显的兴奋和抑制双相作用。低剂量时具有抗室性心律失常作用;在治疗剂量时对心肌细胞的电活动、房室传导和心肌的收缩无明显影响;大剂量时可引起心脏传导速度减慢、房室传导阻滞,抑制心肌收缩力和心排血量下降。

1. **适应证** 急性心肌梗死后室性期前收缩和室性心动过速,洋地黄类中毒、心脏外科手术及心导管引起的室性心律失常;电除颤及应用肾上腺素后仍为室颤或无脉性室速者(胺碘酮的替代);在室性心律失常的治疗中,利多卡因作为次选药,放在胺碘酮、普鲁卡因胺、索他洛尔之后。

2. **禁忌证** 阿-斯综合征、预激综合征、严重的心脏传导阻滞、严重心力衰竭、休克、严重呼吸抑制等。对于老年人、肝肾功能障碍、严重窦性心动过缓等患者要慎用。

3. **给药护理要点**

(1)静脉注射时每次50~100mg,缓慢注射2~3分钟,必要时每5分钟重复1~2次,但一小时内总量不得超过300mg;

(2)一般以5%葡萄糖注射液配成1~4mg/ml的药液滴注或用输液泵给药。老年人、心力衰竭、心源性休克、肝肾功能障碍时以每分钟0.5~1mg静脉滴注,每小时不得超过100mg;

(3)用药过程中注意观察是否有头晕、恶心、呕吐、肌肉震颤、呼吸抑制、低血压、心律失常等不良反应的发生,必要时减慢滴速或暂停用药;

(4)新生儿用药可引起中毒,早产儿较正常儿的半衰期长;老年人用药应根据需要及耐受程度调整剂量,大于70岁者应减半剂量;

(5)注意监测血压、心电图,并备好抢救设备;心电图P-R间期延长或QRS波增宽,出现其他心律失常或原有心律失常加重者应立即停药。

（二）普萘洛尔

普萘洛尔(propranolol)为非选择性竞争抑制肾上腺素β受体拮抗药,阻断心脏上的β_1、β_2受体,拮抗交感神经兴奋和儿茶酚胺的作用,降低心肌收缩力与收缩速度,同时抑制血管平滑肌收缩,降低心肌耗氧量,抑制心脏起搏点电位的肾上腺素能兴奋。

1. **适应证** 高血压、心绞痛、室上性快速型心律失常、室性心律失常,心肌梗死,肥厚型心肌病、偏头痛、甲状腺危象。

2. **禁忌证** 支气管哮喘、心源性休克、二及三度房室传导阻滞、重度心力衰竭、窦性心动过缓。

3. **给药护理要点**

(1)口服给药治疗室上性、室性快速心律失常时一般一次 10~30mg,一日 3~4 次,根据需要及耐受程度调整用量。静脉给药时须缓慢注射,一次 1~3mg,必要时 5 分钟后可重复,总量不超过 5mg。剂量过大时易引起低血压,心动过缓,惊厥,呕吐等,严重者可诱发缺血性脑梗死、心源性休克;

(2)用药期间应定期检查血常规、血压、心功能、肝肾功能等;

(3)β 受体拮抗药的耐受量个体差异大,用量必须个体化。首次使用本品时需从小剂量开始,逐渐增加剂量并密切观察且不宜骤然停药反应以免发生意外;

(4)对糖尿病患者可引起血糖过低,对非糖尿病患者无降糖作用,故糖尿病患者应用本药时应定期检查血糖。

(三)胺碘酮

胺碘酮(amiodarone)延长心肌组织的动作电位及有效不应期,有利于消除折返激动。减低窦房结自律性,可减慢心率 15%~20%,对冠状动脉及周围血管有直接扩张作用。治疗指数大,抗心律失常谱广。

1. **适应证** 适用于房性心律失常、室性心率失常、伴预激综合征的心律失常。

2. **禁忌证** 窦性心动过缓、窦房阻滞和病窦综合征,严重的房室传导异常;甲状腺功能异常。Q-T 间期延长综合征、低血压、肝功能不全;严重的充血性心力衰竭;肺功能不全者应慎用。

3. **给药护理要点**

(1)静脉给药时负荷量为 3~5mg/kg,一般为 150mg 加入 5% 葡萄糖溶液 250ml 中在 20 分钟内滴入,然后以 1~1.5mg/min 维持,6 小时后减至 0.5~1mg/min,一日总量为 1200mg,以后逐渐减量,持续静脉滴注胺碘酮不应超过 3~5 天。

(2)用药期间严密监测心电图、血压、肺功能、肝功能、甲状腺功能等。

(3)可有窦性心动过缓、窦性停搏、房室传导阻滞;角膜黄棕色色素沉着;便秘;恶心、呕吐、食欲欠佳等不良反应且多与剂量有关,故用药期间应注意调整剂量。

(四)维拉帕米

维拉帕米(verapamil)能减少钙离子内流,延长房室结的有效不应期,减慢传导,降低心率;减少阵发性室上性心动过速发作的频率。同时可扩张心脏正常部位和缺血部位的冠状动脉主干和小动脉,解除和预防冠状动脉痉挛;减少总外周阻力,降低心肌耗氧量;减轻后负荷,抑制心肌收缩,可改善左室舒张功能。

1. **适应证** 心绞痛、室性心律失常、原发性高血压;注射剂用于快速阵发性室上性心动过速的转复、心房扑动或心房颤动心室率的暂时控制。

2. **禁忌证** 对本品过敏者;急性心肌梗死并发心动过缓、低血压、左心衰竭;心源性休克;病态窦房结综合征;严重的心脏传导功能障碍;预激综合征并发心房扑动或心房颤动;充血性心力衰竭。

3. **给药护理要点**

(1)静脉注射须在心电监测下进行,缓慢注射至少 2 分钟。初始剂量为 5~10mg,如初始反应不满意,首剂 15~30 分钟后再给药一次;静脉滴注时每小时 5~10mg,一日总量不超过 50~100mg;

(2)严重肝肾功能不全者使用时,口服给予正常剂量的 30%,静脉给药时作用时间延长,反复给药可能导致蓄积;

(3)用药期间应定期检查血压;

(4)可能影响驾车和操作机器的能力。

（五）腺苷

腺苷（adenosine）为体内固有的一种核苷酸，是一种强效血管扩张剂，通过激活嘌呤受体松弛平滑肌和调节交感神经传递，减少血管张力而发挥抗心律失常作用。

1. **适应证** 主要用于治疗阵发性室上性心动过速。
2. **禁忌证** 严重房室传导阻滞、窦性心动过缓者、病态窦房结综合征、支气管哮喘。
3. **用药护理要点**

（1）静脉注射时，成人首剂 6mg 直接静脉快速注射，并以 0.9% 氯化钠注射液快速冲洗。如未终止，可在 1~2 分钟后重复给药，单剂不超过 12mg；

（2）用药过程中注意观察有无颜面潮红、头痛、恶心、呕吐、胸闷等不良反应。

问题与思考

急性心肌梗死后室速和室颤的首先应实施什么治疗？药物治疗何时开始？

三、治疗心功能不全药物

心功能不全是由于各种原因造成心肌的收缩功能下降，使心脏前向性排血减少，造成血液淤滞在体循环或肺循环产生的症状。心功能不全的常见临床症状包括心悸、气短乏力、呼吸困难、静脉怒张、肝脏肿大、尿少、浮肿等症状。左心功能不全的临床表现为肺淤血的特征，表现为不能平卧和呼吸困难，由于心排血减少出现四肢无力、头晕、活动后心慌、气促等。右心功能不全的临床表现为双下肢肿胀、腹胀、肝脾淤血肿大，甚至出现胸腔积液和腹水。目前临床上用于治疗心功能不全的药物主要有以下几类：

（1）血管紧张素转化酶抑制药（ACEI）：托普利、依那普利、福辛普利等；

（2）血管紧张素 II 受体拮抗剂（ARB）：如氯沙坦、缬沙坦、替米沙坦等；

（3）利尿药及醛固酮受体拮抗药：呋塞米（速尿）、氢氯噻嗪、螺内酯等；

（4）β 受体阻滞剂：美托洛尔、比索洛尔、卡维地洛等；

（5）正性肌力药：洋地黄类，如地高辛、洋地黄、毒毛花苷 K 等；非洋地黄类，如磷酸二酯酶抑制剂（米力农）、儿茶酚胺类（多巴胺）、钙离子增敏剂（左西孟旦）；

（6）血管扩张药：硝酸酯类、肼屈嗪、硝苯地平等（表 11-1）；

表 11-1 常见血管扩张药

分类	药物
以扩张静脉为主 （减轻前负荷）	硝酸酯类、拉贝洛尔
以扩张动脉为主 （减轻后负荷）	酚妥拉明、肼屈嗪、硝苯地平、吲达帕胺
同时扩张动、静脉 （减轻前后负荷）	硝普钠、哌唑嗪

（7）其他类：钙通道阻滞药，如地尔硫卓、维拉帕米等。

（一）血管紧张素转化酶抑制药

血管紧张素转化酶（ACEI）抑制药通过作用于血管紧张素 I 转换酶，抑制血管紧张素 I 转变为血管紧张素 II 而发挥作用。ACEI 还可抑制缓激肽的降解，继而产生扩血管作用，也是 ACEI 类易产生干咳的原因。

1. **适应证** 左室射血分数下降的有症状的心力衰竭患者除非有禁忌证,应选用 ACEI。

2. **禁忌证**

(1)对 ACEI 曾有致命性不良反应(如严重血管性水肿)、无尿性肾衰竭的患者或妊娠妇女绝对禁用;

(2)以下情况需要慎用:①双侧肾动脉狭窄;②血肌酐水平显著升高,大于 265.2μmol/L;③高钾血症;④低血压(收缩压<90mmHg),经处理、待血流动力学稳定后再决定是否使用 ACEI;⑤左心室流出道梗阻,如主动脉瓣狭窄、梗阻性肥厚型心肌病。

3. **用药护理要点**

(1)咳嗽是 ACEI 药物常见停用原因。咳嗽不严重的情况下可以鼓励患者继续服用,如果持续咳嗽影响生活,可考虑停用;

(2)监测患者的心率和血压,预防体位性低血压;

(3)定时检测血钾、肾功能。血肌酐增高<30% 为预期反应,不需要特殊处理,但应加强监测。血肌酐增高>30~50% 为异常反应,ACEI 应减量或停用。应用 ACEI 不应同时加用钾盐或保钾利尿剂,合用醛固酮受体拮抗剂时,ACEI 应减量,并立即应用袢利尿剂,如血钾>5.5mmol/L,应停用 ACEI;

(4)在首次用药和用药后 24 小时,注意观察血管性水肿 特别是出现声带甚至喉头水肿时危险性大。

（二）血管紧张素Ⅱ受体拮抗剂（ARB）

血管紧张素Ⅱ受体拮抗剂直接拮抗血管紧张素Ⅱ与血管紧张素受体结合而发挥作用,对缓激肽无作用。具有预防及逆转心血管重构的作用。

1. **适应证** 不能耐受 ACEI 的患者。

2. **禁忌证** 对本药过敏者、妊娠中晚期及哺乳者、胆道阻塞性疾病患者、肾动脉狭窄、严重肝肾功能不全患者。

3. **用药护理要点**

(1)常见的不良反应为:头痛、眩晕、腹泻、心悸等,偶有咳嗽,罕有荨麻疹及血管神经性水肿发生;

(2)用药中注意纠正血容量不足,避免体位性低血压;

(3)注意监测肝肾功能。

（三）利尿药及醛固酮受体拮抗药

利尿药通过影响肾小管的滤过、重吸收和分泌等功能,从而促进电解质和水的排出,减轻水钠潴留。醛固酮受体拮抗药可抑制心肌细胞重构,并可预防长期应用 ACEI/ARB 类药物导致的醛固酮"逃逸现象",可降低病死率。但长期使用利尿剂可造成电解质紊乱,包括低血钾、低血钠、低血镁。患者可出现乏力、食欲缺乏、恶心、腹胀,并增加心律失常发生的风险,增加洋地黄中毒的风险;出现心功能恶化和氮质血症以及内分泌代谢紊乱,如抑制胰岛素释放和组织对葡萄糖的利用,诱发和加重糖尿病的发生。还导致胆固醇和甘油三酯升高,高密度脂蛋白降低,血尿酸升高,甚至出现中风。

1. **适应证** 所有心力衰竭伴体液潴留或原先有过体液潴留的患者。

2. **禁忌证** 无绝对禁忌证,严重脱水、低血压患者慎用。

3. **用药护理要点**

(1)准确记录 24 小时出入量,观察体重和水肿的变化。每天测量体重,判断利尿剂的效果,每日尿量少于 500ml,说明利尿无效。尿量也不宜过多,一般体重每日下降 0.5~1.0kg 左右为宜;

(2)密切观察有无电解质紊乱和酸碱平衡失调的症状。低钾会出现恶心、呕吐、腹胀、肌无力和心律失常;低钠时会出现肌无力、下肢痉挛、口干;

(3)观察药物的其他不良反应,注意药物的相互作用;

(4)糖尿病、痛风患者观察是否有病情恶化。

（四）β 受体阻滞剂

β 受体阻滞剂具有负性肌力和负性频率作用,长期应用可改善心功能,延缓或抑制心肌重构,显著降低猝死率。与其抑制交感神经兴奋,恢复 β 受体的正常功能相关。

1. 适应证　治疗收缩性和舒张性心力衰竭均有一定疗效,可适用于冠心病或急、慢性心肌梗塞合并轻、中度心功能不全者;隐匿性或无症状性心功能不全;原发性心肌病,包括扩张型、肥厚型和限制型;高血压性心脏病;甲状腺功能亢进性心脏病;瓣膜关闭不全性心脏病,特别合并心室率明显增快者等。

2. 禁忌证　支气管哮喘、明显的心动过缓、二度和以上房室传导阻滞、慢性阻塞性肺疾病、心功能Ⅳ级症状极严重者。

3. 用药护理要点

（1）用药时从小剂量开始,逐步增加;

（2）监测患者心力衰竭症状和有无体液潴留;

（3）密切观察心率和血压,脉搏<50 次/分或血压低于 90/60mmHg 应暂停给药;

（4）长期使用 β 受体阻滞剂,突然停药,可出现"反跳现象",使心动过速、心绞痛加重,甚至出现室性心律失常、心肌梗死、猝死;

（5）观察血糖的变化,警惕低血糖的发生。

（五）正性肌力药

正性肌力药具有选择性加强心肌收缩性和影响心肌电生理特性的作用,同时有调节神经系统功能、减慢心率的间接作用以及降低衰竭心脏耗氧量的综合效应。

1. 适应证　急、慢性顽固性心力衰竭。

2. 禁忌证

（1）洋地黄类药物无绝对禁忌证,恶性心律失常、低血压患者慎用。

（2）有严重低血压、主动脉瓣或肺动脉瓣狭窄、肥厚型心肌病、心肌梗死期患者禁用磷酸二酯酶抑制剂（米力农）这一类非洋地黄类正性肌力药物。

（3）有严重低血压、严重肝肾功能不全、心动过速、尖端扭转型室速病史的患者禁用钙离子增敏剂（左西孟旦）这一类非洋地黄类正性肌力药物。

3. 用药护理要点

（1）使用洋地黄类药物时可有心律失常、软弱无力、恶心、呕吐、下腹痛等不良反应;使用过量时（>2.0ng/ml）可见视力模糊、黄绿视、皮疹等洋地黄类中毒反应;

（2）观察洋地黄中毒先兆,严格按照医嘱给药,教会患者服地高辛时应自测脉搏,当脉搏<60 次/分或节律不规则应暂停服药并告诉医生,必要时监测血清地高辛浓度,用药期间忌注射钙剂;

（3）剂量应个体化;用药期间应定期监测药物的血药浓度、血压、心率及心律、心电图、心功能以及电解质。

相关链接

1. 正性肌力药物的药动学比较（表 11-2）：

表 11-2　正性肌力药物的药动学比较

药物	起效时间	峰值时间	维持时间	半衰期	代谢	排泄
地高辛	0.5 ~2 小时	4 ~6 小时	/	36 小时	不代谢	肾
毒毛花苷 K	5 ~15 分钟	1 ~2 小时	1 ~4 天	21 小时	不代谢	肾
去乙酰毛花苷	10 ~30 分钟	1 ~3 小时	~25 小时	36 小时	/	肾

药物	起效时间	峰值时间	维持时间	半衰期	代谢	排泄
米力农	5~15分钟	/	/	2~3小时	/	/
多巴胺	5分钟	/	5~10分钟	2分钟	肝、肾、血浆	肾
左西孟旦	/	2天	7~9天	1小时/活性产物80小时	肝	54%尿;44%粪便

2. 洋地黄中毒

（1）洋地黄中毒的易患因素

1）心肌损害：严重的心肌缺血、心肌炎、心肌病等；

2）电解质紊乱：特别是心肌细胞内失钾；

3）缺氧：除了缺血性心脏病所致的心肌缺血、缺氧外，全身缺氧性疾病，如肺部疾病、呼吸衰竭等；

4）肝肾功能减退使得洋地黄类药物代谢清除能力降低；

5）老年人和瘦弱者：身体肌肉总量少，肌肉结合洋地黄量减少。心肌结合多；

6）甲状腺功能减退者；

7）药物相互作用：洋地黄类与胺碘酮、维拉帕米等药物合用时使得洋地黄血药浓度升高。

（2）洋地黄中毒的治疗

1）一旦考虑中毒可能性，立即停药；

2）尽力寻找并去除诱因，纠正水电解质紊乱；

3）静脉补钾、补镁；

4）快速性心律失常应用利多卡因、苯妥英钠；缓慢性心律失常应用阿托品。慎用异丙肾上腺素；

5）严重洋地黄中毒时可用特异性的地高辛抗体以降低其血药浓度。

（六）血管扩张药

血管扩张药（vasodilators）通过扩张外周血管，使静脉回心血流减少，降低心脏的前负荷；通过扩张小动脉，降低外周阻力，减轻心脏后负荷。

1. **适应证**　中重度心力衰竭，尤其是严重肺淤血、急性左心衰竭；主动脉瓣反流、二尖瓣反流并心力衰竭；室间隔缺损合并心力衰竭；高血压合并心力衰竭；心脏手术后心功能不全；顽固性心力衰竭。

2. **禁忌证**　血容量不足、低血压、肾衰竭。

3. **用药护理要点**

（1）监测血压心率，防治血压过低；

（2）使用硝酸酯类药物可能会出现头痛、皮肤潮红等现象；

（3）硝酸酯类药物会出现耐药性，一般持续使用24~48小时后会出现。

（4）硝普钠代谢为氰化物和硫氰酸盐，并通过肝肾代谢，肝肾功能不全的患者使用此类药物时应注意氰化物中毒的迹象，主要表现为神志不清、反射亢进、惊厥等。

四、防治心绞痛药物

心绞痛（angina pectoris）是冠状动脉粥样硬化性心脏病（简称冠心病）的常见症状，是冠状动脉供血不足，心肌急性缺血、缺氧引起的临床综合征，分为稳定性心绞痛、变异性心绞痛和不稳定性心绞痛三种类型。目前临床上用于治疗心绞痛的药物主要有三类：硝酸酯类、钙通道拮抗药和β受体阻滞剂，这三类药物均可降低心肌耗氧量，其中硝酸酯类及钙拮抗药还能解除冠状动脉痉挛而增加心肌供氧。

（一）硝酸酯类

临床上用于心绞痛治疗的硝酸酯类药物有硝酸甘油（nitroglycerin）、硝酸异山梨酯（消心痛，isosorbide dinitrate）、单硝酸异山梨酯（异乐定，isosorbide mononitrate）、戊四硝酸（pentaerythrity tetranitrate）。本类药物作用相似，只是显效快慢和维持时间有所不同。硝酸酯类药物的基本作用是松弛平滑肌，特别是松弛血管平滑肌，包括静脉、动脉和冠脉血管，从而降低心肌耗氧并增加供氧。

1. 适应证

（1）适用于各种心绞痛。

（2）既可以用于缓解发作，又能作为预防用药，也可用作诊断性的治疗。

（3）血流动力学稳定的急性和慢性心力衰竭。

2. 禁忌证

（1）对硝酸酯类过敏；急性下壁伴右室心肌梗死；收缩压小于 90mmHg 的严重低血压；梗阻性肥厚型心肌病；重度主动脉瓣和二尖瓣狭窄；心脏压塞或缩窄性心包炎；限制性心脏病；已使用磷酸二酯酶抑制剂；颅内压增高。

（2）下列情况应慎用：低循环灌注状态；心室率<50 次/分或>110 次/分；青光眼；肺源性心脏病合并动脉低氧血症；重度贫血。

3. 用药护理要点

（1）从小剂量开始应用此类药物，以避免和减轻直立性低血压、心动过速、头痛、出汗、口干、恶心、呕吐、面部潮红等不良反应。

（2）长期用药突然停药可能诱发心绞痛、心肌梗死，应逐步停药。

（3）此类药物要用棕色瓶保存，开启后 6 个月内有效。舌下含服应有灼热、麻、刺感，否则可能失效。

（二）钙通道阻滞药

常用于心绞痛治疗的钙通道阻滞剂（CCB）有：二氢吡啶类，包括硝苯地地尔硫䓬平（心痛定，nifedipine）、尼卡地平（nicardipine）等；非二氢吡啶类，包括维拉帕米（异搏定，verapamil）等；地尔硫䓬类，如地尔硫䓬（diltiazem）。CCB 类药物作用于冠心病的主要机制主要是降低心肌耗氧量，扩张血管，减轻心脏负荷；非二氢吡啶类还可抑制心肌收缩，减慢心率，抑制递质释放，拮抗交感神经活性；增加心肌血液供应，扩张冠状动脉，解除血管痉挛，促进侧支循环开放，抑制血小板聚集；保护心肌细胞。

1. 适应证　对各型心绞痛均有效，但指南推荐级别较低，特别对于 ACS 患者一般作为持续或反复发作缺血及不耐受 β 受体拮抗药时的替代药。对冠状动脉痉挛所致的变异性心绞痛有特效。

2. 禁忌证　充血性心力衰竭、二度以上的房室传导阻滞、病态窦房结综合征。

3. 用药护理要点

（1）用药过程中应注意观察有无面部潮红、头晕、头痛、恶心、腹痛、水肿（踝部、牙龈）、低血压等不良反应；

（2）严重肝肾功能不全时减少使用剂量；

（3）用药期间必须定期测定血压、心电图，停用时应逐渐减量并注意观察。

（三）β 受体阻滞剂

可用于心绞痛治疗的 β 受体阻滞剂有普萘洛尔（propranolol）、美托洛尔（metoprolol）、阿替洛尔（atenolol）等。其对心绞痛的治疗作用主要来源于对血流动力学的影响，如减慢心率、降低血压和收缩力，从而降低静息和运动时的心肌耗氧量。此外，在心率减慢的同时，舒张期灌注时间延长，使心肌灌流增多。β 受体阻断剂对缺血和非缺血心肌冠脉段的作用不同，故可使到达缺血心肌的冠脉流量重新分布。但是，心率减慢和血压降低所引起的心肌耗氧量减少是 β 受体阻断药缓解心绞痛和提高运动耐受量的最重要机制。

1. **适应证** 稳定型心绞痛,不稳定型心绞痛。

2. **禁忌证** 心源性休克、病态窦房结综合征、二度以上的房室传导阻滞、明显的心动过缓、不稳定的失代偿心力衰竭、支气管哮喘、慢性阻塞性肺疾病。

3. **用药护理要点**

(1)密切观察心率和血压,脉搏<50次/分暂停给药。

(2)用药剂量应个体化,特别对于心功能不全的患者,应从小剂量开始使用,逐渐加量至耐受量。长期使用后严禁突然停用,应以逐渐减量的方式停药,持续约2周时间。

(3)观察血糖的变化,警惕低血糖的发生。

(4)长期应用本药可有心脏毒性,出现心力衰竭,倘若出现可用洋地黄类或利尿药纠正,并逐渐递减剂量。

相关链接

1. 任何剂型的硝酸酯连续应用24小时后可发生耐药性,因此长期使用必须采用偏心给药方法(表11-3),保证提供每天8~12小时的无硝酸酯类或低硝酸浓度期,期间可加用β受体拮抗药等预防心绞痛反跳的发生。

表 11-3 硝酸酯类药物的偏心给药法

药物名称	给药方法
硝酸甘油	
静脉滴注	连续静脉滴注10~12小时后停药,空出10~12小时的无药期
透皮贴片	贴敷10~12小时后撤除,空出10~12小时的无药期
硝酸异山梨酯	
静脉滴注	连续静脉滴注10~12小时后停药,空出10~12小时的无药期
口服平片	每天3次给药,每次间隔5小时或每天4次给药,每次间隔4小时
口服缓释制剂	每天2次给药,每次间隔7-8小时
单硝酸异山梨酯	
口服平片	每天2次给药,每次间隔7~8小时
口服缓释制剂	每天1次给药

2. 心绞痛的联合用药 治疗心绞痛的单一用药常常导致疗效不佳,联合用药是心绞痛治疗的重要措施。

(1)β受体阻滞剂和硝酸酯类合用:两药能同时降低心肌耗氧量;同时β受体阻滞剂可降低硝酸酯类所致的反射性心率加快,而硝酸酯类缩小β受体阻滞剂引起的心室容量增大和心室射血时间延长,互相取长补短。

(2)硝酸酯类和钙通道阻滞剂合用:硝酸酯类主要作用于静脉,钙通道阻滞剂主要扩张动脉和冠状动脉,两者可以连用。有报道氨氯地平和硝酸酯类合用可显著增加患者的运动耐受性和减少ST-T段的降低。

(3)钙通道阻滞剂和β受体阻滞剂合用:其中硝苯地平与β受体阻滞剂合用较为安全。两者对降低心肌耗氧量起协同作用,β受体阻滞剂可消除钙通道阻滞剂引起的放射性心动过速,后者对抗前者收缩血管作用,临床证明对心绞痛伴高血压及运动时心率增快者最为合适。由于维拉帕米和地尔硫卓有抑制心功能的作用,与β受体阻滞剂合用明显抑制心肌收缩力和传导速度,应慎用。

第二节　神经系统的药物

问题与思考

请从吗啡的作用机制入手,思考吗啡为什么不能应用于支气管哮喘患者?

镇痛镇静治疗是特指应用药物以达到减轻或消除患者疼痛与焦虑的治疗,也是 ICU 内重症患者的基本治疗。

疼痛可以激活机体的应激反应,继而影响免疫系统,当交感神经和副交感神经系统被应激系统激活,将影响内分泌功能,导致大量激素和调节因子的释放,主要有儿茶酚胺、肾上腺皮质激素、胰高血糖素、抗利尿激素和肾素-血管紧张素-醛固酮。同时,细胞因子、白细胞介素的迅速增加和 T 细胞产物减少,最终抑制了重症患者自身的免疫系统,因此镇痛治疗在 ICU 中非常重要。

一、镇痛药

镇痛药(analgesics)是一类主要作用于中枢神经系统,选择性减轻或消除疼痛,以及疼痛引起的精神紧张和烦躁不安等情绪反应,但不影响意识及其他感觉的药物。该类药物包括阿片类镇痛药(opioid analgesics)和其他镇痛药。其中阿片类镇痛药又包括阿片生物碱类镇痛药(如吗啡和可待因等);人工合成镇痛药(如哌替啶、曲马多和芬太尼等)。阿片类镇痛药中的多数药物反复应用可成瘾,被列入麻醉药品管理范围,又称为麻醉性镇痛药(narcotic analgesics)或成瘾性镇痛药(addictive analgesics),在使用和保管上必须严格控制。

(一)常见药物

吗啡(morphine)、羟考酮(oxycodone)、哌替啶(pethine)、芬太尼(fentanyl)、舒芬太尼(sufentanil)、瑞芬太尼(renfentanil)、丁丙诺啡(buprenorphine)、曲马多(tramadol)、美沙酮(methadone)、布桂嗪(bucinnazine)。

(二)适应证

1. **吗啡**　为 μ 受体强激动剂,吗啡的镇痛作用主要通过激动丘脑、丘脑内侧、脑室、导水管周围灰质及脊髓胶质区等部位的阿片受体,主要是 μ 受体。吗啡镇痛作用强大、对各种疼痛均有效,对持续性钝痛的效力强于间断性锐痛及内脏绞痛,用药后能缓解或消除痛觉,对触觉、听觉、视觉、运动、意识等无影响。吗啡能消除疼痛所引起的焦虑情绪,引起欣快感,大剂量应用时可产生镇静或催眠。主要用于手术后和 ICU 急性剧烈性疼痛治疗。

2. **羟考酮**　为 μ 受体激动剂,镇痛作用强,其等效镇痛剂量是吗啡的 4.5/10,主要用于中、重度疼痛,其镇痛效果与吗啡相当,也可用作吗啡的替代品治疗癌性疼痛。在非癌症疼痛治疗中广泛应用,如术后、烧伤以及慢性疼痛。

3. **哌替啶**　对中枢神经系统的作用与吗啡相似,对疼痛或躁动的患者能起镇痛、镇静作用,并有欣快感,临床上常用于急性剧烈疼痛、术后镇痛和癌性止痛,以及麻醉前用药。

4. **芬太尼**　为合成类阿片制剂,μ 受体强激动剂,具有强效镇痛效应,临床镇痛强度为吗啡的 75~125 倍。其镇痛作用主要是通过中枢神经系统内立体结构的阿片受体,选择性抑制某些兴奋性神经冲动传递,解除机体对疼痛的感受和伴随的心理反应,大剂量应用时有麻醉作用。可用于术后疼痛治疗,对于血流动力学不稳定的重症患者应当首选芬太尼,芬太尼无组胺释放作用,因而用于血流动力学不稳定的患者更为安全。

5. **舒芬太尼**　主要作用于 μ 阿片受体。其亲脂性约为芬太尼的 2 倍,更易通过血脑屏障,与血浆蛋白结合率较芬太尼高,而分布容积则较芬太尼小,虽然其消除半衰期较芬太尼短,但由于与阿片受体的亲和力较芬太尼强,因而镇痛效价约为芬太尼的 5~10 倍,而且作用持续时间约为芬太尼的 2 倍。临床上主要用于心血管手术麻醉、器官移植术麻醉、术后镇痛和癌性止痛。

6. **瑞芬太尼**　瑞芬太尼为芬太尼类 μ 型阿片受体激动剂,在人体内 1 分钟左右迅速达到血脑屏障,在组织和血液中被迅速水解,起效快,维持时间短。瑞芬太尼代谢不受血浆胆碱酯酶及抗胆碱酯酶药物的影响,不受肝、肾功能及年龄、体重、性别的影响,主要通过血浆和组织中的非特异性酯酶水解代谢,大约 95% 的瑞芬太尼代谢后经尿液排出,瑞芬太尼长时间输注给药或反复注射用药其代谢速度无变化,体内无蓄积,是目前作用时间最短的麻醉性镇痛药,用于复合全身麻醉的主要组成部分。

7. **丁丙诺啡**　为 μ 受体部分激动剂,镇痛作用强,其肌内注射的等效镇痛剂量是吗啡的 3/100,给药后 30~60 分钟起效,镇痛时间长达 4~8 小时。临床用于癌症晚期、手术后、烧伤和心肌梗死所致的疼痛,透皮缓释贴剂的镇痛效果可维持一周。

8. **曲马多**　为 μ 受体弱激动剂,具有双重镇痛机制,兼有阿片和非阿片两种性质,镇痛作用弱,镇痛强度为吗啡的 1/10,但镇痛作用时间长,起效迅速,广泛用于手术后、创伤、癌症晚期的疼痛,也用于剧烈的关节痛、神经痛、外科和产科手术引起的疼痛。因无明显呼吸抑制及致平滑肌痉挛作用,不产生便秘,不影响心血管功能,尤其适用于婴幼儿和老年人的镇痛。

9. **美沙酮**　为 μ 受体强效激动剂,药理作用性质与吗啡相同,但作用时间明显长于吗啡,口服吸收良好,约 30 分钟起效,口服生物利用度远远超过吗啡,能缓解某些难治性疼痛(神经痛、癌症疼痛),特别是吗啡治疗失败的疼痛。美沙酮耐受性和成瘾性发生缓慢,停药后的戒断症状轻,因此广泛用于吗啡或海洛因成瘾者的脱毒治疗。

10. **布桂嗪**　镇痛强度约为吗啡的 1/3,强于解热镇痛药物,属中等强度的镇痛药,口服后 10~30 分钟起效,因其对平滑肌痉挛的镇痛效果差,临床用于偏头痛、三叉神经痛、牙痛、炎症性及外伤性疼痛、月经痛、关节痛,也可用于术后疼痛以及癌症疼痛等。

（三）禁忌证

1. **吗啡**　禁用于分娩止痛、哺乳期妇女止痛、支气管哮喘、肺心病患者、肝功能严重减退患者及新生儿和婴儿等。

2. **羟考酮**　禁用于妊娠期及哺乳期妇女,以免药物随母乳进入新生儿体内而抑制呼吸。

3. **哌替啶**　对支气管哮喘、肺心病患者、颅脑损伤者禁用。

4. **芬太尼**　禁用于支气管哮喘、脑肿瘤或颅脑损伤昏迷者、2 岁以下幼儿。

5. **舒芬太尼与瑞芬太尼**　在大剂量或快速推注时可引起胸壁肌僵直,使呼吸受到抑制。

6. **丁丙诺啡**　颅脑损伤、颅内压升高、呼吸抑制者、孕妇、哺乳期妇女 7 岁以下儿童慎用。

7. **曲马多**　禁止与单胺氧化酶抑制药合用,从事驾驶或机械操作的人员慎用,孕妇及哺乳期妇女不宜使用。

8. **美沙酮**　禁用于分娩止痛。

9. **布桂嗪**　老年人、儿童、妊娠、哺乳期妇女及肝肾功能不全者慎用。

（四）观察要点

1. **吗啡**　观察患者用药后有无恶心、呕吐、眩晕、意识模糊、低血压、荨麻疹和呼吸抑制等不良反应。连续多次应用易产生耐受性和成瘾性,一般连续应用不得超过 1 周。急性中毒时出现昏迷、呼吸抑制、针尖样瞳孔缩小、血压下降,甚至休克。呼吸麻痹是致死的原因,应进行人工呼吸、吸氧和应用阿片受体阻断药纳洛酮等。

2. **羟考酮**　不良反应少而轻,可见便秘、恶心、呕吐、嗜睡、眩晕、瘙痒、头痛等,重点观察患者用药后有无瞳孔针尖样缩小、呼吸抑制、低血压及意识状态。

3. 哌替啶 观察患者用药后有无眩晕、出汗、直立性低血压等不良反应。其中毒的表现与吗啡不同,往往出现中枢兴奋、谵妄、震颤、四肢震颤、散瞳、口干等。在快速静脉注射时可使心率加快,有时症状严重,应引起高度重视。皮下或肌内注射成人的最大量不超过 100mg,静脉剂量应减半,注射宜缓慢,以免发生严重不良反应。

4. 芬太尼 其不良反应与吗啡相似,一般在大剂量应用时发生。常见的有呼吸抑制,胸壁肌肉僵直,但应用呼吸机治疗的患者无前述表现。心率减慢很常见,可用阿托品 0.25~0.5mg 静脉注射拮抗。

5. 舒芬太尼 对心血管系统的作用与芬太尼相似,大剂量应用时可引心动过缓,快速推注时可引起胸壁和腹壁肌肉僵直而影响通气。舒芬太尼反复大量应用时和肾功能衰竭时应用可能会发生延迟性呼吸抑制,临床上应引起警惕。

6. 瑞芬太尼 由于作用迅速,在体内无蓄积,恶心、呕吐较少,但在大剂量推注时也可引起胸壁肌肉僵直,使呼吸受到抑制。所以,在大剂量或快速应用时应有辅助呼吸设备。

7. 丁丙诺啡 用药后重点观察心率、呼吸频率、血压变化。不良反应包括恶心、呕吐、头痛、头晕、尿潴留、皮肤瘙痒和呼吸抑制等。

8. 曲马多 静脉注射速度太快时,可出现心悸、出汗和面部潮红。长期或大剂量服用可以成瘾,停药后戒断反应非常强烈,不亚于毒品。曲马多对吗啡的戒断症状无效,不能作为阿片类药物的代用品用于脱毒治疗。

9. 美沙酮 不良反应常见眩晕、恶心、呕吐、出汗、嗜睡、便秘、直立性低血压等。因对呼吸抑制时间长,重点观察患者的呼吸状态。

10. 布桂嗪 对呼吸抑制较轻,主要观察患者用药后的不良反应,有无恶心、眩晕或困倦、黄视、全身发麻感。

案例11-1

王某,男,26 岁,诊断为多发伤,在全麻下行右下肢骨折固定术,术后患者全麻清醒,转入 ICU 继续治疗,P:108 次/分,BP:142/90mmHg,R:25 次/分,患者诉右下肢疼痛入睡困难,术后带入自控镇痛泵效果差,CPOT 评分:4 分,遵医嘱给予舒芬太尼 0.1~0.3μg/kg 静脉注射镇痛,继之以 0.01μg/(kg·min) 持续泵入,半小时后患者安静入睡,查体:P:89 次/分,BP:127/76mmHg,R:20 次/分。

思考: 1. 应用舒芬太尼镇痛药物微量泵持续静脉输注时,注意事项及观察的要点是什么?

2. 镇痛镇静治疗的目的与临床意义?

二、镇静药

镇静药(sedatives)是能引起中枢神经系统轻度抑制,使患者由兴奋、激动和躁动转为安静的药物。镇静药物的应用可减轻应激反应,辅助治疗患者的紧张、焦虑及躁动,提高患者对机械通气及各种 ICU 日常诊疗操作的耐受能力,使患者获得良好睡眠等。但镇静治疗需在充分镇痛和纠正生理紊乱的前提下进行。

(一)常见药物

1. 苯二氮䓬类 咪达唑仑(midazolam)、劳拉西泮(lorazepam)、地西泮(diazepam)。

2. 芬噻嗪类 氯丙嗪(chlorpromazine)、异丙嗪(phenergan)。

3. 丁酰苯类 氟哌啶醇(haloperidol)。

4. 非苯二氮䓬类　丙泊酚(propofol)、右美托咪定(dexmedetomi-dine)。

（二）适应证

1. 咪达唑仑　是苯二氮䓬类中相对水溶性最强的药物,其作用强度是地西泮的2~3倍,其血浆清除率高于劳拉西泮和地西泮,故起效快、持续时间短、清醒相对较快,适用于治疗急性躁动的患者。

2. 劳拉西泮　是一种水溶性较低的药物,由于其脂溶性较地西泮低,透过血脑屏障较慢,故起效较慢,是ICU患者长期镇静治疗的首选药物。

3. 地西泮　小剂量可以产生良好的抗焦虑作用,不影响意识。较大剂量静脉注射可产生嗜睡和意识消失,有明显的遗忘、抗惊厥、肌松作用,可引起一定的呼吸抑制和血压下降,常用于基础麻醉的镇静,也可用于ICU患者的镇静,也是目前癫痫持续状态的首选药。

4. 氯丙嗪　主要作用于网状结构、边缘系统的多巴胺受体而使患者达到镇静、安定的作用,临床上常用于患者镇静和安定之用,亦可用于精神患者的治疗。

5. 异丙嗪　有较强的抗组胺作用,但大剂量应用,对血流动力学的影响远较氯丙嗪轻,主要用于麻醉前用药及治疗过敏性疾病,它也有较好的镇静、镇吐作用。

6. 氟哌啶醇　主要阻断多巴胺受体与α-肾上腺能受体。对躁狂、幻觉、妄想的治疗作用比氯丙嗪强50倍,目前主要用于精神治疗和ICU患者谵妄的治疗。

7. 丙泊酚　是目前最常用的短效静脉镇静药物,脂溶性强、起效快、维持时间短,其连续输注能快速起效,作用时间短,撤药后迅速清醒,且镇静深度容易控制,呈剂量依赖性,对呼吸道无刺激,可降低脑代谢率和颅内压,故术后恶心呕吐较少见,常用于短小手术的麻醉诱导和维持和ICU患者需快速苏醒的镇静。

8. 右美托咪定　为选择性α₂受体阻滞剂,作用于神经系统蓝斑部位,抑制去甲肾上腺素的分泌从而产生镇痛镇静作用。具有镇静、镇痛、少量的阿片样作用和抗交感作用,用右美托咪定镇静的患者更容易唤醒,呼吸抑制较少,没有明显心血管抑制及停药后反跳。该药主要用于ICU镇静,减少全麻药的用量、减轻气管插管时的应激反应和术后镇痛。

（三）禁忌证

1. 咪达唑仑　注射过快或剂量过大时可引起呼吸抑制、血压下降,低血容量患者慎用,长时间用药后会有蓄积和镇静效果的延长,在肾功能衰竭患者尤为明显。

2. 劳拉西泮　不适于治疗急性躁动,因其易于在体内蓄积,苏醒慢,溶剂丙二醇长期大剂量输注可能导致急性肾小管坏死、乳酸性酸中毒及高渗压状态。

3. 地西泮　大剂量应用于时可使血压轻度下降,与其他中枢抑制药合用可产生呼吸暂停。

4. 氯丙嗪　对有癫痫史、严重肝功能损害和肝性脑病患者禁用,伴心血管病老年患者慎用。

5. 异丙嗪　对孕妇禁用,甲亢、高血压患者及有癫痫史慎用。

6. 氟哌啶醇　椎体外系反应明显,临床表现主要包括4种:①急性肌张力障碍:为局部肌群的持续性强直性收缩,呈现不自主的奇特表现,如眼上翻、斜颈、颈后倾、面部扭曲等等。②静坐不能:表现来回走动,情绪焦虑或不愉快,无法控制的激越不安,不能静坐,反复走动,原地踏步等。③帕金森病综合征:运动不能,肌张力高、震颤,自主神经功能紊乱。最初是运动过缓,写字越来越小,严重者有协调运动丧失,表现为僵硬、佝偻姿势、慌张步态、面具样脸、粗大震颤、流涎、皮脂溢出。④迟发性运动障碍:以不自主的、有节律的刻板运动为特征,严重程度波动不定,睡眠时消失,情绪激动时增加,最早为舌或口唇周围的轻微震颤。

7. 丙泊酚　静脉注射过快可出现呼吸和(或)心搏暂停、血压下降等,长期使用时可见胰酶升高,小儿患者中长期(>48小时)、大剂量[>66μg/(kg·min)]可产生乳酸中毒,发生心动过缓和高脂血症,美国食品药品管理局(FDA)特别强调儿科患者长期镇静时不得使用丙泊酚。

8. **右美托咪定**　对右美托咪定成分过敏者禁用,右美托咪定在 18 岁以下儿童的安全性和有效性尚不明确,不推荐 18 岁以下儿童使用。右美托咪定主要通过肾脏排泄,该药在肾功能损伤的患者中发生不良反应的危险性更大,老年患者肾功能降低,应当谨慎选择剂量,并监测肾功能。

（四）观察要点

镇静药无论采取何种镇静药物,采取何种方式,用药后都应该经常评估镇静效果,根据情况调整用量,以达到个体化用药;为避免药物蓄积和药效延长,可在镇静过程中实施每日唤醒计划;镇静药长期(>7 天)或大剂量使用后停药过程应逐渐有计划减量,以防戒断症状出现。

1. **咪达唑仑**　在大剂量快速注射时,对呼吸有一定抑制作用,可使呼吸暂停;在血容量不足时,注射后外周阻力下降,使动脉压减低,但对心肌收缩力无影响。

2. **劳拉西泮**　其清除半衰期是 12～15 小时,优点是对血压、心率和外周阻力无明显影响,对呼吸无抑制作用;其缺点是易于在体内蓄积,苏醒慢。

3. **地西泮**　因其刺激性强,肌内或静脉注射可引起疼痛,局部静脉炎发生率高,应选粗大静脉注射;此药易透过胎盘,故不用于待产妇;长期用药可产生耐受现象。

4. **氯丙嗪**　有很强的自主神经抑制作用,其 a-肾上腺能受体阻滞作用,使外周血管扩张,血压下降,血流动力学的自身调节受限制,易引起体位性低血压。

5. **异丙嗪**　常见不良反应有头晕、嗜睡、乏力,驾驶员和高空作业者工作时间不宜使用;还可引起视物模糊、便秘、尿潴留等;其他,偶见兴奋失眠、烦躁不安。

6. **丙泊酚**　单次注射时可出现暂时性呼吸抑制和血压下降、心动过缓,对血压的影响与剂量有关,尤见于心脏储备功能差、低血容量的患者。老年人丙泊酚量应减少。此药使用时可出现外周静脉注射部位疼痛,因此临床多采用持续缓慢静脉输注方式。另外,部分患者长期使用后可能出现诱导耐药。

7. **右美托咪定**　快速静脉注射或推注右美托咪定后会出现明显的心动过缓和窦性停搏,对有明显心血管功能不良的患者,应预先采取复苏措施。右美托咪定会导致外围血管收缩,出现暂时性高血压,应减慢输注速度。右美托咪定的清除率随着肝脏损伤的严重程度下降,对于肝脏功能损伤的患者应考虑降低剂量。

第三节　泌尿系统药物

问题与思考

临床上常见的脱水降颅压药物-甘露醇什么情况下不宜使用?

一、利尿药

（一）概念

利尿药是一类选择性作用于肾脏,抑制肾脏对水和电解质的再吸收,增加水和电解质的排泄,从而使尿量增多的药物。临床主要用于治疗各种原因引起的水肿,如脑水肿、肺水肿、心源性水肿、肾源性水肿等。

（二）利尿药的分类

按效能和作用部位分为:

1. **高效利尿药** 主要作用于髓袢升支粗段髓质部和皮质部,排钠量占球滤过钠量的23%,如呋塞米。

2. **中效利尿药** 主要作用于远曲小管近端(皮质部),排钠量占球滤过钠量的8%,如噻嗪类。

3. **低效利尿药** 主要作用于远曲小管和集合管,排钠量占球滤过钠量的5%以下,如螺内酯、氨苯蝶啶等。

(三)常用利尿药

1. **高效利尿药** 具有以下特点:利尿作用迅速而强大;利尿作用较少受肾小球滤过率及体内酸碱平衡改变的影响;口服、注射均有效。

呋塞米:其他名称:呋喃苯胺酸、速尿、速尿灵、利尿灵、呋喃苯胺酸、利尿磺胺、腹安酸。

【药动学】口服吸收迅速,20~30分钟起效,1~1.5小时达高峰,可维持6~8小时;静脉注射2~5分钟起效,30分钟达高峰,可维持4~6小时。

【适应证】临床用于:①充血性心力衰竭、肝硬化和肾性水肿;②用于其他利尿药疗效不好而急需利尿的临床情况;③注射剂可用于不能口服的患者或急需利尿的临床情况;④高血压患者可单用或与其他药物合用;⑤急性肺水肿或脑水肿;⑥某些经肾脏排泄的药物或毒物的中毒。

【禁忌证】对本品过敏者及噻嗪类利尿药或其他磺酰胺类药物过敏者。低钾血症、肝性脑病、超量服用洋地黄者。

【观察要点】

(1)静脉注射1~2分钟内完成。用5%葡萄糖溶液、生理盐水、林格氏液稀释。滴注速度不超过4mg/min,避免耳毒性。配置的溶液在24小时内使用完。为防止夜尿,早晨口服或静脉给药,第二次给药在下午较早时。

(2)密切观察患者有无嗜睡、头痛、感觉异常;脱水;直立性低血压;视力模糊;一过性耳聋;恶心、呕吐、便秘;多尿;发热;局部疼痛;低血钙、低血镁、高血糖。

(3)与两性霉素、皮质类固醇、促皮质素、美拉托宗合用时有增加低血钾的危险,需监测血钾水平。同降糖药、依他尼酸一样有潜在的耳毒性,避免同时使用。可降低抗糖尿病药物的降血糖作用,注意监测血糖水平。增加降压药发生低血压的危险,需要密切监测血压。芦荟可能会增加药物作用,一同使用时要小心。告知患者应缓慢起立,以预防发生头晕,限制酒精的摄取量,不在高温下进行剧烈活动,以避免发生直立性低血压。告知患者避免直接的阳光照射,穿着保护性的衣服,使用避阳物以防止光过敏。

【药理作用】

(1)利尿作用:①特点:强大、迅速,对肾小球滤过率低和其他利尿药无效者有效;②对离子的影响:尿中排出大量的氯离子、钠离子、钾离子、钙离子、镁离子,其中氯离子排泄量多于钠离子;③原理:特异性地与髓袢升支粗段K^+-Na^+-Cl^-同向转运载体的Cl^-结合部位结合,抑制K^+、Na^+、Cl^-的重吸收,使尿中K^+、Na^+、Cl^-浓度增高,使髓质间隙渗透压降低,降低了肾脏的稀释功能和浓缩功能,产生迅速而强大的利尿作用,排出大量等渗尿。

(2)扩张血管,增加肾血流量:扩张容量血管和肾血管,使肾血流量增加,肾小球滤过率增加,从而使原尿增加。

【不良反应】

(1)水与电解质紊乱:表现为四低,即低血容量、低血钾、低血钠、低血氯碱中毒,应注意补钾。

(2)耳毒性:呈剂量依赖性,表现为耳聋等。可能与药物引起内耳淋巴液电解质成分改变而损伤耳蜗管基底膜毛细胞有关。

(3)高尿酸血症:由于血容量低、胞外液浓缩,使尿酸经近曲小管的再吸收增加,以及与尿酸竞争排泄有关。

（4）消化道反应：可致呕吐、大剂量可引起胃肠出血。

2. **中效利尿药**　主要是噻嗪类，按作用强度由强到弱分为：环戊甲噻嗪、苄氟噻嗪、氢氟噻嗪、氢氯噻嗪、氯噻嗪。

【药理作用】

（1）利尿作用：①温和而持久，排出 Na^+、Cl^-、K^+、HCO_3^-；②作用部位：髓袢升支皮质部、远曲小管起始部；③机制：抑制 Na^+、Cl^- 同向转运载体，抑制 $NaCl$ 的重吸收，使肾稀释功能降低。

（2）降压作用：为基础降压药，用于各种高血压。单用于治疗轻度的高血压；与其他降压药联合应用，减轻血管舒张引起的水钠潴留。

（3）抗利尿作用：减少尿崩时的尿量（50%），机制为：抑制远曲小管和集合管内磷酸二酯酶（PDE）→ cAMP 升高→水通透性增加→水吸收增多；排钠增多使血钠浓度降低，血浆渗透压降低，尿崩时患者口渴感觉降低，从而导致饮水少，尿量减少。

【临床应用】

（1）利尿：治疗各种水肿。

（2）降压：降压的基础药，多与其他降压药联合应用。

（3）抗利尿：治疗尿崩症，对肾性尿崩症和加压素无效的中枢性尿崩症有效。

（4）促进 Ca^{2+} 重吸收：治疗高尿钙伴有肾结石。

【不良反应】

（1）电解质紊乱：低血钾、低血镁、低血钠。

（2）高尿酸血症：利尿导致细胞外液血容量增加，近曲小管对尿酸再吸收增加，从而诱发或加重痛风。

（3）代谢障碍（与剂量有关）：高血糖症：因其可抑制胰岛素释放，故糖尿病患者慎用；高脂血症：其可导致血清低密度脂蛋白、甘油三酯及胆固醇增高，高血脂症患者慎用。

（4）其他：胃肠道症状、过敏反应、溶血性贫血、血小板减少、光敏性皮炎、急性腮腺炎等。

3. **低效利尿药**　保钾利尿药和碳酸酐酶抑制药：螺内酯（安体舒通）、氨苯蝶啶。作用弱、慢、久。

【临床应用】　肝硬化腹水；肾病性水肿；充血性心力衰竭。

【不良反应】　高血钾、男性乳房发育和性功能障碍、女性多毛等。

二、脱水药

渗透性利尿药特点：①不易从毛细血管透入组织液；②不易被代谢，可经肾小球滤过；③不易被肾小管再吸收。作用有脱水、利尿。

1. **甘露醇**

【药理作用】

（1）脱水作用（口服不吸收）：静脉注射后不易通过毛细血管壁，升高血浆渗透压，使组织液向血浆转移，从而使颅内压和腹内压下降。

（2）利尿作用：循环血量增加而使肾血流量增加，滤过率增加，引起尿量增加；循环血量增加，使抗利尿素降低，醛固酮降低，使尿量增加。

【临床应用】　治疗脑水肿、青光眼；预防急性肾功能衰竭：通过脱水可减轻肾间质水肿。

【不良反应】　静脉注射过快可出现眩晕、头痛、视力模糊。

【禁忌证】　心功能不全、活动性颅内出血、尿闭者禁用。

2. **葡萄糖**　临床作用及特点：

（1）静脉注射 50% 葡萄糖可脱水、利尿。

（2）易代谢,作用弱,持续时间短。

（3）易出现反跳现象,可与甘露醇交替使用。

第四节　调节水、电解质及酸碱平衡药物

问题与思考

常用调节水、电解质及酸碱平衡的药物有哪些?

水、电解质及酸碱平衡是人体细胞进行正常代谢所必需的条件,也是维持人体生命和各脏器生理功能所必要的条件。因疾病、创伤、感染、物理化学因素及不恰当的治疗而使平衡失调时,如果机体缺乏调节能力或超过了机体的代偿能力,将会出现水、电解质和酸碱平衡紊乱。水、电解质和酸碱平衡紊乱一旦发生,除了调整失衡,还须针对其原发病进行治疗,但是当疾病发展到一定阶段,酸碱平衡紊乱成为威胁生命的主要因素,则必须及早发现和纠正以挽救患者的生命。

一、液体平衡调节药物

常用药物有呋塞米、林格氏注射液。

（一）呋塞米（见利尿药）

（二）林格氏注射液

【适应证】 用于体液和电解质平衡紊乱的替代疗法。

【禁忌证】 急性肾衰竭者除非有急性循环容量扩张外均禁用。心衰、循环血容量不足、肾功能不全、低蛋白血症、肺水肿患者慎用。

【观察要点】

（1）剂量高度个体化,常用 1.5~3L,静滴 18~24 小时以上。林格液电解质含量:钠 147mEq/L,钾 4mEq/L,钙 4.5mEq/L,氯 155.5mEq/L。

（2）容量状态及电解质水平:本药能提供与血液水平相对的电解质,但治疗严重的电解质缺乏患者是不够的。

二、电解质平衡调节药物

常用药物有氯化钠注射液、氯化钾注射液、氯化钙注射液、葡萄糖酸钙注射液、硫酸镁注射液、门冬氨酸钾镁、甘油磷酸钠。

（一）氯化钠注射液

【适应证】 适用于等渗性、高渗性和低渗性失水;低氯性代谢性碱中毒;高渗性非酮症昏迷。是常用的注射用粉针剂的溶媒;外用可冲洗眼部或洗涤伤口。

【禁忌证】 肺水肿患者禁用。肝硬化腹水、肾病综合征、充血性心力衰竭、急性左心衰竭、脑水肿、高血压、低钾血症、急性肾衰少尿期、慢性肾衰尿量减少而对利尿药反应不佳时慎用。

【观察要点】

1. 静脉输注,剂量根据病情而定。静脉输注时速度不宜过快,以免发生肺水肿或脑水肿。

2. 静脉给药期间密切观察患者有无头痛、头晕、心率加快、气促、胸闷、肺部哮鸣音,一旦发现,应立即减慢输液速度,必要时停药对症治疗;观察体重有无增加、有无水钠潴留;监测血电解质浓度、酸碱平衡指标、心肺肾功能、血压等;发现异常及时处理。

（二）氯化钾注射液

【适应证】 适用于低钾血症、洋地黄中毒引起的频发性、多源性期前收缩或快速室性心律失常。

【禁忌证】 高钾血症、无尿患者禁用;肾功能严重减退者,尿少者慎用。

【观察要点】

1. 可以口服或静脉输注,剂量根据病情而定。

(1)口服补钾:一般用 10% 氯化钾溶液加水稀释后饭后服用。本品片剂应以适量水或饮料溶解、稀释后于餐后服用,切勿吞服、含化、咀嚼、干咽,易对消化道造成刺激,引起组织坏死。缓释片剂应整片以水吞服,长期服用缓释剂者,因抑制肠道对维生素 B_{12} 的吸收,应适量补充维生素 B_{12}。胃肠道梗阻、溃疡病、慢性胃炎、食管狭窄、憩室炎患者不宜口服补钾。

(2)静脉用药:静脉用药时严防药物外渗,经常巡视,保持输液通畅。本药会导致局部血管痉挛,引起局部疼痛、输液速度变慢,可采用热敷使血管扩张。补钾浓度、剂量、速度应根据临床病情和血钾浓度而定,一般情况下钾浓度不超过 3.4g/L(45mmol/L),补钾速度不超过 0.75g/h,补钾量为 3~4.5g/d(40~60mmol/d)。在体内缺钾引起严重快速室性异位心律失常时,钾盐浓度可达 0.5%~1%,每小时输入钾的总量为 1.5g,每天补钾量可达 10g 或以上。如病情危急,补钾浓度和速度可超过上述规定,但需严密动态观察血钾及心电图,防止发生高钾血症。

2. 静脉输注本药过程中,密切观察患者有无神经肌肉系统的不良反应全身无力、肌肉酸痛、肌腱反射消失、下肢迟缓性瘫痪等,若发生应立即停药处理。给药后,观察患者尿量,若出现尿少、尿闭,及时报告医师。

3. **注意以下事项**

(1)10% 或 15% 的氯化钾溶液切勿直接静脉推注或肌注,易导致心脏停搏或肌肉坏死。

(2)高钾血症表现:心律失常(最早症状)。血钾浓度大于 5.5mmol/L,有以上表现,应立即停药处理,因为有些高钾血症患者可以无任何临床症状而致死,因此输注本药时应特别注意。

(3)过量所致高钾血症的处理方法:①立即停止所有补钾的食物、药物及潴钾利尿剂;②静脉输注 10% 或 25% 葡萄糖注射液 300~500ml/h,每 20g 葡萄糖加正规胰岛素 10U,以促进 K^+ 进入细胞内;③若存在代谢性酸中毒,立即使用 5% 碳酸氢钠注射液,无酸中毒者,可使用 11.2% 乳酸钠注射液,特别是 QRS 波增宽者;④应用钙剂对抗 K^+ 的心脏毒性:当心电图提示 P 波消失、QRS 波变宽、心律失常而未使用洋地黄类药时,予 10% 葡萄糖酸钙注射液 10ml 静滴 2 分钟,必要时隔 2 分钟重复使用;⑤口服聚磺苯乙烯,阻止肠道钾的吸收,促进肠道钾排出;⑥伴肾衰者,可行血液透析;⑦应用襻利尿药,必要时同时补充 0.9% 氯化钠注射液。

(4)老年人肾清除 K^+ 能力下降,补钾后易发生高钾血症,应严密监测血钾浓度。

(5)在体内缺钾或钾丢失情况未得到纠正时,尤其是应用洋地黄类药物治疗时,不应突然停止补钾。

(6)静脉补钾的同时滴注钠盐和高浓度的葡萄糖会降低钾的作用,若需迅速纠正低钾血症时,应用 5% 葡萄糖注射液稀释。

(7)临床静脉补钾浓度一般不超过 40mmol/L(或常用的 0.3% 溶液),在治疗缺钾引起严重快速性室性心律失常时,可使用高浓度钾溶液,应使用微量泵或输液泵,控制输入钾的速度低于 1.5g/h,并在心电监护下使用。

(8)低钾血症合并低钙血症时,低血钙的症状常不明显,补钾后有可能出现手足抽搐,应补钙。

(9)急性肾功能减退时,先改善肾排泄功能至尿量大于 30ml/h,后补钾。

(三)氯化钙注射液

【适应证】急性和慢性低钙血症;过敏性疾病及铅中毒所致的肠痉挛;预防钙缺失;心脏停搏的复苏;高镁血症和高钾血症的辅助治疗。

【禁忌证】高钙血症、高钙尿症、含钙肾结石或有肾结石史、类肉瘤病及洋地黄中毒患者禁用。应用强心苷期间或停药后 7 天内,忌用本药。脱水、低钾血症、慢性肾功能减退、室颤及婴幼儿慎用。

【观察要点】

1. 静脉用药时,速度宜慢,不超过 50mg/min,过快会导致心律失常,甚至心脏停搏。低钙血症和高钾血症,每次 500~1000mg,缓慢滴注;高镁血症,500mg 静注;心脏复苏,每次 200~400mg,静脉或心室腔内注射。本药禁忌与碳酸盐、碳酸氢盐、磷酸盐及酒石酸盐配伍。本药有强烈刺激性,5%的溶液不可直接静注,应用等量的 5%或 10%葡萄糖注射液稀释,不做皮下或肌肉注射。

2. 密切监测心电图,观察不良反应,若出现明显心电图异常或心胸区不适时,应立即停药,待异常消失后再缓慢注射。若出现严重便秘、异常口干、持续性头痛、食欲缺乏、肌肉软弱无力及口中有金属味等高钙血症的早期症状时,应立即报告医师处理。当大剂量或长期使用、患者存在肾功能损伤时,易发生不良反应。应严格掌握给药剂量和速度,尤其是肾功能减退者应慎用,严控剂量,密切监测血钙浓度,防止发生高钙血症。

3. **注意事项**

(1)避免外周浅静脉推注,预防药物外渗引起皮下组织坏死。

(2)若发生药液外渗,应立即停止注射,用 0.9%氯化钠注射液局部冲洗注射,局部给予氢化可的松、1%利多卡因,抬高局部肢体,局部硫酸镁湿敷。

(3)注射后,嘱患者平卧片刻,切勿给药后陡然起立,以免引起头晕。

(4)当血钙浓度大于 2.9mmol/L,出现明显高钙血症表现时,应采取以下措施:①输注 0.9%氯化钠注射液,应用高利尿药,如呋塞米、布美他尼等,增加尿钙排泄;②测定血钾和血镁浓度,若降低,应予纠正;③监测心电图,可应用 β 受体阻滞剂,以防严重心律失常;④密切监测血钙浓度及尿钙排泄量;⑤必要时进行血液透析,应用降钙素和肾上腺皮质激素。

(四)硫酸镁注射液

【适应证】适用于防治低镁血症(注射用药);预防镁缺乏(全静脉内营养);先兆子痫和子痫、早产子宫肌肉痉挛;高血压脑病、高血压危象;室性心动过速、预防室颤;导泻和利胆(口服);消肿、消炎(外敷)。

【禁忌证】心肌损害、心脏传导阻滞、产前 2 小时、严重肾功能减退者禁忌静脉给药。恶心、呕吐、急性腹痛、肠梗阻出血或穿孔者禁忌口服给药。妊娠期、肾功能减退、呼吸功能不全、洋地黄化、使用中枢神经抑制药或神经肌肉阻滞药者慎用静脉给药。

【观察要点】

1. **用法用量** 静脉、肌内注射、口服或外敷。本药与 10%脂肪乳剂、葡萄糖酸钙、克林霉素、多巴酚丁胺、多黏菌素 B、普鲁卡因及碳酸氢钠有配伍禁忌。静脉给药的浓度不宜过高,速度不宜过快,浓度一般不超过 16mg/ml,速度一般不超过 60mg/min,以免血镁浓度突然升高,引起呼吸抑制和心脏停搏。高浓度的硫酸镁不宜静脉推注,若必须推注时,配制成 10%的溶液,以不超过 1.5ml/min 的速度推注。防治低镁血症:轻度镁缺乏,每次 25%注射液 1g/4ml 肌内注射;重度镁缺乏,每次 0.25mmol/kg 镁;全静脉营养,0.125~0.25mmol/(kg·d)镁。小儿抗惊厥:每次 20~40mg/kg,20%注射液肌注。导泻:每次 5~20g,用饮用水溶解后顿服。利胆:每次 2~5g(33%或 50%溶液),3 次/天。消肿:50%溶液热敷患处。

2. 呼吸抑制 是本药最危险的不良反应,出现呼吸抑制反应后可很快达到致死的呼吸麻痹,故给药前呼吸频率至少要保持 16 次/分,并备好 10% 葡萄糖酸钙,否则不可注射。静脉给药期间注意检测患者的意识、呼吸、血压、脉搏、心电图、腱反射、尿量及血钙、镁、钾、磷浓度,血镁浓度应控制在 2~3mmol/L。

3. 注意事项

(1)给药时,若出现镁中毒征象,应立即停药,并静脉注射 10% 葡萄糖酸钙注射液 10~20ml,通常能逆转高镁血症所致的呼吸抑制或心脏传导阻滞。若出现呼吸抑制,应施以人工呼吸急救。

(2)每次重复注射给药前,应检查膝反射和跟腱反射。对腱反射抑制明显者,应停药,直至反射恢复正常。导泻时,应清晨空腹给药,并嘱患者服药后多饮水,以加速导泻作用和防止脱水。利胆时,应餐前给药。

三、酸碱平衡调节药物

常用药物有碳酸氢钠、乳酸钠溶液、氨丁三醇、氯化铵。

(一)碳酸氢钠

其他名称:酸式碳酸钠、小苏打、重碳酸钠。

【适应证】

1. 治疗代谢性酸中毒 治疗轻至中度代谢性酸中毒,以空腹为宜。治疗代谢性酸中毒则应静脉滴注,如严重肾脏疾病、循环衰竭、心肺复苏、体外循环及严重的原发性乳酸性酸中毒、糖尿病酮症酸中毒等。

2. 碱化尿液 用于尿酸性尿结石的预防,减少磺胺类药物的肾毒性及急性溶血防止血红蛋白沉积在肾小管。

3. 作为制酸药,治疗胃酸过多引起的症状。

4. 静脉滴注对某些药物中毒有非特异性的治疗作用,如巴比妥类、水杨酸类药物及甲醇中毒。

5. 用作全静脉内营养要素之一,也可用于配置腹膜透析液或血液透析液。

6. 外用可治疗真菌性阴道炎。

7. 滴耳可用于软化耵聍。

【禁忌证】

1. 本品禁用于吞食强酸药物时的洗胃,因本品与强酸反应产生大量二氧化碳,导致急性胃扩张甚至胃破裂。

2. 限制钠摄入的患者慎用。

3. 慎用于:①少尿或无尿,因其能增加钠负荷;②钠潴留并有水肿时,如肝硬化、充血性心力衰竭、肾功能不全、妊娠高血压综合征;③原发性高血压,因钠负荷增加可能加重病情。

【观察要点】

1. 口服本药后 1~2 小时内不宜服用任何药物。

2. 代谢性酸中毒,静脉滴注所需剂量按下式计算:补碱量(mmol/L)=(−2.3−实际测得的 BE 值)×0.25×体重(kg),或补碱量(mmol/L)=正常的 CO_2CP−实际测得的 CO_2CP×0.25×体重(kg)。除非体内丢失碳酸氢盐,一般先给计算剂量的 1/3~1/2,4~8 小时滴注完毕。心肺复苏抢救时,首次 1mmol/kg,以后根据血气分析结果调整用量(每 1g 碳酸氢钠相当于 12mmol 碳酸氢根)。

3. 严重酸中毒,直接予以本药 5% 注射液静脉滴注,2 小时内可使用 200~300ml,必要时于 4~5 小时后重复上述剂量的 1/2。碱化尿液,成人口服首次 4g,以后每 4 小时 1~2g;静脉滴注 2~5mmol/kg,4~8 小时滴注完毕。

4. 下列情况不作静脉内用药

（1）代谢性或呼吸性碱中毒。

（2）因呕吐或持续胃肠负压吸引导致大量氯丢失，而极有可能发生代谢性碱中毒。

（3）低钙血症时，因本品引起的碱中毒可加重低钙血症表现。

5. 对局部有刺激性，静脉给药时避免漏出血管。

6. 短时间内大量输入可致严重碱血症、低钾血症、低钙血症。当高渗溶液超过 10ml/min 时，可导致高钠血症、脑脊液压力降低甚至颅内出血。

7. 本药对胃酸分泌试验或血、尿 pH 测定结果有明显影响，应注意避开。

（二）乳酸钠溶液

【适应证】用作腹膜透析液中的缓冲剂或在高钾血症时给药，以纠正代谢性酸血症。用于碱化尿液，预防和治疗尿酸结石、婴儿肠炎等。

【禁忌证】心力衰竭、急性肺水肿、脑水肿、严重乳酸性酸中毒、严重肝功能不全、严重肾衰竭（少尿或无尿）。

【观察要点】

1. 在一般情况下，不宜用 0.9% 氯化钠注射液或其他含氯化钠溶液稀释本品，以免造成高渗溶液。用时须以 5%~10% 葡萄糖液以 5 倍量稀释，每次 11.2% 的乳酸钠液 5~8ml/kg 静脉滴注，先用半量，以后根据情况再给其余量。

2. 滴注速度不宜过快，以免发生碱中毒、低钾及低钙血症。严重高钾血症应在心电图监护下给药，有时用量需高达 200ml 才能奏效，此时应防止血钠过高及心力衰竭等。

（三）氨丁三醇

其他名称：三羟甲基氨基甲烷、缓血酸铵、缓血酸胺、萨姆、萨母。

【适应证】

用于急性代谢性酸中毒和急性呼吸性酸中毒。因为不含钠，特别适用于心力衰竭合并酸中毒者。适用于低温麻醉、休克及心脏骤停的抢救。脏器移植后可用本药治疗缺血性细胞内酸中毒。

【禁忌证】慢性呼吸性酸血症、肾性酸血症。

【观察要点】

1. 静脉滴注时，一般用 3.64% 溶液滴注，可将 7.28% 溶液（即 0.6mmol/L 溶液）于临用前加等量 5%~10% 葡萄糖液稀释后用，限制水液入量的患者可直接静脉滴注 7.28% 溶液。

2. 有无低血糖、低血压、恶心、呕吐，呼吸抑制甚至停止现象。

3. 注意观察：①静脉注射时勿溢出静脉外，以免局部坏死；②应避免剂量过大，滴速过快；③注射后常可在 30~40 分钟内纠正酸度，部分患者 4~6 小时见好转；④可使肺泡通气量显著减少，故用于呼吸性酸中毒时，必须同时给氧；⑤将本品 0.2mmol/L 溶液和碳酸氢钠 0.1mmol/L 溶液混合后注射，可避免呼吸抑制。

案例11-3

陈先生，83 岁，60kg，因心跳呼吸骤停心肺复苏术后收入 ICU 监护治疗，查动脉血气 pH：7.30，PCO_2：29.8mmHg，PO_2：219.8mmHg，HCO_3^-：14.8mmol/L，BE：11.9，Lac：6.8mmol/L，给予碳酸氢钠 150ml 输入。

思考：使用碳酸氢钠时应注意怎样观察？

第五节　解毒药物

问题与思考

请从解毒药物适应证和禁忌证为切入点,思考解毒药物的观察要点有哪些?

一、有机磷酸酯类中毒解毒药

有机磷酸酯类杀虫剂如敌敌畏、内吸磷(1059)、对硫磷(1605)等进入机体后,与体内胆碱酯酶结合,形成磷酰化酶而使机体失去水解乙酰胆碱的作用,体内发生乙酰胆碱的蓄积,出现一系列中毒症状。

【常见药物】 碘解磷定、氯解磷定、双复磷、双解磷。

【适应证】

1. **碘解磷定** 对形成时间短的磷酰化胆酯酶有作用,治疗早期有机磷中毒如1605、1059、特普等中毒。

2. **氯解磷定** 对有机磷农药中毒如美曲膦酯、敌敌畏疗效好。

3. **双复磷** 适用于有机磷中毒有中枢症状的患者如敌百虫、敌敌畏中毒。

4. **双解磷** 适用于有机磷农药中毒,作用强持久。

【禁忌证】

1. **碘解磷定** 对敌敌畏、乐果、美曲膦酯效果差,对二嗪农、甲氟磷、丙胺氟磷等无效。

2. **氯解磷定** 对乐果和马拉硫磷疗效可疑或无效。

3. **双复磷** 心动过速患者禁用。

4. **双解磷** 对有中枢症状中毒的患者无效。

【观察要点】

1. **碘解磷定** 观察用药后患者有无恶心、呕吐、咽喉痛、口中苦味、腮腺肿大等不良反应。剂量较大时患者会有乏力、视力模糊、复视、眩晕、心动过速、抽搐甚至呼吸抑制;剂量过大可抑制胆碱酯酶,加重中毒反应;观察药物有无外渗,可引起局部疼痛和周围麻木。

2. **氯解磷定** 观察患者用药后有无乏力、头痛、头晕、恶心、呕吐、视力模糊、复视、眩晕等。用药过量可致呼吸抑制、胆碱酯酶活性抑制、凝血时间延长、痉挛性抽搐、癫痫样发作、昏迷;肌内注射观察局部有无疼痛。

3. **双复磷** 观察患者用药后有无口唇、四肢及全身麻木,恶心、呕吐,颜面潮红,心动过速等不良反应。剂量过大可使神经肌肉传导阻滞,引起心律失常如传导阻滞、室性期前收缩、室颤;偶发中毒性黄疸。

4. **双解磷** 观察患者用药后如剂量过大可引起心律失常、阿-斯综合征。偶有抽搐及肝毒性反应。

二、氰化物中毒解毒药

急性氰化物中毒的病情发展迅速,急性中毒抢救应分秒必争,就地应用解毒剂。亚硝酸盐可使血红蛋白迅速形成高铁血红蛋白,三价铁离子能与体内游离的或已与细胞色素氧化酶结合的氰基结合形成不稳定的氰化高铁血红蛋白,而使酶免受抑制。氰化高铁血红蛋白在数分钟又可解离出氢离子,迅速给予供硫剂如硫代硫酸钠,使氢离子转变为低毒硫氰酸盐而排出体外,从而到达解毒的目的。

【常见药物】 硫代硫酸钠、4-二甲基苯酚、乙二胺四乙酸二钴(依地酸二钴)。

【适应证】

1. **硫代硫酸钠**　适用于氰化物中毒治疗、金属中毒或脱敏的治疗。

2. **4-二甲基苯酚**　适用于氰化物中毒及硫化氢中毒的治疗。

3. **乙二胺四乙酸二钴**　适用于硫代硫酸钠治疗无效的昏迷患者(钴与氢离子的亲和力大于细胞色素氧化酶与氢离子的亲和力, Co_2-EDTA 与氢离子结合成稳定的氰高钴酸盐排出体外)。

【禁忌证】

1. **硫代硫酸钠**　有先天性 G-6-PD 缺陷者禁用,血压低或有血液循环障碍慎用。

2. **4-二甲基苯酚**　禁忌同时应用亚硝酸盐类药物,有先天性 G-6-PD 缺陷者忌用。

3. **乙二胺四乙酸二钴**　心动过速、呼吸困难患者禁用。

【观察要点】

1. **硫代硫酸钠**　观察患者用药后有无头晕、乏力、恶心、腹泻等不良反应。静脉注射速度过快可引起血压下降,偶有接触性皮炎和过敏性休克。

2. **4-二甲基苯酚**　观察患者用药后有无皮肤、口唇及指甲轻度发绀,数小时后可自行缓解;肌内注射局部轻度肿胀;可有体位性低血压。

3. **乙二胺四乙酸二钴**　观察患者用药后有无室性心动过速、喉头水肿等不良反应。

三、金属及金属元素中毒解毒药

二巯基丙磺酸钠在体内通过竞争性络合有害金属,促使毒物排出和酶活性恢复,拮抗那些能与重要的细胞巯基形成巯基化合物的金属,如砷和汞等的生物学作用。依地酸二钠钙能与多种二价、三价金属络合,形成稳定的可能性金属络合物,经肾脏随尿排出。

【常见药物】　二巯基丙磺酸钠、依地酸二钠钙、青霉胺、去铁胺、二乙基二硫代氨基甲酸钠。

【适应证】

1. **二巯基丙磺酸钠**　适用于治疗汞中毒、砷中毒,对铬、铋、铅、铜、锑等中毒也有一定的疗效。

2. **依地酸二钠钙**　适用于治疗无机铅中毒,对铜、锌、铁、锰、镉、钒、钴及某些放射性元素如钍、铀、镭、钚等亦有一定的促排作用。

3. **青霉胺**　适用于铜、汞、铅、锌、镉、镍、钴、铋、金等中毒,肝豆状核变性病,免疫性疾病。

4. **去铁胺**　适用于治疗误服过量铁剂的急性中毒。

5. **二乙基二硫代氨基甲酸钠**　适用于急性羰基镍中毒的治疗。

【禁忌证】

1. **二巯基丙磺酸钠**　砷化氢中毒不用。

2. **依地酸二钠钙**　对缺锌、肾脏病史患者慎用。

3. **青霉胺**　对青霉素过敏试验阳性患者忌用,孕妇忌用。

4. **去铁胺**　对严重肾脏疾患者忌用,妊娠 3 个月内不宜用。

5. **二乙基二硫代氨基甲酸钠**　用药期间应禁酒。

【观察要点】

1. **二巯基丙磺酸钠**　观察患者用药后有无头痛、头晕、恶心、乏力、心动过速等不良反应。个别患者可有过敏反应,如皮疹、寒战、发热、面部灼热感及眼结膜充血等,严重过敏者可发生过敏性休克、剥脱性皮炎。

2. **依地酸二钠钙**　观察患者用药后有无短暂的头晕、乏力、恶心、关节酸痛等,偶见在注射 4~8 小时出现发冷、发热、呕吐、头痛、肌肉痛及类组织胺反应。

3. **青霉胺**　观察患者用药后有无发热、皮疹、嗜酸性粒细胞增多等急性过敏反应。青霉素过敏者对青霉胺也有交叉反应,用本药前应作青霉素过敏试验,阳性者忌用。也有乏力、食欲缺乏、恶心、呕吐、腹泻、白细胞和血小板减少、对盐和甜味的丧失等不良反应。长期服用可引起肾病综合征,个别患者发生视神经炎,使用吡哆辛后有良好的效果。

4. 去铁胺 观察患者用药后有无腹泻、视物模糊、腹部不适、腿部肌束颤动等。溶液需现用现配,溶液混浊则不可用。重度铁过多患者用去铁胺治疗时,在每天服用维生素 C 后可出现心脏毒性,去铁胺与维生素 C 联合治疗应慎重,肌内注射可引起局部疼痛。

5. 二乙基二硫代氨基甲酸钠 观察患者用药后少数有恶心、呕吐等轻度胃肠道症状。

案例 11-4

王先生,男,51 岁,3 天前用"乐果"农药给自家果树喷洒,今晨起自感头疼、头晕、共济失调,来院就诊。医生询问病史后,查体:神志清楚,双瞳孔缩小,患者流涎、烦躁不安。医嘱:双复磷 0.25g 静脉注射,心电监护。

思考: 1. 根据王先生症状与体征,医生为什么不用碘解磷定而用双复磷?

2. 如果剂量过大,心电监护会出现哪些心律失常表现?

第六节 特殊检验、检查患者的护理

一、早产儿、高危儿伴呼吸衰竭的检查与护理

(一)病例回顾

尹某某之子,男性,1 天。2016 年 12 月 28 日 19:05 入新生儿科。主诉:生后颜面青紫、反应差,呼吸呻吟半小时。既往史:母孕期有蛋白尿、妊娠高血压综合征、心包积液、心力衰竭。母亲无贫血、糖尿病、感染。现病史:患儿为 G_1P_0,母孕 32 周,早产,剖宫产。患儿出生后颜面周身青紫,反应差,呼吸呻吟半小时。无哭声,有自主呼吸,给予气道清理。Apgar 评分:1 分钟:7 分;5 分钟:7 分。出生体重:1750 克。入院时查体:T:36.8℃,P:169 次/分,R:50 次/分,SpO_2:82%。早产儿外观,一般状态差,颜面青紫,腹部有散在出血点,前囟平软,呼吸促,双肺呼吸音弱,呼吸呻吟,心音低钝。原始反射:拥抱反射、握持反射、吸吮反射引出不全。入院时化验:血常规:WBC:$7.0×10^9$/L,N:23.5%,LYMPH:$70.7×10^9$/L,HGB:170g/L。生化系列:ALT:8U/L,AST:23U/L,TBIL:44.2μmol/L,Cr:84.3μmol/L,LDH:468μ/L。凝血象:PT:13.8 秒,APTT:84.2 秒,Fbg:1.38g/L,D-Dimer:921ng/ml。入院诊断:早产儿、新生儿窒息、低出生体重儿、高危儿。新生儿科治疗方案:完善相关检查,抗炎、抗病毒、多脏器保护支持等对症治疗。

患儿于当晚 21:00 出现 SpO_2:67%,周身青紫,无反应,给予清理呼吸道,面罩正压通气,肾上腺素静脉推注,纠正酸中毒,同时心肺复苏,急诊转入 ICU 抢救。入 ICU 查体:T:36.0℃,P:158 次/分,SpO_2:65%,R:56 次/分。无反应,颜面周身发绀,双肺呼吸音弱,可闻及少量湿罗音,皮肤有散在出血点。原始反射:拥抱反射、握持反射、吸吮反射未引出。ICU 血气分析:pH:7.21,PCO_2:48mmHg,PO_2:29mmHg,Lac:7.0mmol/L,HCO_3^-:16.4mmol/L,BE:-11.5mmol/L,THbc:155g/L,Na^+:135mmol/L,K^+:5.3mmol/L,Ca^{2+}:1.3mmol/L。

入 ICU 诊断:早产儿、高危儿、呼吸衰竭、缺血缺氧性脑病、凝血功能障碍、肺出血。入 ICU 治疗:机械通气:气道引出大量血性分泌物;调整内环境:纠酸、调整离子、补液。

（二）护理措施

1. **维持体温** 稳定室温应保持在 24～26℃，相对湿度在 55%～65%。

2. **暖箱护理** 婴儿温箱温度调至 28～32℃，箱内相对湿度应维持在 55%～65%。患儿体温未升至正常之前应每 30 分钟监测 1 次，升至正常后每 4 小时测 1 次，保证体温在 36～37℃之间。一切护理操作尽量在温箱内进行，尽量少打开箱门，以免箱内温度波动。若必须暂出温箱治疗检查，也应注意做好保暖措施，避免患儿受凉。使用温箱时应严格执行操作流程，定期检查有无故障，保证绝对安全。工作人员入箱操作、检查、接触患儿前必须洗手，防止交叉感染，保持温箱的清洁。使用期间每天用消毒液擦拭温箱内外，然后用清水擦拭一遍；每周更换温箱一次，用过的温箱除用消毒液擦拭外，再用紫外线照射；定期进行细菌培养，如培养出致病菌应将温箱搬出病房彻底消毒。湿化器水箱用水每天更换一次，以免细菌滋生，机箱下面的空气净化垫每月清洗一次，若已破损则应更换。

3. **密切观察病情** 早产儿病情变化快，常出现呼吸暂停，除监测体温、脉搏、呼吸等生命体征外，还应观察患儿的进食情况，反射、哭声、面色、皮肤及手指脚趾的颜色及温度，观察患儿大、小便等情况。在输液过程中，使用推注式输液泵，严格控制补液速度，定时观察并记录，防止医源性高血糖、低血糖发生。

4. **维持有效呼吸** 呼吸机机械通气是抢救危重新生儿的重要措施，目前呼吸机在新生儿重症监护病房的广泛应用，显著提高了危重新生儿的抢救存活率，同时机械通气所致的并发症呼吸机相关性肺炎（VAP）又是导致新生儿机械通气失败的主要因素。由于进行机械通气的新生儿需要气管插管，气管插管破坏机体自然防御屏障，削弱咳嗽反射和纤毛运动，气管插管、气囊周围积聚的分泌物及细菌可下行进入气管、支气管、肺组织，插管摩擦和吸痰损伤呼吸道黏膜及上皮基底膜，为细菌进入下呼吸道提供了机会，同时又成为细菌繁殖的场所。因此，机械通气时间应尽可能缩短，积极创造条件早日拔除气管导管撤除呼吸机。在护理过程中应加强呼吸机的管理，适时更换呼吸机管路，长期使用者应每周更换。如果频繁地更换呼吸机管路，反而破坏气道的封闭性，增加气道污染的机会。对于胎龄小、出生体质量轻的患儿加强护理，防止患儿误吸，无禁忌证的情况下采用 45°角的半卧位，防止胃内容物反流吸入气道；保持患儿口腔清洁，每天行口腔护理，有效减少口腔的细菌数，防止细菌向下移行而发生 VAP；吸痰推荐使用密闭式吸痰管，声门下分泌物持续吸引，操作中注意动作轻柔，避免损伤气管黏膜。

5. **合理喂养** 尽早喂养，以防低血糖。无法母乳喂养者以早产儿配方乳为宜，该患儿可用胃管喂养和静脉营养，详细记录每次出入量、准确称量体重以便补充营养。

6. **预防感染** 工作人员要强化手卫生意识，严格执行消毒、隔离制度，并严格控制参观和示教人数，室内物品定期更换、消毒，防止交叉感染。加强皮肤脐带的护理，保持皮肤完整性和清洁。

二、多发伤患者的检查与护理

（一）病例回顾

彭某，男性，64 岁，既往体健。于入院前 3 小时发生车祸，左腿畸形、出血不止，意识不清，入当地医院，在硬膜外麻醉下行左腿切开内固定术，术后患者躁动不安，意识不清，尿少 1 天，因其呼吸困难，给予建立人工气道（喉罩），呼吸球囊辅助呼吸，并由"120"转院，以"多发伤"收入 ICU。入院查体：HR：83 次/分，R：21 次/分，BP：49/29mmHg，SpO$_2$：86%，中昏迷，双侧瞳孔等大同圆，对光反射迟钝，口唇发绀，胸骨突出，双肺呼吸音粗，窦性心律，心音弱，左腿术后功能位固定，周身可见多处擦皮伤。

彭某病情稳定后，胸外科于入院第 3 日行血胸清除、胸腔引流液穿刺、肋骨切开复位内固定术，术后转入 ICU。现存问题：①行左侧胸腔引流穿刺术，左侧肋骨切开复位内固定术，暂时不考虑脱机；②静脉血栓栓塞症风险评估 6 分，极高危；③NRS2002：2 分，存在营养风险。

（二）护理措施

1. **呼吸系统** 保持呼吸道通畅，早期使用呼吸机能有效地纠正低氧血症，纠正反常呼吸，机械通气可适当加 PEEP，可以使肺泡始终保持正压，使萎缩的肺开放，增加功能残气量，同时能克服胸壁软化，使浮动的胸壁固定。PEEP 也应从小开始，根据病情增加，一般控制在 5~15cmH₂O，一般不超过 18cmH₂O，否则会产生气压伤，影响心排氧量。机械通气过程中要注意防止呼吸机并发症的发生，特别是严重多发伤患者可能有病原菌、真菌的混合型感染，出现多种污染，诱发呼吸机相关性肺炎。在治疗过程中要加强气道湿化、吸痰过程中进行无菌操作，对气道内分泌物进行定期培养。

2. **凝血机制监测** 护士应观察伤口、消化道、皮肤出血情况。创伤、休克时较易出现凝血和纤溶系统功能障碍。由于失血、体液复苏、体表或体腔暴露热量丢失增加，产热损害，创伤患者的低体温引起凝血酶、血小板量减少和功能损害，部分促凝血酶原激活时间、凝血酶原时间增加，出血时间延长。大量输血也会引发很多并发症：出血、低体温、酸碱平衡紊乱、稀释性血小板减少和 DIC 等。护士应加强输血过程中的监护，采取个体化的输血治疗，重视复温护理。手术、严重创伤、输血等是影响静脉血栓形成的危险因素，医护人员要密切凝血机制监测，预防 VTE 的发生。

3. **消化系统** 严重创伤、休克、感染等常引起胃肠黏膜溃疡、出血和坏死，护士要密切观察消化道是否出血，序贯正确使用止血药：①排空胃内积血；②注入血管收缩药（冰盐水＋去甲肾上腺素）；③保护胃黏膜（云南白药等）。患者胃肠道损伤症状减轻，消化道通畅的情况下，可适当增加肠内营养，保证患者营养需求。

三、十二指肠溃疡穿孔术后的检查与护理

（一）病例回顾

患者，玄某，男，54 岁。主诉：十二指肠溃疡穿孔术后 6 日。既往史：糖尿病史。个人史：无烟、酒等不良嗜好。入院前 8 日出现发热，自行静点抗生素无缓解。入院前 6 日于当地医院就诊和手术治疗。术后第一日出现寒战高热，再次行手术治疗。生命体征：T：38.8℃，P：120 次/分，R：18 次/分，BP：80/53mmHg，SpO₂：99%。重点查体：意识清醒，口唇无发绀，气管插管呼吸机辅助呼吸，双下肺可闻及湿啰音，腹部正中可见长约 15cm 纵向切口，愈合差，有脓性分泌物流出，左侧腹引流管 1 枚，右侧腹引流管 3 枚，均引出墨绿色液体，全腹压痛、反跳痛及肌紧张阳性，未闻及肠鸣音。血常规：WBC：22.8×10⁹/L，NEUT%：86.1%，HGB：111g/L，HCT：32.9%，PLT：141×10⁹/L。生化：ALT：25U/L，AST：15U/L，ALB：26.1g/L，TBIL：101.8μmol/L，BUN：5.08mmol/L，Cr：68μmol/L，TnI：0.000μg/L，CK：83U/L，LDH：124U/L，CKMB：0.1μg/L。凝血象：PT：15.0Sec，APTT：44.9Sec，TT：14.1Sec，PT%：52%，INR：1.39，FbgC：4.2g/L，D-Diner：1232ng/ml。PCT：2.25ng/ml；G 试验：230.6pg/ml；肝炎系列及 HIV 抗体均阴性。

入 ICU 的临床诊断：十二指肠穿孔修补术后、十二指肠瘘、呼吸衰竭、肺炎、肺不张、胸腔积液、腹腔感染、感染性休克、肝功能不全、低蛋白血症、凝血机能异常、2 型糖尿病。

（二）护理措施

1. **严重腹腔感染腹腔开放患者机械通气期间 VAP 的预防** 严重腹腔感染导致腹腔压力过高行腹腔开放减压治疗时，由于腹部开放伤口面积大，肠管暴露，多根腹腔双套管冲洗引流出大量的肠液，病情重病程长，机械通气时间久，而腹压高膈肌上抬压迫肺导致呼吸费力，压迫胃导致胃内容物反流误吸更易发生呼吸机相关性肺炎（VAP）。

（1）抬高患者床头 30°~45°：VAP 常由于污染的分泌物误入下呼吸道引起，包括胃、上呼吸道、人工气道、呼吸机冷凝液等均可能是吸入分泌物的来源。严重腹腔感染腹腔开放的患者由于腹腔压力高，膈肌上抬压迫胃更易导致胃内容物反流误吸。抬高患者床头 30°~45°可减少反流，促进分泌物从气管经口排出或

吸出,有利于咳嗽和深呼吸,从而有效地预防了VAP发生。

(2)口腔护理:口腔护理2~3次/天。研究发现气管插管、气管切开后所造成的VAP,其病原菌多数来源于口咽部或胃内受污染分泌物的误吸,即所谓"微量误吸"。每日检查口腔情况,用生理盐水棉球(纱布)擦拭3~4次/天,口腔护理液根据口腔pH值选择。pH值高时,应选用2%~3%的硼酸溶液;pH值低时选用2%碳酸氢钠,pH值中性时选用1%~3%的过氧化氢。

(3)良好的手卫生:严重腹腔感染行腹腔开放治疗的患者,由于肠液容易污染患者其他部位和床单位,因此接触患者前后,吸痰操作前后均要洗手,可采用六步洗手法或手消毒剂洗手法。

(4)帮助和协助患者早期活动:由于严重腹腔感染的患者病情重、疗程长,长期卧床加之多根腹腔双套管冲洗引流,制约了患者的活动,增加了各种并发症的发生率。因此需要帮助和协助患者早期活动,经常性变换体位,每1~2小时翻身1次。2次/天叩打和震荡患者肺部,持续10~20分钟,肺震荡频率>200次/分。

(5)专职气道护理:有条件的科室可成立专职气道护理小组,每天对患者采取专职的气道护理,提高呼吸道管理水平,减少并发症的发生。

1)恒温湿化器:不同呼吸机回路对气体的保温作用不同,并且保温作用受室温的影响。因此,加湿器温度设定应以吸气端Y型接头处温度为标准,随时调节加湿器的温度,及时添加蒸馏水,保证人工气道充分湿化,提高机械通气患者人工气道管理水平,减少VAP感染的发生。

2)随机雾化吸入给药:利用射流的原理,产生的雾滴直径一般小于5微米,可以进入终末肺单位,小雾量、短时间、间歇雾化法,每2~4小时雾化吸入10分钟,效果较为满意。

3)保持适当的气囊压力:气囊压力保持在25~30cmH$_2$O(1cmH$_2$O = 0.098kPa),每小时检查气囊压力1次。当气囊压力保持在25~30cmH$_2$O时,一方面它能很好地保护气道黏膜,免受高压的影响;另一方面又可以很好地阻止声门下分泌物的下漏,因而是最佳的压力范围。当气管黏膜受压的压力超过30cmH$_2$O时会使气管黏膜血流中断,气囊压力达40.8cmH$_2$O时,黏膜血流明显减少,黏膜苍白。当气囊压力低于20cmH$_2$O时,可减少黏膜损伤和误吸率,但是仍存在隐形渗漏的问题,原因是充气后的气囊直径小于气管直径以及气囊内压与气管壁外压相等,因此形成气囊壁的纵形皱褶,使积聚于声门下的分泌物可漏入下呼吸道,导致VAP的发生危险度增加了4.2倍,因此气囊压力太低会导致VAP的发生。

4)使用声门下可吸引的气管导管:机械通气患者口咽部分泌物易积聚在声门下区气囊上,成为细菌积聚定植场所,该腔隙容量在气管造口者为(10.5±5.0)ml,在经鼻气管插管者为(3.6±2.0)ml。该处细菌浓度可达10^8~10^{10}cfu/ml,因此必须及时清除该处积聚的分泌物。使用声门下可吸引的气管导管可直接吸出气囊上的分泌物,减少VAP的发生。

5)呼吸机湿化罐的液体24小时更换:湿化器内的无菌液体24小时更换1次,清洁后装入无菌液体,湿化器每周消毒1次,方法为用1:500的含氯消毒液浸泡30分钟。

6)更换呼吸机管路:美国疾控中心要求更换呼吸机管路时间间隔必须>48小时,同一患者使用的呼吸机,长期使用者应每周更换,除非肉眼可见呼吸道分泌物污染者及时更换。在更换管道或者脱换管道时,要始终保持进气通路高于出气通路。双人合作更换管路等可减少冷凝水倒流。

7)至少每周1次行下呼吸道分泌物培养加药敏:可采用支气管灌洗的方法留取痰培养或直接用痰液收集器吸取下呼吸道痰液,送细菌培养加药敏,人工气道的前3天每天送培养,第5天以后至少每周1次行下呼吸道培养加药敏。

2. 使用梯度治疗装置防止静脉血栓的形成 腹内高压可直接压迫下腔静脉和门静脉,导致静脉回流受阻,血液瘀滞,极易发生深静脉血栓,而深静脉血栓(DVT)栓子的脱落可引起肺血管栓塞,引起的临床症状主要决定于堵塞的肺段数。栓塞于细小肺血管表现隐匿;栓塞2个肺叶以上的患者可发生急性肺源性心脏病,栓塞于肺动脉主干及主要分支可出现致死性肺梗死。通过梯度加压弹力袜和压力抗栓泵等机械方法可防止下肢静脉血流迟缓,促进血液回流、增加静脉流速,连续应用可有效降低 DVT 的发生率,或肢体活动,每天主动、被动肢体活动或躯体运动,上下午各 1 次,15 分钟/次。

3. **留置鼻肠管,营养液由营养泵持续输入** 尽早行肠内营养是治疗腹腔感染的有效手段之一。肠内营养由于符合生理、易于消化吸收、抗原性弱、营养全面、价格低、安全、并发症少、方法简便等优点被临床广泛接受。但肠内营养导致的胃潴留易使胃内容物误吸入呼吸道,其所引起的肺内污染和刺激是导致 VAP 的关键。机械通气的患者由于人工气道的建立,咽喉部肌肉会有不同程度的松弛,会厌功能的障碍和胃管、气管插管形成的胃肺感染树容易发生误吸,因此对于腹腔感染腹腔开放患者在机械通气期间肠内营养管应超过幽门,并由肠内营养泵持续、匀速地缓慢输入,可减少反流和误吸的发生,或采取腹壁直接穿刺置入肠内营养管和胃肠减压管。

4. **引流管的护理** 目前临床上常用的为负压封闭引流术和腹腔三腔引流管冲洗。

应用负压封闭引流术治疗十二指肠瘘,能充分引流十二指肠瘘出液,使病灶局限,促进创面肉芽组织生长,窦道形成,最后自行闭合痊愈。负压吸引能使被引流区内的渗液、脓液和脱落坏死组织能被及时、彻底地引出来,使细菌不易生长,感染得到很好的控制。

腹腔三腔引流管有很多优点,能够起到充分地腹腔冲洗引流作用,生理盐水冲洗稀释漏出的肠内容物及腹腔渗出物质,在很大程度上可避免外管侧孔阻塞。进气管起平衡气压的作用。腹腔三腔引流管内管外管可以分离,优点是可以取出内管清除坏死组织,如果阻塞严重可以更换内管;外管应用硅胶材料制成,其优点是质地较硬,置管时,引流管容易置于瘘口附近,不至于中途发生扭曲,硅胶管还有支架功能,有效防止因周围组织压迫及负压吸引而出现塌陷。

无论采用何种引流方式,有效地腹腔引流是控制十二指肠瘘患者感染的关键,腹腔引流通畅情况下,感染可被控制,全身应用抗生素不是必需的,感染控制情况下可以不用抗生素。腹腔引流不畅情况下,应用抗生素不能控制肠瘘患者的感染,此时的抗生素基本无效。所以护理人员要定时观察引流管通常情况,观察引流颜色、性质、量,做出适当的调整。

(陈玉红 李黎明 朱艳萍 关 红 温韬雪)

急危重症患者的药物治疗是疾病治疗的重要环节,通过本章节的学习,了解血管活性药物的作用,如有迅速提高血压,改善心脏和脑血流灌注,改善或增加肾脏和肠道等内脏器官的血流灌注,纠正组织缺氧等作用,并且需要熟悉硝酸酯类药物、β 阻滞剂、ACEI、ARB、CCB 等常用药物的作用和用药护理要点。 正确掌握各类药物的适应证和禁忌证,除此之外,在用药前还需要掌握患者的基本信息、病情变化情况、过敏史、以往疾病史等资料,观察用药后反应,做好各项监测如在滴注血管活性药和利尿剂时须进行血压、心排血量、心电图及尿量的监测,尤其是心

功能不全或有其他并发症的患者,在滴注前必须根据患者病情,关注每个患者的个体差异,提高应用的作用和价值。同时需要加强对护理人员的用药安全意识培训,对各类药品进行明确标识。避免用药不及时、剂量不正确、错误用药途径、用药不良反应等情况的发生。

另外,护理人员需要落实对药物疗效的监护,掌握药物疗效的评定指征。在用药期间,对患者的心率、血压和脉搏等变化进行监测,确定病情是否有所好转。 若发现药物的治疗效果并未达到预期的效果,护理人员可以建议责任医生及时调整治疗方案。

1. 常用血管活性药物的种类有哪些?

2. 应用血管活性药物的过程中护理观察要点有哪些?

3. 简述使用碳酸氢钠的禁忌证。

4. 简述氯化钾用药护理。

5. 简述硫酸镁用药观察要点。

6. 氯化钙用药护理要点。

第十二章　急危重症护理人文与伦理

12

学习目标	
掌握	急危重症患者医患双方的权利义务；处理医患关系的基本伦理准则；护士的人文修养；医学的人文关怀在急危重症护理中的具体体现。
熟悉	急危重症患者医患关系的现状；急危重症护理中出现的伦理冲突及应对策略。
了解	如何运用理论知识解析医疗实践中有关医患关系的现实问题。

第一节 急危重症护理的人文精神

问题与思考

请从医学人文关怀为切入点,考虑护士的人文修养有哪些?

俗话说"医乃仁术",急诊及 ICU 是医院抢救危重症患者的前沿阵地,是一个比较特殊的医疗场所。急危重症科是急诊医学及重症医学的重要组成部分,是一门用最少数据、最短时间和最佳技能来挽救患者生命、减轻患者痛苦的专业艺术,它直接体现了医院的综合技术水平和服务水平。急危重症专科护士不但应具有良好的职业道德素质、丰富的理论知识和实践经验、熟练的操作技能,还要具备健康的身体与良好的心理素质。急危重症患者的疾病特点为:急、危重、病情复杂,患者和家属心情焦急,对医护期望值很高,希望病情能尽快控制,及时解除痛苦。医学人文关怀(humanistic care of medicine)是指在医疗护理过程中,医护人员以人道的精神对患者的生命和健康、权利与需求、人格与尊严予以真诚关心和关注,即除了为患者提供必需的诊疗技术服务之外,还要为患者提供精神的、文化的、情感的服务,以满足患者的健康需求。随着社会的发展,人们的健康需求不断扩大,人文关怀在急诊及 ICU 也越来越显示它的独特价值。

医学人文精神(medical humanistic spirit)是人文精神在医学领域中的具体体现,其核心理念是以人为本。医学人文精神以求善、求美和关注情感体验为特点,强调尊重患者的情感世界和意愿,依循整体观念、遵照仁术的信条,强调临床的感受。追求医学的人性化,就会重视情感因素的注入,重视人的人格尊严和权利,提倡对人的理解、同情、关心,注重人与人、人与自然、人与社会多种关系的和谐。在整个医学过程中,生命的价值和人的感受被置于重要地位。

第二节 急危重症护理伦理问题现状

问题与思考

请从护理伦理为切入点,考虑急危重症患者的护理伦理问题有哪些?

一、急危重症患者病情对家庭的冲击

急诊及 ICU 收治的患者均为急性发病或病情突变的患者,患者及家属均处于应急的状态,而且陪送患者住院的家属较多,情绪焦急、易激动。急危重症患者由于从所熟悉的社会环境来到医院这个陌生的环境,受到疾病和急诊及 ICU 特定环境的冲击会产生心理和生理上的失衡,甚至出现 ICU 综合征。当患者因突发疾病住进 ICU 时,本人及整个家庭会进入一种危机状况,严重影响患者及家属对疾病的应对能力。而急诊及 ICU 的护士常常将所有的精力放在患者生命的抢救和病情监测上,忽视了患者心理和情绪的变化以及家属的需求。急危重症患者病情危重,稳定性差,而患者家属又无法陪伴患者,需在急诊或 ICU 外等待,探视时间受限;住院费用相对高昂。急危重症患者病情的复杂性及科室人员工作环境的特殊性,常常突显出诸多伦理问题。

二、医疗水平的进步、护理技术、设备的进步带来的伦理问题

医学水平的进步使急危重症患者救治过程中道德伦理问题越来越突出。急诊及ICU集中的使用维持生命的医疗技术及设备,包括气管插管、呼吸机、血液净化、主动脉内球囊反搏、心肺复苏、静脉给予血管活性药物、使用高效抗生素控制感染、营养支持疗法等。这些治疗措施能够在一定时间内支持患者的生命,可以为原发病的诊断和治疗争取宝贵的时间。一些不可逆的绝症患者的生命也靠这些技术得以维持,如晚期癌症、脑死亡、多器官功能衰竭终末期等。目前国内医院急危重症患者治疗费用高达数千甚至上万元,是维持治疗还是终止? 这不仅仅是个医学问题,也是哲学问题、伦理问题。

随着医疗护理技术、设备的进步和疾病谱的改变,护士在提高护理质量、延长患者生命的同时,也开始面临着越来越多的伦理困境。伦理困境(ethical dilemma)是指护理人员所面对的伦理问题,情况混淆不清晰,找不到一个使人满意的解决方法,或是不知采取何种措施,进退两难时的情景。在临床工作中具体表现为医疗资源的短缺、风险规避与伦理原则的矛盾、医护患价值观的冲突等。

伦理困境已经成为影响护理行业的重要问题之一,可导致护士受到道德伤害,引起压力综合征,包括挫折感,愤怒和焦虑,从而降低护士职业满意度,甚至离开护理岗位。调查显示,约15%的护士因为道德困境带来的负性体验而离职。急诊、ICU是高风险科室,患者的就诊时间、数量、病种、病情随机性很大,且病情复杂、危重,突发事件多,护理工作中也存在更多的护理问题和风险。因而使护士在工作中面临着更多的护理伦理问题,陷于两难的困境。

第三节　急危重症护理中出现的伦理冲突

问题与思考

请从急危重症医疗决策中医患关系矛盾为切入点,考虑影响危重症医疗决策的因素有哪些?

一、急危重症医疗决策中医患关系的矛盾

在急危重症患者医疗决策过程中,患者及家属均有知情权,医生对患者及家属解释病情,制定治疗方案过程中,实施知情同意和知情选择时有可能遇到的矛盾主要表现为:

1. **知识差异**　医生会根据渊博的专业知识及临床经验来分析患者可能的病情发展方向及预后情况,但患者及家属对相关疾病知识知之甚少,且患者及家属会"有病乱投医",通过朋友沟通、网络查询、病患交流等方式获取片面信息,在诊疗过程中,更注重"病能治好吗?""有没有后遗症""治疗后患者能达到什么效果?"等疾病的治疗结果,而对危重症患者的病情及疾病的不确定因素理解甚少,患者及家属的理解直接影响医生对患者的治疗方案的施行;医务人员和患者及家属在掌握医学知识方面有差异。

2. **自我保护与治疗之间的矛盾**　由于目前医患关系的紧张,本应全力抢救急危重患者生命安全的医护人员为防范自身医疗安全,在与患者及患者家属介绍病情时有时会夸大、片面。这种沟通方式很容易给患者或家属带来误导,有时家属甚至会做出放弃治疗、自动出院的决定,因此就存在一定医患纠纷的隐患。

3. **选择与期望的矛盾**　较好的救护疗效是急诊及ICU存在和发展的重要因素。但由于社会、经济和医学本身的复杂因素,并不能保证每一位进入急诊及ICU的患者身上能够起到期盼的疗效。急诊及ICU

医务工作者每时每刻都可能陷入对病魔"无能为力"的尴尬境地。然而，人们或因经济实力不同，或因道德责任不同，或因对疾病疗效认识不同，显现出不同的治疗态度。医务人员作为患者的救治者通常只考虑疾病的治疗问题，就疾病而言，医生选择的是最佳方案，但是却未顾及患者的经济实力、家庭因素、社会因素等。也有医务人员可能为片面追求较好的"效益"和所谓的"服务满意度"，也可能处于自我保护的本能思考，无原则地、过多提供不必要的医疗服务；患者则可能由于经济的或其他原因，不得已违心地选择放弃治疗；也有家属为尽孝道，不计经济条件盲目坚持着无意义治疗。这多种原因所致的患者及家属的选择与医生期望不同，体现出不同的选择伦理，使医患双方都处于伦理矛盾之中。

4. 意见不一致的矛盾 知情同意权＝知情权＋同意权或选择权。我们都知道患者对疾病有知情同意的权利，但出于中国源远流长的孝道主义及一些家庭经济状况的影响下，患者的意见往往与家属的意见不一致。例如某院曾接收一位李姓老年男性（以下简称李某），李某 COPD 病史 40 余年，慢性肺源性心脏病、心功能Ⅳ级、Ⅱ型呼吸衰竭、结肠癌肝转移，入院后患者要求保守治疗，但家属态度积极，患者病情恶化后行气管插管，呼吸机辅助呼吸后出现低血压及肾功能不全，予血管活性药物维持血压及血液滤过治疗，患者意识清醒时反复表示不希望继续治疗，但家属仍要求继续治疗，予留置胃管、留置导尿、中心静脉置管、气管切开。1 月后临床死亡，总计费用 30 余万元。患者与其家属意见不一致，直接影响到医生医疗决定的伦理问题。

患者对医疗决策的采纳或选择与家属意见不一致，此时会出现多种情况，其中体现出不同的伦理问题。作为救治急危重症患者的医务人员，可能经常面临医疗活动与基本伦理原则之间的冲突。冲突会带给我们许多困惑而又缺乏相关的指导。要具体分析和应对，有些患者具有自主能力，有些患者不具备自主能力，根据 2010 年 3 月 1 日实施的《病历书写基本规范》第十条规定，对需取得患者书面同意方可进行的医疗活动，应当由患者本人签署知情同意书。患者不具备完全民事行为能力时，应当由其法定代理人签字；患者因病无法签字时，应当由授权的人员签字。若患者具有自主能力，通常应让患者与家属充分商量且意见统一后再行动，但在病情紧急而医务人员也认为患者意见有道理时，应尊重患者的意见，并签署书面协议；如果患者不具备自主能力，应尊重家属的意见，在家属意见不一致时要听取家属代表的意见，但在家属或家属代表的意见违背患者的健康或生命利益时，医务人员应找伦理委员会咨询或找患者单位的领导商讨解决。虽然有明确的法律给出了规定，但是在临床工作中，还存在着很多特殊情况的发生。家属与患者意见不一致，在中老年患者及经济困难的患者身上体现明显，患者出于责任心及义务感，不想增加家人的经济负担而选择出院回家放弃治疗或转至地方医院维持治疗，患者与家属的意见存在着伦理矛盾。

5. 真话与制度的矛盾 指对"不治之症"或预后不良患者，医护人员讲真话与执行医疗保护制度的矛盾。在医疗实践中，对"不治之症"或预后不良的患者，医护人员往往执行医疗保护制度，而对患者采取合理的"保密"。但对已树立了正确的生死观或医学知识丰富的患者，如果不让患者知情，对患者的治疗、余生或后事安排不利，甚至患者会拒绝治疗。

6. 自愿与暗示或强迫的矛盾 患者对医护人员的选择、对医疗决策的采纳或选择、以及是否参加试验性治疗或人体试验都应是自愿的，但有时医务人员会消极地对待患者的选择、不让患者和家属知情或通过暗示去诱导患者。

7. 急救需要与家属意见不统一的矛盾 《医疗投诉管理办法》第五十五条指出：医务人员在诊疗活动中应当向患者说明病情和医疗措施。需要实施手术、特殊检查、特殊治疗的，医务人员应当及时向患者说明医疗风险、替代医疗方案等情况，并取得其书面同意；不宜向患者说明的，应当向患者的近亲属说明，并取得其书面同意。因此，许多医务人员在家属未签订书面同意时不敢"轻举妄动"。当然，同时第五十六条指出：因抢救生命垂危的患者等紧急情况，不能取得患者或者其近亲属意见的，经医疗机构负责人或者授权的负责人批准，可以立即实施相应的医疗措施。

但在临床工作中，在不能取得患者或其近亲属意见时，医生获得医疗机构负责人批准给予积极抢救，但抢救无效患者死亡,家属认为未经家属同意对患者造成了不必要的伤害,甚至认为不尊重死者,拒绝交抢救等治疗费用;抢救成功时,也有患者家属放弃治疗、拒交治疗费用。导致有些情况医生为自我保护,未得到家属知情同意书的签字前,不敢妄自执行抢救措施。这些情况不仅给医护人员带来不必要的法律纠纷,还给医院带来了沉重的经济问题。

8. 抢救时间把握困难 临床中通常采用的抢救标准是,如患者呼吸心跳骤停,立刻给予心肺复苏,积极实施抢救持续半小时,呼吸心跳仍未恢复,瞳孔散大或固定,对光反射消失,心电图呈一直线,则可宣布患者临床死亡。但在实际操作过程中,抢救时间远远超出半小时,一方面是家属强烈的情感诉求要求医护人员继续抢救,不肯放弃;另一方面是出于对死者家属的心理安慰,让死者家属不至于感到绝望。适当地延长抢救时间也许不具备抢救本身的意义,却可能具备一定的社会意义,有时候可以防止一些不必要的医疗纠纷。但是过度延长抢救时间却是对医疗资源的一种浪费,所以如何把握抢救时间的长短也是需要考虑的问题。

二、经济因素对急危重症患者决策的影响

经济因素成为决策的主导要素。一是由于患者无法支付高额费用,患者家庭方面的经济能力与医生的决策权谁占主导地位的问题;二是医院考虑成本和效益的问题。如患者无经济能力,无法支付患者的医疗费用,因此选择拒绝复苏、撤销生命支持措施、放弃治疗等,如果是非濒死患者或脑死亡患者,急诊及 ICU 医护人员有时要经受各种伦理、法律等问题的考验。急诊及 ICU 由于治疗手段的复杂、仪器设备的昂贵等因素导致治疗费用较高,但是 ICU 天价医疗费用的发生却折射出违反经济伦理的过度治疗现象;往往这种巨额医疗费用是医患纠纷中最常见的导火线。在抢救急危重患者的同时,既要考虑社会代价,又要考虑经济代价,考虑社会和家庭的经济承受能力,这也是目前难于解决的、涉及医学伦理学的问题。虽然国家对医疗卫生事业的投入在持续增加,但是仍然难以满足人民群众日益增长的医疗需求。患者在抢救过程中,产生的各种费用比普通门诊及病房高出很多。抢救过程中经常需要使用到的急救医疗器械,包括但不限于心电监护仪、心肺复苏仪、除颤仪、呼吸机等,这些都会加重患者的经济负担。急危重症患者抢救,医院执行的是国家规定的"三先三后"原则,先予以抢救后收取费用。抢救完毕,催缴费用也是一个难题。部分家属会以事先没有告知为由拒绝支付,若抢救失败,患者死亡,费用就更难追回,另有部分患者确实因经济困难,无力承担昂贵的抢救费用。

综上所述,我们不得不就目前的临床状况分析引起高额医疗费用的原因。除患者病情因素影响,导致大量费用的支出外,也有以下两点因素:

1. 过度医疗现象 虽然医生在使用昂贵药品、医用器材、检查等时,已取得家属知情同意,如果医护人员缺乏一定的经济伦理观指导,在利益的驱使下很容易产生过度医疗现象,最终导致惊人的医疗费用。有些急诊及 ICU 医护人员有轻视细致的基本体格检查和临床思维倾向,致使依赖过度频繁的各种抽血化验、X 线、CT、B 超、甚至依赖大型仪器的检查;以及缺乏循证医学支持的昂贵进口药物、进口器材的盲目使用等等。比如,国内一种新上市不久的抗革兰阳性球菌的进口药品,价格昂贵,其临床疗效和国内一直沿用的抗革兰阳性球菌药物相比在国内并无可靠循证依据显示其优势,但其费用却远远高于后者,如果不慎重考虑盲目应用,则会给患者带来不必要的经济负担。因此,巨额医疗费用的代价如果不能换来患者病情的有效控制,医护人员对家属很容易会失去诚信和不满。

2. 新技术、新业务的开展和新药品应用 急诊及 ICU 中各种有创检查、治疗和新药品使用的不断出现,以及其临床效益在尚缺乏循证有力支持下的盲从和攀升,也给患者带来一定的风险和经济压力。例如,对于急危重症患者,某有创操作的两种不同的方法相比费用有一种明显增高,但其并发症的发生率则与术者的手术技能和患者个体情况有关。

三、急危重症患者生存尊严与死亡威胁之间的矛盾

作为三级甲等医院,每年院内死亡病例数百例,其中急诊及 ICU 就占了一半的数量。在我国,急诊及 ICU 医生的目光往往只放在"挽救生命"这一准则上,至于其他方面,则被有意无意地忽视了。欧洲有的医院急诊及 ICU 的房顶上画有蓝天、月亮、星星,垂危的患者看到这些充满生机的图案,即便知道这并非真正的自然界,心情也会随之好转。此外,无论病情多么危重,全身插满管子,患者都穿着合体的衣服,体现了人的基本尊严。但在国内的急诊及 ICU 内,某些医院的急诊及 ICU,为了便于抢救,多数不给患者穿衣服,只是盖上了被子。医生护士就站在床头讨论病情,进行各种操作。他们认为昏迷的患者听不见讲话,对这种细节并不在意,其实这是不符合医学伦理的,对治疗也是没有好处的。开国大将罗瑞卿之女罗点点提出的"尊严死"给整个医疗界的伦理问题提出了尖锐的一课。那么在生死尊严和全力与死神战斗中,抢救急危重症患者的医务人员如何抉择与行动也将面临着伦理的冲突。

四、急危重症中放弃治疗的决策矛盾

放弃治疗是以患者的生命健康利益为主的多方利益矛盾相互作用的产物,是众多客观现实与主观选择交织在一起所形成的临床医学关系。医学伦理学关注的焦点在狭义的放弃治疗——即临床医师自主的行为选择现象,即在患者被确诊后,临床医师自主采取"有所不为"的决策,自己决定或者被动认同其他人所提出的"不治疗"的主张。

放弃治疗的情况主要为以下三种:①患者病情危重,尽管给予先进医学支持手段,但希望渺茫,预后极差,家属要求放弃治疗;②患者病情危重,需要用许多昂贵的药物和医疗设备,但最终预后是好的,家属因承担不起高昂的医疗费用,要求放弃治疗;③患者病情危重,经过积极治疗可以挽救生命,但不可避免的留下严重后遗症,造成终身残疾,很可能生活不能自理。第一种情况似乎较容易被接受,后两种情况则一直存在伦理和观念上的纷争,分歧很大。从现阶段我国急危重症患者放弃治疗的情况来看,自费患者选择放弃治疗的比医保患者多。主要原因是急危重症患者的医药费、护理费以及病房的床位费等各项支出巨大,自费患者家庭难以承受;而各种医保患者的医药费等可以全部或部分报销,为免受因放弃治疗而引起的社会舆论压力,患者及其家属一般会选择继续治疗,患者与家属之间亲情的难以割舍也使得面对身患重症的患者,家属往往不会做出放弃治疗的决定。同时,现阶段社会对放弃治疗的问题意见不统一,造成患者家属在选择放弃治疗的同时也不得不承受社会舆论的压力。因此,急危重症患者放弃治疗的实施依然面临很多困难。

急危重症患者放弃治疗中的现象主要有三个层面:①一是"谁主张放弃治疗",其主体一般是患者本人、患者家属。有时,临床医师也以某种婉转的方式提出"放弃治疗"的忠告和暗示;②二是"放弃什么样的治疗",一方面是对有或无治疗价值的患者放弃哪一类患者的治疗?另一方面是对某一特定患者,放弃的是何种性质的治疗决策和手段,即是全部治疗还是积极治疗、抢救治疗,或者是实验治疗、姑息治疗等;③三是"怎样放弃治疗",就临床医师而言,有被动认同、主动倡导、积极默认、积极干涉等。但在程序上均过于简单化,难以确保是否该"放弃"这种认定的可靠性,极易引发医疗纠纷。

五、"举证倒置"与"谁主张谁举证"医患双方的定位矛盾

举证倒置(inversion of presenting evidence)指基于法律规定将本应由提出主张的一方当事人就某种事由不负担举证责任,而由他方当事人就某种事实存在或不存在承担举证责任,如果该方当事人不能就此举

证证明,则推定原告的事实主张成立的一种举证责任分配制度。

"谁主张谁举证"的规定的意思是:当事人对自己的主张,要自己提出证据证明。例如患者王某认为护士李某给自己打错了药,就要提供李某打错药的证据,如果李某反过来说药没有打错,也要提供自己没打错药的证据。

举证倒置规定出台对医疗措施影响产生的伦理问题。真正的受害者可能并不是医疗机构,但对医务工作者的打击或影响却是深远的,医生要随时证明自己无罪,所以会在诊疗活动当中不可避免的为保留一些证据而进行相关的检查,或者进行一些保守性的医疗措施,这些已经是回避不了的问题。举证责任倒置这个大环境下,其实在急诊及 ICU 中,处于争分夺秒危急抢救过程中的医护人员是不可能面面俱到的,如果医护人员在抢救时刻想到需要无过失的证据,对于医患双方都是不公平的。由于医学的复杂性,临床上的因果关系不总是可以一目了然的。特别是对于目前人类尚不确定的病因,医生更难以找到证据来解释自己无过错,对医生是不公平的,"举证倒置"将导致医疗卫生资源浪费。医生采取过度自我保护措施,尽可能将医疗方案做的万无一失,将加大了患者的经济负担;再一方面,临床医学是一个高风险的职业,整个医疗过程客观上存在诸多不确定因素和变数,医务人员规避风险,对危重疑难患者变相拒绝诊治,不仅对患者不公平、不道德,而且将使医生不敢大胆创新、挑战高难度的手术和疗法。

六、器官捐献问题医患双方的心理冲突

对于急危重症患者中脑死亡且患者家属要求放弃治疗的患者,医生从职业角度出发,为患者家属讲解器官捐献问题,医生期望患者家属有奉献精神,用死者的器官延续他人的生命,但是面对即将失去亲人的痛苦面前,家属及其反感医务人员提出器官捐献的要求。中国传统的道德观念认为"身体发肤,受之父母",捐赠给他人就是对父母的不孝。晚辈捐赠已故长辈的器官也是对长辈的不尊敬,使长辈不能"入土为安"。也有部分人认为,器官是自己身体的一部分,希望自己能在死后保持身体的完整,而不愿意捐献给他人。对医院情况的认知也会影响公众器官捐献的态度,在医患关系日益紧张的今天,一些人对医院不信任,担心医院把捐献者的器官用作商业用途,或出卖捐献者的器官,往往拒绝医院提出的捐献死者器官的建议。

七、救护技能不熟练带来的信任危机

在现代护理伦理学范畴中,护士素质的基本条件被定义为:要有健康的身体、冷静的头脑、敏捷的操作、高雅的举止、关心患者、严格执行医嘱。这就要求护士必须具备扎实的专业技能。急诊及 ICU 由于伤病员比较多、病情比较重,护士往往面临巨大的心理压力,如果在实施救护的过程中,由于业务知识缺乏,工作经验不足,在患者出现病情变化时不能及时发现,或不能采用正确的救护技能对患者实施救治、对患者的询问无法做出正确的解答,甚至使患者的病情进一步加重,就会导致护理风险的发生,引起纠纷和投诉。另外,在接收批量伤员或短时间救治较大量伤员时,护士如果缺乏熟练的救护技能和组织协调能力,就会将人力、物力集中于危重患者的救治中,对于病情较轻的患者就不能完全满足需要。在护理操作中如果不能做到准确、高效,输液、注射时不能一针见血,插胃管、导尿时不能一次成功,对心电图机、监护仪等使用不熟练,以致抢救时手忙脚乱,就会增加患者的痛苦,不能取得患者的信任,也使护理风险的发生率增加,导致护患关系紧张。

八、执行制度规范不严格造成的患者利益损害

护理伦理包含着道德原则和诸多的道德规范,也包括具有护理职业特质的伦理原则,如"尊重""行善"

"不伤害""公正""自主""守密",其中"不伤害"就是要确保患者的安全。而制度是规范、约束各项医护活动以达到预防风险事件、实施安全管理的核心内容。在急诊救护工作中,护士还存在因没有严格执行三查八对、无菌操作、等级护理制度,对患者病情评估不充分、治疗不及时等制度执行错误,而使患者利益受到损害,引发护理事故和纠纷。

第四节　急危重症护理中伦理问题的应对

问题与思考

请从及危重症医护人员沟通、工作原则为切入点,考虑急危重症护理伦理培训的内容有哪些?

一、医护人员沟通原则

1. **科学、客观、全面、及时原则**　尽管急诊及 ICU 收治的多为急、危、重患者,但医护人员在解释患者病情时一定要科学、客观、全面和慎重,要让患者真正、全面的知情,不能有意地引导错误告知,同时由于医学的局限性和不可预测性,医护人员要意识到自己的告知可能存在不足,所以,向患者家属告知时要遵循"科学、客观、全面、及时"的原则,这样才不会误导家属做出错误的决定。

2. **交接班回避患者的原则**　在急诊及 ICU 内的患者病情危重,清醒患者都因预后产生严重的焦虑问题,故医护人员针对可能为增加患者焦虑的医学问题采取病室外交接班模式,减少患者心理压力。

3. **耐心讲解、倾听、尊重原则**　患者家属大多为非医疗工作者,对疾病知识知之甚少,可能对患者病情及预后不能够理解,医护人员在与患者及家属沟通时,要耐心讲解病情,协助患者及家属做出治疗方案的选择。此外,要考虑患者及家属的心情,多倾听患者及家属心声,尽量满足患者需求。患者在医院内,对于陌生的环境,特殊的氛围,不断的机器报警声,和自身赤裸的身躯,都会产生恐惧、焦虑、担心、自尊心受创等心理变化,因此,在患者沟通时,尊重患者的要求、想法。

二、急诊及 ICU 医护人员工作原则

1. **经济原则**　在治疗过程中,杜绝过度医疗现象,对于有经济困难的患者,使用一些对症药物、传统诊疗措施疗效明确可靠,费用会大大降低。医生在制定治疗方案过程中,要懂得如何做到疗效、经济、伦理等最优化的效果。医生在选用新技术、新业务的开展和新药品应用时就要审慎地结合患者本身的病情情况、经济情况、利弊的慎重权衡,以取得对患者的最大利益,以免给患者带来医源性伤害和不必要的经济重负。

2. **行善原则**　它指导医务人员做善事,尤指重塑患者的健康与减轻患者的病痛。

3. **无害原则**　它督促医疗保健人员首先要不做有害于患者的事情。它并不单纯是行善原则的必然结果,两者有时也会有冲突。如对癌症晚期的患者使用吗啡减轻病痛被认为是符合伦理的(行善原则),但是吗啡也会增加患者的成瘾或死亡的危险,这一行为又违反了无害原则。

4. **自主原则**　任何一个具有完全法律能力的成年人在被告知适当的信息以后,有权接受或拒绝医学治疗,包括生命支持措施——即自我决定权。它不包括采取自杀行为的权利或要求医生帮助其自杀或施行安乐死的权利。

5. **公平原则**　是个体应得到与其他患者同样公平的治疗,以及在整体医疗资源的分配上得到公正的

配置。当医疗资源紧缺时,这一原则解读为将有限的医疗资源配置给最可能从中获益的患者。但医生高于一切的考虑是照顾他身边患者的义务感,因此伦理学家呼吁医生从社会整体的角度决定医疗资源的分配,而不是针对其个体的患者。医学实践经常产生基本伦理原则之间的冲突。不管怎样,医生和卫生保健团队都应该结合每一个具体患者的背景去考虑这些基本原理之间的冲突。如果医生认为患者要求的治疗,尤其是生命支持措施的治疗在医疗上无益,也会引起冲突。如果一种治疗方法经过论证或经验提示该方法很可能不会导致有意义的生存,则被判定为医疗无益(medical futility)。无需下结论说该治疗措施没有成功的可能,只要有合理的理由提示它不成功的可能性很高就足够了。

三、急危重症患者放弃治疗原则

1. 有利原则　医学伦理学中的有利原则要求,选择放弃治疗时医务人员不仅在主观上、动机上,而且在客观上、行动效果上对患者确有助益,不伤害患者。在急危重症患者放弃治疗时,有利原则体现在两个方面:第一,客观全面地决定是否对患者实施放弃治疗,考虑到止痛、康复、节省医疗费用等正当心理需求和社会需求;第二,对急危重症患者中放弃治疗者,要提供优质服务,努力使患者受益,全面做好患者的临终关怀工作。

2. 尊重患者原则　尊重患者即尊重患者在放弃治疗中的自主权利。这一伦理原则要求当急危重症患者的病情难以治愈或难以维持治疗,即符合放弃治疗的条件时,医务人员要对患者及其家属履行充分告知的义务,包括继续治疗的结果和意义以及放弃治疗的后果。在患者掌握真实信息之后,由患者自己做出决定,而无论患者选择继续治疗还是同意放弃治疗,医生都要充分尊重患者的选择。另外,尊重患者还包括尊重患者的隐私权,医务人员要为患者保密。维护生命最后的尊严是医德的要求,也是社会责任的体现。急危重症患者放弃治疗放弃的并不是患者,而是各项维持生命的措施,对于放弃治疗的患者,基本的生命支持和充分的医疗护理和临终关怀工作是关键。医护人员对任何患者都应具有深切同情心和爱心,真正体察到患者的痛苦,并且缓解这种痛苦。如果同时重视从伦理学角度对患者进行心理干预,则是一种人性的而非纯生物式的全面治疗,其对患者的心理和病情影响就更为重大和深远。医护人员与患者及其家属的沟通非常必要,尊重、同情和理解患方的选择,消除家属的疑虑和后顾之忧,安抚患者及其家属痛苦的心灵,给予家属和患者陪伴的时间和表达感情的环境,在不影响他人治疗的情况下,动员家属与社会成员多陪伴患者。放弃治疗的患者很可能会出现消极的心理态度,对日常护理工作也出现抵触情绪,因此,医护人员要本着为患者着想、减轻其痛苦的思想,认真做好放弃治疗的患者的临终关怀工作。

3. 公平原则　急危重症患者放弃治疗时,遵循公平的伦理原则在讨论医疗卫生资源的宏观分配和微观分配时十分重要。公平原则,是个体应得到与其他患者同样公平的治疗以及在整体医疗资源的分配上得到公正的配置。当医疗资源紧缺时,这一原则解读为将有限的医疗资源配置给最有可能从中获益的患者。面对我国目前医疗资源紧缺的现状,如何做到公平分配、合理利用,如何做到不浪费有限的资源,是医务人员和医疗机构面临的难题。

医学伦理价值的选择,其实质在医学文化这个大背景下使自己的医疗决策更趋科学化合理化,其中虽不乏令人无奈的现象,但临床医师所认同、实施的治疗抉择,必须是经得起医学伦理准则推敲的。应让科学观、生命观、死亡观、社会公益观等全新的思维观念贯穿于医疗决策中,深入到每一个医生、护士与患者思想和行为之中。

(温韬雪)

学习小结

本章节要求学生通过学习掌握急危重症患者医患双方的权利义务；处理医患关系的基本伦理准则；护士的人文修养、医学的人文关怀在急诊及 ICU 的具体体现。运用评判性思维对患者及当时的临床情境进行正确评估和分析，作出准确判断。原则上讲，不论其为何种原因引起的道德伦理问题或冲突，医护人员都要遵守沟通时科学、客观、全面、及时，耐心讲解、倾听患者及家属的想法及感受，患者及家属所做出的决定。急诊及 ICU 护士只有不断地培养和提升自身的人文修养，必要时可建立急诊、ICU 护理风险伦理小组，开展急危重症患者护理风险伦理培训，对护士进行伦理道德培训、风险意识培训、救护技能培训、沟通技能培训，同时加强急诊及 ICU 护理风险的伦理督导，使护士能顾运用理论知识解析医疗实践中有关医患关系的现实问题。

复习参考题

1. 护士具备的人文修养包括几个方面？
2. 急危重症患者放弃原则为？
3. 在急危重症患者医疗决策过程中，患者及家属均有知情权，医生对患者及家属解释病情、制定治疗方案过程中，实施知情同意和知情选择时有可能遇到的矛盾主要表现为？

参考文献

<<<<<< 1.   2015AHA 心肺复苏和心血管急救指南更新,2015.

<<<<<< 2.   成守珍.急危重症护理学.北京:人民卫生出版社, 2013 .

<<<<<< 3.   关青,江智霞.急危重症护理学.北京:人民卫生出版社, 2015 .

<<<<<< 4.   中国心胸血管麻醉学会急救与复苏分会等.淹溺急救专家共识.中华急诊医学杂志,2016，25（12）：1230-1236 .

<<<<<< 5.   蔡文伟.世界卫生组织灾难事件的应急响应框架解读.中华急诊医学杂志,2014，23（9）：168-171 .

<<<<<< 6.   刘大为.实用重症医学.北京：人民卫生出版社，2017.

<<<<<< 7.   周玉琴.急救护理学.北京.人民军医出版社，2015.

<<<<<< 8.   黄艺仪,李欣,张美芬等.临床急诊急救护理学.北京.人民军医出版社：2014.

<<<<<< 9.   张海燕,甘秀妮.急危重症护理学.北京:北京大学医学出版社,2015.

<<<<<< 10.   国家卫生计生委.关于印发麻醉等 6 个专业质控指标（2015 年版）的通知，2015.

<<<<<< 11.   中华医学会神经外科学分会颅脑创伤专业组.颅脑创伤长期昏迷诊治中国专家共识.中华神经外科杂志,2015,31(8):757-760.

<<<<<< 12.   常红,杨莘.神经科常见症状与体征护理.北京:中国人口出版社,2015.

<<<<<< 13.   北京市医管局.护士规范化培训教材.北京：人民卫生出版社，2014.

<<<<<< 14.   李世绰,洪震.临床诊疗指南-癫痫病分册.第 2 版.北京：人民卫生出版社,2015.

<<<<<< 15.   Horsting MW,Franken MD,Meulenbelt J et al.The etiology and outcome of non-traumatic coma in critical care:a systematic review.BMC Anesthesiol, 2015,15:65-72.

<<<<<< 16.   Braun M,Schmidt WU,Mockel M et al.Coma of unknown origin in the emergency department: implementation of an in-house management routine. Scand J Trauma Resusc Emerg Med,2016,24:

61-68.

<<<<< 17. T Glauser, S Shinnar, D Gloss, B Alldredge, R Arya et al. Evidence-Based Guideline：Treatment of Convulsive Status Epilepticus in Children and Adults:Report of the Guideline Committees of the American Epilepsy Society. Epilepsy Currents, 2016,16(1):48-61.

<<<<< 18. 中华医学会主编.重症医学—2015.北京：人民卫生出版社，2015.

<<<<< 19. 公众高温中暑预防与紧急处理指南（2014 版）.中华人民共和国国家卫生和计划生育委员会.(http://www.nhfpc. gov. cn/yjb/s3586/201405/d69fceefbf874a8f94e7e357b2e85144.shtml)

<<<<< 20. 熊云新，叶国英.外科护理学.第 3 版.北京：人民卫生出版社，2014.

<<<<< 21. 李晓寒，尚少梅.基础护理学.第 5 版.北京：人民卫生出版社，2016.

<<<<< 22. 杜栋.信息管理学教程.北京：清华大学出版社，2014.

<<<<< 23. 中华人民共和国卫生行业标准（WS310.1-2016）.

<<<<< 24. 彭南海,黄迎春.肠外与肠内营养护理学.南京:东南大学出版社,2016.

<<<<< 25. 李春盛.急危重症医学进展.北京：人民卫生出版社,2015.

<<<<< 26. 任小芳.新编临床急危重症护理学.西安：西安交通大学出版社,2015.

<<<<< 27. 陈燕启,李小刚.急危重症"三基"理论与实践.北京：人民卫生出版社,2015.

<<<<< 28. 汪小华,惠杰,沈振亚.心血管病护理学(第 2 版).苏州:苏州大学出版社,2013.

<<<<< 29. 赵爱华.临床常见急危重症诊断与处理.西安：西安交通大学出版社,2014.

<<<<< 30. 阮满真，黄海燕.危重症护理监护技术.北京：人民军医出版社，2013.

<<<<< 31. 毕清泉，张玲娟.重症监护学.上海：第二军医大学出版社，2014.

<<<<< 32. 丁淑贞，张素.ICU 护理学.北京：中国协和医科大学出版社，2014.

<<<<< 33. 王迪芬.现代重症医学与重症监测学.贵阳：贵州科技出版社，2016.

<<<<< 34. 郝伟.精神病学.第 7 版.北京：人民卫生出版社，2017.

<<<<< 35. 俞玲娜.早期主动干预改善 ICU 获得性衰弱的研究.大连医科大学，2013.

<<<<< 36. 于学忠，黄子通.急诊医学.北京：人民卫生出版社，2015.

<<<<< 37. 赵继宗，周定标.神经外科学.第 3 版.北京：人民卫生出版社，2014.

<<<<< 38.　中华医学会.重症医学—2017.北京：人民卫生出版社，2017.

<<<<< 39.　徐丽华，钱培芬.重症护理学.北京：人民卫生出版社，2016.

<<<<< 40.　周谊霞，田永明.急危重症护理学.北京：中国医药科技出版社，2016.

<<<<< 41.　Dhatariya KK,Umpierrez GE.Guidelines for management of diabetic ketoacidosis: time to revise. Lancet Diabetes Endocrinol,2017,5(5): 321-323.

<<<<< 42.　尤荣开，缪心军，陈玉熹.常用急救仪器设备使用与维护.北京：人民军医出版社，2013.

<<<<< 43.　彭刚艺，刘雪琴.临床护理技术规范(基础篇).第2版.广东：广东科技出版社，2013.

<<<<< 44.　李俊.临床药理学.第5版.北京：人民卫生出版社，2013.

<<<<< 45.　孙淑娟.住院医师用药手册.第2版.北京：人民卫生出版社，2015.

<<<<< 46.　爱霞，严艳艳，于海英.护用药理学.上海：第二军医大学出版社，2015.

<<<<< 47.　王萍，刘双.重症监护学.第2版.北京：人民军医出版社，2014.

<<<<< 48.　于凯江，杜斌.重症医学.北京：人民卫生出版社，2015.

<<<<< 49.　周宜霞，田友明.急危重症护理学.北京：中国医药科技出版社，2016.

<<<<< 50.　朱依谆，殷明.药理学.第8版.北京：人民卫生出版社，2016.

<<<<< 51.　张福先,王深明.静脉血栓栓塞症诊断与治疗.北京:人民卫生出版社,2013.

<<<<< 52.　卢根娣,乔安花.静脉血栓栓塞症的临床护理指南.上海：第二军医大学出版社,2015.

<<<<< 53.　孙国珍,林征.内科临床护理案例分析.南京：东南大学出版社,2015.

<<<<< 54.　彭刚艺,刘雪琴.临床护理技术规范:基础篇.第2版.广东:广东科技出版社，2013.

索 引